Bücher aus verwandten Sachgebieten

Pflegepraxis

Aguilera
Krisenintervention
2000. ISBN 3-456-83255-9

Domenig
Professionelle Transkulturelle Pflege
2001. ISBN 3-456-83525-6

Duxbury
Umgang mit «schwierigen» Klienten – leicht gemacht
2002. ISBN 3-456-83595-7

Gehring/Kean/Hackmann/Büscher
Familienbezogene Pflege
2001. ISBN 3-456-83590-6

Groothuis
Soziale und kommunikative Fertigkeiten
2000. ISBN 3-456-83308-3

Muijsers
Wir verstehen uns … oder?
Systemische Gesprächskultur für Gesundheitsberufe
2002. ISBN 3-456-83653-8

Mason
Die Übergabebesprechung
2000. ISBN 3-456-83160-9

Regouin
Berichten, Rapportieren, Dokumentieren
2000. ISBN 3-456-83327-X

Sachweh
«Noch ein Löffelchen?»
Effektive Kommunikation in der Altenpflege
2001. ISBN 3-456-83588-4

Walsh/Ford
Pflegerituale
2., überarb. u. erw. Auflage
2000. ISBN 3-456-83332-6

Pflegeprozess

Brobst et al.
Der Pflegeprozess in der Praxis
2., vollst. überarb. u. erw. Auflage
2002. ISBN 3-456-83553-1

Bulecheck/McCloskey
Pflegeinterventionsklassifikation (NIC)
2002. ISBN 3-456-83298-2

Pflegeberatung

Koch-Straube
Beratung in der Pflege
2002. ISBN 3-456-83626-0

Pflegeinformatik

Goossen
Pflegeinformatik
1998. ISBN 3-456-83286-9

Pflegetheorie/ Pflegeforschung

Dennis
Dorothea Orem
Selbstpflege- und Selbstpflegedefizit-Theorie
2001. ISBN 3-456-83300-8

Meleis
Pflegetheorie
1999. ISBN 3-456-82964-7

Notter/Hott
Grundlagen der Pflegeforschung
3. vollst. überarb. Auflage
1997. ISBN 3-456-82879-9

Orem
Strukturkonzepte der Pflegepraxis
1997. ISBN 3-456-83275-3

Peplau
Zwischenmenschliche Beziehungen in der Pflege
1997. ISBN 3-456-82711-3

Roper/ Logan/Tierney
Das Roper-Logan-Tierney Pflegemodell
2002. ISBN 3-456-83597-3

Pflegemanagement

Baartmans/Geng
Qualität nach Maß
2000. ISBN 3-456-83451-9

Broome
Change Management in der Pflege
2., vollst. überarb. Auflage
2000. ISBN 3-456-83402-0

Dykes/Wheeler
Critical Pathways – Interdisziplinäre Versorgungspfade
2002. ISBN 3-456-83258-3

Ersser/Tutton (Hrsg.)
Primary Nursing
2000. ISBN 3-456-83259-1

Ewers/Schaeffer
Case Management in Theorie und Praxis
2000. ISBN 3-456-83467-3

Fischer
Diagnosis Related Groups in der Pflege
2002. ISBN 3-456-83576-0

Gertz
Die Pflegedienstleitung
1996. ISBN 3-456-82718-0

Giebing/François-Kettner/Roes/Marr
Pflegerische Qualitätssicherung
3. Auflage
1999. ISBN 3-456-83368-7

Görres
Qualitätssicherung in Pflege und Medizin
1999. ISBN 3-456-83077-7

Görres/Luckey/Stappenbeck
Qualitätszirkel in der Alten- und Krankenpflege
1997. ISBN 3-456-82827-6

Haubrock/Nerlinger/Hagmann
Managed Care
2000. ISBN 3-456-83312-1

Haubrock/Schär (Hrsg.)
Betriebswirtschaft und Management im Krankenhaus
3. überarb. und erw. Auflage
2002. ISBN 3-456-83400-4

Henning/Isenhardt/Flock
Kooperation im Krankenhaus
1998. ISBN 3-456-82955-8

Jendrosch
Projektmanagement
1998. ISBN 3-456-83283-4

Johnson
Interdisziplinäre Versorgungspfade
Pathways of Care
2002. ISBN 3-456-83315-6

Leuzinger/Luterbacher
Mitarbeiterführung im Krankenhaus
3. Auflage
2000. ISBN 3-456-83434-9

Schroeder
Qualitätsentwicklung im Gesundheitswesen
1998. ISBN 3-456-82794-6

Pflegepädagogik

Benner
Stufen zur Pflegekompetenz
1994. ISBN 3-456-82305-3

Glen/Wilkie
Problemorientiertes Lernen für Pflegende und Hebammen
2001. ISBN 3-456-83550-7

Kaplan
Öffentlich sprechen
2000. ISBN 3-456-83506-X

Picado/Unkelbach
Innerbetriebliche Fortbildung in der Pflege
2001. ISBN 3-456-83325-3

Reinmann-Rothmeier/Mandl
Individuelles Wissensmanagement
2000. ISBN 3-456-83425-X

Arline Matthews
Janet Whelan

Stationsleitung

Handbuch für das mittlere Management in der Kranken- und Altenpflege

Aus dem Englischen von Silke Hinrichs

Deutschsprachige Ausgabe bearbeitet von Rainer Schena

Verlag Hans Huber
Bern · Göttingen · Toronto · Seattle

Arline Matthews. Krankenschwester DN (Universität London), Pflegeexpertin in der Hämatologie des Royal Hallamshire Hospital Sheffield, ehem. Stationsleitung des Royal Hallamshire Hospital Sheffield
Janet Whelan. Krankenschwester BSc, MSc, ehem. Macmillan-Dozentin für onkologische Pflege, Royal Marsden Hospital, London

Die Deutsche Bibliothek – CIP Einheitsaufnahme
Matthews, Arline:
Stationsleitung: Handbuch für das mittlere Management in der Kranken- und Altenpflege / Arline Matthews ; Janet Whelan. Aus dem Engl. von Silke Hinrichs. Dt.- Sprachige Ausg. bearb. von Rainer Schena. – 1. Aufl. – Bern ; Göttingen; Toronto ; Seattle ; Huber, 2002.
(Verlag Hans Huber, Programmbereich Pflege)
Einheitssacht,: In charge of the ward <dt.>
ISBN 3-456-83373- 3

Das vorliegende Buch ist eine Übersetzung aus dem Englischen von: «In charge of the ward» von Arline Matthews und Janet Whelan.

1. Auflage 2002.

Anregungen und Zuschriften an:
Verlag Hans Huber
Lektorat: Pflege
z. Hd.: Jürgen Georg
Länggass-Strasse 76
CH-3000 Bern 9
Tel: 0041 (0)31 300 45 00
Fax: 0041 (0)31 300 45 93
E-Mail: georg@hanshuber.com

Lektorat: Jürgen Georg, Elisabeth Uhländer-Masiak
Bearbeitung: Rainer Schena, Braunschweig
Herstellung: Daniel Berger
Titelillustration: pinx. Winterwerb und Partner, Design-Büro, Wiesbaden
Satz: Sbicca & Raach sagl, Lugano
Druck und buchbinderische Verarbeitung: Hubert & Co, Göttingen

Printed in Germany

Inhaltsverzeichnis

Geleitwort ... 11
Vorwort ... 13
Vorbemerkung der Übersetzerin ... 15

1. Rollen und Funktionen der Stationsleitung ... 17

1.1 Verhaltensmuster ... 19
1.1.1 Mit gutem Beispiel voran gehen ... 19
1.1.2 Patienten und Mitarbeiterinnen kennen ... 20
1.1.3 Ansprechbar und erreichbar sein ... 20
1.1.4 Konsequent handeln ... 21
1.1.5 Mitgefühl zeigen und auf die Bedürfnisse anderer achten ... 21
1.1.6 Für die Ideen anderer offen sein ... 21
1.1.7 Fachliche Kompetenz beweisen ... 22
1.2 Führung ... 23
1.3 Planung und Organisation ... 24
1.4 Pflegeverordnungen ... 24
1.5 Delegation ... 25
1.5.1 Wie wird richtig delegiert? ... 26
1.5.2 Was kann delegiert werden? ... 26
1.5.3 Wer trägt die Verantwortung? ... 27
1.6 Koordination ... 27
1.7 Supervision und Steuerung ... 28
1.8 Rückhalt und Unterstützung ... 29
1.9 Betreuung und Beratung ... 31
1.10 Schulung und Anleitung ... 32
1.11 Beurteilung und Disziplinierung ... 32
1.12 Kombinierte Aufgabenbereiche ... 33
1.13 Diskussionsthemen ... 33
Literatur ... 34

2. Kommunikation ... 37

2.1 Kommunikationsformen ... 38
2.2 Hindernisse einer effektiven Kommunikation ... 39
2.3 Interne und interdisziplinäre Kommunikation ... 39
2.3.1 Wagenrad ... 40
2.3.2 Kommunikationskette ... 41
2.3.3 Offene Kommunikation ... 41
2.3.4 Beziehungen und ihre Wirkung auf die Kommunikation ... 42
2.3.5 Folgen eines Kommunikationszusammenbruchs ... 43
2.3.6 Stationsbericht und Übergabe ... 44
2.3.7 Stationsbesprechung ... 45
2.3.8 Schwarzes Brett ... 45
2.3.9 Abteilungs-/Stationsleitungsbesprechung ... 46
2.3.10 Schriftliche Pflegekommunikation ... 46
2.4 Zusammenfassung ... 47
2.5 Diskussionsthemen ... 48
Literatur ... 48

3. Übernahme einer neuen Station ... 51

3.1 Kennenlernen der Mitarbeiter ... 52
3.1.1 Krankenhausleitung ... 52
3.1.2 Pflegepersonal ... 53
3.1.2.1 Stationspflegeteam ... 54
3.1.2.2 Pflegedienstleitung ... 55
3.1.2.3 Krankenpflegeschule ... 56
3.1.2.4 Gemeindepflege (Ambulante Dienste) ... 56
3.1.2.5 Pflegeexpertinnen ... 56
3.1.3 Medizinisches Personal ... 56
3.1.4 Sonstige Stationsmitarbeiterinnen ... 57
3.1.5 Mitarbeiter aus anderen Gesundheits- und Sozialberufen ... 57
3.1.6 Sonstiges Personal ... 57
3.1.7 Abteilungsleiter ... 58
3.2 Stationsspezifische Informationen ... 58
3.3 Krankenhausspezifische Informationen ... 59
3.3.1 Pflegestandards ... 59
3.3.2 Pflegepolitik (Grundsätze und Verfahrensweisen) ... 59
3.5 Zusammenfassung ... 60
Literatur ... 60

4. Pflegeforschung, Computereinsatz, Stationsbudgetierung, Datenanalyse und -präsentation 63

4.1 Pflegeforschung 64
4.1.1 Warum überhaupt Pflege forschung? 65
4.1.2 Wie wird geforscht? 66
4.2 Computer in der Pflege 67
4.2.1 Computer und Pflegepraxis....... 68
4.2.2 Computer in der Pflegeausbildung........................ 69
4.2.3 Computer in der Pflegeverwaltung 69
4.2.4 Computer in der Pflegeforschung.. 69
4.3 Stationsbudgets...................... 70
4.3.1 Konzept der Budgetierung........ 70
4.3.2 Erstellung eines Budgets.......... 71
4.3.3 Folgen für die Stationsleitung 72
4.4 Präsentation und Analyse von Daten 73
4.4.1 Tabellen 73
4.4.2 Grafiken und Diagramme 75
4.5 Zusammenfassung 76
4.6 Glossar............................ 76
Literatur........................... 78

5. Pflegequalität 81

5.1 Definition 82
5.2 Warum ist Qualitätssicherung für Pflegekräfte wichtig? 83
5.3 Die Entwicklung eines Qualitätssicherungsprogramms 84
5.4 Methoden der Qualitätssicherung 85
5.4.1 Verwendung eines bereits existierenden Instruments....... 86
5.4.1.1 Rush-Medicus-Methode 86
5.4.1.2 Monitor-Methode 87
5.4.1.3 Criteria-for-Care-Methode...... 87
5.4.1.4 Qualpac-Skala................. 87
5.4.1.5 PA-Skala 88
5.4.2 Ein vorhandenes Instrument anpassen 88
5.4.3 Ein Instrument bzw. eine Methode selbst entwickeln 89
5.4.3.1 Phaneufs Pflegeaudit 89
5.4.3.2 Qualitätszirkel................. 89
5.4.3.3 Leistungsbeurteilungssysteme.... 89
5.4.3.4 Die Entwicklung messbarer Pflegestandards................ 90
5.5 Qualitätsmanagement 90
Literatur............................ 93

6. Organisation des Stationsalltags 95

6.1 Organisation des Patientenalltags....... 96
6.2 Organisation der Pflege 97
6.2.1 Pflegemodelle 98
6.2.1.1 Roper: Modell der Alltagsaktivitäten 98
6.2.1.2 Henderson: Pflegemodell........ 98
6.2.1.3 Orem: Selbstpflegemodell 99
6.2.1.4 Roy: Adaptationsmodell 99
6.3 Pflegeprozess........................ 99
6.3.1 Assessment (Einschätzung)...... 100
6.3.1.1 Sammeln von Informationen 100
6.3.1.2 Beobachtung des Patienten 101
6.3.1.3 Analyse der Informationen und die Identifizierung von Bedürfnissen und Problemen 102
6.3.2 Planung 103
6.3.3 Durchführung des Pflegeplans ... 105
6.3.4 Evaluation der Pflege (Auswertung) 105
6.4 Organisation der Patientenbetreuung ... 108
6.4.1 Individualisierte Pflege.......... 108
6.4.1.1 Vorteile des individualisierten Pflegeansatzes 108
6.4.1.2 Die Nachteile und Probleme der individualisierten Patientenbetreuung 109
6.4.2 Funktionspflege 110
6.5 Pflegeteam (Team nursing)............ 111
6.5.1 Teampflege 111
6.5.1.1 Teamleiterin 113
6.5.2 Bereichspflege (Patient allocation)............ 113
6.5.3 Bezugspflege (Primary Nursing).. 115
6.6 Rolle der Stationsschwester 117
6.6.1 Teampflege und Bereichspflege... 117
6.6.2 Bezugspflege 118
6.7 Erstellen von Dienstplänen 119

6.7.1 Urlaubstage ... 121
6.7.1.1 Jahresurlaubsanspruch ... 121
6.8 Die Kontrolle des Umfelds ... 124
6.9 Zusammenfassung ... 124
6.10 Diskussionsthemen ... 124
Literatur ... 125

7. Stationäre Patientenbetreuung . 127

7.1 Reaktionen auf die Einweisung ... 128
7.1.1 Angst und Stress ... 128
7.1.1.1 Ursachen der Angst ... 128
7.1.1.2 Manifestationen der Angst ... 129
7.1.2 Bei der Anpassung helfen ... 130
7.1.2.1 Ein Bewusstsein für die verschiedenen Reaktionsmöglichkeiten schaffen ... 131
7.1.2.2 Angst bei der Aufnahme abbauen ... 131
7.2 Mit den Angehörigen kommunizieren und diese einbeziehen ... 133
7.3 Kinder als Patienten ... 135
7.4 Adoleszente Patienten ... 136
7.5 Ältere Patienten ... 136
7.6 Ambulanz bzw. Ambulanzsprechstunde des Krankenhauses ... 137
7.7 Geplante Aufnahmen ... 138
7.8 Notfallpatienten ... 139
7.8.1 Angehörige und Freunde verständigen ... 140
7.8.2 Kleider und Wertsachen ... 140
7.9 Sonstige Patienten ... 141
7.9.1 Privatpatienten ... 141
7.9.2 Zusatzversicherte Patienten ... 141
7.9.3 Krankenhausmitarbeiter als Patienten ... 141
7.9.4 Armeeangehörige in staatlichen Krankenhäusern ... 141
7.10 Diskussionsthemen ... 142
Literatur ... 142

8. Der interdisziplinäre Teamansatz ... 145

8.1 Chefärztin und medizinisches Team ... 148
8.1.1 Visite ... 149
8.2 Pflegerische Versorgung in der Gemeinde (Community nursing service) ... 149
8.2.1 Gemeindeschwester (District nurse) ... 150
8.2.2 Familienhelferin (Health Visitor) ... 150
8.2.3 Gemeindehebamme (Community midwife) ... 151
8.2.4 Schulkrankenschwester (School nurse) ... 151
8.2.5 Krankenschwestern in Arztpraxen (Practice nurse) ... 151
8.2.6 Krankenhaussozialarbeiterin ... 152
8.2.6.1 Einschätzung der Bedürfnisse ... 153
8.2.6.2 Beratung und Unterstützung ... 154
8.2.6.3 Mobilisation der verfügbaren Ressourcen ... 154
8.2.6.4 Vermittlung an andere Stellen .. 154
8.2.7 Pflegeexpertinnen (Specialist nurse or Clinical nurse specialist) ... 155
8.2.8 Physiotherapeutin ... 155
8.2.9 Krankenhausseelsorgerin ... 156
8.2.10 Sonstige Mitglieder des interdisziplinären Teams ... 157
8.2.10.1 Diätassistentin ... 157
8.2.10.2 Ergotherapeutin ... 157
8.2.10.3 Logopädin ... 157
8.2.10.4 Radiologin ... 157
8.3 Interdisziplinäre Teamtreffen ... 158
8.4 Hausbesuche ... 158
8.5 Diskussionsthemen ... 159
Literatur ... 159

9. Sicherung der Versorgungskontinuität und Betreuung Sterbender ... 161

9.1 Entlassunsplanung ... 162
9.1.1 Patientenedukation ... 164
9.1.1.1 Wissen ... 164
9.1.1.2 Fähigkeiten ... 164
9.1.1.3 Einstellungen ... 165
9.1.2 Gespräche mit Patient und Ärztin ... 165
9.1.3 Gespräche mit den Angehörigen .. 165
9.1.4 Zusammenarbeit mit anderen Gesundheitsberufen ... 165

9.1.5 Patiententransport 166
9.1.6 Termine 167
9.1.7 Rezepte und Verbandmaterial.... 167
9.1.8 Arztbrief 167
9.1.9 Wertsachen und Kleider 168
9.1.10 Atteste und Anträge 168
9.2 Patientenüberleitung 169
9.2.1 Verlegung innerhalb des Krankenhauses 169
9.2.2 Überleitung in ein anderes Krankenhaus.................. 169
9.3 Entlassung gegen ärztlichen Rat 169
9.4 Pflege Sterbender und ihrer Familien.... 170
9.4.1 Sterbender Patient 171
9.4.2 Betreuung von Angehörigen 174
9.4.3 Meldung des Todesfalles 175
9.4.4 Bestattung 176
9.4.5 Persönliche Gegenstände........ 176
9.4.6 Betreuung des Stationsteams 176
9.4.7 Stress 177
9.4.7.1 Stressvermeidung am Arbeitsplatz.................. 178
9.5 Diskussionsthemen 179
Literatur........................... 179

10. Für ein gutes Arbeitsklima sorgen 181

10.1 Führung........................... 184
10.1.1 Autokratischer Führungsstil 185
10.1.2 Laisser-faire-Führungsstil 185
10.1.3 Demokratischer Führungsstil 186
10.1.4 30 Regeln für einen guten Führungsstil 186
10.2 Verantwortungsbewusstsein und Engagement fördern................. 187
10.3 Veränderungen umsetzen 187
10.4 Führen und disziplinieren............. 188
10.5 Diskussionsthemen 188
Literatur........................... 188

11. Fortbildung des Stationsteams.................. 191

11.1 Ein gutes Lernklima schaffen 192
11.2 Lehren und Lernen auf der Station...... 193
11.3 United Kingdom Central Council (UKCC) und seine National Boards 195
11.3.1 UKCC....................... 195
11.3.2 National Boards 195
11.3.3 Project 2000.................. 196
11.3.3.1 Der Sonderstatus der Pflegeschülerinnen 196
11.3.4 Krankenschwestern und Krankenpflegehelferinnen 197
11.3.5 Pflegeschülerinnen 198
11.3.5.1 Lernangebote................. 201
11.3.5.2 Kontinuierliche Leistungseinschätzung (Continous Assessment)................. 204
11.3.6 Hilfspflegekräfte (Support workers)............. 205
11.3.7 Pflegehilfen (Nursing auxiliaries)........... 205
11.3.8 Berufliche Fort- und Weiterbildung....................... 206
11.3.9 Programm zur kontinuierlichen Fortbildung (Post-Registration Education and Practice Project)........... 207
11.3.10 Fortbildungspunkte sammeln (Credit Accumulation and Transfer Scheme) 208
11.4 Beurteilung der Leistungen aller Mitarbeiterinnen 208
11.5 Sonstige Schulungsbedürfnisse......... 209
11.6 Diskussionsthemen 210
Literatur........................... 210

12. Gesetze, Rechte, Ethik 211

12.1 Veränderungen der Pflegerolle 212
12.1.1 Erweiterung der Pflegerolle 213
12.2 Patientenrechte...................... 214
12.2.1 Einwilligung zu Eingriffen 214
12.2.2 Testamente und Schenkungen .. 214
12.2.3 Beschwerdeverfahren für Patienten und deren Angehörige 215
12.3 Unfälle............................ 216
12.3.1 Unfallverhütung 216
12.3.2 Maßnahmen nach einem Unfall . 217
12.3.3 Arbeitssicherheitsgesetz (Health and Safety at Work Act)............ 217

12.4 Rechtliche Implikationen für ausgebildete Pflegekräfte 218
12.4.1 Rechtssicherheit für ausgebildete Pflegekräfte 218
12.5 Aufbewahrung von Medikamenten 219
12.5.1 Betäubungsmittel 219
12.6 Pflegeentscheidungen und Pflegedokumentation 220
12.6.1 Vertraulichkeit von Kranken- und Pflegeakten. 220
12.6.1.1 Einsichtsrecht und Archivierung der Krankenunterlagen, Datenschutz. 221
12.7 Rechte der Mitarbeiterinnen 222
12.7.1 Beschwerdeverfahren 222
12.7.2 Disziplinarmaßnahmen 222
12.7.3 UKCC Professional Conduct Committee 222
12.7.4 Gesundheit und Sicherheit am Arbeitsplatz 223
12.8 Ethische Auffassungen 223
12.8.1 Interessenvertretung für den Patienten. 224
12.9 Diskussionsthemen 224
Literatur. 224

Anhang I:
Berufskodex für Pflegekräfte, Hebammen und Familienhelferinnen (UKCC, 3. Auflage, 1992) 227
Anhang II:
Nützliche Adressen 231
Anhang III:
Kodex für Pflegekräfte – ethische Konzepte in der Pflege. 233

Sachwortverzeichnis 235

Geleitwort

Wenn ich gerade zur Stationsleitung ernannt worden wäre, würde ich dieses Buch als einen wahren Freund und eines meiner nützlichsten Güter betrachten. Es wurde von einer der erfahrensten, fähigsten und fürsorglichsten Stationsschwestern geschrieben, die ich kenne, und ist eine nützliche Hilfe für alle jungen Stationsleitungen, von denen gewöhnlich erwartet wird, dass sie unerschöpfliche Quellen von unmittelbar verfügbarem Wissen und Fachkenntnissen sind. Dieses Buch ist Born der Weisheit, der einer langjährigen Erfahrung entspringt und verständlich auf diesen Seiten vermittelt wird. Es ist diese Weisheit und ihre echte Zuneigung zu Patienten und Mitarbeiterinnen, die Arline Matthews so besonders macht.

Wie schon im Vorwort festgestellt wird, ist die einst etablierte Rolle der Stationsleitung heute mit neuen Herausforderungen und unzähligen Veränderungen konfrontiert. Vielen dieser Veränderungen trägt diese erweiterte dritte Auflage Rechnung, in der Arline Matthews von einer Ko-Autorin, Janet Whelan, unterstützt wird, die uns wichtige und nützliche Informationen über Computereinsatz, Stationsbudgetierung, Forschung, Datenpräsentation und das rasant wachsende Gebiet der Qualitätssicherung liefert.

Trotz all dieser Neuerungen bleibt die Rolle der Stationsleitung in ihrem Kern dieselbe, die große Verantwortung für einen komplexen Dienst am Menschen, der viel Kreativität und Feinfühligkeit erfordert. Die Verantwortung für eine Dienstleistung, die von einigen der aktuellen Veränderungen unterhöhlt werden könnte, wenn diese zu weit gehen. Arline Matthews setzt das richtige Zeichen, wenn sie schreibt: «Ich werde auch weiterhin von der Stationsleitung und nicht von der Stationsmanagerin reden, denn der Patient weiß sehr wohl, wer die Stationsleitung ist; die Stationsmanagerin hingegen könnte jedermann sein.»

Man muss nur die Kapitel «Die Übernahme einer neuen Station», «Die Organisation des Stationsalltags», «Sicherung der Versorgungsqualität und Betreuung Sterbender», «Für eine gute Arbeitseinstellung im Team sorgen» und «Die Fortbildung des Stationsteams» aufschlagen, um den unveränderten Kern der Stationsleitungstätigkeit und den besonderen Beitrag zu erkennen, den sie leistet. Ich kann dieses sachkundige und überaus praktische Buch nur empfehlen.

Dr. Susan Pembrey, OBE, FRCN, PhD
Senior Fellow, National Institute for Nursing
Radcliffe Infirmary, Oxford

Vorwort

Als ich dieses Buch schrieb, wollte ich vor allem frisch ernannten und noch wenig erfahrenen Stationsleitungen helfen, sich auf ihre neue Rolle vorzubereiten. Dies wollte ich erreichen, indem ich

1. die Rolle der Stationsleitung beschrieb und Hinweise und Ratschläge zu deren Aufgaben gab,
2. den Managementaspekt der Rolle gegenüber dem klinischen Aspekt betonte,
3. die Führungsrolle der Stationsleitung erläuterte und
4. auf den Stationsleitungskonzepten aufbaute, die Pflegekräften im Rahmen ihrer Ausbildung vermittelt werden.

Das Buch soll ein praktischer Leitfaden für Pflegekräfte sein, die die Leitung einer Station übernehmen. Man kann es entweder von vorne bis hinten durchlesen, es zum Nachschlagen benutzen oder einzelne Themen herausgreifen.

Am besten wäre es, wenn alle angehenden Stationsleitungen einen Managementkurs besuchen könnten, der sie auf ihre neue Rolle vorbereitet. Leider ist dies aber nicht immer möglich. Die in diesem Buch behandelten Prinzipien lassen sich auf alle Stationen und Abteilungen sämtlicher Fachgebiete anwenden.

Die Vorbereitung dieser dritten Auflage hat sich als besonders schwierig erwiesen, weil die einst wohl etablierte Rolle der Stationsleitung heute mit neuen Herausforderungen konfrontiert ist. Grund hierfür sind die vielen strukturellen und funktionellen Veränderungen, die derzeit im staatlichen Gesundheitswesen Großbritanniens stattfinden – Veränderungen, die wohl noch für eine Weile weitergehen dürften. Bisher hatten sich praktische und administrative Aufgaben immer einigermaßen die Waage gehalten, nun aber verschiebt sich das Gleichgewicht in Richtung des Managementaspekts. Unrealistischerweise wird von der Stationsleitung oft auch noch erwartet, dass sie diese zusätzlichen Aufgaben neben ihrer normalen Arbeitsbelastung übernimmt und weiter im Tagesgeschäft mitarbeitet.

Natürlich variiert die Rolle der Stationsleitung von Krankenhaus zu Krankenhaus erheblich, da die Entwicklungen im Gesundheitssektor von den einzelnen Einrichtungen unterschiedlich ausgelegt werden. Man sollte aber nicht vergessen, dass das, was eine gute Stationsleitung ausmacht, vor allem die fundierten Kenntnisse, Fähigkeiten und Erfahrungen sind, die sie sich nach ihrem Examen und vor Aufnahme ihrer neuen Stelle angeeignet haben. Um ihren Job kompetent erledigen zu können, müssen sie auch wissen, wie sich Menschen in stressgeladenen, aber auch in normalen Situationen verhalten.

Diese dritte Auflage umfasst zwei zusätzliche Kapitel, die in einige neue Tätigkeitsfelder einführen, die auf den Stationen und in den Abteilungen entstehen können. Sie reflektieren den Wandel in der Rolle der Stationsleitung, die immer mehr administrative und pädagogische Verantwortung zu übernehmen hat.

Einige Kritiker werden mir vorwerfen, ich hätte bestimmte Aspekte des Berufsbilds vernachlässigt und in manchen Punkten an der traditionellen Sicht festgehalten. Ich habe jedoch versucht, einen Mittelweg zu gehen, weil die neue Rolle in vielen Stationen noch lange nicht so weit entwickelt ist wie in anderen. Trotzdem ist mir natürlich klar, dass sich die Rolle der Stationsleitung infolge der derzeitigen Veränderungen im National Health System (NHS) wandeln wird.

Ich würde meinen Lesern empfehlen, mein Buch als Basislektüre – als eine Einführung in das Berufsbild der Stationsleitung – zu betrachten, auf der sie beim vertiefenden Lesen in spezielleren Fachbücher aufbauen können.

Zwar ist mein Buch in erster Linie für Stationsleitungen gedacht, ich hoffe jedoch, dass es auch für examinierte Pflegekräfte auf Station, Krankenpflegehelferinnen – besonders für solche, die sich gerade zur Krankenschwester weiterqualifizieren – und Pflegeschülerinnen im letzten Ausbildungsjahr ein nützlicher Ratgeber ist.

In dieser Auflage wird auch auf eine neu geschaffene Beschäftigtengruppe eingegangen, die als «Hilfspflegekraft» (Support worker) bezeichnet wird. Ich werde auch weiterhin den Begriff Stationsleitung verwenden anstatt von der Stationsmanagerin zu sprechen. Denn der Patient weiß sehr wohl, wer die Stationsleitung ist; die Stationsmanagerin hingegen könnte jedermann sein.

Arline Matthews
März 1993

Vorbemerkung der Übersetzerin

Damit der Text verständlich bleibt, habe ich darauf verzichtet, bei jeder Personenbezeichnung sowohl die männliche als auch die weibliche Form zu verwenden, wie es im Deutschen eigentlich üblich ist. Stattdessen ist immer von *dem* Patienten und *der* Pflegekraft die Rede. Für alle anderen Mitglieder des Gesundheitspflegeteams habe ich ebenfalls die weibliche Form gewählt. Dadurch wollte ich keinesfalls verkrustete Rollenbilder verstärken, sondern lediglich die Lesbarkeit des Textes erhöhen.

Silke Hinrichs

1. Rollen und Funktionen der Stationsleitung

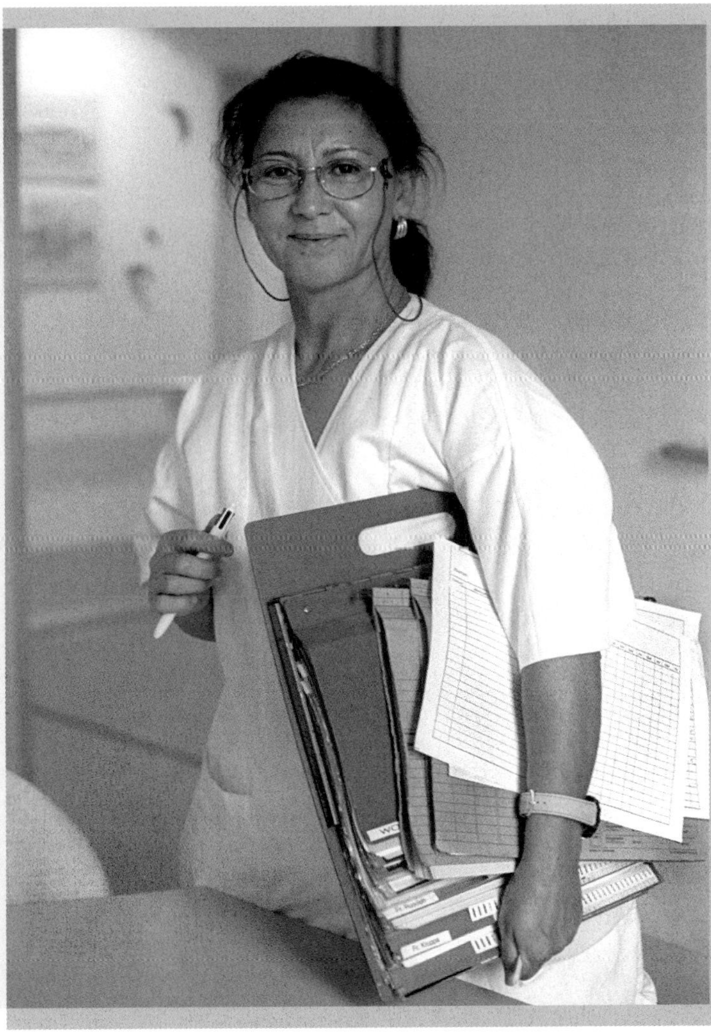

© Irmi Long, Frankfurt/M.

Die Stationsleitung hat eine exponierte Stellung inne. Während ihrer Arbeitszeit leitet sie die gesamte Station und trägt darüber hinaus auch in ihrer Abwesenheit die Verantwortung für einige Aspekte der pflegerischen Tätigkeiten. Sie ist Ansprechpartnerin in allen Fragen und für jeden. Patienten, Pflegekräfte, Ärztinnen, Besucher und Angehörige, Konsilärzte und viele andere wenden sich mit ihren kleinen und größeren Problemen an die Stationsleitung. Selbst wenn diese gerade aus dienstfreien Tagen oder aus dem Urlaub kommt, erwartet man von ihr, dass sie auf jede Frage eine Antwort hat. Eine Forschungsstudie (Pembrey 1980) hat gezeigt, dass die Stationsleitung im Durchschnitt alle 6 Minuten in ihrer Tätigkeit unterbrochen wird.

Von einer Stationsleitung wird erwartet, dass sie mit jeder Situation fertig wird und weiß, wo sie sich gegebenenfalls die nötigen Tipps, Hilfestellungen und Informationen holen kann.

Im Briggs-Report (1972, S. 36) heißt es, die Stationsleitung sei die Schlüsselfigur der Station; wieviel Macht sie jedoch tatsächlich habe, hänge von der Verwaltungsstruktur und -politik des jeweiligen Krankenhauses ab. Ihre Persönlichkeit spiele eine wichtige Rolle für das Schaffen einer Atmosphäre, in der Patienten und Pflegekräfte sich wohl fühlen könnten. Am wichtigsten jedoch sei, dass sie noch größeren Einfluss auf den Charakter der gesamten Station habe als das Wesen der dort behandelten Krankheiten.

Trotz aller Veränderungen, die die Pflege im Besonderen und das Gesundheitswesen im Allgemeinen erfahren haben, klingt diese Beschreibung auch heute noch so zutreffend wie vor 20 Jahren.

Seit dem Briggs-Report hat sich die Forschung ausgiebig mit den Aufgaben der Stationsleitung beschäftigt sowie mit dem Einfluss, den diese Einzelperson auf die Pflegeschülerinnen, die Arbeitseinstellung des Personals, auf sein Verhältnis zu Patienten und Kolleginnen und auf die generelle Atmosphäre der Station haben kann (Perry 1978; Orton 1981; Fretwell 1982; Ogier 1982). Einige Ergebnisse dieser Studien bilden – in Kombination mit Erkenntnissen aus anderen, verwandten, Bereichen wie Soziologie und Managementlehre sowie mit persönlichen Erfahrungen – die Grundlage unserer Definition der Rollen und Aufgaben der Stationsleitung in diesem Kapitel.

Die Anforderungen, mit der die Stationsleitung in ihrem Arbeitsalltag konfrontiert wird, sind entmutigend und scheinen unermesslich zu sein; hinzu kommt noch der enorme Einfluss, den die Stationsleitung auf die Menschen in ihrem beruflichen Umfeld hat. Auf den ersten Blick mag es erschreckend wirken, dass die Führungsqualitäten, Einstellungen, Verhaltensweisen und Launen einer einzelnen Person von solch großer Bedeutung sein sollen. Deshalb ist es wichtig, die Rolle der Stationsleitung einer genaueren Betrachtung zu unterziehen und zu überlegen, welche Aufgaben der Person zufallen, die eine Station leitet.

Meyers Lexikon definiert *Rolle* als «zentrale Kategorie der Soziologie, die die Summe der gesellschaftlichen Erwartungen an das Verhalten eines Inhabers einer sozialen Position (Stellung im Gesellschaftsgefüge) bezeichnet.»[1] Also kann man die Rolle der Stationsleitung mit dem Verhalten gleichsetzen, das in dieser beruflichen Stellung erwartet wird, zum Teil geprägt vom Arbeitgeber, vom Berufsbild, von den Kolleginnen und ebenso von den eigenen Erwartungen und Normen. Diese Rolle hat eine neue Stationsleitung natürlich nicht vom ersten Tag an verinnerlicht, sondern sie muss allmählich erlernt bzw. entwickelt werden. Außerdem kann sie sich im Laufe der Zeit verändern, wenn äußere Einflüsse dies verlangen oder die Stationsleitung sich persönlich oder beruflich weiterentwickelt. So wird eine junge Stationsleitung es möglicherweise als schwierig empfinden, sich gegen Pflegekräfte oder andere Mitglieder des Pflegeteams zu behaupten, die älter als sie selbst sind. Umgekehrt mag es manchen Patienten und Angehörigen schwer fallen, die Autorität und Kompetenz einer jungen Stationsleitung anzuerkennen. Verhält sich die Stationsleitung jedoch so, wie es ihre neue Position verlangt, wird sie den Respekt und das Vertrauen der anderen rasch gewinnen. Besonders heikel ist die Situation, wenn die neue Stationsleitung im selben Krankenhaus oder gar auf derselben Station arbeitet, in dem bzw. auf der sie zuvor als «normale» Pflegekraft Dienst getan hat.

1 © Meyers Lexikonverlag

1.1 Verhaltensmuster

Da der erste Eindruck, den man von einem Menschen gewinnt, oft eine sehr nachhaltige Wirkung hat, ist die Einstellung, die die Stationsleitung ihren Patienten, deren Angehörigen und dem übrigen Pflegepersonal gegenüber hat, besonders wichtig. Das Verhaltensmuster der Stationsleitung hat sieben Komponenten (**Abb. 1-1**):

1. mit gutem Beispiel voran gehen
2. Patienten und Mitarbeiterinnen kennen
3. ansprechbar sein
4. konsequent handeln
5. Mitgefühl zeigen und auf die Bedürfnisse anderer achten
6. für die Ideen anderer offen sein
7. fachliche Kompetenz zeigen.

Diese sieben Aspekte sollen nun genauer erläutert werden.

1.1.1 Mit gutem Beispiel voran gehen

Die Stationsleitung ist während ihrer Arbeitszeit ununterbrochen den Blicken ihrer Patienten, deren Angehörigen und des übrigen Pflegepersonals ausgesetzt. Diese werden beobachten, wie sie mit Menschen umgeht und wie sie ihre Arbeit erledigt, und sich ein Beispiel daran nehmen. Pflegeschülerinnen und andere Pflegekräfte orientieren sich am Verhalten der Stationsleitung, und andere werden sich ein Urteil über das Niveau ihrer Arbeit bilden. Daher ist es wichtig, dass die Stationsleitung die richtigen Botschaften aussendet, indem sie sich korrekt verhält. Das bedeutet auch, dass sie sich stets an die krankenhausinternen Regeln und Vorschriften halten muss.

Da Kleider bekanntlich Leute machen, werden viele Leute aus der äußeren Erscheinung der Stationsleitung Rückschlüsse auf deren Kompetenz ziehen. Eine Pflegekraft muss sich des Eindrucks bewusst sein, den sie erzeugt, und sollte dafür sor-

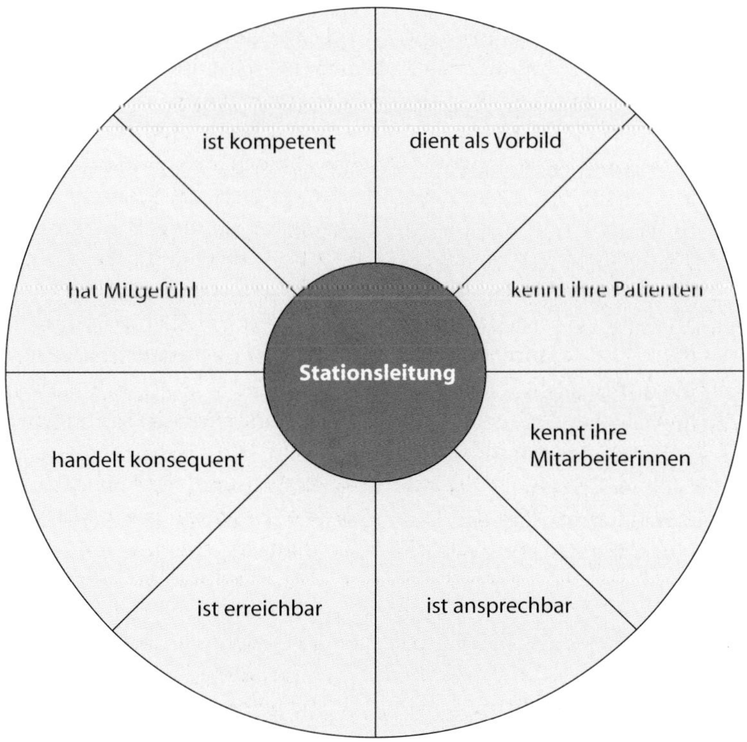

Abbildung 1-1: Das Verhaltensmuster der Stationsleitung

gen, dass ihr Äußeres zu ihrer beruflichen Rolle passt. Zwar scheiden sich an der Frage, ob Pflegekräfte einheitliche Dienstkleidung tragen sollten, nach wie vor die Geister; ungeachtet ihrer eigenen Meinung muss sich jedoch jede Pflegekraft an die Krankenhausregeln halten und sich in puncto Make-up, Frisur und Schmuck dem jeweiligen Umfeld anpassen.

1.1.2 Patienten und Mitarbeiterinnen kennen

Sich die Namen aller Patienten und Mitarbeiterinnen zu merken, ist vielleicht nicht immer ganz einfach, besonders nach freien Tagen oder nach dem Urlaub, aber es ist den Aufwand ganz gewiss wert, denn mit Namen angesprochen zu werden, zeigt dem Gegenüber, dass er als Individuum gesehen und gut versorgt wird. Bei Namen, die schwer auszusprechen sind, sollte man sich besondere Mühe geben; erkundigen Sie sich gegebenenfalls beim Betroffenen selbst. Fragen Sie Ihre Patienten und Kolleginnen am besten, wie sie angeredet werden möchten. Viele ältere Leute lassen sich nicht gerne mit ihrem Vornamen ansprechen.

Eine Stationsleitung sollte von ihren Patienten nie als «der Blinddarm in Bett 4» oder «die Cholezystektomie auf Zimmer 312» sprechen. Jeder Patient sollte als eigenständiger Mensch, als Individuum betrachtet und behandelt werden, und diese Sichtweise sollte sich auch im Sprachgebrauch widerspiegeln. Ein korrektes Verhalten der Stationsleitung wird auch in diesem Punkt die übrigen Mitarbeiterinnen beeinflussen.

Tritt eine Pflegekraft ihren Dienst auf einer neuen Station an, dürfte sie ziemlich nervös und unsicher sein. Wird sie dann mit ihrem Namen angesprochen, wird sie sich gleich sehr viel wohler fühlen, da sie merkt, dass man sie erwartet hat. Dasselbe gilt natürlich auch für Patienten.

1.1.3 Ansprechbar und erreichbar sein

Hat die Stationsleitung auch in schwierigen Situationen ein Lächeln auf den Lippen, so hilft dies den Patienten, weil sie dadurch offen und verständnisvoll wirkt. Ein Lächeln signalisiert, dass eine Person zufrieden ist, und viele Patienten sagen, der Eindruck, die Pflegekräfte, die sie versorgen, seien zufrieden, habe starken Einfluss darauf, wie sie sich in der Krankenhausumgebung fühlten.

Die Stationsleitung sollte sich bemühen, ihren Patienten, deren Angehörigen und ihren Mitarbeiterinnen gegenüber niemals unnahbar, sondern stets zugänglich zu sein. Wer jederzeit ansprechbar und zum Zuhören bereit ist, wird das volle Vertrauen seiner Patienten und Mitarbeiterinnen gewinnen. Vergessen Sie nicht, dass jeder Mensch einmal jemanden zum Aussprechen braucht, und die offen gezeigte Bereitschaft zum Zuhören, kann dazu ermutigen.

Für die Angehörigen der Patienten ansprechbar zu sein, bedeutet auch, aktiv auf diese zuzugehen und nicht zu warten, bis sie zu Ihnen kommen. Viele Angehörige schrecken davor zurück, einfach an das Pflegepersonal heranzutreten, um Informationen zu erhalten, besonders, wenn sie hierzu an die Stationszimmertür klopfen müssen.

Indem sie mit ihren Mitarbeiterinnen zusammenarbeitet und Interesse an ihren Tätigkeiten beweist, kann die Stationsleitung den übrigen Pflegekräften zeigen, dass sie auch für sie jederzeit ansprechbar ist. Durch die Art und Weise, in der sie die Fragen ihrer Mitarbeiterinnen beantwortet, demonstriert die Stationsleitung, inwieweit sie für deren Sorgen und Probleme offen ist.

Im Idealfall sollte die Stationsleitung am Beginn ihres Arbeitstages zu jedem Patienten gehen und ein kurzes Gespräch mit ihm führen. Hierbei hat sie außerdem Gelegenheit:

1. die Bedürfnisse des einzelnen Patienten einzuschätzen
2. den Zustand der Station zu überprüfen
3. das Arbeitspensum des Pflegepersonals abzuschätzen
4. den Patienten die Möglichkeit zu geben, Fragen zu stellen
5. Informationen mit den Patienten und deren Angehörigen auszutauschen
6. die Notwendigkeit von Schulungs- oder Fördermaßnahmen für einzelne Mitarbeiterinnen bzw. für das gesamte Pflegeteam einzuschätzen.

Vermittelt die Stationsleitung nicht den Eindruck, es eilig zu haben oder ihren Patienten und Mitarbeiterinnen hinterher zu schnüffeln, dann bietet diesen ein solcher Rundgang eine gute Gelegenheit, ihre Ängste und Sorgen zu artikulieren.

1.1.4 Konsequent handeln

Damit Mitarbeiterinnen und Patienten stets wissen, woran sie sind, sollte die Stationsleitung ihre Stimmungen unter Kontrolle haben und nicht an einem Tag himmelhoch jauchzend und am nächsten zu Tode betrübt sein. In ihren Entscheidungen, Verhaltensweisen und Einstellungen muss sie konsequent sein. Will sie das Vertrauen ihrer Patienten und Kolleginnen gewinnen, darf sich die Stationsleitung nie kindisch benehmen, sondern muss persönliche Reife beweisen. Ihre privaten Sorgen dürfen ihre beruflichen Leistungen nicht beeinträchtigen. Bringt man eigene Sorgen mit an den Arbeitsplatz, wird man nicht die gewohnte Leistung erzielen können; dies wiederum kann sich dann auch auf die Mitarbeiterinnen übertragen.

Wichtig ist außerdem, dass keine Kluft zwischen Theorie und der Praxis auf der Station besteht. Mit anderen Worten: das, was an den Pflegeschulen gelehrt wird, sollte sich mit den Vorstellungen der Praktiker decken.

Dies lässt sich erreichen, indem:

1. allen Pflegekräften deutlich gemacht wird, was man im Dienst von ihnen erwartet
2. alle Tätigkeiten korrekt durchgeführt, d.h. anerkannte Prinzipien befolgt und Pflegestandards eingehalten werden
3. den Mitarbeiterinnen jederzeit mit Rat und Tat zur Seite gestanden wird
4. eine funktionierende, wechselseitige Kommunikation zwischen Lehrkräften und Station gesichert wird
5. dafür gesorgt wird, dass die in einer Station praktizierte Pflegephilosophie die Philosophie der Pflegeausbildung unterstützt und diese ergänzt.

1.1.5 Mitgefühl zeigen und auf die Bedürfnisse anderer achten

Eine gute Stationsleitung muss die Bedürfnisse sowohl ihrer Patienten als auch ihrer Mitarbeiterinnen erkennen und Mitgefühl zeigen können. Mitgefühl zu zeigen, bedeutet zu signalisieren, dass man die Situation einer anderen Person erfasst und bereit ist, ihr zu helfen. Die Stationsleitung muss Verständnis für die emotionalen Bedürfnisse ihrer Mitarbeiterinnen sowie ihrer Patienten und deren Angehörigen haben und in der Lage sein, sich in andere Menschen hineinzuversetzen, um nachvollziehen zu können, wie diese sich in einer bestimmten Situation fühlen.

1.1.6 Für die Ideen anderer offen sein

Ein weiteres Kennzeichen einer guten Stationsleitung ist, dass sie den Vorschlägen ihrer Mitarbeiterinnen gegenüber aufgeschlossen ist und diesen damit die Gelegenheit gibt, ihr Arbeitsumfeld mitzugestalten und ihre Ideen umzusetzen. Stellt eine Pflegekraft ein übliches Vorgehen in Frage, so sollte dies nicht als Aufsässigkeit oder mangelnder Respekt, sondern als positiver und konstruktiver Vorstoß betrachtet werden. Nur allzu oft wurden und werden Pflegeschülerinnen, die gängige Praktiken kritisieren, als «schwierig» oder «Unruhestifter» eingestuft. Eine solche negative Kategorisierung kann dem Pflegesektor nur schaden. Eine kritische Einstellung ist richtig und gesund und hilft, die «alten Hasen» auf Trab und auf dem neuesten Stand zu halten.

Die Stationsleitung sollte fortschrittlich denken, zu Innovationen bereit und so selbstbewusst sein, dass sie Ideen und Vorschläge anderer nicht als Bedrohung wahrnimmt, sondern als Bereicherung empfindet. Die Philosophie, die Routinen und Arbeitsweisen der Station müssen kontinuierlich auf ihre Richtigkeit und Gültigkeit überprüft werden. Fehlen Aufgeschlossenheit und konstruktive Selbstkritik, besteht die Gefahr, den Anschluss zu verlieren und in den eingefahrenen Bahnen stecken zu bleiben, die schließlich in einer Sackgasse enden. Kurz gesagt: die Stationsleitung kann es sich nicht leisten, in einen Alltagstrott zu geraten. Sie muss in ihren Einstellungen flexibel, aber nicht flatterhaft sein, und die angewendeten Methoden und Ideen müssen diese Flexibilität reflektieren.

1.1.7 Fachliche Kompetenz beweisen

Die Stationsleitung muss über fachliche Kompetenz verfügen, d. h. sie muss in der Lage sein, selbst eine qualitativ hochwertige Pflege zu leisten und ihre Fähigkeit durch fundiertes Pflegewissen demonstrieren. Besonders wichtig ist jedoch, dass sie die Bedürfnisse ihrer Patienten erkennt und weiter vermittelt. Diese Art von Kompetenz ist auch gefragt, wenn die Stationsleitung ihren Mitarbeiterinnen erklären muss, warum eine bestimmte pflegerische oder medizinische Maßnahme nötig ist.

Im täglichen Umgang mit Patienten und Pflegekräften hat die Stationsleitung oft Gelegenheit, ihr Wissen und Können unter Beweis zu stellen, z.B. wenn sie:

- einer Pflegekraft zeigt, wie man einen Patienten bequem lagert
- einer Pflegekraft beibringt, eine Injektion sicher zu verabreichen
- zeigt, wie ein schwieriger, für den Patienten schmerzhafter Verbandwechsel durchzuführen ist
- die korrekte Verabreichung eines Medikaments demonstriert
- mit trauernden Angehörigen spricht.

Welche Auffassung die Stationsleitung von ihrer Rolle und ihren Aufgaben hat, spiegelt sich in allen Details ihres Verhaltens wider. Eine «Station zu leiten» heißt aber nicht nur, sich ein bestimmtes Verhalten zu Eigen zu machen, die Stationsleitung muss darüber hinaus eine gute Managerin, Vorgesetzte, Lehrerin, Koordinatorin, Krankenschwester, Supervisorin und Freundin sein, um nur einige Aspekte zu nennen.

Ein Grund dafür, dass der Stationsleitung so viele verschiedene Dinge abverlangt werden, ist, dass viele Personen zum reibungslosen Ablauf des Stationsalltags beitragen. Nicht nur pflegerische Aktivitäten sind zu erledigen, auch medizinisches und sonstiges Personal geht auf der Station ein und aus. Sie alle nehmen einen Teil der Aufmerksamkeit der Stationsleitung in Anspruch und unterbrechen so den Fluss der Pflegearbeit. Das Arbeitsklima einer Station hängt von den Beziehungen ab, die zwischen den einzelnen Gruppen des multidisziplinären Teams sowie zwischen den verschiedenen Abteilungen des Krankenhauses herrschen. Es muss klar sein, dass jede dieser Gruppen eine wichtige Rolle spielt, auch wenn sie nicht direkt an der Patientenversorgung beteiligt ist.

Das Pflegeteam setzt sich natürlich auch aus einer Vielzahl von Einzelpersonen zusammen, und jede dieser Personen hat ihre ganz individuellen Bedürfnisse, was Unterstützung, Schulung und berufliche Entwicklung anbelangt. Jedes Mal, wenn die Zusammensetzung des Pflegeteams wechselt, was mitunter wöchentlich der Fall ist, muss die Stationsleitung die Bedürfnisse ihrer Mitarbeiterinnen neu einschätzen und die Arbeit entsprechend umstellen.

Wie effektiv die Stationsleitung all diese Aufgaben ausfüllen kann, hängt in gewissem Maße auch davon ab, ob sie die Qualitäten einer Managerin entwickeln konnte. Den Grundstein für diese Fähigkeit sollte sie bereits während ihrer Zeit als Krankenschwester gelegt haben. Management bedeutet, mit Menschen (zusammen) zu arbeiten und gute Resultate zu erzielen.

Ganz allgemein könnte man sagen, dass die Hauptaufgabe der Stationsleitung darin besteht, in ihrer Station ein Klima und Umfeld zu schaffen, in dem die Patienten eine qualitativ hochwertige Pflege erhalten. Jeder Aspekt dieser Pflege sollte effektiv und kompetent erbracht und sorgfältig auf die Maßnahmen der anderen, an der Versorgung beteiligten Berufsgruppen abgestimmt werden. Der verbleibende Teil dieses Kapitels soll einigen der Management- und Führungsqualitäten gewidmet werden, die die Stationsleitung braucht, um dieses Ziel erreichen zu können.

Abbildung 1-2 illustriert den Managementzyklus der Stationsleitung und unterstreicht, wie wichtig gute Kommunikation und Interaktion für ein effektives Funktionieren der Station sind. Das Thema Kommunikation soll wegen seiner besonderen Bedeutung im folgenden Kapitel eingehend behandelt werden. Mit Hilfe des in Abb. 1-2 dargestellten Schemas sollen nun die verschiedenen Aufgaben der Stationsleitung erläutert werden:

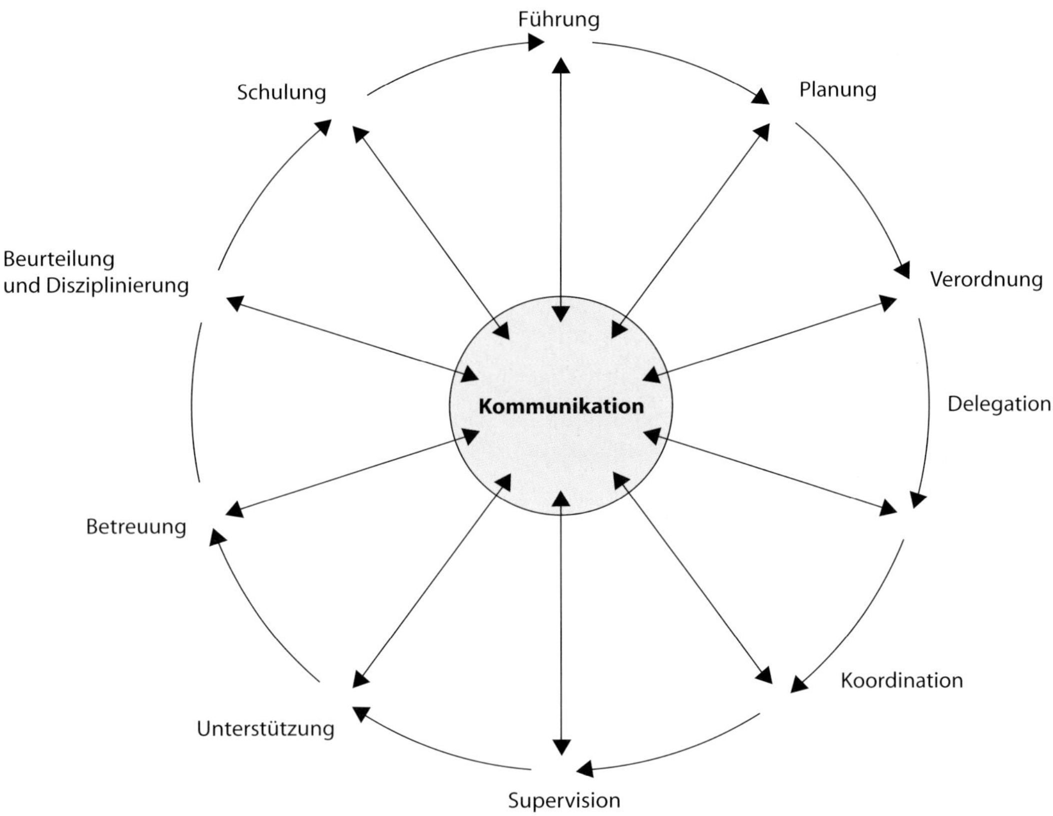

Abbildung 1-2: Der Managementzyklus der Stationsleitung
(alle dargestellten Funktionen basieren auf zwischenmenschlicher Interaktion)

1. Führung
2. Planung und Organisation
3. Pflegeverordnungen
4. Delegation
5. Koordination
6. Supervision und Steuerung
7. Ermutigung und Unterstützung
8. Betreuung und Beratung
9. Schulung und Training
10. Beurteilung und Disziplinierung.

1.2 Führung

Die Führungsfunktion ist ein wesentlicher Faktor im Berufsbild der Stationsleitung. Die Art und Weise, in der die Stationsleitung ihre Mitarbeiterinnen führt, bestimmt darüber, welche Stimmung und Arbeitseinstellung innerhalb des Teams herrscht. Perry (1978) schreibt, in einer Station, die von einer Stationsleitung mit guten Führungsqualitäten geleitet werde, sei eine freundliche, ausgeglichene Atmosphäre zu spüren. Dieses positive Klima werde auch von den Patienten empfunden, die dadurch ein größeres Vertrauen in das Personal gewönnen und besser bei der Behandlung mitwirken könnten. Das Niveau der Pflegeleistungen sei auf einer solchen Station gut und das auch, wenn die Stationsleitung nicht anwesend sei.

Zu den Phänomenen Führungsstil und Führungsqualitäten wurden in Industrie und Management, aber auch im Dienstleistungsbereich des Gesundheitssektors zahlreiche Forschungsstudien durchgeführt. Alle Ergebnisse dieser Untersuchungen hier zu diskutieren, würde zu weit führen, sollten Sie sich jedoch für dieses Thema interessieren, finden Sie am Ende dieses Kapitels eine Liste empfehlenswerter Artikel und Bücher.

Die interne Ordnung einer Station scheint das Ergebnis komplexer Beziehungen zu sein. Sie basiert einerseits auf Traditionen, Regeln und Routinen und wird andererseits durch Kontakte beeinflusst, die die Stationsmitarbeiterinnen untereinander und zu Außenstehenden haben. Welcher dieser Faktoren schwerer wiegt, hängt maßgeblich vom jeweiligen stationsinternen Führungsstil ab. Lewin, Lipitt & White (1939) identifizieren drei verschiedene Führungsstile, nämlich:

- Laisser-faire: Die Führungsperson hat kaum Kontakt mit ihren Mitarbeiterinnen und nimmt minimalen Einfluss auf diese.
- Direktiv bzw. autokratisch: Die Führungsperson steht in engem Kontakt mit ihren Mitarbeiterinnen und nimmt starken Einfluss auf deren Handeln, lässt sich jedoch umgekehrt nicht von ihren Mitarbeiterinnen beeinflussen.
- Kooperativ bzw. demokratisch: Die Führungsperson hat engen Kontakt mit ihren Mitarbeiterinnen und wird stark von diesen beeinflusst.

Diese drei Kategorien haben seit 1939 breite Verwendung gefunden, und es hat sich gezeigt, dass der demokratische Führungsstil der effektivste ist.

Andere Studien verwenden andere Klassifikationen von Managementstilen. Insgesamt konnte jedoch nachgewiesen werden, dass Managerinnen, die auf ihre Mitarbeiterinnen und deren Bedürfnisse eingehen, gute Ergebnisse erzielen. Auch diejenigen Führungskräfte, die die Hauptbetonung darauf legen, dass die Arbeit (gut) erledigt wird und gleichzeitig für die hierzu nötigen Rahmenbedingungen sorgen, werden als fähige Managerinnen anerkannt.

Wenn auch der demokratische Führungsstil, d.h. die Bedürfnisse des Einzelnen und das angestrebte Ziel gleichermaßen im Auge zu haben, nachgewiesenermaßen derjenige ist, der das Beste aus den Mitarbeiterinnen herausholt, muss die Führungskraft dennoch flexibel sein und sich auf die jeweilige Situation einstellen können. Um für Disziplin und Ordnung innerhalb ihrer Station sorgen zu können, muss die Stationsleitung ihren Mitarbeiterinnen und Patienten und deren Besuchern gegenüber auch als Autoritätsperson auftreten.

1.3 Planung und Organisation

Planung bedeutet, jede anstehende Maßnahme sorgfältig zu durchdenken und die nötigen Vorbereitungen zu treffen, um diese Maßnahme in der bestmöglichen Art und Weise durchführen zu können. Nur eine gründliche Planung gewährleistet, dass keine Zeit verschwendet wird und alle Mitarbeiterinnen ihr volles Potenzial verwirklichen können. Denken Sie immer daran, dass die wertvollsten Ressourcen, die einer Stationsleitung zur Verfügung stehen, Zeit und ihre Mitarbeiterinnen sind.

Einerseits gibt es die langfristigen Pläne, die oft erst nach Monaten oder gar Jahren zum Tragen kommen, andererseits die unmittelbaren Pläne für die täglichen Abläufe auf der Station. Ein langfristiger Plan könnte der Aufbau einer Sammlung von Büchern, Artikeln, Informationen und Forschungsberichten sein, die für die Arbeit auf der Station relevant sind und von Pflegeschülerinnen oder neuen Mitarbeiterinnen genutzt werden können, um ihr Wissen über ein Fachgebiet auszubauen. In den Bereich der kurzfristigen Pläne fiele beispielsweise die aktuelle Arbeitseinteilung, bei der die Bedürfnisse der Patienten und die Fähigkeiten des verfügbaren Personals zu berücksichtigen sind. Inhalt der unmittelbaren Planung ist es auch, dafür zu sorgen, dass alle Geräte und Materialien bereit stehen, wenn sie gebraucht werden.

Die beste Möglichkeit, um sicherzustellen, dass die Pläne auch wirklich in die Tat umgesetzt werden und die Arbeit der Station effektiv organisiert wird, ist, alle Vorhaben mit dem Stationsteam zu besprechen, damit alle am selben Strang ziehen können. In den Kapiteln 5 und 10 werden Methoden der Stationsorganisation und andere Planungsaspekte untersucht.

1.4 Pflegeverordnungen

Während medizinische und chirurgische Behandlungsmaßnahmen von der Ärztin verordnet werden, bestimmt die ausgebildete/diplomierte Pflegekraft über die pflegerischen Maßnahmen. Zunächst werden die vorliegenden Probleme identifiziert und dann unter Berücksichtigung der Bedürfnisse des Patienten ein Pflegeplan entwickelt. Sofern dies möglich ist, sollten hierbei der Patient und/oder seine Angehörigen weitreichend einbezogen werden. Zwar müsste jede qualifizierte Pflegekraft im Verlauf ihrer Ausbildung die Fähigkeit entwickeln, Pflegemaßnahmen allein zu verordnen und zu planen, die besonderen Fachkenntnisse und das Spezialwissen der Stationsleitung sollten diese Fähigkeit jedoch ergänzen. Sie sollte ihren Mitarbeiterinnen mit Rat und Tat zur Seite stehen. Die Stationsleitung sollte außerdem dafür sorgen, dass dieser verordnende/planende Ansatz der pflegerischen Betreuung weiterentwickelt und vervollständigt wird. Denn sie ist es, die im Zweifelsfall die Verantwortung für die Maßnahmen übernehmen muss, die dem einzelnen Patienten von der Pflege verordnet und an ihm erbracht werden.

Unter bestimmten Umständen muss die pflegerische Verordnung mit den behandelnden Ärztinnen abgesprochen werden, z.B. die Mobilisation eines Patienten nach einer Operation, die Gabe eines Abführmittels bei Problemen mit dem Stuhlgang; oder wenn dem Patienten oder seinen Angehörigen Auskünfte gegeben werden sollen, die sich mit den medizinischen Informationen überlappen, oder wenn ein geeigneter Entlassungstermin gefunden werden soll. Wie wichtig gute Teamarbeit ist, kann gar nicht oft genug betont werden.

1.5 Delegation

Die Delegation von Aufgaben ist einer der heikelsten Punkte im Arbeitsalltag der Stationsleitung. Wer zum ersten Mal Stationsleitungsaufgaben übernimmt, neigt oft dazu, die Verantwortung für den Ablauf des Stationsbetriebs und die Versorgung der Patienten ganz allein tragen zu wollen. Hinter dieser Tendenz steht möglicherweise mangelndes Selbstvertrauen oder fehlendes Vertrauen in andere Personen und der Wunsch, zu beweisen, dass man mit dem neuen Job fertig wird.

Delegieren bedeutet, Zuständigkeiten und Entscheidungen an andere abzugeben; die eigentliche Verantwortung bleibt jedoch bei der delegierenden Person. Bevor sie Aufgaben delegiert, muss die Stationsleitung daher genau wissen, was sie den einzelnen Mitgliedern des Pflegeteams zumuten und zutrauen darf. (Siehe Kapitel 3 und 11.) Delegiert die Stationsleitung oder eine andere ausgebildete Pflegekraft, die dies wissen müsste, eine Aufgabe an eine Mitarbeiterin, die nicht über das nötige Wissen bzw. Können verfügt bzw. verfügen kann, kann sie für daraus resultierende Fehler oder Probleme zur Rechenschaft gezogen werden. Die Folgen können verheerend sein.

Delegation bedeutet nicht, unbeliebte Arbeiten an andere abzuschieben; sie soll vielmehr helfen, die Arbeitslast möglichst gleichmäßig zu verteilen und die Leistung zu optimieren.

Werden Pflegeaufgaben delegiert und mit ihnen gleichzeitig auch die Verantwortung dafür, dass der Patient eine qualitativ hochwertige Pflege erhält, dann hilft die Delegation sicherzustellen, dass die Beteiligten

- sich darüber bewusst sind, was von ihnen erwartet wird
- ihre Fähigkeiten ausbauen, ihr Urteilsvermögen nutzen und eigene Entscheidungen fällen können
- Gelegenheit erhalten, ihre eigenen Ideen umzusetzen
- Verantwortungsbewusstsein entwickeln
- Freude an ihrem Job haben
- sich im Stationsteam geborgen und akzeptiert fühlen.

Aufgaben zu delegieren ist wichtig; ebenso wichtig ist es, die Mitarbeiterinnen die delegierten Aufgaben selbständig ausführen zu lassen und sie nur bei Bedarf durch Hilfestellungen und Informationen zu unterstützen.

Hält die Stationsleitung sich mit Dingen auf, die andere erledigen könnten oder sollten, z.B. das Tagesbelegungsformular und die Laborformulare ausfüllen, Laborergebnisse oder Röntgenbilder annehmen, Krankenwagen bestellen, Termine vereinbaren, Geräte und Material aufbereiten oder Kaffee kochen, verschwendet sie wertvolle Zeit, die ihr dann für die wirklich wichtigen Aufgaben ihres Jobs fehlt.

Für das Arbeitsklima und die Zusammenarbeit einer Station ist es förderlich, wenn die Mitglieder des Pflegeteams wissen, dass die Stationsleitung ihnen vertraut und hinter ihnen steht. Sie zeigt dies am besten, indem sie angemessen delegiert und dafür sorgt, dass ihre Mitarbeiterinnen ihre Aufgaben ohne Unterbrechung verrichten können. Die Delegation von Aufgaben gibt der Stationsleitung mehr Raum für die Anleitung, Supervision, Unterstützung und Schulung ihrer Pflegekräfte.

1.5.1 Wie wird richtig delegiert?

1. Achten Sie darauf, dass die Pflegekraft, an die Sie delegieren wollen, über die nötigen Fähigkeiten verfügt, um die Pflege in der erforderlichen Qualität durchzuführen.
2. Stellen Sie sicher, dass die betreffende Pflegekraft weiß, was sie tun soll.
3. Verlangen Sie von jeder Pflegekraft, dass sie sich verantwortlich fühlt für die Pflege, die sie durchgeführt hat; lassen Sie ihr genug Zeit, um Bericht zu erstatten, die erbrachte Pflege zu evaluieren und die Pflegepläne abzuändern. So müssen Sie nicht permanent nachkontrollieren. Geben Sie Ihren Mitarbeiterinnen Zeit für dieses *Feedback*.
   Der Begriff *Feedback*, der eigentlich aus der Computertechnik stammt, wird immer häufiger auch in der Pflege für die Rückmeldungen benutzt, die die Pflegekräfte der Stationsleitung über die geleistete Pflege geben. Für die Stationsleitung stellt dies eine von mehreren Möglichkeiten dar, Informationen über die Patienten zu erhalten, über ihre Fortschritte, ihre Sorgen in Bezug auf die Familie, ihre behandlungsbezogenen Ängste usw. Indem sie sich diese detaillierten Informationen anhört und gegebenenfalls die nötigen Maßnahmen ergreift, zeigt die Stationsleitung, dass sie den Beitrag jedes Teammitglieds gleichermaßen würdigt, unabhängig davon, ob es sich um eine Pflegeschülerin oder eine ausgebildete Pflegekraft handelt.
   Findet der Informationsaustausch täglich zu einem festen Zeitpunkt statt, gibt dies der Stationsleitung Gelegenheit, die einzelnen Pflegekräfte für ihr Tun in die Verantwortung zu nehmen. Bei diesen Gesprächen können außerdem auch Informationen weitergegeben werden, die von anderen Mitgliedern des therapeutischen Teams kommen.
   Umgekehrt brauchen aber auch die Pflegekräfte Feedback. Das soll hier bedeuten, dass ihre Informationen über die Patienten ergänzt werden und sie eine Rückmeldung über ihre Leistung erhalten.
4. Braucht eine Angelegenheit unmittelbare Aufmerksamkeit, sollten Sie – außer in echten Notfällen – nicht die erstbeste Pflegekraft ansprechen, die in der Nähe ist, sondern diejenige, die für den betreffenden Patienten zuständig ist, auch wenn das andere der schnellere und einfachere Weg wäre.
5. Erledigen Sie die zu delegierende Aufgabe nicht selbst, auch wenn dies schneller ginge, als die jeweilige Pflegekraft einzuweisen, und führen Sie eine einmal delegierte Aufgabe dann nicht doch selbst durch. Solche Verhaltensweisen werden das (Selbst-)Vertrauen Ihrer Mitarbeiterinnen untergraben.
6. Lassen Sie Ihre Mitarbeiterinnen die Pflege allein planen und durchführen und kontrollieren Sie sie nicht ständig. Das bedeutet auch, sie ihre Pflegeprioritäten selbst setzen zu lassen.
7. Wenn Sie eine Aufgabe delegiert haben, sollten Sie:
   - Anleitung geben
   - Hilfestellungen geben
   - für die Pflegekraft ansprechbar sein.
8. Delegieren Sie nicht, wenn die betreffende Pflegekraft nicht über die nötige Qualifikation verfügt.
9. Drücken Sie eindeutig ihr abschließendes Einverständnis aus. Haben Sie Pflegemaßnahmen oder sonstige Aufgaben delegiert, müssen Sie die Umsetzung im Auge behalten und sicherstellen, dass die erbrachte Leistung die entsprechenden Standards erfüllt. Erstellt beispielsweise eine Pflegekraft einen Arbeitsplan, müssen sie ihr abschließendes Einverständnis geben. Wenn Sie eine Arbeit delegieren, bedeutet dies nicht, dass Sie gleichzeitig auch die Verantwortung für die Resultate abgeben.

1.5.2 Was kann delegiert werden?

Wird die gesamte Betreuung eines Patienten delegiert, muss klar sein, dass sich die Pflegekraft, die den Patienten von nun an versorgen soll, um alles kümmern muss, was dieser braucht, d.h. Körperpflege, Maßnahmen für das allgemeine Wohlbefinden, Wundpflege, Tagesplan, Bedarfsmedikation usw. Außerdem sollte die betreffende Pflegekraft die Pflegedokumentation führen, den Patienten Tests und Untersuchungen erklären können und mit ihm über entlassungsbezogene Angelegenheiten sprechen. Wenn einer Pflegeschülerin Pflegeaufgaben übertragen werden, benötigt diese eine dem Ausbildungsniveau, der bisherigen praktischen Erfahrung und dem Wissensstand entsprechende Aufsicht.

Denkbar ist aber auch, dass bestimmte Verantwortlichkeiten an feste Teammitglieder delegiert werden. Man spricht dann von funktioneller Delegation. Die Stationsleitung muss auch hier sicherstellen, dass die jeweiligen Arbeiten durchgeführt werden, aber sie sollte den Pflegekräften, an die sie diese Aufgaben delegiert hat, relativ freie Hand lassen und ihre Arbeit nicht ständig nachkontrollieren.

1.5.3 Wer trägt die Verantwortung?

Die Stationsleitung trägt die Verantwortung sowohl für ihr eigenes Tun als auch für die Arbeiten, die sie an Mitarbeiter ohne Qualifikationsnachweis, d.h. Pflegeschülerinnen, Hilfspflegekräfte (Support workers), Pflegehilfen etc. delegiert. Alle ausgebildeten Pflegekräfte hingegen sind selbst für das verantwortlich, was sie tun, und können dementsprechend zur Rechenschaft gezogen werden, wenn ihre Leistung die geltenden Standards nicht erfüllt bzw. sie nötige Maßnahmen ganz unterlassen. Die ausgebildete Pflegekraft muss im Rahmen ihrer beruflichen Kompetenz arbeiten. Sie ist für die Erledigung der Aufgaben verantwortlich, die ihr zugewiesen wurden (z.B. die Pflege einer bestimmten Gruppe von Patienten zu planen), und muss die Entscheidungen, die sie beim Pflegeassessment, bei der Pflegeplanung und bei der Durchführung der Pflege getroffen hat, fachlich begründen können.

Die ausgebildete Pflegekraft ist an den Berufskodex gebunden und ihrem Patienten, seinen Angehörigen, der Gesellschaft, ihrer Berufsgruppe und dem Gesundheitswesen gegenüber zur Einhaltung dieser Regeln verpflichtet. Gegebenenfalls muss sie ihr Verhalten und ihre Entscheidungen rechtfertigen und durch fundiertes Fachwissen und professionelles Urteilsvermögen untermauern. Der Berufskodex des UKCC (siehe Kapitel 12 und Anhang I) verpflichtet die Pflegekraft, mit Verantwortungsbewusstsein und Urteilsvermögen und stets im Interesse des Patienten zu handeln und die Verantwortung für alle Entscheidungen zu übernehmen, die sie im Zusammenhang mit der Betreuung eines Patienten fällt.

1.6 Koordination

Koordination bedeutet, jedes Einzelelement in die richtige Beziehung zu den anderen zu bringen. Die Stationsleitung spielt hierbei die Schlüsselrolle; sie koordiniert alle Stationsaktivitäten. Dazu gehören:

- die Patientenbetreuung
- die Aktivitäten des Pflegeteams
- Aktivitäten des interdisziplinären Teams
- die Aufnahme und Weitergabe der eingehenden Informationen
- die Hilfs- und Versorgungsdienste.

Zunächst einmal muss die Stationsleitung die Patientenversorgung koordinieren, die im Laufe eines Tages zu erbringen sind. Hierbei muss sie dafür sorgen, dass all ihre Mitarbeiterinnen am selben Strang ziehen und als Team zusammenarbeiten, denn nur dann kann die Betreuung der Patienten reibungslos ablaufen. Würde jede Pflegekraft bzw. jede Kleingruppe von Pflegekräften für sich arbeiten, ohne jemals einen Gedanken an den Rest der Station zu verschwenden, und gäbe es niemanden, der das Ganze koordiniert, bräche – vor allem in Notfallsituationen – das Chaos aus.

Zwischen der Stationsleitung und ihren Mitarbeiterinnen muss eine enge Verbindung bestehen. Gute Koordination basiert auf sorgfältiger Planung und der Kooperationsbereitschaft aller Beteiligten. Wer koordiniert, muss erreichbar sein, ständigen Kontakt zu Patienten und Pflegekräften halten, ihnen beistehen und sie über Änderungen und neue Entwicklungen informieren. Als Koordinatorin des Stationsgeschehens ist die Stationsleitung darauf angewiesen, dass ihre Mitarbeiterinnen sie davon in Kenntnis setzen, wenn eine Ärztin oder ein anderes Mitglied des therapeutischen Teams gerufen wird, damit diese nicht unnötig gestört werden. Hat eine Krankenschwester die Ärztin beispielsweise schon gebeten, auf die Station zu einem Patienten zu kommen, muss diese wegen eines anderen Patienten nicht unbedingt noch einmal angerufen werden, es sei denn, es handelt sich bei diesem zweiten Patienten um einen Notfall. Auch ein enger Kontakt zu den Ärztinnen ist wichtig. Eine gute Zusammenarbeit zwischen den Ärztinnen und den für die Versorgung der Patienten zuständigen Pflegekräften hilft zu gewährleisten, dass die Ärztinnen stets über Veränderungen des Zustands ihrer Patienten auf dem Laufenden sind.

An der Betreuung eines einzelnen Patienten können viele Berufsgruppen des Gesundheitssektors (z.B. Sozialarbeiterinnen, Gemeindeschwestern oder Krankengymnastinnen) beteiligt sein. Häufig ist es die Stationsleitung, die die Zusammenarbeit der einzelnen Dienste koordiniert, sie über Veränderungen informiert, für den Austausch der relevanten Informationen sorgt und den Kontakt zu den zuständigen Pflegekräften herstellt.

Um erfolgreich koordinieren zu können, muss die Stationsleitung die Rolle anderer Berufsgruppen verstehen und respektieren und dieses Bewusstsein auch bei ihren Mitarbeiterinnen wecken.

Damit der Stationsbetrieb ungestört funktionieren kann, ist außerdem eine gute Zusammenarbeit zwischen Stationsleitung und Stationssekretärin vonnöten, da viele Informationen, die die Station von anderen Bereichen erhält, bei diesen ankommen. Dies gilt in besonderem Maße für telefonisch übermittelte Informationen. Die Stationsleitung muss anhand der neuen Informationen entscheiden, ob sie selbst tätig wird, ob sie dies der Sekretärin überlässt oder ob die Sekretärin die Informationen an eine dritte Person (die Ärztin, eine Pflegekraft oder eine Mitarbeiterin einer anderen beteiligten Berufsgruppe) weiterleiten soll. [Stationssekretärinnen wurden in deutschen Krankenhäusern verstärkt in der ersten Hälfte der neunziger Jahre eingeführt, um Pflegepersonal von Schreibarbeiten und Telefondienst zu entlasten. Anm. d. Bearb.]

Hinzu kommt die Koordination der verschiedenen Versorgungsdienste (Medikamente, Geräte und Materialien, Wäsche etc.). Nur wenn alles zur richtigen Zeit und in der richtigen Menge vorhanden ist, kann der Stationsbetrieb reibungslos ablaufen. Für die Stationsleitung bedeutet dies, dass sie mit den anderen Abteilungen kommunizieren und kooperieren muss. Eine gemeinsame Planung hilft sicherzustellen, dass die Bestellungen rechtzeitig erfüllt werden. Je nachdem, welche Abteilungen betroffen sind und wie das jeweilige Krankenhaus die Angelegenheit handhabt, können Rücksprachen täglich oder wöchentlich notwendig sein.

Heute wird – besonders bei Medikamenten und Sterilgut – oft so verfahren, dass auf jeder Station Mindestvorratsmengen festgelegt werden, die die zuständige Versorgungsabteilung entsprechend auffüllen. Wie groß dieser Vorrat sein soll, handelt die Stationsleitung zuvor mit der jeweiligen Abteilung aus.

Besonders vor Wochenenden und Feiertagen müssen die Vorräte genau kontrolliert werden, damit es nicht zu plötzlichen Versorgungsengpässen kommt. Von Zeit zu Zeit muss die Stationsleitung überprüfen, ob die Bestände generell noch ausreichend sind, und gegebenenfalls neue Absprachen über die Mindestvorratsmengen treffen.

1.7 Supervision und Steuerung

Supervision ist (oder sollte es zumindest sein) ein demokratischer Prozess, in dem die Mitarbeiterinnen von der Stationsleitung jede notwendige Hilfestellung und Ermutigung erhalten. Die kontinuierliche Beurteilung bzw. Beobachtung ihrer Leistungen soll den Pflegekräften helfen, ihre Arbeit zu erledigen und ihre Patienten sicher und kompetent zu versorgen. Die Stationsleitung, die diese Supervision durchführt, achtet darauf, dass die Aufgaben korrekt ausgeführt werden, d.h. dass die Arbeit die höchstmöglichen Standards erfüllt und der stationsinternen Philosophie entspricht. Supervision bedeutet nicht, scharfe Kontrollen und enge Fehlersuche bei jeder Pflegekraft; sie ist vielmehr eine konstruktive Übung, mit der es der einzelnen Pflegekraft ermöglicht werden soll, ihre berufliche Rolle und ihr Fachwissen voll zu entwickeln. Die Supervisorin muss erkennen und würdigen, dass jedes Teammitglied seinen eigenen Wert hat und entscheidend dazu beiträgt, dass die Patientenversorgung ein hohes Niveau erreicht und die Arbeitsmoral gefördert wird. Supervisorin zu sein heißt keinesfalls, anderen in einem fort Anweisungen und Befehle zu erteilen und selbst nicht zu arbeiten.

Kron (1987) fasst die Aufgaben der Supervisorin wie in **Abbildung 1-3** dargestellt zusammen und bringt dabei alle Fassetten der demokratischen Supervision auf den Punkt.

[Im Unterschied dazu ist in der deutschen Pflege mit dem Begriff Supervision eher die begleitete Reflexion der täglichen Arbeit gemeint. Im vorliegenden Buch wird der Begriff im oben beschriebenen Sinne verwendet. Anm. d. Bearb.]

Damit eine effektive Supervision möglich ist, sollte die Stationsleitung jederzeit ansprechbar sein. Ist sie allzu sehr in pflegerische Aktivitäten verwickelt (z.B. Patienten waschen, Verbände anlegen oder Assistieren bei Untersuchungen oder Eingriffen), kann sie unmöglich noch viel Zeit für die Supervision und Schulung ihres Pflegeteams aufbringen. Aus diesem Grunde ist es für die Stationsleitung so enorm wichtig, Aufgaben an ihre Mitarbeiterinnen zu delegieren.

Die Stationsleitung überwacht als Supervisorin das Pflegepersonal sowie die pflegerischen und sonstigen Aktivitäten ihrer Station. In einigen Krankenhäusern werden manche Dienstleistungen zwar von Hilfskräften oder externen Unternehmen übernommen, ein gewisses pflegerisches Engagement ist dennoch notwendig. Ein gutes Beispiel ist das Patientenessen: die Pflegekräfte müssen dafür sorgen, dass ihre Patienten tatsächlich die richtige Kost erhalten, und darauf achten, dass die Speisen in einer ansprechenden Art und Weise serviert werden. Gegebenfalls kann es Teil der verordneten Pflegemaßnahmen sein, dass die Menge der Nahrungsaufnahme eines Patienten zu dokumentieren ist. Für die meisten Krankenhauspatienten sind die Mahlzeiten wichtige Ereignisse und sollten daher auch vom Pflegepersonal als solche anerkannt und nicht nur als eine weitere Pflichtübung betrachtet werden, die es möglichst schnell zu erledigen gilt.

Die Stationsleitung steuert die Pflegeaktivitäten in ihrer Station; auch dies ist ein Bestandteil der Supervisorinnenrolle. Sie muss alle ihre Pflegekräfte anleiten und dafür sorgen, dass jeder weiß, was zu tun ist und wie es zu tun ist. Nachdem eine Aufgabe an eine Pflegekraft delegiert wurde, muss die Stationsleitung dieser, falls nötig, beratend und lenkend zur Seite stehen. Anweisungen können sowohl schriftlich als auch mündlich gegeben werden. Wichtig ist vor allem, dass alle Einzelheiten deutlich sind und die Empfänger die Botschaft verstehen.

1.8 Rückhalt und Unterstützung

Pflegekräfte brauchen selbst emotionalen Rückhalt, um ihre berufliche Rolle ausfüllen, d.h. ihre Patienten physisch, psychisch und spirituell betreuen zu können. Dieser Rückhalt kann auf unterschiedliche Weise gegeben werden, nämlich durch:

- Dank
- Lob
- sinnvolles Delegieren
- Offenheit für die Ideen anderer.

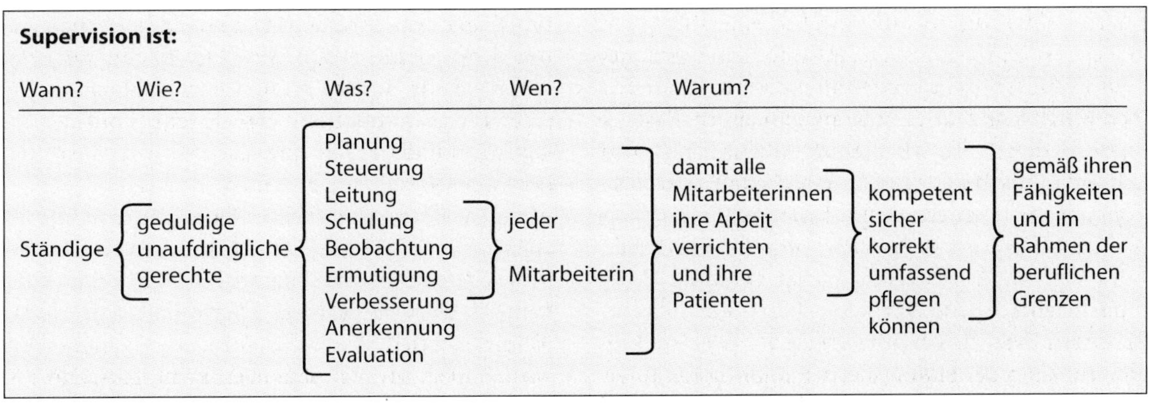

Abbildung 1-3: Supervision nach Kron

Dank und Lob für erledigte Aufgaben sind eine Form der Ermutigung. Eine Pflegekraft, die ein schwieriges Problem durch harte und kompetente Arbeit gut bewältigt hat oder die den trauernden Angehörigen eines todkranken Patienten in den letzten Tagen tröstend zur Seite gestanden hat, braucht das Wissen, dass ihre Leistung gewürdigt wird. Eine Pflegekraft, deren Arbeitsmoral zu wünschen übrig ließ und die nach einem Gespräch mit der Stationsleitung erste Fortschritte zeigt, sollte wissen, dass dies registriert wurde. Wird dies ausgesprochen, kann das sehr motivierend wirken.

Auch dadurch, dass die Stationsleitung Pflegekräften die umfassende Betreuung von Patienten überträgt, kann sie ihre Mitarbeiterinnen motivieren, gibt sie ihnen dadurch doch die Gelegenheit, mehr Zufriedenheit aus ihrer Arbeit zu ziehen. Ermuntert die Stationsleitung die Pflegekräfte, ihre Ideen und Vorschläge einzubringen und lässt sie spüren, dass diese willkommen sind, wird sie ihnen dadurch signalisieren, das sie wertvolle Mitglieder des Stationsteams sind. Lässt die Stationsleitung ihre Mitarbeiterinnen Vorschläge äußern und in die Praxis umsetzen, fördert sie sie und stärkt ihnen den Rücken. Um sein Bestes geben zu können, braucht der Mensch die Unterstützung seines Umfelds und ganz besonders seiner Vorgesetzten.

Die Stationsleitung unterstützt ihr Stationsteam, indem sie:

- ihnen ihre Erwartungen deutlich macht,
- dafür sorgt, dass alle Teammitglieder gut informiert sind,
- anderen bei Entscheidungen hilft,
- Ratschläge gibt,
- zuhört und erklärt.

Die Ratschläge und Hilfestellungen der Stationsleitung sind für das Pflegeteam wichtige Orientierungspunkte. Indem sie die Pflegekräfte von ihren eigenen reichhaltigen Erfahrungen mit der Pflege von Patienten profitieren lässt, kann die Stationsleitung ihren Mitarbeiterinnen ganz konkrete Hilfen für ihre alltäglichen Pflichten geben.

Emotionale Unterstützung gibt die Stationsleitung ihren Patienten, deren Angehörigen sowie ihren Mitarbeiterinnen auch dadurch, dass sie ihnen aufmerksam zuhört und mit ihnen spricht, Unklares erklärt, Fragen beantwortet und ihre Probleme und Sorgen teilt. Patienten benötigen Erklärungen, um sich auf das vorbereiten zu können, was sie erwartet, beispielsweise Informationen über besondere Untersuchungen, über Medikamente, darüber, was bei einer bestimmten Operation geschieht, oder darüber, was nach dieser Operation auf den Patienten zukommt. Für den Patienten ist es nicht nur wichtig zu wissen, dass er nach dem Eingriff vermutlich Schmerzen haben wird, seine Angst vor dem Ungewissen kann auch verringert werden, wenn er außerdem erfährt, dass er bei Bedarf Schmerzmittel bekommen wird. Die Pflegekraft, die den Patienten betreut, wird es möglicherweise vorziehen, dass die erfahrenere Schichtleitung diese Aufklärung übernimmt. [Die Autorin bezieht sich hier auf das Alltagsproblem, dass trotz der ärztlichen Aufklärung Patienten sich im Ungewissen gelassen fühlen und das Pflegepersonal den Patienten qualifiziert informieren können muss. Auch in Großbritannien gilt grundsätzlich: der Arzt klärt den Patienten über Eingriffe und Untersuchungen auf. Anm. d. Bearb.]

Die Angehörigen des Patienten sind oft darauf angewiesen, das «Fachchinesisch» der Ärztinnen in verständliches Deutsch übersetzt zu bekommen. Auch die Fortschritte des Patienten und die Pläne für seine Entlassung sind für sie wichtige Gesprächsthemen. Sind solche klärenden Gespräche jederzeit möglich, werden sie sich gut betreut fühlen. Möglicherweise müssen auch andere Berufsgruppen wie Sozialarbeiterin oder Gemeindeschwester in diese Pläne einbezogen werden; der Patient wird nahezu immer daran beteiligt sein. Zeigt eine Pflegekraft ihr ehrliches Interesse, indem sie Freud' und Leid teilt, so wirkt dies beruhigend und ermutigend.

Tritt in der Station eine schwierige Situation ein, sollte die Stationsleitung das Gespräch mit der betroffenen Pflegekraft suchen. Diese wird die Situation dann besser erfassen und in Zukunft leichter mit ähnlichen Situationen fertig werden. Es ist wichtig zu wissen, bei Bedarf von der Stationsleitung Unterstützung erwarten zu könnnen. Auch kann es hilfreich sein, die Pflegekräfte dazu zu ermuntern, offen miteinander darüber zu sprechen, was sie in Bezug auf eine besonders schwierige Angelegenheit denken bzw. fühlen. Es tut stets gut zu merken, dass andere ähnlich empfinden.

Jennifer ist 35 Jahre alt und weiß, dass sie an Lymphknotenkrebs sterben wird. Auf ihre Krankheit hatte sie zunächst mit extremer Wut reagiert, die sie jedoch inzwischen mit der Unterstützung von Ehemann, Familie, Freunden, Ärztinnen und Pflegekräften bewältigt hat. Einer Lernschwester fällt es besonders schwer, mit Jennifer umzugehen, da sie sich stark mit der Patientin identifiziert. Nachdem sie jedoch mit den übrigen Pflegekräften über ihre eigene Wut und Trauer gesprochen hat, fühlt sie sich der Situation besser gewachsen und baut eine starke, positive Bindung zu Jennifer auf.

Erläutert die Stationsleitung die Gründe dafür, dass eine bestimmte medizinische Behandlungsmaßnahme geändert oder abgesetzt wird, sowie die Überlegungen, die hinter pflegerischen Entscheidungen stehen, erhöht dies ebenfalls das Gefühl der Sicherheit.

1.9 Betreuung und Beratung

Die pflegerische Fürsorge zeigt sich in der Empathie, der Zuneigung und dem Mitgefühl gegenüber den Patienten, ihren Angehörigen und dem Pflegepersonal. Empathie bedeutet, sich in eine andere Person hineinversetzen, ihre Erfahrungen nachfühlen und die Welt mit ihren Augen betrachten zu können.

Bei der Beratung soll einer Person dabei geholfen werden, alle Aspekte eines Problems zu erforschen, um besser entscheiden zu können, wie sie das Problem lösen bzw. mit ihm umgehen will. Die Mitglieder des Pflegeteams wenden sich mit einer Vielzahl von Problemen an die Stationsleitung und haben häufig das Bedürfnis, über scheinbar «unfaire» Situationen zu sprechen.

Meist muss die Stationsleitung sich nur hinsetzen und der gestressten Pflegekraft zuhören, die sich den Ärger oder Frust von der Seele redet und dabei noch einmal über alles nachdenkt. Nachdem die Pflegekraft über ihr Problem gesprochen hat, wird sie es oft bewältigen und in Zukunft besser auf ähnliche Situationen reagieren können.

Auch die Probleme und Sorgen von Patienten und deren Angehörigen muss sich die Stationsleitung geduldig anhören. Für diese ist es wichtig, darüber reden zu können, wie sie zu Hause mit einem möglicherweise völlig neuen Aspekt ihres Lebens umgehen werden. Beispiele wären der Verlust des Partners oder einer anderen geliebten Person, eine drastisch gesenkte Lebenserwartung oder eine Veränderung des Körperbildes nach einer Kolostomie oder Brustamputation. Diese Beratung kommt zu den normalen praktischen Ratschlägen und Hilfestellungen hinzu, die der Patient und/oder seine Familie brauchen. Diese müssen von der betreuenden Pflegekraft und oft auch von Mitgliedern anderer betreuender Berufsgruppen geleistet werden.

Pflegen heißt auch, ehrliches Interesse an einem Menschen zu zeigen. In diesem Sinn bezieht sich Pflege auf die Patienten, deren Angehörigen und die Mitarbeiterinnen sorgen. Zeigt die Stationsleitung kein Interesse für ihr Pflegeteam, kann sie nicht erwarten, dass die Mitarbeiterinnen Interesse für die Patienten oder die stationsinternen Ziele beweisen.

Wenn man einen Patienten betreut, muss man dessen Bedürfnisse umfassend berücksichtigen und nicht nur jene, die unmittelbar mit dem Grund des Krankenhausaufenthalts zusammenhängen. Die Stationsleitung kann ihren Mitarbeiterinnen gar nicht oft genug vergegenwärtigen, dass ein hohes Pflegeniveau nur dann aufrecht erhalten werden kann, wenn jeder Patient als Individuum gesehen wird, das seine ureigensten physischen, psychischen und spirituellen Bedürfnisse hat.

Trotz ihrer Vorbildfunktion und ihres fachlichen Könnens bleibt der Stationsleitung wegen ihrer Management- und Führungsaufgaben vermutlich nicht mehr viel Zeit, um Pflegetätigkeiten am Patientenbett zu leisten. Die pflegerische Versorgung wird daher in der Regel delegiert, während die Stationsleitung die Supervision und Unterstützung des Pflegeteams übernimmt. Ihre Fürsorge und ihr Interesse an Patienten und deren Angehörigen kann die Stationsleitung beweisen, indem sie zeigt, dass sie versteht, was Krankheit und Krankenhausaufenthalt für diese bedeuten und wie Patienten und ihre Familien auf diese Umstände reagieren.

Das Pflegeteam nimmt wahr, dass die Stationsleitung sich um das Team kümmert, wenn sie deutlich machen kann, dass ihr die Bedürfnisse der Mitarbeiterinnen bewusst sind – die Bedürfnisse nach Unterstützung, Ermutigung, Ratschlägen, beruflicher Zufriedenheit, Schulung und Training, abwechslungsreicher Arbeit und Übernahme von Verantwortung.

1.10 Schulung und Anleitung

Da Schulung eine der wichtigsten Aufgaben der Stationsleitung ist, wird dieses Thema in Kapitel 11 gesondert behandelt. Nicht nur das Personal der Station (Pflegekräfte und Hilfskräfte) muss geschult und angeleitet werden, sondern auch die Patienten und ihre Angehörigen.

Jede Pflegekraft hat das Recht zu erfahren, was von ihr erwartet wird, d.h. was sie tun soll und wie sie es tun soll. Eine Station, in der Schulung und Unterweisung groß geschrieben werden, genießt ein hohes Ansehen, was sich wiederum positiv auf die Arbeitsmoral auswirkt. Das Arbeiten auf einer solchen Station ist für Pflegekräfte nach bestandenem Examen sehr attraktiv.

Nimmt man sich die Zeit, um neue Pflegekräfte auf der Station gründlich einzuarbeiten und ihnen die stationsinterne Philosophie und Organisation zu erklären, werden sich die neuen Mitglieder problemlos in das bestehende Team eingliedern. Gut informierte Mitarbeiterinnen gewährleisten einen reibungslosen Ablauf des Stationsgeschehens. Ein effektives Training der ausgebildeten Pflegekräfte beinhaltet auch, dass ein Teil der Verantwortung für den Stationsbetrieb an diese delegiert wird, wenn die Stationsleitung im Dienst ist, damit sie Selbstvertrauen gewinnen und Erfahrungen sammeln können. Aufgaben, die die Stationsleitung zu Trainingszwecken delegieren könnte, sind etwa die Begleitung der Arztvisite, die Kontaktaufnahme zu anderen Abteilungen und Berufsgruppen, die Bestellung von Material, das Verfassen von Pflegeberichten sowie Gespräche mit Familienangehörigen von Patienten. Die Stationsleitung unterstützt die betroffene Pflegekraft dann beratend und anleitend.

Die Schulung und Unterweisung der Hilfskräfte ist zwar nicht die direkte Aufgabe der Stationsleitung; diese muss jedoch erkennen, wann ein Schulungsbedarf besteht, und gegebenenfalls spezielle Informationen über die Station oder bestimmte Patienten geben. Schulung muss nichts mit formellem Unterricht zu tun haben. Beispielsweise schult die Stationsleitung ihr Personal fortwährend, indem sie sich ihre eigene Vorbildwirkung zu Nutze macht. Vieles lässt sich nur auf der Station, nicht jedoch im Klassenzimmer vermitteln. Wie man einen Telefonanruf richtig entgegennimmt oder mit verzweifelten Angehörigen eines Patienten spricht, lernt eine Pflegekraft viel besser dadurch, dass sie eine erfahrene Person dabei beobachtet und diese Beobachtungen später in die Praxis umsetzt.

1.11 Beurteilung und Disziplinierung

Pflegekräfte haben das Recht zu wissen, was von ihnen erwartet wird und inwieweit sie diese Erwartungen erfüllen. Die meisten Gesundheitseinrichtungen verfügen inzwischen über ein Verfahren zur Personalbeurteilung, dessen Zweck es ist:

1. den Beitrag zu erhöhen, den die einzelne Pflegekraft in ihrer momentanen Position leistet,
2. ihre potenziellen Fähigkeiten zu entwickeln, um auch die zukünftigen Anforderungen der Einrichtung erfüllen zu können.

Ziel dieser Beurteilungen ist es, weder das Personal zu belohnen noch es zu tadeln. Der eigentliche Wert der Beurteilung liegt darin, dass sie die Gelegenheit zu einem offenen, bestimmten und vertraulichen Gespräch über die Leistung schafft, die ein Teammitglied während eines festgelegten Zeitraums erbracht hat. Dabei muss die gesamte Spanne der Aktivitäten beachtet werden, für die die Pflegekraft eine Mitverantwortung trägt. Am Ende des Gesprächs sollte die gemeinsame Festlegung von Leistungszielen für die nächste Beurteilungsperiode stehen.

Zusätzlich geben die Beurteilungsgespräche der Stationsleitung eine offizielle Möglichkeit, Feedback darüber zu erhalten, inwiefern sie das Personal unterstützt bzw. behindert hat. Dabei sollte sie jedoch beachten, dass es der befragten Person eventuell unangenehm ist, ihrer Vorgesetzten eine solche Rückmeldung zu geben, und sie nicht weiß, wie sie mit der ungewohnten Situation umgehen soll. In diesem Fall wird das Feedback nicht ganz realistisch sein. Die Stationsleitung sollte deutlich machen, dass sie negative Äußerungen als konstruktive Kritik und nicht als Anfeindung versteht.

Die pflegerischen Fähigkeiten aller in einer Weiterbildung befindlichen Pflegekräfte werden regelmäßig beurteilt. Für die Stationsleitung ist es sinnvoll, ihre Fähigkeiten als Anleiterin und Beurteilerin, falls möglich auch formell (z.B. durch Teilnahme an einem entsprechenden Kurs) auszubauen. Die Zahl der Beurteilungen, die die Stationsleitung zu erstellen hat, wird steigen, da das Fortbildungsangebot für Hilfskräfte in der Pflege erheblich ausgebaut wird (s. Kap. 11).

Beurteilung und Assessment sind zwar nicht dasselbe, ein kontinuierliches Assessment der praktischen Tätigkeiten eine Pflegekraft reicht in der Qualität jedoch nahe an ein Beurteilungsgespräch heran (siehe Kapitel 11).

Die Stationsleitung ist außerdem die erste Instanz, wenn es Disziplinarprobleme gibt. Die Stationsleitung muss daher die betrieblichen Verfahrensregeln kennen und sich danach richten. Bevor ein Fall an eine höhere Instanz weitergegeben wird, sollten zunächst alle internen Disziplinar- und Beschwerdeverfahrensregeln ausgeschöpft werden. Jeder Pflegekraft, die in ein Disziplinarverfahren verwickelt ist, sollte empfohlen werden, sich sofort mit dem Betriebsrat oder der Gewerkschaft in Verbindung zu setzen. Unabhängig davon, ob nun wirklich ein formales Disziplinarverfahren nötig ist oder ob es genügt, die Pflegekraft eine Zeit lang enger zu beaufsichtigen, sollte zunächst ein Gespräch unter vier Augen und möglichst bald nach dem vorgefallenen Ereignis geführt werden. Wichtig ist, dass eine freundliche, konstruktive Art des Umgangs gewählt und eine wechselseitige Kommunikation möglich gemacht wird, damit die betroffene Pflegekraft merkt, dass sie eine faire Chance bekommt, um sich zu rechtfertigen.

1.12 Kombinierte Aufgabenbereiche

Eine wachsende Zahl der Stationsleitungsstellen kombiniert mehrere Aufgabenbereiche, so dass eine duale Verantwortung entsteht. Häufig sind die Kombinationen Stationsleitung/Praxisanleiterin, Stationsleitung/Pflegelehrerin oder Koordinatorin für mehrere Stationen/ Praxisanleiterin. Manche Stellen schließen auch eine Forschungsverpflichtung ein.

Der Schwerpunkt der Arbeit liegt zwar in einer klinischen Einrichtung, die Stationsleitung hat daneben aber einen festen Lehrauftrag an einer Krankenpflegeschule o.ä. Auch wenn sie sich nicht auf ihrer Station oder Abteilung aufhält, trägt sie weiterhin die praktische und fachliche Verantwortung, teilt sich diese jedoch mit einer anderen Stationsleitung oder einem erfahrenen Mitglied des Stationsteams.

Es hat sich gezeigt, dass Inhaberinnen von solchen kombinierten Stellen glaubwürdiger erscheinen als Pflegepädagoginnen (Pflegelehrerinnen). Da sie täglichen Kontakt mit Patienten haben und Praktiker bleiben, sind sie besser in der Lage, Theorie und Praxis aufeinander abzustimmen. Sie können direkten Einfluss auf den Stoff nehmen, der an den Ausbildungsstätten gelehrt wird, und haben den großen Vorteil, sowohl in der Pflegepädagogik als auch in der Pflegepraxis auf dem Laufenden zu sein.

Gibt es auf einer Station zwei Stationsleitungen, ist eine gute gegenseitige Absprache wichtig. Nur so kann sichergestellt werden, dass die beiden Führungsstile miteinander vereinbar sind. Kommt es zwischen beiden zu Konflikten, kann sich dies nachteilig auf das gesamte Stationsteam auswirken. Eine mögliche Lösung ist es, die Verantwortlichkeiten klar zu teilen, so dass jede Stationsleitung ihren festen Aufgabenbereich hat (Wheelan 1988).

Die vielen Aufgaben der Stationsleitung sind so eng miteinander verwoben, dass sich eine äußerst komplexe Aufgabe daraus ergibt. Wer den Posten übernimmt, sieht sich mit hohen Anforderungen konfrontiert, die sich nur durch ein wohlüberlegtes Vorgehen effektiv und erfolgreich erfüllen lassen.

1.13 Diskussionsthemen

1. Die Wirkung uneinheitlichen Handelns und plötzlicher Stimmungsschwankungen

Wenn auf der Station Hochbetrieb herrschte, fällte die noch unerfahrene Stationsleitung Entscheidungen über den Stationsbetrieb, um sich nur wenige Minuten später eines anderen zu besinnen. An einem Tag delegierte sie Aufgaben an die Pflegekräfte und nahm keinen Einfluss auf deren Arbeitsplanung. Am nächsten Tag delegierte sie zwar auch, mischte sich dann jedoch in deren Pflege ein. An manchen Tagen war sie zu allen Pflegekräften sehr freundlich, während sie an anderen jeden anschrie, der bei der Arbeit anders vorging, als sie es selbst getan hätte.

Überlegen Sie, welche Auswirkungen dieses sprunghafte Verhalten der unerfahrenen Stationsleitung auf das Pflegeteam haben könnte und warum die Stationsleitung sich so verhält.

2. Richtig delegieren

Stellen Sie sich folgende Situation vor:

> Die noch unerfahrene Stationsleitung hatte eine ihrer Mitarbeiterinnen gebeten, zwei Patienten an die Gemeindeschwester zu überweisen und die entsprechenden Briefe zu schreiben. Als die beauftragte Krankenschwester in der Mittagspause war, tat sie dies jedoch selbst, weil sie, wie sie sagte, das Gefühl hatte, die Krankenschwester werde die an sie delegierte Arbeit nicht erledigen.

Welche Konsequenzen würde die Krankenschwester aus diesem Verhalten für die Zukunft ziehen? Welche Auswirkungen könnte das Geschehene auf das Stationsteam haben? Welche Folgen könnten für die Stationsleitung aus ihrem Verhalten erwachsen?

3. Stationsinternes Lernklima:

> An ihrem ersten Arbeitsplatz war der Pflegekraft das Gefühl vermittelt worden, dass die Beobachtungen, die sie an Patienten gemacht und die Informationen, die sie während der Versorgung gesammelt hatte, wichtig seien und der Stationsleitung mitgeteilt werden sollten. Auf ihrer nächsten Station erzählte sie der Stationsleitung, dass Mrs. Fern, eine ältere Dame mit einem neuen künstlichen Darmausgang, lieber nach Hause als wie geplant in eine Nachsorgeeinrichtung entlassen werden würde. Die Stationsleitung gab ihr daraufhin quasi zu verstehen, dass dies nicht ihre (der Pflegekraft) Angelegenheit sei und ignorierte den Einwand schlicht und einfach.

Vergleichen Sie das Feedback, das die Pflegekraft auf den beiden Stationen bekam, und überlegen Sie, welche Wirkung auf das Selbstbewusstsein der Pflegekraft und auf ihr zukünftiges Verhalten zu erwarten ist.

4. Diskutieren Sie die Probleme, die sich aus den folgenden Situationen ergeben könnten, und identifizieren Sie den möglichen Beratungsbedarf für die Mitarbeiterinnen der Station:

   a) In einer Station, in der auch Frauen auf Infertilität untersucht werden, wird bei einer Patientin eine Abtreibung vorgenommen.

   b) Die todkranke Mutter dreier kleiner Kinder spricht darüber, dass ihr klar geworden ist, dass sie nicht miterleben wird, wie ihre Kinder groß werden.

   c) Das einzige Kind einer Witwe stirbt an Leukämie.

Literatur

Department of Health and Social Security, Scottish Home and Health Department, and Welsh Office (1972): *Report of the Committee on Nursing* (Vorsitz: A. Briggs), HMSO, London.

Fretwell, J. E. (1982): *Ward Teaching and Learning*, Royal College of Nursing, London.

Kron, T. (1987): *The Management of Nursing Care – putting leadership skills to work* (6. Aufl.), Saunders Co., Philadelphia.

Lewin, K.; Lipitt, R. & White, R. K. (1939): Patterns of aggressive behaviour in experimentally created social climates. *Journal of Social Psychology*, **10**, 271–299.

National Staff Committee (Nurses and Midwives) (1977): NHS Staff Development and Performance Review – Nurses, Midwives, Health Visitors and Tutorial Staff, DHSS.

Ogier, M. E. (1982): *An Ideal Sister?*, Royal College of Nursing, London.

Orton, H. D. (1981): *Ward Learning Climate*, Royal College of Nursing, London.

Pembrey, S. (1980): *The Ward Sister – Key to Nursing*, Royal College of Nursing, London.

Perry, E. L. (1978): *Ward Management and Teaching*, Ballière-Tindall, London.

Whelan, J. (1988): Ward Sisters' management styles and their effects on nurses' perceptions of quality of care. *Journal of Advanced Nursing*, **13**, 125–138.

Weiterführende Literatur

Joint Clinical Teaching Appointments in Nursing. (1984): King's Fund Report 51, London.

Keane, C. B. (1981): *Management Essentials in Nursing*, Reston Publishing Co. Virginia.

Lathlean, J. & Corner, J. (Hrsg.) (1991): *Becoming a Staff Nurse: A guide to the role of the new registered nurse.* Prentice-Hall, London.

Pearson, A. & Vaughan, B. (1986): *Nursing Models for Practice.* Heinemann, London.

Redfern, S. J. (1981): *Hospital Sisters.* Royal College of Nursing, London.

Vaughan, B. & Pillmoor, M. (Hrsg.) (1989): *Managing Nursing Work*, Scutari, London.

Walton, M. (1984): *Management and Managing – A Dynamic Approach.* Harper and Row, London.

The Ward Sister's Survival Guide. A collection of articles published in *The Professional Nurse* (1990). Austen Cornish, London.

Deutschsprachige Literatur:

Arets, J.: Professionelle Pflege Bd.1 und 2. Huber, Bern, 1999.

Borsi, G., Schröck, R.: Pflegemanagement im Wandel. Springer, Berlin, 1995.

Braun: Handbuch Krankenhausmanagement. Schäffer-Poeschel, Stuttgart, 2001.

Broome,A.: Changemenagement in der Pflege. Huber, Bern, 2000.

Eichhorn, P. Seelos, H. Schulenburg, J.: Krankenhausmanagement. Urban und Fischer, München 2000.

Eisenreich, Bechtel: Handbuch Pflegemanagement 2002. Luchterhand, Neuwied 2001.

Harms, K., Woiwoda, R., Dieffenbach, S. (Hrsg.): Handbuch für die Stations- und Funktionsleitung. Thieme, Stuttgart, New York 2001.

Kämmer, K.: Pflegemanagement in Alteneinrichtungen. Schlütersche, Hannover, 3. Aufl. 1998.

Keller,G.: Fit im Beruf. Huber, Bern, 2000.

Leuzinger, A., Lutterbach, Th.: Mitarbeiterführung im Krankenhaus. Huber, Bern, Göttingen, Toronto, Seattle 2000.

Rychlik, R.: Gesundheitsökonomie und Krankenhausmanagement. Kohlhammer, Stuttgart 1999.

Schäfer, W.: Praxisleitfaden Stationsleitung. Kohlhammer, Stuttgart, 2001.

Schaufler, B.: Frauen in Führung! Huber, Bern, 2000.

Weiss, J.: Selbst-Coaching. Jungfermann, Paderborn, 1990.

Laux, H.: Grundfragen der Organisation. Springer, Berlin 1979

2. Kommunikation

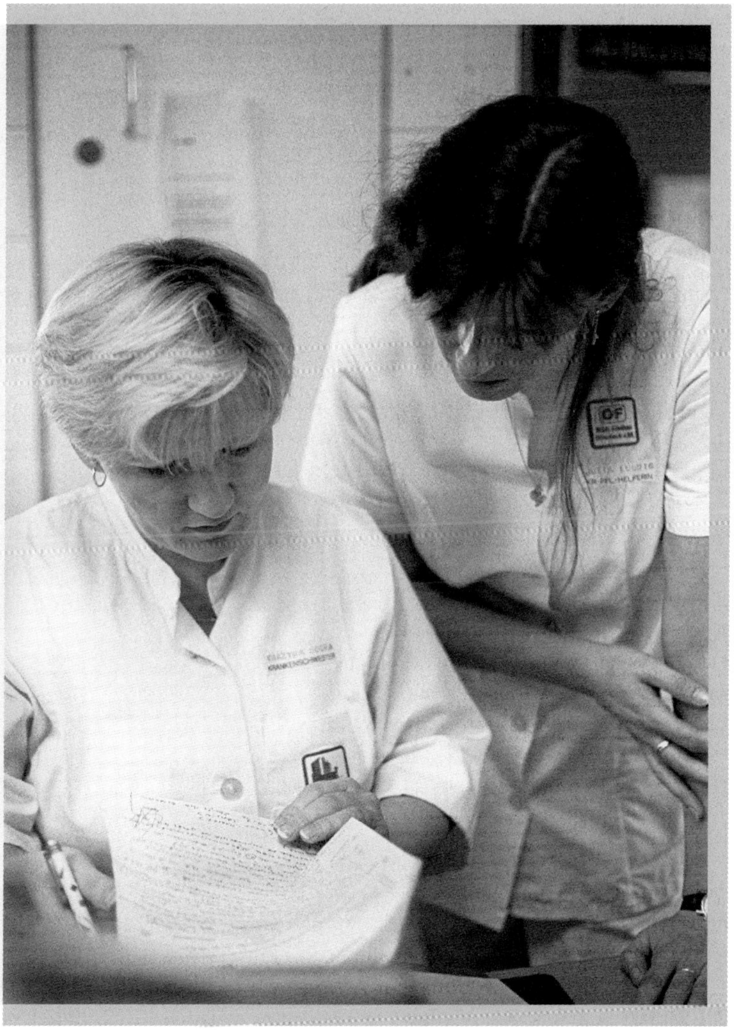

© Irmi Long, Frankfurt/M.

Wie in Kapitel 1 bereits angesprochen wurde, ist effektive Kommunikation eine grundlegende Voraussetzung für den reibungslosen Ablauf des Stationsbetriebs. Zweck dieses Kapitels ist es, Sie in die Grundlagen der Kommunikation einzuführen und Interessierten etwas «Gedankenfutter» zu liefern. Für den Fall, dass Sie sich ausgiebiger mit dem Thema beschäftigen möchten, als es uns im Rahmen dieses Kapitels möglich war, finden Sie am Ende des Kapitels eine Liste mit weiterführender Literatur.

Der Begriff *Kommunikation* ist schwer zu definieren. Zwar dürfte jedem klar sein, dass Kommunikation eine der elementarsten Fähigkeiten des Menschen ist, trotzdem kommt es immer wieder zu Schwierigkeiten und Missverständnissen. Krons (1987) Definition lautet: «Fähigkeit, einer anderen Person die eigenen Gedanken und Vorstellungen zu vermitteln». Der Begriff Kommunikation impliziert nicht nur, dass eine Information von einer Quelle abgesandt wird, sondern auch, dass sie in irgendeiner Form von einer anderen empfangen wird. *Effektive Kommunikation* bedeutet dementsprechend, dass die Botschaft so angekommen ist, wie sie gemeint war. Eine effektive Kommunikation ist für jeden Teil der Patientenbetreuung und des Stationsmanagements entscheidend, angefangen bei der direkten zwischenmenschlichen Interaktion zwischen Pflegekraft und Patient bis hin zum Telefonat mit der Wäscheausgabe bzw. der Wäscherei.

2.1 Kommunikationsformen

Oft muss zwischen verschiedenen Formen der Kommunikation unterschieden werden, in der Regel wird jedoch mehr als eine Kommunikationsmethode gleichzeitig angewandt. Man unterscheidet zwischen vier Arten der Kommunikation:

1. verbale Kommunikation
2. schriftliche Kommunikation
3. nonverbale Kommunikation
4. symbolische Kommunikation.

Verbale Kommunikation ist der wissentliche Austausch von Worten zwischen zwei oder mehr Personen. Dieser Wortwechsel kann formell oder informell, in direktem Kontakt oder auch indirekt (z. B. per Telefon) stattfinden. Aufgrund der vielen möglichen Störungen sind Gespräche nicht gerade die sicherste Form der Kommunikation.

Durch schriftliche Kommunikation lässt sich vielleicht am besten gewährleisten, dass mehrere Personen über etwas informiert werden. Der Nachteil besteht jedoch darin, dass der Leser keine Möglichkeit hat, etwas unmittelbar zum Informationsaustausch beisteuern zu können, da der Austausch nicht interaktiv ist, sondern nur einseitig erfolgt. Der Verfasser kann bestenfalls im Nachhinein überprüfen, ob seine Information so angekommen ist, wie er es beabsichtigt hatte. Schriftliche Kommunikation ist daher nicht für alle Botschaften gleichermaßen geeignet und stellt eher eine gute Ergänzung zur verbalen Kommunikation dar.

Mit nonverbaler Kommunikation sind Signale gemeint, die wir ohne Worte austauschen können, z. B.:

- Mimik
- Gestik und Körperhaltung
- Berührungen
- körperliche Nähe und Distanz
- Blickrichtung und Blickkontakt
- wortlose Signale wie Sprechpausen und «Grunzlaute» (z. B. «Mhm»).

Die meisten dieser nonverbalen Signale muss man sehen, um sie verstehen zu können, andere, z. B. der Tonfall oder zustimmendes bzw. ablehnendes Brummen wirken auch auch bei Telefonaten.

Symbolische Kommunikation bezeichnet Botschaften, die (bewusst oder unbewusst) durch die Symbole ausgesandt werden, die eine Person wählt, um ein bestimmtes Bild von sich zu entwerfen. Dazu gehören Abzeichen oder Buttons, die eine Person trägt, ihr Haarschnitt, das Tragen bzw. der Verzicht auf Make-up, Kleidung und die Art, in der sie getragen wird etc.

All diese Formen der Kommunikation können in einer einzigen Interaktion zusammenspielen. Oft lassen sich Informationen, die durch verbale Kommunikation übermittelt werden, mit Hilfe der parallelen nonverbalen Kommunikation bestätigen und durch schriftliche Informationen stützen. Dieses Gesamtbild ermöglicht das bestmögliche Verständnis der gesendeten Nachricht. Um effektiv kommunizieren zu können, muss allerdings eine

Reihe von Schwierigkeiten beseitigt werden. Macht man sich diese Hindernisse bewusst, wird man erkennen, welche Auswirkungen sie haben, und kann seine Fähigkeiten entsprechend ausbauen. Die meisten der im Folgenden besprochenen Kommunikationsprobleme beziehen sich auf die verbale Kommunikation, lassen sich aber auch auf die schriftliche Kommunikation übertragen. Das komplexe Thema der nonverbalen und symbolischen Kommunikation wird weitgehend außer Acht gelassen; der interessierte Leser findet am Ende des Kapitels jedoch einige Lektüreempfehlungen.

2.2 Hindernisse einer effektiven Kommunikation

Die Kommunikationskette besteht aus dem Sender, der ein Informationspaket zusammenstellt und abschickt, dem Übertragungsweg und dem Empfänger, der das Paket entgegennimmt und interpretiert. An drei Stellen kann eine Störung der Botschaft auftreten. Die erste Möglichkeit ist die, dass das Informationspaket die beabsichtigte Botschaft nicht korrekt wieder gibt. Schon unter normalen Umständen können manche Menschen ihre Gedanken einfach besser in Worte fassen als andere und dieses Phänomen tritt in Stresssituationen noch deutlicher hervor. Je mehr medizinische und technische Fachbegriffe, Abkürzungen und Insiderbegriffe eine Botschaft enthält, desto schwieriger wird die Verständigung. Wichtig ist, dass Fachtermini und Abkürzungen richtig verwendet und der Empfänger in der Lage ist, diese zu verstehen. Jede Botschaft sollte so einfach und klar wie möglich formuliert werden. Mitunter kann es durchaus sinnvoll sein, die verbale Kommunikation durch eine schriftliche Notiz zu stützen.

Zweitens kann bei der Übertragung oder beim Empfang der Botschaft ein Fehler auftreten. Es kann schon genügen, dass der Sender mit einem ungewohnten Akzent spricht, einen Sprachfehler hat oder einfach zu leise redet. Vielleicht sind die Hintergrundgeräusche zu laut, oder der Empfänger ist emotional so blockiert, dass er die Worte überhaupt nicht wahrnimmt. Mitunter kann es recht schwer sein, den «richtigen» Moment für die Übermittlung abzupassen, noch schwieriger ist es jedoch, wenn der Empfänger die Botschaft gar nicht hören will!

Drittens könnte der Empfänger die Botschaft falsch interpretieren. Ob die Nachricht korrekt gedeutet wird, hängt von einer Vielzahl von Faktoren ab, z.B. der Wortwahl, dem richtigen Zeitpunkt, dem emotionalen Gehalt der Nachricht und der Komplexität der Information. Ferner müssen die nonverbalen Signale mit der verbalen Botschaft übereinstimmen. Ob der Empfänger die Botschaft erwartet und welche früheren Erfahrungen er gemacht hat, beeinflusst ebenfalls, ob er die Botschaft richtig deuten kann.

Auch Zeitmangel und häufige Unterbrechungen wirken sich hinderlich auf die Kommunikation aus. Gute Kommunikation kann dadurch gefördert werden, dass man immer wieder überprüft, ob die richtige Botschaft empfangen wurde. Hierzu kann man entweder gezielt beim Gegenüber nachfragen oder auf seine nonverbalen Signale achten. Dies ist einer der Gründe dafür, dass Kommunikation als ein interaktiver Vorgang gilt. Die Kommunikation leidet, wenn sie übereilt wird, wenn sie fragmentiert bleibt oder wenn vergessen wird zu überprüfen, ob die Botschaft richtig angekommen ist.

Kommunikation ist also ein schwieriges Unterfangen, bei dem die Probleme quasi vorprogrammiert sind. Für die Pflegekraft bedeutet Kommunikation nicht nur, Botschaften zu senden und dafür zu sorgen, dass sie richtig ankommen. Sie muss auch Botschaften von sehr unterschiedlichen Quellen (z.B. Patienten und Mitarbeitern anderer Berufsgruppen) empfangen. Das Kommunikationsvermögen einer Pflegekraft hängt von ihrer Fähigkeit ab, auf andere zuzugehen, ihnen zuzuhören und die empfangenen Botschaften zu bewerten, zu verstehen und zu interpretieren; zudem wird es von den jeweiligen Sendern beeinflusst.

2.3 Interne und interdisziplinäre Kommunikation

Bisher wurde in diesem Kapitel Kommunikation als eine Interaktion zwischen zwei Menschen dargestellt, bei der Informationen von einer Person an eine andere weitergegeben werden. In einem Krankenhaus jedoch gibt es Informationen, die an viele verschiedene Personen oder Gruppen weitergeleitet bzw. von diesen empfangen werden müssen. Auf

Stationsebene spielt oft die Stationsleitung die Schlüsselrolle bei der Verbreitung von Informationen; das gilt sowohl für den Informationsfluss in die Station hinein als auch aus ihr heraus. Die Informationsübertragung weist oftmals gewisse Muster oder Strukturen auf, die sich grob in zwei Kategorien einteilen lassen: die offiziellen Informationswege innerhalb der Organisation und die informellen Muster des Stationsteams. Wichtig ist, dass die Kommunikation funktioniert. Die verschiedenen Kommunikationsmuster sind unterschiedlich effektiv, so dass für die verschiedenen Informations- und Aufgabenarten normalerweise ein ganzes Spektrum von Strukturen zum Einsatz kommt. Im Folgenden sollen einige Beispiele für Kommunikationsnetze beschrieben und ihre Vor- und Nachteile erläutert werden.

2.3.1 Wagenrad

Im Mittelpunkt des radialen Kommunikationssystems steht eine Person, die alles koordiniert. Die gestrichelten Linien in **Abbildung 2-1** stellen die möglichen informellen Kommunikationsmuster dar. Dieses System kann sehr effektiv funktionieren und bietet reichlich Gelegenheit für wechselseitige Kommunikation. Die Stationsleitung erhält Rückmeldungen von ihrem Pflegeteam, nimmt Informationen entgegen und leitet sie weiter und koordiniert den Informationsaustausch. Jeder kann sich einbezogen fühlen. Wenn das Wagenrad-System korrekt funktioniert, bedeutet dies, dass die Kommunikation schneller läuft, weniger Fehler gemacht und weniger Botschaften gebraucht werden. Die Pflegekraft, die die Nabe des Rades bildet, muss nicht die Stationsleitung sein. Wird die unmittel-

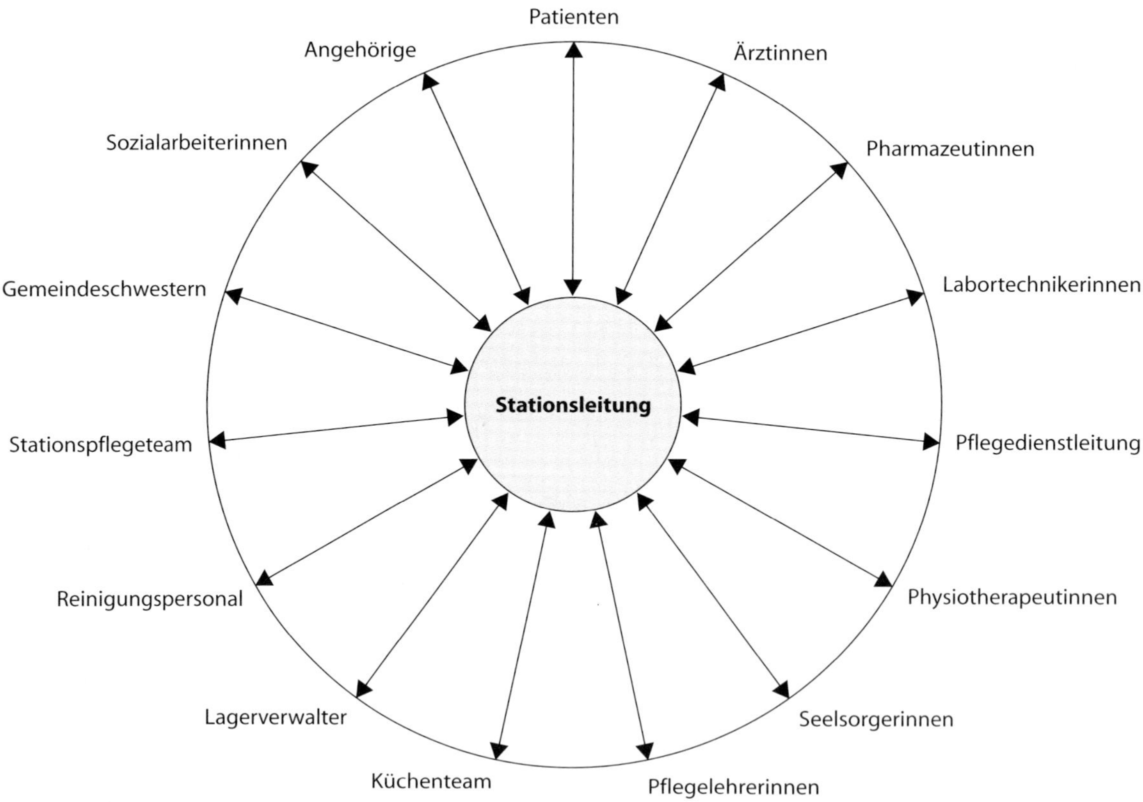

Abbildung 2-1: Das Wagenrad

bare Betreuung eines Patienten betrachtet, kann diese Mittlerrolle von dessen Bezugspflegekraft (Primary Nurse) erfüllt werden.

Die Stationsleitung muss nicht zwangsläufig selbst mit allen Gruppen kommunizieren, denn wenn sie das Pflegeteam gut organisiert und beaufsichtigt, kann ein großer Teil der Informationen direkt von den Teammitgliedern entgegengenommen und weiterverteilt werden. Die Stationsleitung darf aber nicht den Überblick über das Stationsgeschehen verlieren. Dabei kann ihr ein täglicher Stationsbericht helfen, bei dem sie die Rückmeldungen ihrer Mitarbeiterinnen einholt.

In der Station finden Interaktionen zwischen den verschiedensten Gruppen statt, z. B. zwischen Ärztinnen und Patienten, Sozialarbeiterinnen und Angehörigen usw. Die Person im Mittelpunkt des Rades muss stets wissen, was in ihrem Bereich geschieht, welche Informationen an Patienten oder ihre Angehörigen gegeben, welche Untersuchungen angesetzt und welche Entlassungspläne gemacht wurden. All dies muss sie dokumentieren (**Abb. 2-2**).

2.3.2 Kommunikationskette

Eine Alternative zum *Kommunikationsrad* ist die *Kommunikationskette*, bei der die Informationen linear von oben nach unten verteilt werden. Innerhalb eines Pflegeteams bedeutet dies, dass die gesamte Kommunikation, also die Informationssammlung und die -weitergabe an die nachgeordneten Mitarbeiter, über die Stationsleitung oder Schichtverantwortliche erfolgt. Die Möglichkeiten, direkte Rückmeldungen zu geben, sind eingeschränkt und bei den Pflegekräften kann sich leicht das Gefühl breit machen, ihr Beitrag sei wertlos. In vielen Organisationen ist die Kommunikationskette das formale Kommunikationsmuster.

2.3.3 Offene Kommunikation

Ein offenes Kommunikationsnetz, in dem alle Pflegekräfte frei mit allen anderen Mitgliedern des Teams kommunizieren können, hat seine Vorteile, wenn eine wichtige Entscheidung ansteht und hierzu möglichst viele Meinungen eingeholt werden sollen. Dies kann recht zeitaufwendig sein, sollte jedoch in Erwägung gezogen werden, wenn die zu entscheidende Frage sehr komplex ist. Diese Art der Kommunikation ist zwar gut geeignet, um allen Mitarbeiterinnen zu vermitteln, dass ihre Meinung zählt, für den Alltag ist sie jedoch kaum zu gebrauchen, da sie eine Tendenz zum Durcheinander auf weist.

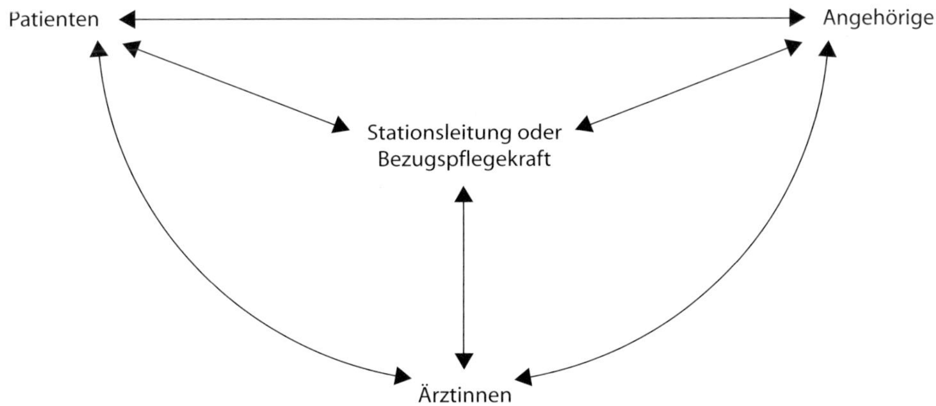

Abbildung 2-2: Interaktion zwischen Stationsleitung oder Bezugspflegekraft und Patienten, Ärztinnen und Angehörigen

Die Art und Weise, wie im Krankenhaus Arbeitsprozesse geregelt werden, nicht nur vom Pflegepersonal, sondern auch von den anderen Berufsgruppen, war bereits Inhalt soziologischer Studien. Strauss (1971; 1979) entwickelte eine Theorie, nach der das gesamte Personal eines Krankenhauses in komplizierte Verhandlungen eingebunden ist, um seine persönlichen und beruflichen Ziele sowie die Ziele der Institution zu verwirklichen. Die Kommunikationsmuster und Beziehungen zwischen den einzelnen Mitarbeiterinnen reflektieren deren Position innerhalb dieser «ausgehandelten Ordnung». Ob und inwieweit eine Stationsleitung in der Lage ist, die ausgehandelten Ziele zu erreichen, wirkt sich auf ihre Position aus. Es ist einerseits eine Aufgabe, die sich aus ihrer beruflichen Stellung ergibt, und trägt andererseits zur Autorität bei, die sie als Managerin hat.

2.3.4 Beziehungen und ihre Wirkung auf die Kommunikation

Das Verhältnis zwischen den verschiedenen Mitgliedern der an der Versorgung des Patienten beteiligten Berufsgruppen steht in einer wechselseitigen Beziehung zum Kommunikationsvermögen der Stationsleitung. Da die Stationsleitung die Schlüsselfigur im Kommunikationsnetz der Station ist (Lelean 1973), beeinflusst die Haltung, die sie zu den übrigen Mitgliedern des Teams einnimmt, die Kommunikationsfähigkeit der Gesamtgruppe.

Die Statushierarchie des Teams kann sich auf den Kommunikationsfluss auswirken. Status meint hierbei die Position, die ein Individuum innerhalb einer Gruppe hat, und wird in der Regel anhand der Verantwortung gemessen, die die betreffende Person trägt. Dieser Status kann entweder formeller Art – festgelegt vom Unternehmen wie im Fall der Stationsleitungsposition – oder informeller Art – von der Gruppe verliehen – sein. Verfügt die Stationsleitung über beide Arten des Status, wirkt sich dies positiv auf die Arbeitsmoral aus und es dürfte keine Kommunikationsprobleme geben. Der informelle Status hängt von mehreren Faktoren ab: dem Charakter der betroffenen Person, den Leistungen, die sie für die Gruppe erbringt, ihren Kenntnissen und Fähigkeiten sowie ihrer Toleranz.

Da ihr Status höher ist als der der übrigen Teammitglieder, muss die Stationsleitung die Führung der Gruppe übernehmen. Sie darf dabei nicht vergessen, dass ihr Status von ihren Mitarbeiterinnen als Kommunikationshindernis empfunden werden könnte. Um diese Sperre zu überwinden, muss sie sich bemühen, allen Pflegekräften ein Gefühl der Wichtigkeit zu geben. Dies kann sie schaffen, indem sie

- direkt mit den Pflegekräften aller Stufen kommuniziert
- dafür sorgt, dass jede Pflegekraft genau weiß, was von ihr erwartet wird
- das Verantwortungsbewusstsein ihrer Mitarbeiterinnen stärkt und diese an Entscheidungen beteiligt.

Manche Pflegekräfte sind der Meinung, Ärztinnen hätten einen höheren Status als sie. Eigentlich ist es aber so, dass Pflegepersonal und Ärzteschaft in zwei verschiedenen, aber gleichwertigen Bereichen arbeiten und sich bei der Patientenbetreuung ergänzen. Fehlt es den Pflegekräften an Selbstbewusstsein, wird es ihnen schwer fallen, mit den Ärztinnen zu kommunizieren, und es kann zu Missverständnissen bis hin zum völligen Zusammenbruch der Kommunikation kommen. Manche Ärztinnen wiederum glauben, sie könnten darüber bestimmen, welche Pflegemaßnahmen an einem Patienten zu erbringen sind. Pflegeverordnungen auszusprechen, ist jedoch Aufgabe des Pflegepersonals, wenngleich eine Absprache mit der Ärztin mitunter angebracht sein kann.

Die Stationsleitung ist verpflichtet, ihren Pflegekräften die eigenständige Rolle zu verdeutlichen, die das Pflegeteam bei der Patientenbetreuung spielt. Pflegeplanung und Entlassungsplanung sind zwei wichtige Aspekte dieser besonderen Rolle. Sieht das Pflegepersonal, die Stationsleitung klar Stellung beziehen und dafür eintreten, dass nur Pflegekräfte darüber entscheiden, welche Pflegemaßnahmen bei einem Patienten nötig sind, und dass Patienten erst entlassen werden, wenn die nötigen Vorkehrungen getroffen werden konnten, wird es diesem Beispiel folgen und sich dementsprechend verhalten. Auch für die Kommunikation zwischen Pflegekraft und Ärztin ist wichtig, welchen Status die beiden in ihren jeweiligen Hierarchien innehaben und ob sie diesem viel oder wenig Bedeutung beimessen. Möglicherweise kann die Stationsleitung effektiver mit den Chefärztinnen kommunizieren als andere Pflegekräfte, zum einen wegen ihres Status, zum anderen weil sie oft schon längere Zeit mit ihnen zusammenarbeitet, so dass ein gewisser Respekt für die Ansichten und Fähigkeiten des jeweils Anderen gewachsen ist. Eine dienstjüngere Pflegekraft ist der Ärztin vielleicht weniger gut bekannt, so dass sie ihre Fähigkeiten noch nicht zu schätzen gelernt hat und daher auch ihre Meinung nicht akzeptieren wird. Wichtige Faktoren sind natürlich auch die Umgänglichkeit der Betroffenen, ihre Charaktere und ihre Temperamente sowie die Wichtigkeit der auszutauschenden Informationen.

Auch bestimmte Charakterzüge können die Kommunikation hemmen oder gar zu ihrem Zusammenbruch beitragen. Dominante Personen beispielsweise haben oft Schwierigkeiten, sich in eine Gruppe einzugliedern und reagieren aggressiv gegen ihre Kolleginnen. Ein solches Verhalten wirkt wie eine Mauer, die der Kommunikation im Wege steht.

Gerade neu ernannte Stationsleitungen, denen es noch am nötigen Selbstbewusstsein mangelt, vermitteln leicht den Eindruck, herrische Menschen zu sein, die andere herumkommandieren und nie «Bitte» sagen. Dies verursacht Ärger und Verunsicherung bei allen, die auf der Station arbeiten, bei den Pflegekräften, dem hauswirtschaftlichen Personal, den Seelsorgerinnen etc. Die Kommunikation zwischen der Stationsleitung und ihren Mitarbeiterinnen leidet, und unter Umständen auch die Kommunikation zwischen den einzelnen Gruppen. Auch die Patienten und ihre Angehörigen werden durch diese Situation gehemmt.

2.3.5 Folgen eines Kommunikationszusammenbruchs

Bricht das Kommunikationsnetz zusammen, kann dies zu ernsten Problemen und schließlich zu einem ineffektiven Stationsbetrieb führen. Nicht selten sind es die Patienten, die unter dem Missstand leiden, der auch Anlass offizieller Beschwerden gegen das Krankenhaus sein kann. Merken die Mitarbeiterinnen nicht, «was los ist», werden sie unzufrieden und verunsichert, ihre Arbeitsmotivation sinkt und es kommt zu einem Zusammenbruch der Kommunikation zwischen dem Personal und den Patienten und ihren Angehörigen.

Funktioniert die Kommunikation innerhalb des Pflegeteams nicht, werden sich beim Personal Unsicherheit, berufliche Unzufriedenheit und Motivationsmangel breit machen. Nehmen sich die einzelnen Gruppen, die zusammen das Pflegeteam bilden (z. B. Tag- und Nachtdienst) nicht genügend Zeit, um miteinander zu kommunizieren, kann es passieren, dass das Bewusstsein für die Probleme der jeweils anderen Gruppe verloren geht und schließlich jede Gruppe der anderen die Schuld an eventuellen Fehlern und Versäumnissen gibt. Die Folge ist eine wachsende Feindseligkeit zwischen den beiden Gruppen, deren Ziele doch eigentlich dieselben sind. Aus denselben Gründen kann auch ein Konflikt zwischen verschiedenen Tagschichten entstehen.

Wird der Kommunikation in einer Station keine oder nur wenig Bedeutung beigemessen, können leicht wesentliche Angelegenheiten vernachlässigt werden. Flüssigkeitsbilanzen und Überwachungsprotokolle werden unvollständig geführt und elementare Punkte der pflegerischen Betreuung werden übersehen. Man verzichtet eher darauf, Patienten und Angehörige Dinge zu erklären oder achtet nicht darauf, dass sie die richtigen Informationen erhalten.

Wird ein Patient bei seiner Aufnahme unzureichend informiert z. B. über Stationsroutinen, die Bedeutung der Unterschiede in der Dienstkleidung oder die voraussichtliche Dauer seines Krankenhausaufenthalts, dürfte es ihm schwer fallen, sich im Krankenhaus einzuleben. Erhalten Patienten oder deren Angehörige gar widersprüchliche Auskünfte über Heilungsverlauf, Operationsdatum oder -vorbereitungen, über Untersuchungs- oder Behandlungsmaßnahmen, über das Entlassungsdatum usw., wird sie dies unzufrieden, ärgerlich oder gar feindselig machen. Es kommt schließlich zu einem gespannten Verhältnis zwischen dem Patienten und dem Pflegepersonal.

Auch bei Kommunikationsproblemen zwischen verschiedenen Abteilungen des Krankenhauses sind Konflikte vorprogrammiert, wenn die Ziele und Probleme der anderen Gruppe unverstanden bleiben. Schlimmstenfalls könnte eine andere Abteilung ihre Kooperation versagen, was sich negativ auf die Betreuung der Patienten auswirken dürfte.

2.3.6 Stationsbericht und Übergabe

Für die regelmäßige mündliche und schriftliche Kommunikation zwischen den Pflegekräften muss genug Zeit eingeplant werden. Es ist außerordentlich wichtig, Pflegekräften ausreichend Zeit zum Nachdenken und Kommunizieren einzuräumen, so wie es bei den Ärztinnen bereits der Fall ist. Das mag zwar mitunter recht schwierig sein, aber die Kommunikation unter den Pflegekräften muss auf der Liste der Prioritäten sehr weit oben angesetzt und von allen als entscheidender Bestandteil des pflegerischen Alltags anerkannt werden.

Damit sich alle Anwesenden auf den Informationsaustausch konzentrieren können, sollte das Treffen fern von Stationsbetrieb, Besuchern und *sämtlichen* Telefonen an einem ruhigen Ort abgehalten werden. Welcher Ort am besten geeignet ist, hängt von den jeweiligen räumlichen Gegebenheiten der Station ab; denkbar wären der Tagesraum der Patienten, das Stationsbüro oder der Aufenthaltsraum. Ein Stationsbericht am Schwesternstützpunkt wäre ähnlich sinnvoll wie eine Geschäftsbesprechung in der Eingangshalle des Frankfurter Flughafens.

Das Treffen, das als *Übergabe* oder *täglicher Stationsbericht* bezeichnet wird, dient dem gegenseitigen Austausch von Informationen. Der Stationsleitung gibt es Gelegenheit, wichtige Rückmeldungen von den Pflegekräften zu erhalten, die die Patienten direkt betreuen. Haben erst einmal alle Mitglieder des Teams begriffen, dass eine effektive Kommunikation für den reibungslosen Ablauf des Stationsbetriebs unerlässlich ist, wird sich trotz aller Stationshektik ein regelmäßiger Termin für den Stationsbericht finden lassen. An den Treffen sollte gerade auch dann festgehalten werden, wenn alles drunter und drüber geht. In manchen Situationen ist es unvermeidbar, die Besprechungsdauer zu verkürzen; aber es muss klar sein: Je mehr in der Station los ist, desto wichtiger ist es, dass *alle* Mitarbeiterinnen mit den relevanten Informationen versorgt werden.

Für den Stationsbericht gibt es viele gute Gründe. Einer der größten Vorteile besteht darin, dass er ein Forum für die moralische Unterstützung des Personals darstellt und der Stationsleitung die Möglichkeit gibt, die Stationsatmosphäre zu beeinflussen. Weitere Motive für den Stationsbericht sind

1. Besprechung des aktuellen Zustands der Patienten und ihrer Pflegebedürfnisse
2. Lösung konkreter Patientenprobleme
3. Evaluation der Pflegeaktivitäten und der Begründungen für die verordneten Pflegemaßnahmen
4. Erörterung von bevorstehenden Neuaufnahmen, Bettenbelegung etc.
5. Artikulation von Ängsten, Problemen oder Fragen in Bezug auf die Patientenbetreuung oder andere berufliche Angelegenheiten
6. Rückmeldungen über erledigte und noch anstehende Arbeiten
7. Identifikation und (teilweise) Erfüllung des Schulungsbedarfs der Mitarbeiterinnen.

Bei diesem täglichen Stationsbericht sollten möglichst alle Mitglieder des Pflegepersonals anwesend sein, damit jede Pflegekraft die Gelegenheit bekommt, sich auf dem Laufenden zu halten. Bei der Besprechung von Patienten sollte bedacht werden, dass einige Pflegekräfte möglicherweise gerade aus dem Urlaub zurückgekommen sind oder einen freien Tag hinter sich haben. Für diese ist es besonders wichtig zu erfahren, was in ihrer Abwesenheit geschehen ist. Hierbei muss die Stationsleitung eventuell lenkend eingreifen.

Wie oft, wie lange und in welcher Art und Weise Zusammenkünfte und Übergabeberichte abgehalten werden, hängt von den jeweiligen Bedürfnissen des Pflegepersonals der Station bzw. der Abteilung ab. Die Zielsetzung der Treffen kann jeden Tag eine andere sein. So könnte ein Termin der ausführlichen Erörterung der medizinischen Diagnosen und Pflegeprobleme der Patienten gewidmet sein, während zu einem anderen eine Sozialarbeiterin oder ein sonstiges Mitglied des interdisziplinären Teams eingeladen wird, um das Pflegeteam über Neuerungen zu informieren, die für die Stationspatienten oder für stationsinterne Angelegenheiten relevant sind. An Tagen, an denen bei den Besprechungen spezielle Themen behandelt werden, kann zunächst ein kurzer Übergabebericht stattfinden, damit alle Pflegekräfte mit den nötigen Informationen über ihre Patienten versorgt sind.

Eine Studie über Arbeitsorganisation in der Pflege (Ball et al. 1989) zeigt, dass Stations- bzw. Übergabeberichte einen erheblichen Teil des Pflegezeitaufwandes in Anspruch nehmen. Während der

Zusammenkunft werden meist nur wenige, zeitlich nicht verschiebbare Pflegeaktivitäten ausgeführt, da alle oder zumindest die meisten Pflegekräfte an dem Treffen teilnehmen. Geht man einmal davon aus, dass der Übergabebericht eine Stunde dauert und 8 bis 10 Pflegekräfte daran teilnehmen, so kostet das Treffen umgerechnet den gesamten Arbeitstag einer Pflegekraft. Man darf sich also nicht wundern, dass der Übergabebericht dem Management ein Dorn im Auge ist und sein Wert in Frage gestellt wird. Darum sollte unbedingt darauf geachtet werden, dass die Berichte auf das Wesentliche beschränkt werden, d.h. dass möglichst wenig Zeit durch Unterbrechungen, Geplauder und Wiederholungen verschwendet wird. Die Informationsweitergabe über die Betreuung einzelner Patienten sollte vorrangig schriftlich über die Pflegedokumentation erfolgen und der Stationsbericht als eine Ergänzung der schriftlichen Kommunikation betrachtet werden. Aber die Stationsroutine besteht nicht nur aus der unmittelbaren Versorgung der Patienten; dem Stationsbericht darf nur dann zu Recht eine solch exponierte Stellung im Pflegealltag eingeräumt werden, wenn er auch der Besprechung anderer wichtiger Punkte dient.

Immer beliebter bei Patienten und Pflegekräften werden so genannte «Pflegevisiten», bei denen Besprechungen am Bett des jeweiligen Patienten stattfinden. Der Patient erhält so die Gelegenheit, in pflegerische Entscheidungen aktiv einbezogen zu werden und über Bedürfnisse und Probleme zu sprechen, die entweder von ihm selbst oder den Pflegekräften identifiziert wurden. Diese Form des Informationsaustauschs eignet sich im Grunde für alle Übergaben des Tages, kann aber auch mit ausführlichen, bettfernen Übergaben kombiniert werden. Denkbar wäre es beispielsweise, beim Wechsel zwischen Tag- und Nachtschicht Übergaben am Bett durchzuführen und im Verlauf des Tages einen eingehenden Stationsbericht anzusetzen.

2.3.7 Stationsbesprechung

Da das Pflegeteam seine Patienten 24 Stunden am Tag betreut, lässt sich oft nur schwer dafür sorgen, dass alle Pflegekräfte über Vorgänge auf Verwaltungs-, Krankenhaus- oder regionaler Ebene informiert sind. Das Personal sollte um neue Vorschriften und Verfahrensweisen wissen sowie um die Ergebnisse der Meetings der verschiedenen Kommissionen (z.B. Arbeitsschutz).

Regelmäßige Stationsbesprechung sind in diesem Zusammenhang unersetzlich. Besonders gut wäre es, wenn an diesen Zusammenkünften auch eine Mitarbeiterin aus dem Nachtwachenteam teilnehmen könnte, aber das ist leider nicht immer möglich. Günstige Gelegenheiten für ein derartiges Treffen sind die Mittagszeit oder der Schichtwechsel am Nachmittag. Idealerweise schließt das Treffen an die Abteilungsbesprechung der Stationsleitungen an. Es soll dem Stationspersonal die Möglichkeit zur Klärung klinischer, dienstlicher und personeller Fragen einräumen. Hat das Personal ein solches Forum, um auch Probleme besprechen zu können, die nichts mit der unmittelbaren Patientenversorgung zu tun haben, und um über anstehende Veränderungen im Stationsbetrieb zu diskutieren, so dürfte ein Zusammenbruch der Kommunikation zwischen den Stationsmitarbeiterinnen nahezu ausgeschlossen sein. Es ist daher sinnvoll, auch Mitarbeiter der Nachtschicht hinzuzuziehen. Für diejenigen, die nicht anwesend sein können, sollte im Verlauf des Treffens ein Protokoll angefertigt werden.

Pflegeschülerinnen ziehen oft großen Nutzen aus Treffen mit ihresgleichen, bei denen sie tatsächlich über ihren Einsatz auf Station sprechen und sowohl die positiven als auch die negativen Aspekte herausarbeiten können. Werden die Ergebnisse als konstruktive Kritik verstanden, sollte, deren Umsetzung einen positiven Effekt auf die Patientenversorgung und für die Ausbildung der Pflegeschülerinnen haben. Gegen Ende des Treffens sollte die Stationsleitung hinzugebeten werden, damit sie über die Ergebnisse informiert werden und gegebenenfalls Rückfragen stellen und Erklärungen abgeben kann. Die verschiedenen Punkte können dann beim nächsten Stationstreffen besprochen werden.

2.3.8 Schwarzes Brett

Am schwarzen Brett, z.B. an einer kleinen Anschlagtafel, die sich an einem Ort befinden sollte, an dem alle Pflegekräfte häufig vorbeikommen, können

Informationen ausgehängt werden, über die alle Stationsmitarbeiterinnen Bescheid wissen müssen. Diese Tafel muss allerdings stets auf dem neuesten Stand sein, da das Personal sie anderenfalls kaum beachten wird. Eine Alternative zu diesem Anschlagbrett kann ein Notizbuch sein, das an einem zentralen Platz ausgelegt wird. Derartige Hilfsmittel dürfen die Stationstreffen allerdings nur ergänzen, niemals ersetzen, dann stellen sie ein sinnvolles Mittel dar, um der vielen Memos und Rundschreiben Herr zu werden, die in Krankenhäusern kursieren.

2.3.9 Abteilungs-/Stationsleitungsbesprechung

Die meisten Pflegedienstleitungen bzw. Abteilungsleitungen veranstalten regelmäßige Treffen mit den ihnen unterstellten Stationsleitungen, bei denen diese über krankenhausinterne und regionale Aktivitäten und Neuerungen informiert werden. Da die Pflegedienstleitung auf die Rückmeldungen der Stationsleitungen angewiesen ist, handelt es sich bei diesen Treffen aber auch um einen gegenseitigen Gedankenaustausch. Die Stationsleitungen haben Gelegenheit, ihre Ideen und Vorschläge zur Verbesserung der Patientenversorgung vorzubringen und ihre Alltagsprobleme zu diskutieren. Damit ein wirklich offener Ideenaustausch möglich ist, muss natürlich ein Vertrauensverhältnis zwischen der Pflegedienstleitung und den Stationsleitungen bestehen.

2.3.10 Schriftliche Pflegekommunikation

In der Vergangenheit war es üblich, sich in Pflegeberichten so kurz wie möglich zu fassen und Formulierungen wie «Guter Tag», «Gute Nacht», «Zustand unverändert» usw. zu verwenden. Mitunter wurde sogar argumentiert, bei Langzeitpatienten auf einer Normalstation sei kein täglicher Eintrag nötig. Heute ist eine klare, schriftliche Kommunikation jedoch unumgänglich, da ein ganzes Ensemble unterschiedlicher Pflegekräften (z. B. Gemeindeschwester, Stationspflegekräfte und Pflegekräfte für Spezialbereiche wie Stomapflege etc.) an der Betreuung eines einzelnen Patienten mitwirkt. Es gibt wesentlich mehr Teilzeitpflegekräfte und Springer, meist wechselt das Pflegepersonal schneller, die Arbeitswoche ist kürzer, es ist nicht mehr nur eine Ärztin an der Betreuung eines Patienten beteiligt und die Patienten werden rascher entlassen.

Da eine direkte Kommunikation zwischen den einzelnen Beteiligten oft nur schwer möglich ist, müssen alle Informationen über einen Patienten sorgfältig dokumentiert werden. Nur so können die Pflegekräfte wissen, was bereits erledigt wurde und was noch ansteht. Jede Pflegekraft muss über den Hintergrund des Patienten Bescheid wissen, damit dessen Bedürfnisse bei der Planung seiner Pflege und seiner Entlassung berücksichtigt werden können. Es genügt nicht mehr, dass nur die Stationsleitung diese Informationen im Kopf hat – die Daten müssen für alle Pflegekräfte verfügbar sein. Beispielsweise könnte für einen Schlaganfallpatienten, der in einem Haus mit einer engen, steilen Treppe und einer Toilette im Hof wohnt, zu arrangieren sein, dass sein Bett ins Erdgeschoss gebracht und ein Nachtstuhl aufgestellt wird. Eine effiziente Dokumentation sorgt für eine gute Kommunikation und hilft bei der Sicherstellung einer hochwertigen pflegerischen Versorgung.

Es gibt viele verschiedene Dokumentationssysteme, z. B. Krankenhausakten, Pflegeanamnesebögen, Pflegepläne, Arbeitsbücher und Berichtbücher. Wenn man alle Informationen über einen Patienten in dessen Pflegedokumentation zusammenfasst, so dass Arbeitsbücher und Arbeitslisten, die einem individuellen Ansatz der Patientenbetreuung eher im Wege stehen, überflüssig sind, dürfte dies zu einer höheren Effizienz führen. In den meisten Krankenhäusern bedient man sich des Pflegeprozessansatzes, der sich aus Pflegeanamnese und –assessment, Pflegeplan (Maßnahmen) und schriftlicher Evaluation zusammensetzt.

Sinn der Pflegedokumentation ist es, den Heilungsverlauf des Patienten und alle daraus folgenden Modifikationen seiner physischen und psychischen Betreuung während des Krankenhausaufenthalts zu dokumentieren und diese Veränderungen und Entwicklungen allen Mitgliedern des Pflegeteams mitzuteilen. Der Aufbau der Pflegedokumentation muss dem Pflegemodell entsprechen, an dem sich die Station orientiert. Die dokumentierten Daten müssen korrekt und objektiv sein. Dokumentiert werden z. B.: Veränderungen der Mobilität, des Geisteszustands, des Grades der Selbstständigkeit, die Nahrungs- und Flüssigkeitsaufnahme sowie Schlafgewohnheiten ungewöhnliche Zeichen und Symptome, Beobachtungen, Unfälle und Probleme. Außerdem muss notiert werden, welche Informationen an die Ärztin weitergegeben und welche Maßnahmen ergriffen wurden. Es ist empfehlenswert, hier stets den Namen der behandelnden Ärztin zu nennen. Genaue Angaben müssen über den Zustand von Wunden und die Entfernung von Drainagen, Klammern oder Fäden gemacht werden sowie über die Vorbereitung auf bzw. Nachsorge nach Untersuchungen und Eingriffen. Änderungen der pflegerischen Betreuung sowie der medizinischen oder chirurgischen Behandlung und die daraus resultierenden Maßnahmen sind ebenfalls zu dokumentieren.

Sämtliche Informationen, die dem Patienten oder seinen Angehörigen durch eine Pflegekraft oder eine Ärztin gegeben werden, müssen in der Dokumentation eingetragen werden, und es sollte außerdem notiert werden, ob der Patient bzw. seine Familie um die Diagnose und Prognose wissen. Diese Angaben müssen kontinuierlich aktualisiert werden. Umgekehrt werden auch relevante Informationen dokumentiert, die eine Pflegekraft vom Patienten oder seinen Angehörigen erhält. Beschwerden des Patienten oder seiner Angehörigen werden detailliert in die Pflegedokumentation des betroffenen Patienten aufgenommen (siehe Kapitel 12).

Jeder Eintrag der Pflegeakte muss leserlich geschrieben und mit Datum, Uhrzeit und Unterschrift bzw. Handzeichen versehen sein. Man kann gar nicht genug betonen, dass die Pflegedokumentation ein rechtsverwertbares Dokument ist, auf das in Zweifelsfällen zurückgegriffen werden kann; aus diesem Grunde sollte nichts Wichtiges ausgelassen werden. Leider geht der Trend derzeit dahin, alle strittigen Punkte gleich vor Gericht klären zu wollen (siehe Kapitel 12).

Abkürzungen sind mit großer Vorsicht zu verwenden, da sie die Bedeutung verändern oder verzerren können; als Folge können sich Verzögerungen oder Fehler ergeben.

Da man sich bei der Führung eines Krankenhauses heute zunehmend an der freien Wirtschaft orientiert, wird von Stationsleitungen erwartet, dass sie in der Lage sind, Protokolle und Berichte zu verfassen und aktiv an Besprechungen des Managements teilzunehmen. Ihre Fähigkeit, sich schriftlich auszudrücken, ein Argument deutlich zu machen und durch Fakten und Zahlen zu stützen, kann darüber entscheiden, welches Maß an Kontrolle sie über die Veränderungen in ihrer Station haben. Pflegekräfte, die eine Station oder Abteilung leiten, müssen lernen, die Art von Berichten zu schreiben und zu lesen (vor allem zwischen den Zeilen!), die dieser wirtschaftsorientierte Managementstil mit sich bringt. Eingehendere Informationen zur Analyse und Präsentation von Daten finden Sie in Kapitel 4.

2.4 Zusammenfassung

Dieses Kapitel widmete sich dem Thema Kommunikation und versuchte, Ihnen einige Grundbegriffe nahe zu bringen. Es wurde ein allgemeiner Blick auf die verschiedenen Kommunikationsformen und einige Kommunikationshindernisse geworfen. Die Kommunikationsmuster, die in einer Einrichtung des Gesundheitswesens wirken, und die Beziehungen, die zwischen den verschiedenen Mitgliedern des multidisziplinären Teams herrschen, beeinflussen, ob die Stationsleiterin eine intakte Kommunikation und ein effektives Management aufrechterhalten kann. Es wurde erläutert, warum eine gute schriftliche Kommunikation so wichtig ist; wie man sich diese aneignen kann, wurde jedoch nicht erklärt. Am Ende dieses Kapitels finden Sie einige Lektürevorschläge, die Ihnen dabei helfen können.

Dieses Kapitel hat sich vorwiegend mit Kommunikation innerhalb der Station sowie zwischen den verschiedenen Mitgliedern des multidisziplinären Teams beschäftigt. Die Kommunikation mit Patienten und deren Angehörigen, die für deren Wohlbefinden mindestens genauso wichtig ist, wird in den Kapiteln 6, 7 und 8 sowie 9 (dort unter besonderer Berücksichtigung des sterbenden Patienten) eingehender behandelt.

2.5 Diskussionsthemen

1. Kommunikationsformen:

   Mr. Maple sollte vor einer klinischen Untersuchung nüchtern bleiben. Leider war er etwas durcheinander und trank eine Tasse Tee, die ihm eine Schwester gebracht hatte. Mr. Maple musste viel länger als eigentlich nötig im Krankenhaus bleiben, da der nächste freie Termin für die Untersuchung erst drei Tage später lag.

   Diskutieren Sie die möglichen Gründe für diese Kommunikationsstörung und identifizieren Sie die verbalen, schriftlichen und nonverbalen Anzeichen, die hätten erkannt werden sollen oder müssen, damit der Zwischenfall ausgeblieben wäre.

2. Folgen schlechter Kommunikation:

   Für Mrs. Oak, die allein lebte, wurde die Entlassung aus dem Krankenhaus vorbereitet, aber niemand informierte die Angehörigen, da jedes Mitglied des Teams davon ausging, das werde schon jemand anders tun. Mrs. Oak wurde von einem Krankenwagen nach Hause gefahren und musste dann feststellen, dass sie nicht in ihre Wohnung konnte, da ihre Nichte den Schlüssel hatte. Außerdem war die Wohnung ungeheizt und es gab nichts zu essen. Die Angehörigen reichten eine offizielle Beschwerde gegen das Krankenhaus ein.

   Diskutieren Sie, wie und warum dieser Fehler geschehen sein könnte, und formulieren Sie in einem fiktiven Bericht an Ihre Vorgesetzten Vorschläge, wie ein solcher Fehler in Zukunft zu vermeiden wäre.

3. Stellen Sie eine Liste mit nonverbalen Signalen und Verhalten zusammen, die Sie bei Ihrer Arbeit in Interaktionen beobachten, und versuchen Sie, deren Bedeutung im jeweiligen Kontext zu identifizieren. Einige Anregungen:

   - Aufnahme von Blickkontakt
   - Armhaltung: offen oder gekreuzt
   - Körperhaltung und Einsatz von Körperkontakt
   - Telefontechnik
   - «Versteckte Botschaften».

Literatur

Ball, J. A.; Hurst, K.; Booth, M. R. & Franklin, R.(1989): *But who will make the beds? – A research based strategy for ward nursing skills and resources for the 1990s.* The report of the Mersey region project on assessment of nurse staffing and support worker requirements for acute general hospitals, Nuffield Institute of Health Service Studies and Mersey Regional Health Authority.

Catterton, J. (1988): How busy are you? ... Ward Activity, *Nursing Times*, Nov 9, 15. **84** (45).

Kron, T. (1987): *The Management of Nursing Care – putting leadership skills to work* (6. Aufl.), Saunders Co., Philadelphia.

Lelean, S. R. (1973): *Ready for Report, Nurse?*, Royal College of Nursing, London

Strauss, A. (1979): *Negotiations: Varieties, Contexts, Processes and Social Order*, Josey-Bass Publishers.

Strauss, A. et al. (1971): The Hospital and its Negotiated Order in Castles, F. G. (Hrsg.) *Decisions, Organizations and Society Penguin Books.*

Deutschsprachige Literatur

Kommunikation und Gesprächsführung:

Adriani, B.: Hurra, ein Problem. Gabler,Wiesbaden, 2000.

Fitzgerald, A.: Kooperative Kommunikation im Krankenhaus. Mandrich, Wien, 1998.

Groothuis, R.: Soziale und kommunikative Fertigkeiten. Huber, Bern, 2000.

Habbel, S.: Praktisches Übungsbuch zur Kommunikation im Krankenhaus. Brigitte Kunz, Hagen, 1996.

Heitz, S.: Professionelle Gesprächsführung. Kohlhammer, Stuttgart, 2001.

Kaplan, B. J.: Öffentlich sprechen. Huber, Bern, 2000.

Muijsers, P.: Wir verstehen uns ... oder?. Huber, Bern 2001

Sachweh, S.: Noch ein Löffelchen? Effektive Kommunikation in der Altenpflege. Huber, Bern, 2001.

Schulz von Thun, F.: Miteinander Reden Band 1-3. Rowohlt, Reinbek, 4. Aufl. 2001.

Weinhold, C.: Kommunikation zwischen Patienten und Pflegepersonal. Huber, Bern, 1997.

Mitarbeiterbeurteilung:

Adrian, G., Albert, I., Riedel, E.: Die Mitarbeiterbeurteilung. Boorberg, Stuttgart, 6.Aufl. 1998.

Weidlich, M.: Mitarbeiterbeurteilung in der Pflege. Urban und Fischer, München, 1998.

Pflegedokumentation, Pflegeprozess:

Brobst, R., et al.: Der Pflegeprozess in der Praxis. Huber, Bern, 1997.

Van der Bruggen, H.: Pflegeklassifikationen. Huber, Bern, 2001.

Snowley, G., Nicklin, P., Birch, J.: Pflegestandards und Pflegeprozess. Huber, Bern 1998.

Patientenberatung:

Lamparter-Lang, R.: Patientenschulung bei chronischen Krankheiten. Huber, Bern, 1997.
Petermann, F.: Patientenschulung und Patientenberatung. Hogrefe, Göttingen, 1997.
v. Reibnitz, C., Schnabel, P.: Der mündige Patient, Juventa, Weinheim 2001.
Worden, W. J.: Beratung und Therapie in Trauerfällen. Huber, Bern, 1999.

Dienstbesprechung und -übergabe:

Regouin, W.: Berichten, Rapportieren, Dokumentieren. Huber, Bern, 2000.
Mason, B.: Die Übergabebesprechung. Huber, Bern, 2000.

3. Übernahme einer neuen Station

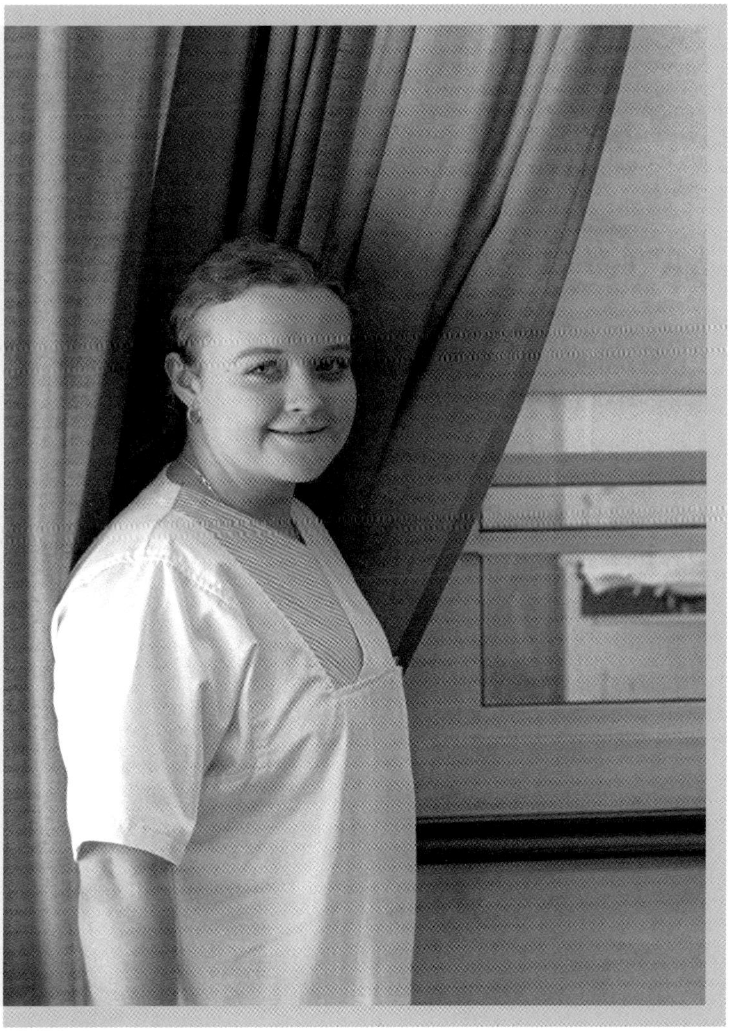

Eine Stelle als Stationsleitung zu übernehmen, ist ein großer Schritt, besonders, wenn man zum ersten Mal eine Station leitet. Beim Wechsel in eine neue Station oder in ein anderes Krankenhaus dürfte man zwar ohnehin eine Checkliste im Kopf haben, auf der alle Dinge notiert sind, die man in einer neuen Situation beachten muss, trotzdem mag die frisch ernannte Stationsleitung einen Leitfaden als nützlich empfinden.

Alle neuen Mitarbeiterinnen sollten eine Orientierungshilfe zur Einarbeitung erhalten, die auf deren jeweiligen Bedarf abgestimmt ist. Im Falle einer neuen Stationsleitung ist für die Entwicklung dieses Plans die Abteilungsleitung oder eine Pflegekraft aus dem Personalentwicklungsbereich verantwortlich; er sollte in Absprache mit der neuen Stelleninhaberin erstellt werden, damit individuelle Bedürfnisse und Interessengebiete berücksichtigt werden können. Zum Orientierungs- bzw. Einarbeitungsprogramm gehören sowohl schriftliche als auch mündliche Informationen über eine Vielzahl von Themen, z. B.:

- Erwartete Standards
- Krankenhausphilosophie (Leitbild)
- Plan des Krankenhauses und Liste aller Stationen, Stationsleitungen und leitenden Ärztinnen
- Rundgang durch alle Abteilungen und Bekanntmachung mit den Abteilungsleiterinnen
- Vorführung der Notfallmaßnahmen
- Aufnahme- und Entlassungsverfahren
- Personalbeurteilungssystem
- Umgang mit vertraulichen Informationen
- Kommunikationsmuster und -wege
- Haftbarkeit der Pflegekräfte
- Erweiterung des Aufgaben- und Verantwortungsbereichs der Pflegekraft
- Pflegerichtlinien und -verfahrensweisen
- Verwaltungsrichtlinien
- Beziehungen innerhalb der Pflegebereichs
- Rechenschaftsstrukturen
- Pflegeschule und Verbindungslehrerinnen
- Budgets
- Zusammenarbeit mit den ambulanten Pflegediensten
- Räumlichkeiten für Stationsleitungen, z. B. Umkleideraum.

Diejenigen Krankenhäuser, die einen «Trust»-Status haben oder darauf hinarbeiten, werden vermutlich größeren Wert auf Wirtschaftspläne und -berichte, Leitbilder, Qualitätssicherungsmaßnahmen und Fakten und Zahlen legen. Die Informationen, die die Stationsleitung in der Einführungsphase sammelt, können also unterschiedlich sein; sie bilden das Fundament, auf das sie bei ihrer Arbeit in der Station aufbauen wird. Unter idealen Bedingungen ist für die Orientierungsphase ein zeitlicher Rahmen vorgesehen.

Das Sammeln von Informationen geht aber auch in der Station weiter; man kann in der Einarbeitungsphase vier Themenblöcke unterscheiden:

- Kennenlernen aller direkt oder indirekt an der Patientenbetreuung beteiligten Personen
- Stationsspezifische Informationen
- Krankenhausspezifische Informationen
- Gesundheitsbehördliche Informationen.

3.1 Kennenlernen der Mitarbeiter

3.1.1 Krankenhausleitung

Im Jahre 1983 wurde eine Untersuchung des Managements des britischen National Health Service durchgeführt, die ergab, dass der staatliche Gesundheitsdienst ein effektiveres Management mit stärkerer Kostenkontrolle und schnellerer Entscheidungsfindung auf allen Ebenen brauchte. Durch Veränderungen des Managements sollte der Gesundheitsdienst kosteneffektiver gemacht, die am Patienten erbrachten Dienstleistungen verbessert und die Unterstützung des direkt an der Patientenbetreuung beteiligten Personals erhöht werden. Diese Untersuchung ist als Griffith-Report bekannt.

Das White Paper [Öffentliches Diskussionspapier über Vorhaben der Regierung. Anm. d. Bearb.] mit dem Titel «Working for Patients» (1989) hat eine weitere Reform des National Health Service zum Inhalt. Seine Ziele sind, dem Krankenhauspersonal bei der Arbeit freiere Hand zu lassen, die Effizienz zu steigern, die Qualität der Dienstleistungen herauszustellen, Patienten mehr Auswahlmöglichkeiten einzuräumen und die berufliche Zufriedenheit des Personals zu erhöhen. Krankenhäuser können entweder einer Gesundheitsbehörde (Health Authority) unterstehen oder sich selbst verwalten, z.B. in Form von NHS-Trusts. Letzteres ist das Modell der Zukunft. NHS-Trusts sind dem NHS-Vorstand (NHS Management Executive) gegenüber rechenschaftspflichtig und werden von einem Gremium (Trust Board) verwaltet, das sich aus einem Vorsitzenden, einem Geschäftsführer sowie leitenden (darunter ein Pflegedirektor) und nicht-leitenden Mitgliedern zusammensetzt.

Alle Krankenhäuser spielen in der Praxis eine ähnliche Rolle: sie schließen Verträge mit «Kunden» (z.B. lokale Gesundheitsbehörden, allgemeinmedizinische Praxen mit eigenem Budget oder Privatkliniken) ab, in deren Auftrag sie dann ihre Dienste anbieten.

Diese Verträge garantieren, dass die «Kunden», die die Dienste des Krankenhauses gemäß dem Bedarf der zu versorgenden Bevölkerung einkaufen, ein vereinbartes Maß an Dienstleistungen auf einem bestimmten Qualitätsniveau und zu einem bestimmten Preis erhalten [im Sinne von Leistungspaketen. Anm. d. Bearb.]. Die Krankenhaus-Trusts sind zwar dem Gesundheitsministerium gegenüber rechenschaftspflichtig, sie haben jedoch die volle Kontrolle über ihre Finanzen und können selbst tätig werden, um die Betreuung ihrer Patienten zu verbessern.

Umstrukturierungen des Managements verliefen in Krankenhaus-Trusts und direkt verwalteten Krankenhäusern unterschiedlich. Das Spektrum reicht vom «traditionellen Modell» bis hin zu Direktoriumsstrukturen. Diese Direktorien können klinisch, z.B. Innere Medizin, Chirurgie, oder nicht-klinisch, z.B. Radiologie, sein. Die Vorsitzenden der Direktorien haben dafür zu sorgen, dass die internen Vorschriften eingehalten werden und erledigen das tagesaktuelle Geschäft des Direktoriums; dabei sind sie dem Geschäftsleitungsgremium in Haushaltsfragen rechenschaftpflichtig. Jedes Direktorium hat ein eigenes Managementteam, das aus einer leitenden Ärztin, einer Pflegekraft, einer Geschäftsführerin und einer Finanzberaterin besteht. Die Dezentralisierung der Ressourcen ermöglicht es den Direktorien, mit ihren Entscheidungen und Initiativen näher am Ort des eigentlichen Geschehens, also bei der Betreuung der Patienten, anzusetzen und das Personal einzubeziehen.

[Das staatliche Gesundheitssystem Großbritanniens (NHS) hat immer wieder Phasen tief eingreifender, struktureller Veränderungen durchlebt. In den achtziger Jahren wurden die zentralisierten und unflexiblen Leitungsstrukturen des NHS gelockert. Das Stichwort lautete Dezentralisation von Managementverantwortung, mehr Eigenständigkeit innerhalb des NHS. Diese Entwicklung ermöglichte die Bildung sich selbst verwaltender staatlicher Krankenhäuser (sog. NHS-Trusts), die weniger abhängig von den lokalen Gesundheitsbehörden sind. In der britischen Krankenpflege führte dies zu erheblichen Problemen, weil hierarchische Positionen in der Pflege entfielen und neu geschaffene Managementfunktionen häufig nicht adäquat besetzt werden konnten.

Obwohl in Deutschland kein staatliches Gesundheitssystem existiert, gab es auch hier massive Eingriffe der Gesundheitspolitik in innerbetriebliche Strukturen. In den siebziger und achtziger Jahren wurde in Landeskrankenhausgesetzen meist ein Krankenhausdirektorium als kollegiales Leitungsgremium (Verwaltungsleitung, Ärztliche Leitung, Pflegedienstleitung) vorgegeben. Seit 1993 bewirkt die vom Gesetzgeber veränderte Finanzierungsstruktur erneut grundlegende Änderungen in den hierarchischen Strukturen der deutschen Krankenhäuser. Anm. d. Bearb.]

Unabhängig von der jeweiligen Leitungsstruktur des Krankenhauses wird die Stationsleitung mit denselben Personengruppen zusammenarbeiten. Das Personal kann in folgende Kategorien eingeteilt werden:

1. Pflegepersonal
2. Medizinisches Personal
3. sonstige Stationsmitarbeiterinnen
4. Personal aus anderen Gesundheits- und Sozialberufen
5. sonstiges Personal
6. Abteilungsleiterinnen.

3.1.2 Pflegepersonal

Das Pflegeteam setzt sich, wenn man den Begriff sehr weit auslegt, zusammen aus:

- Stationspflegeteam
- Pflegemanagement
- Pflegeausbildung
- Gemeindepflege (ambulante Dienste)
- Pflegespezialistinnen.

3.1.2.1 Stationspflegeteam

Das Team besteht aus qualifizierten Pflegekräften, Pflegeschülerinnen, Hilfspflegekräften (Support workers) und Pflegehilfen (Nursing auxiliaries). Manche Krankenhausstationen sind mit zwei Leitungskräften besetzt.

Die Stationsleitung sollte das Stationspersonal so rasch wie möglich kennen lernen, sein Vertrauen gewinnen und die Fähigkeiten und Potenziale der einzelnen Mitarbeiterinnen erkennen. Wichtig ist das Bewusstsein, dass jedes Mitglied des Teams einen wertvollen Beitrag leistet.

Um das Kennenlernen zu beschleunigen, sollte die Stationsleitung versuchen, sich jedem einzelnen Teammitglied so bald wie möglich persönlich vorzustellen. So kann sie ihren Mitarbeiterinnen die Unsicherheit oder Angst vor «der Neuen» nehmen. Durch die Schichtdienste kann es allerdings einige Tage dauern, bis die Stationsleitung alle Teammitglieder getroffen hat.

Für jedes Teammitglied sollten Stellenbeschreibungen vorliegen und die Stationsleitung sich umgehend mit den Inhalten vertraut machen.

Qualifizierte Pflegekräfte

Die Rollen der sogenannten «first-level» und «second-level» Pflegekräfte sind nicht beliebig gegeneinander austauschbar, da sie unterschiedliche Ausbildungsprogramme durchlaufen. Die registrierten Pflegekräfte nehmen dabei den ersten, Krankenpflegehelferinnen (Enrolled nurses) den zweiten Rang ein. Auch wenn das Berufsbild der «Enrolled nurses» vom so genannten *Project 2000* geschützt wird, werden Krankenpflegehelferinnen aktiv ermutigt, sich zu examinierten Pflegekräften weiterbilden lassen (siehe Kapitel 11). Nach den jüngsten Änderungen des UKCC dürfen sich sowohl Krankenpflegehelferinnen als auch registrierte Pflegekräfte «registrierte Pflegekraft» nennen. Zu Ihrer Information folgt nun eine Auflistung der Kompetenzen von registrierten «first-level»-Pflegekräften und Krankenpflegehelferinnen.

[Es gab in Großbritannien zwei Ausbildungsgänge in der Pflege, die der deutschen Unterteilung examinierte Krankenschwester und Krankenpflegehelferin ähnelten. Mit der Ausbildung zur Krankenpflegehelferin («Enrolled nurse») wurde man «Second-level-nurse», also zweitrangige bzw. nachgeordnete Pflegekraft, Examinierte werden als «First-level-nurse» bezeichnet. Ende der achtziger Jahre begann eine grundlegenden Ausbildungsreform für Pflegepersonal (Project 2000), bei der u. a. die Ausbildung zur «Enrolled Nurse» (Krankenpflegehelferin) abgeschafft wurde. Für die bereits ausgebildeten KPH wurde ein Bestandsschutz festgelegt. Dieser sieht vor, dass sich Enrolled Nurses registrieren lassen können und sich dann als «Registered Nurse» bezeichnen dürfen. Außerdem wurde für Enrolled Nurses ein spezielles Weiterbildungsprogramm zur «First-level»-Pflegekraft geschaffen. Der UKCC ist die britische Pflegekammer. Anm. d. Bearb.]

Registrierte Pflegekräfte/First-Level Nurse

Die registrierte Pflegekraft ist in der Lage,

1. Ratschläge zur Gesundheitsförderung und Krankheitsprävention zu erteilen
2. Situationen zu erkennen, die der Gesundheit und dem Wohlbefinden einer Person schaden könnten
3. alle Aufgaben zu erledigen, die zur Durchführung eines umfassenden Einschätzung (Assessment) des Pflegebedarfs eines Patienten nötig sind
4. die Bedeutung gemachter Beobachtungen zu erkennen und diese für die erste Einschätzung des Pflegebedarfs zu nutzen
5. gemeinsam mit dem Patienten auf der Basis des Pflegeassessments und unter Berücksichtigung der ärztlichen Verordnungen einen Pflegeplan festzulegen
6. den Pflegeplan umzusetzen und gegebenenfalls andere Mitglieder des Betreuungsteams zu schulen und zu koordinieren, falls diese spezielle Pflegeaufgaben übernehmen
7. die Wirksamkeit des Pflegeplans zu beurteilen und falls nötig die entsprechenden Maßnahmen zu ergreifen.
8. im Team mit anderen Pflegekräften zu arbeiten und mit dem medizinischen und paramedizini-

schen Personal sowie mit den Sozialarbeiterinnen zu kooperieren
9. über einen längeren Zeitraum hinweg die Versorgung einer Gruppe von Patienten zu übernehmen und patientenbezogen die notwendigen unterstützenden Dienstleistungen zu organisieren und zu koordinieren.

Darüber hinaus ist die registrierte Pflegekraft für ihre kontinuierliche, persönliche und berufliche Weiterentwicklung verantwortlich.

Krankenpflegehelferinnen/Second-Level Nurse
Krankenpflegehelferinnen arbeiten unter der Aufsicht einer registrierten Pflegekraft und sind in der Lage,

1. bei der umfassenden Beobachtung eines Patienten und der Einschätzung seines Pflegebedarfs zu helfen
2. ausreichende Fertigkeiten zu entwickeln, um die Pflege eines Patienten unter der Leitung einer ausgebildeten Krankenschwester, Psychiatriekrankenschwester oder Kinderkrankenschwester durchzuführen bzw. bei der Umsetzung zu assistieren
3. delegierte Pflegemaßnahmen zu übernehmen
4. bei der Bewertung der durchgeführten Pflegemaßnahmen zu helfen
5. im Team mit anderen Pflegekräften zu arbeiten und mit dem medizinischen und paramedizinischen Personal sowie mit den Sozialarbeiterinnen zu kooperieren.

Es dürfte sinnvoll sein, sich zunächst zu erkundigen, was Hilfspflegekräfte und Pflegehilfen bei ihrer praktischen Anleitung gelernt haben. Was Pflegeschülerinnen angeht, so sollte die neue Stationsleitung wissen, in welchem Ausbildungsstadium sich diese befinden, welche Erfahrungen sie bereits gesammelt haben und welche Erfahrungen sie während ihres Stationspraktikums voraussichtlich sammeln können.

Man sollte daran denken, dass bis zur Ernennung der neuen Stationsleitung vermutlich die dienstälteste Pflegekraft die kommissarische Stationsleitung ausgeübt und sich dabei eventuell einen hohen informellen Status erworben hat, so dass sie vom Stationspersonal als die eigentliche Stationsleitung angesehen wird. Die Ankunft der neuen Leitung kann von ihr als bedrohlich empfunden werden und es ist möglich, dass sie darauf mit Missgunst und Aggressivität reagiert. Die neue Stationsleitung kann dem entgegenwirken, indem sie sich der betroffenen Person gegenüber freundlich und verständnisvoll zeigt und ihr deutlich zu verstehen gibt, dass sie in vielem auf deren Hilfe und Unterstützung angewiesen sein wird.

Das Schlimmste, was eine neue Stationsleitung tun kann, ist, dem angestammten Personal sofort ihre Ansichten und Ideen aufzwingen zu wollen. Etwaige Neuerungen und Reformen müssen warten, bis sich feste Beziehungen gebildet haben, und das dauert nun einmal seine Zeit. Die Stationsleitung sollte keine Probleme haben, von ihren Mitarbeiterinnen akzeptiert zu werden, wenn sie die in Kapitel 1 genannten Tipps beherzigt.

3.1.2.2 Pflegedienstleitung

Da jüngere Managementinitiativen von Krankenhaus zu Krankenhaus unterschiedlich interpretiert werden, ist es uns an dieser Stelle nicht möglich, detailliert auf die Strukturen des Pflegemanagements einzugehen. Da es unterschiedliche Managementmodelle gibt, müssen sich neu ernannte Stationsleitungen unbedingt kundig machen, wem sie in Leitungs- und Pflegefragen zur Rechenschaft verpflichtet sind. [Letzteres gilt auch für die Situation in Deutschland. Seit Anfang der neunziger Jahre sind weitgehende Veränderungen in der Leitungsorganisation des Pflegedienstes zu beobachten. Die klassische hierarchische Struktur Pflegedirektorin – Oberschwester – Stationsleitung wurde vor allem in größeren Häusern durch Stabsstellen ergänzt, z.B. Qualitätssicherung, Innerbetriebliche Fortbildung. Teilweise wurden an Stelle der Oberschwestern eine pflegerische Abteilungsleitungs-Ebene mit zusätzlichen Stellen und kleiner Zahl von nachgeordneten Mitarbeiterinnen pro Abteilungsleitung geschaffen. Seit einigen Jahren wird die Position der Pflegedirektorin im Betriebsleitungsgremium in Frage gestellt; interne Budgetierung und die Bildung von Profit-Centern u.a.m. sollen eine grundlegenden Neustrukturierung der Krankenhausleitung erfordern. Anm. d. Bearb.]

3.1.2.3 Krankenpflegeschule

In Großbritannien werden Pflegekräfte an Colleges für Pflege- und Geburtshilfe ausgebildet [universitäre Ausbildung. Anm. d. Bearb.], die eng mit den Einsatzorten für die praktische Ausbildung kooperieren. Diese Colleges arbeiten oft mit mehreren Gesundheitsbehörden und Krankenhäusern zusammen und in der Regel gibt es in jedem Krankenhaus ein internes Schulungszentrum. Bei erfolgreichem Abschluss ihrer Ausbildung erhält die Pflegekraft die Qualifikation für die Berufszulassung und einen Diplom- oder Degree-Abschluss.

Zwar können die Führungsstrukturen von College zu College variieren, im Normalfall gibt es jedoch eine Rektorin oder Dekan, die von mehreren Konrektorinnen bzw. stellvertretenden Rektorinnen unterstützt wird.

Zwischen dem College und jeder Station bzw. Abteilung, die in die praktische Ausbildung eingebunden ist, bestehen enge Verbindungen. Die Stationsleitung muss die Ausbildung und die zuständigen klinischen Verbindungspersonen der Ausbildungsstätte kennen. Letztere sollen alle Stationsmitarbeiterinnen über Änderungen am College bzw. in der Ausbildung auf dem Laufenden halten.

Teilweise werden für die Ausbildung Stellen ausgeschrieben, die eine Mischung aus Pflegepraxis und Pflegepädagogik bedeuten (siehe Kapitel 1).

Da die Strukturen der einzelnen Einrichtungen unterschiedlich sind, kann hier kein einheitliches Bild dargestellt werden.

[In Deutschland erfolgt die Krankenpflegeausbildung an Krankenpflegeschulen, die in der Regel an Krankenhäuser angegliedert sind. Die Ausbildung wird im Krankenpflegegesetz und den entsprechenden Durchführungsverordnungen geregelt. Der Abschluss ist ausschließlich berufsqualifizierend.

Die formalen Verbindungen und die Intensität der Kommunikation zwischen Lehrkräften der Krankenpflegeschulen und den Stationen unterscheiden sich von Haus zu Haus. Anm. d. Bearb.]

3.1.2.4 Gemeindepflege (Ambulante Dienste)

Hierzu gehören Gemeindeschwestern (District nurses), Pflegepersonal in Schulen (School nurses), Hebammen und Familienhelferinnen (Health visitors). Inwieweit diese Pflegekräfte direkt mit der Station zu tun haben, hängt von den jeweiligen Verhältnissen ab. Gemeindeschwestern und Familienhelferinnen statten der Station möglicherweise regelmäßige Besuche ab oder eine im Krankenhaus stationierte Gemeindeschwester agiert als Verbindungsglied zwischen Krankenhaus und Gemeinde, indem sie die Patienten besucht, während sie im Krankenhaus liegen und sie dann später an die zuständige Gemeindeschwester überweist. Die Stationsleitung muss die nötigen Kommunikationswege unbedingt kennen, damit sie jederzeit Kontakt mit den Gemeindepflegediensten aufnehmen kann. (s. Kap. 8)

3.1.2.5 Pflegeexpertinnen

Spezialisierte Pflegekräfte und Beraterinnen haben ihr eigenes Profil in der Pflege entwickelt und decken viele spezielle Bereiche der Pflege ab. Welche spezialisierten Pflegekräfte verfügbar sind, ist von Gesundheitseinrichtung zu Gesundheitseinrichtung verschieden. Die Stationsleitung sollte wissen, welche Dienste verfügbar und wie die verschiedenen Spezialistinnen erreichbar sind (siehe Kapitel 8).

3.1.3 Medizinisches Personal

Eine Station kann eine Chefärztin, aber auch fünf bis sechs Chef- bzw. Belegärztinnen haben. Dies wirkt sich auf die Zahl der Ärztinnen aus, die die Stationsleitung kennen lernen muss (siehe auch **Abb. 3-1**). In einem Lehrkrankenhaus werden einer

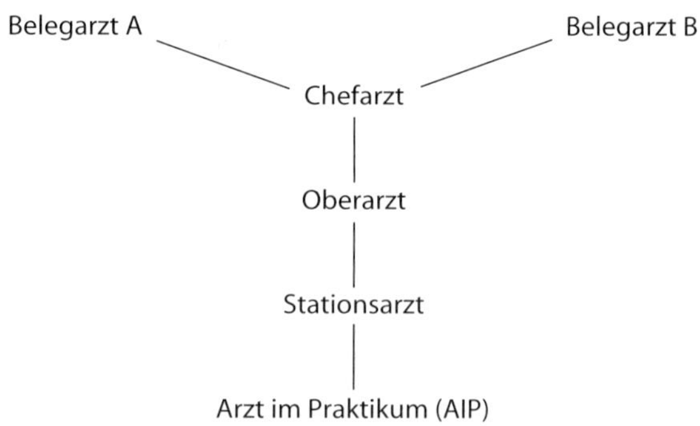

Abbildung 3-1: Ärzte, die die Stationsleitung kennenlernen muss.

Chefärztin mehr Ärztinnen zugeordnet sein als in einem normalen Krankenhaus. Hinzu kommt eine Reihe von Medizinstudentinnen, die auf der Station praktische Erfahrungen sammeln sollen.

Sinnvoll ist es auch, die Chefärztinnen anderer Stationen sowie die Spezialistinnen zu kennen, an die Patienten eventuell überwiesen werden.

3.1.4 Sonstige Stationsmitarbeiterinnen

Zu dieser Gruppe können die folgenden Personen gehören:

- Stationssekretärin
- Stationshilfen
- Reinigungskräfte
- Hauswirtschaftspersonal
- Ehrenamtliche Helferinnen (z.B. Grüne Damen, Rotes Kreuz).

Die Stationsleitung sollte sich all diesen Personen vorstellen, wenn sie auf die Station kommen, sie kennen lernen und ihr Vertrauen gewinnen. Auch sie leisten ihren Beitrag, sind Teil des Gesamtteams und sind fur ihre Aufgabe entsprechend geschult worden. Die Stationsleitung muss sich Klarheit darüber verschaffen, welche Tätigkeiten diese Mitarbeiter auf der Station übernehmen, wem sie unterstellt sind und inwieweit die Stationsleitung deren Arbeit überwachen muss.

In manchen Krankenhäusern steht das Hilfspersonal zum Teil bei externen Firmen unter Vertrag und wird daher auf eine Einhaltung der bei Vertragsabschluss vereinbarten Konditionen (z.B. Arbeitszeiten) dringen. Die Stationsleitung muss sich in diesen Fällen über die Inhalte der Verträge informieren und dafür sorgen, dass sie eingehalten werden. Ehrenamtliche Helferinnen sind in der Regel ihren jeweiligen Organisationen oder der Verwaltung unterstellt. Die Stationleitung muss auch gegenüber diesen Mitarbeitern über fachliche Befugnisse verfügen; das soll heißen, dass diese Mitarbeiter in der Zeit und für die Tätigkeiten auf der Station nicht nur ihrem direkten Vorgesetzten, sondern auch der Stationsleitung rechenschaftspflichtig sind.

3.1.5 Mitarbeiter aus anderen Gesundheits- und Sozialberufen

Mitarbeiter aus anderen Gesundheits- und Sozialberufen, die möglicherweise auf Stationsebene mitarbeiten, sind:

- Sozialarbeiterinnen
- Physiotherapeutinnen
- Logopädinnen
- Strahlentherapeutinnen
- Ergotherapeutinnen.

Welche Berufsgruppen auf der Station tätig werden, hängt von den Bedürfnissen der Patienten und der Art der jeweiligen Station ab.

Die Stationleitung muss wissen, welche Aufgaben die Mitarbeiter anderer Berufsgruppen haben und wie ihre Dienste in Anspruch genommen werden können. Die Funktionen der genannten Berufsgruppen werden später noch genauer erläutert. Manche Überweisungen kann das Pflegepersonal ausschreiben, andere müssen von der Ärztin ausgehen. An eine Sozialarbeiterin kann sich der Patient auch von sich aus wenden. Es ist wichtig die Verfahrensweisen zu kennen, mit denen im Bedarfsfall der Kontakt zu diesen Personen hergestellt werden kann. Manche Mitarbeiter dieser Berufsgruppen statten der Station ohnehin täglich einen Besuch ab, wodurch eine Überweisung erleichtert wird.

Die Stationleitung muss darüber hinaus wissen, wie sie Mitarbeiter der verschiedenen Berufsgruppen in Notfällen auch außerhalb der normalen Dienstzeiten erreichen kann.

3.1.6 Sonstige Mitarbeiter

Sonstige Personen, die auf Stationsebene zu tun haben könnten, sind:

- Seelsorgerinnen
- Diätassistentinnen
- EKG-Techniker
- Radiologinnen bzw. MTRAs
- Fußpflegerinnen
- Haustechniker/Hausmeister
- Laborassistentinnen
- Forschende
- Patiententransportdienst.

Wie im Falle des Personals aus anderen Gesundheits- und Sozialberufen sollte die Stationleitung auch die Aufgaben der oben genannten Krankenhausmitarbeiterinnen genau kennen und wissen, wie sie diese während der normalen Arbeitszeit und in Notfällen (z.B. Seelsorger) auch außerhalb der Dienstzeiten erreichen kann.

3.1.7 Abteilungsleiter

In der Orientierungsphase besucht die neue Stationsleitung eventuell die verschiedenen Abteilungen des Krankenhauses und wird den jeweiligen Abteilungsleiterinnen vorgestellt. Diese Abteilungen sind:

- Hauswirtschaftsdienst
- Lager
- Wäscherei/Wäschekammer
- Zentralsterilisation
- Küche
- Medizinisches Archiv
- Technischer Dienst
- Radiologie
- EKG
- Sozialdienst
- Physiotherapie
- Leichenhalle, ggf. Pathologie
- Hausapotheke
- Labore (Hämatologie, Bakteriologie und Pathologie).

Die meisten dieser Abteilungen sind nur an den Werktagen und auch dann nur tagsüber besetzt, aber das ist von Krankenhaus zu Krankenhaus verschieden. Oft hat eine Mitarbeiterin der Abteilung Bereitschaftsdienst und kann in Notfällen von einer Ärztin oder je nach Krankenhauspolitik von der Krankenhausverwaltung gerufen werden.

Damit der Stationsbetrieb auch reibungslos verläuft, wenn andere Abteilungen beteiligt sind, muss das Stationspersonal beispielsweise wissen,

- wann und wie die Mahlzeiten der Patienten zu bestellen sind.
- wie Schonkostmenüs anzufordern sind.
- wie Verbandmaterial und Sterilgut zu bestellen ist.
- wie sonstiges Material (einschl. Apotheke) angefordert wird.
- wie nötige Reparaturen (Inventar, Anschlüsse, Geräte) zu organisieren sind.
- wie und wo man Blutkonserven und Blutplasma erhält.
- wie man an Krankenakten oder Röntgenaufnahmen kommt.
- wann die verschiedenen Abteilungen geöffnet haben, z. B. an einem Samstagmorgen.
- welche Maßnahmen zu ergreifen sind, wenn an einem Abend oder Wochenende Bettwäsche, Arzneimittel, Sterilgut o. ä. zur Neige gehen.
- wie der Transport eines Patienten innerhalb des Krankenhauses veranlasst wird.
- wie der Nachhausetransport eines Patienten arrangiert wird.

3.2 Stationsspezifische Informationen

Bestimmte Dinge sind von Station zu Station unterschiedlich und die neue Stationsleitung muss sich erst mit ihnen vertraut machen, z. B.:

- Pflegephilosophie der Station
- verwendetes Pflegemodell (falls vorhanden)
- Aufbau der Pflegepläne
- laufende Maßnahmen zur Steigerung der Pflegequalität
- Tagesablauf der Patienten
- Tagesablauf der Pflegekräfte
- räumliche Gegebenheiten der Station, Lage von Anbauten
- Betten der Chefärzte
- Aufnahmetage – reguläre Patienten und Notfälle
- OP-Tage und -zeiten
- Arztvisiten – Tag und Uhrzeit
- Kliniktage der Chefärztinnen bzw. Belegärztinnen
- Standort der Notfallausrüstung:
  - Feuerlöscher
  - Notfallwagen bzw. -koffer
  - Tracheostomieset
  - Sauerstoff
  - Absaugungen
- Standort und Verwendung spezieller Geräte wie:
  - Lifter
  - Monitore

- Defibrillatoren
- Luftbefeuchter
- Spezialmatratzen
- Infusionspumpen
- Beatmungsgeräte
- sonstige stationsspezifische Gegebenheiten.

3.3 Krankenhausspezifische Informationen

In der Orientierungsphase wird die Stationsleitung oft auch über krankenhausinterne Regelungen aufgeklärt, z. B.:

- Notfallmaßnahmen:
  - Feuer
  - Herzstillstand
  - Katastrophe
  - Bombenalarm
  - Strahlengefährdung
  - Notoperation
  - Sicherheitssystem
- Bestellung von Material
  - Nahrungsmittel
  - Mahlzeiten
  - Schreibwaren
  - Bettzeug
  - steriles Material (Sterilgut)
  - Geräte
  - Arzneimittel
  - neue Ausrüstungsgegenstände
- Haustechnik, während und außerhalb der Dienstzeiten
- Isolierungsmaßnahmen
  - grundsätzliche Vorgaben
  - Entsorgung infektiöser Wäschestücke
  - Schlußdesinfektion des Raums
- Entsorgung der Schmutzwäsche
- Transportdienste
- Laboruntersuchungen und Einsammeln von Proben
- Patientenaufnahme (einschließlich Beschaffung der Krankenakte und Röntgenbilder)
- Besuchszeiten
- Rettungswagen
- Patientenentlassung einschließlich Terminabsprache, Krankentransport und Verständigung des ambulanten Pflegedienstes
- Entlassung auf Wunsch des Patienten entgegen medizinischer Empfehlung
- Tod eines Patienten
- Patiententransport zwischen Station und OP
- Verlegung auf eine andere Station oder ein anderes Krankenhaus
- Parkmöglichkeiten für Besucher und Mitarbeiterinnen
- Urlaubsanträge.

3.3.1 Pflegestandards

Die Pflegestandards sind meist in einem Pflegehandbuch beschrieben, das für alle Stationen und Abteilungen eines Krankenhauses bindend ist. Eine Pflegestandard ist eine feststehende und einheitliche Methode zur Durchführung einer bestimmten Pflegeaktivität und gibt genaue Hinweise darüber, was zu tun ist. Mitunter können Pflegestandards statt auf konkrete Details einzugehen auch allgemeine Prinzipien darstellen. Die Verfahrensanweisung sollte jedoch nicht so rigide sein, dass Veränderungen völlig ausgeschlossen sind; eine regelmäßige Überprüfung ist daher zwingend. Meist liegt auf jeder Station eine Kopie des Handbuchs aus.

[Im englischsprachigen Raum werden Pflegeleitlinien mittlerweile auf einer wissenschaftlichen Grundlage (Evidence based nursing) verfasst und die Gründe für die einzelnen Schritte des Prozesses genau erläutert. Anm. d. Bearb.]

3.3.2 Pflegepolitik (Grundsätze und Verfahrensweisen)

Die Festlegung von Pflegegrundsätzen und -verfahrensweisen soll sichern, dass die Philosophie und die Zielsetzung des Pflegedienstes innerhalb einer Einrichtung einheitlich verfolgt werden, und einen Bezugsrahmen zur Verfügung stellen, an dem sich alle Mitarbeiterinnen orientieren können. Richtlinien dienen den Pflegeleitungskräften als Entscheidungshilfe, aber mehr noch schützen sie Patienten und Pflegekräfte. Normalerweise findet sich in jeder Station oder Abteilung eines Krankenhauses eine Abschrift der pflegepolitischen Richtlinien. Auch wenn diese Richtlinien letztlich auf einer höheren

Ebene beschlossen wird, sollten ihre Ursprünge an der Basis liegen, d.h. bei denjenigen, die die eigentliche Arbeit erledigen. Die Stationsleitung muss sich mit den Richtlinien vertraut machen und dabei besonders auf Punkte wie diese achten:

- Kontrolle über die in der Station gelagerten Medikamentenvorräte
- Praktika von Medizinstudentinnen
- Verordnung von Medikamenten und Umgang mit mündlichen Verordnungen
- Beschwerdeverfahren für Patienten und Angehörige
- Beschwerdeweg für Mitarbeiter
- Disziplinarverfahren
- Umgang mit Unfällen von Patienten, Besuchern und Mitarbeiterinnen
- Trinkgelder, Testamente, Geschenke
- Privat- und Wahlleistungspatienten
- Umgang mit gewalttätigen Patienten und Fixierung von Patienten
- Urlaubsregelungen
- betrieblicher Gesundheitsdienst für Mitarbeiterinnen
- Bestimmungen über die Informationsweitergabe an Presse und Polizei
- Forschungsregelungen
- Betreuung von Patientinnen durch männliches Pflegepersonal
- Anschaffung neuer Geräte
- Verteilung der Pflegeschülerinnen auf die Stationen und Abteilungen.

3.5 Zusammenfassung

Die Übernahme einer neuen Station ist für die neu ernannte Stationsleitung eine aufregende Zeit. Es gibt viel zu lernen und viel zu erreichen. Dieses Kapitel sollte Ihnen helfen, die Personen und Zusammenhänge zu identifizieren, die Sie rasch kennen lernen müssen, um sich schnell in der neuen Station einleben zu können. Je mehr Zeit und Ruhe Sie haben, um sich zu orientieren, desto leichter werden Sie sich in Ihre neue Aufgabe hineinfinden. Es braucht einige Zeit, bis Sie den nötigen persönlichen Einfluss gewonnen haben, um in Ihrer neuen Station Veränderungen einzuleiten.

Literatur:

Department of Health, Nursing Division. (1989): *A Strategy for Nursing.* A Report of the Steering Committee, London.

Department of Health (1989): *Working for Patients* HMSO, London.

Nurses, Midwives and Health Visitors, Rules Approvals Orders. (1983) 873 HMSO, London.

Nurses, Midwives and Health Visitors (Midwives Training) Amendment Rules Approval Order. (1990) HMSO, London.

Report of an inquiry into the management of the health service to the Secretary of State. (1983) (The Griffiths Report). HMSO, London.

Deutschsprachige Literatur:

Einarbeitung neuer Mitarbeiter:

Blanchard, K. Carlos, J. Randolph, A.: Management durch Empowerment. Rowohlt, Reinbek bei Hamburg, 1999.

Lüdemann, D.: Mitarbeiter richtig einarbeiten. Schlütersche, Hamburg, 2001.

Stellenbeschreibung:

v. Biesenkamp, R.: Veränderungen in sozialen Einrichtungen – Organisationsentwicklung und Stellenbeschreibungen in der Praxis. Kohlhammer, Stuttgart, 1993.

v. Sowinski, Chr., et al.: Organisation und Stellenbeschreibung in der Altenpflege. KDA, Köln, 2000.

Pflegeberuf – Qualifikationen

Bals, Th.: Berufsbildung der Gesundheitsfachberufe. Leuchtturm, Alsbach-Hähnlein. 1993.

Becker, W., Meifort, B.: Pflegen als Beruf – ein Berufsfeld in der Entwicklung. Bertelsmann, Bielefeld, 1994.

Benner, P.: Stufen zur Pflegekompetenz. Huber, Bern, 1997.

Benner, P., Tanner, C., Chesla, C.: Pflegeexperten. Huber, Bern, 2000.

Piechottka, G.: Weiblich oder kompetent?. Huber, Bern, 2000.

Pflegestandards:

Abraham, I. et al.: Pflegestandards für die Versorgung alter Menschen. Huber, Bern, 2001.

RCN: Standards in der Kinderkrankenpflege. Huber, Bern, 1999.

Snowley, G.: Pflegestandards und Pflegeprozess. Huber, Bern, 1998.

Stösser, A.: Pflegestandards. Springer, Berlin, 3.Aufl. 1994.

Tucker, S. M.: Pflegestandards in der Neurologie. Huber, Bern, 1998.

Tucker, S. M.: Pflegestandards Onkologie. Huber, Bern, 1998.

Tucker, S. M.: Pflegestandards in der Gynäkologie und Geburtshilfe. Huber, Bern, 2000.
Tucker, S. M.: Pflegestandards in der Kardiologie. Huber, Bern, 2000.

4. Pflegeforschung, Computereinsatz, Stationsbudgetierung, Datenanalyse und -präsentation

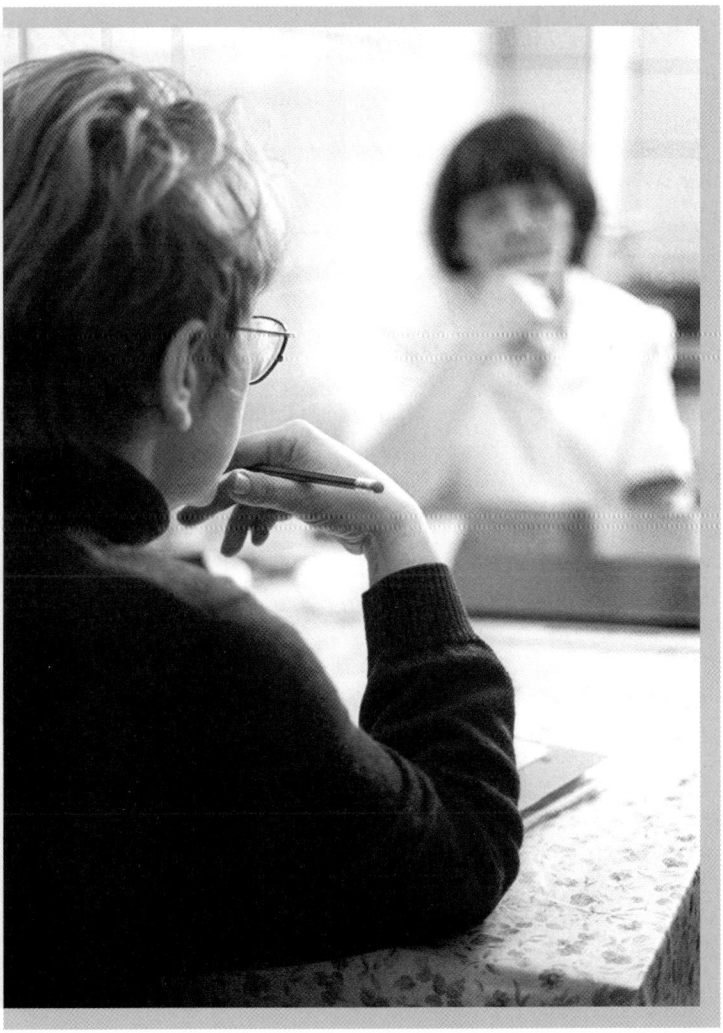

Dieses Kapitel soll Ihnen eine Einführung in die folgenden Themen geben:

- Forschung im Bereich der Pflege
- Computereinsatz in der Pflege
- Stationsbudgets
- Datenanalyse und -präsentation.

Viele Pflegekräfte glauben, diese Themen seien für sie und ihre Berufspraxis irrelevant oder wenigstens nebensächlich. Dieses Kapitel soll denjenigen Pflegekräften, die sich bereits für die genannten Themen interessieren, einige nützliche Hinweise geben. Die anderen soll es motivieren, Neues auszuprobieren. Wer weiß, vielleicht macht es Ihnen ja sogar Spaß!

4.1 Pflegeforschung

Was heißt eigentlich *Forschung im Bereich der Pflege*? In den letzten Jahren haben einige Puristen versucht, einen Unterschied zwischen der Pflegeforschung auf der einen und der medizinischen oder wissenschaftlichen Forschung auf der anderen Seite zu machen. Diese Unterscheidung dürfte weder hilfreich noch notwendig sein. Meyers Lexikon definiert Forschung als «die planmäßige und zielgerichtete Suche nach neuen Erkenntnissen in einem Wissensgebiet»[2]. Tut es im Sinne dieser Definition überhaupt etwas zur Sache, wer unter wessen Schirmherrschaft forscht?

Forschung im Bereich der Pflege umfasst eine Vielzahl von Aktivitäten, die von Pflegekräften oder anderen im Gesundheitsbereich Tätigen durchgeführt werden können. Einerseits wäre da die *Pflegeforschung*, die sich mit der Pflegepraxis und allem, was damit zusammenhängt, beschäftigt. Diese Art der Forschung findet im klinischen Umfeld statt und kann entweder von praktizierenden Pflegekräften oder aber von Akademikerinnen geleitet werden. Oft werden Forschungsprojekte von Pflegeschülerinnen durchgeführt, die im Rahmen ihrer Ausbildung eine Forschungsstudie zu erstellen haben. Damit die Forschungsergebnisse für das untersuchte Umfeld *valide* (siehe Glossar) sind, sollten diese Studien immer unter Supervision unternommen werden. Mitunter führen auch Studentinnen anderer Fachbereiche kleinere Forschungsstudien im klinischen Bereich durch.

Forschung im Bereich der Pflege umfasst aber auch die Forschungstätigkeit von Mitgliedern anderer Berufsgruppen des Gesundheitswesens (z.B. Physiotherapeutinnen, Logopädinnen oder Ärztinnen). Diese Art der Forschung wird hier ebenfalls behandelt, weil sie oft auf der Mitarbeit von Pflegekräften basiert, besonders natürlich dann, wenn Patienten im Mittelpunkt der Untersuchungen stehen. Pflegekräfte wirken hier mit, indem sie die Patienten unterstützen, indem sie dafür sorgen, dass diese richtig informiert sind und indem sie Informationen bzw. Daten sammeln. Pflegekräfte sollten in der Lage sein, Forschungsergebnisse in die Praxis umsetzen. Nicht selten werden für medizinische Forschungsstudien Pflegekräfte engagiert, um diese Aufgaben zu übernehmen und die Datensammlung zu koordinieren. Diese Pflegekräfte sind dann oft in der glücklichen Lage, während ihrer Anstellung als Assistentinnen von anderen Forschern selbst kleinere, eigene Forschungsstudien zu betreiben.

Pflegekräfte können auf ganz unterschiedliche Art und Weise mit Forschung in Kontakt kommen; das Spektrum reicht von einfachen Produktevaluationen bis hin zu komplexen Qualitätssicherungsstudien (siehe Kapitel 5). Auch die alltägliche Datensammlung, die der Erstellung von Statistiken (z.B. Einstufungen nach Pflegebedürftigkeit, Patientenverweildauer etc.) dient, ist eine Form der Forschung, deren Wert nicht unterschätzt werden darf.

Ein weiterer Aspekt der *Forschung im Bereich der Pflege* ist das Studium, die Kritik, die Verbreitung und die Anwendung von Forschungsergebnissen. Es mag vielleicht seltsam klingen, aber jede Pflegekraft, die sich in ihrem Bereich auf dem Laufenden hält, indem sie die einschlägige Literatur kritisch liest, die das gewonnene Wissen mit anderen teilt und die versucht, neue Ideen umzusetzen, betreibt Forschung und kann andere dazu motivieren. Es könnte sinnvoll sein, regelmäßige Stationstreffen anzusetzen, die der Diskussion von Artikeln und Büchern dienen, die einzelne Mitglieder des Teams gelesen haben, und eine Liste der wichtigen Literatur zu erstellen.

2 © Meyers Lexikonverlag

4.1.1 Warum überhaupt Pflegeforschung?

> Wir alle müssen im Laufe unseres Berufslebens schon einmal vom Wissensschatz und von der Erfahrung einer Stationsleitung beeindruckt gewesen sein. Wenn sich diese Weisheit nur beim Schopfe packen und niederschreiben ließe, wir könnten in Pflegekonzepten schwelgen. (McFarlane 1977)

Genau das ist es vielleicht, was die Pflegeforschung versucht – praktisches Wissen einzufangen und aufzuschreiben und daraus die entsprechenden Generalisierungen zu entwickeln, die dann der nächsten Generation von Pflegekräften gelehrt werden können.

Will man es jedoch etwas wissenschaftlicher ausdrücken, wird Forschung gebraucht,

- um Grundlagen für Entscheidungen zu schaffen, die in den verschiedenen Bereichen einer Berufsgruppe getroffen werden.
- um Pflegetheorien zu entwickeln und zu verfeinern, die in der Pflegepraxis als Richtlinien dienen können und die schließlich den Wissensschatz der Pflegewissenschaft bilden.
- um die Pflegeberufe zu einer etablierten Berufsgruppe zu machen.

Diese doch recht akademischen Formulierungen sollte man einer genaueren Betrachtung unterziehen.

Wie fällen Pflegekräfte in ihrer klinischen Praxis überhaupt Entscheidungen? Die meisten Pflegekräfte würden wohl bestätigen, dass für eine professionelle Beurteilung eine der folgenden drei Methoden benutzt wird:

1. Traditionen oder Intuition (das Problem muss nicht unbedingt bis ins Detail überdacht werden, sondern die Lösung lässt sich sofort finden und umsetzen)
2. Trial-and-Error (Versuch und Irrtum)
3. Anwendung von Forschungsergebnissen, die auf einem theoretischen Gerüst basieren.

Diese drei Punkte lassen sich frei und in jeder neuen Situation anders kombinieren. Jede der Methoden birgt ihre Vor- und Nachteile und keine von ihnen taugt als alleiniges Mittel zum Fällen eines Urteils. Die **Tabellen 4-1**, **4-2** und **4-3** auf S. 66 sollen helfen, die Forderung nach ausgiebigerer Pflegeforschung zu bekräftigen.

Früher wurde Pflege überwiegend am Patientenbett gelehrt und gelernt, heute jedoch verbringen Pflegekräfte einen Großteil ihrer Ausbildungszeit im Klassenzimmer. Im Rahmen des *Project 2000* (s. Kap. 11.3.3) wird die praktische Erfahrung noch weiter in den Hintergrund treten. Das wiederum bedeutet, dass ein großer Teil der «Kunst des Pflegens», die man sich bisher während der praktischen Ausbildung bei erfahrenen Pflegekräften abschauen konnte, nun einen theoretischen Bezugsrahmen erhalten muss, der im Klassenzimmer vermittelt und dann praktisch angewendet werden kann. Ziel der Pflegeforschung muss es daher sein, die Theorien aufzustellen und zu bestätigen, die dieses Gerüst bilden können.

Das mag zwar alles schön und gut klingen, reicht jedoch noch nicht aus, um Skeptiker zu überzeugen. **Tabelle 4-4** auf S. 66 liefert weitere konkrete Beispiele dafür, dass Pflegeforschung nötig ist, um die Qualität der Patientenbetreuung zu maximieren.

Tabelle 4-1: Methoden der klinischen Entscheidungsfindung: Versuch und Irrtum-Verfahren

Pro	Kontra
■ Nutzt praktische Erfahrungen. ■ Führt eventuell zu einem praktikablen Ergebnis. ■ Verfahrensweise kann geändert werden, wenn neue Geräte, Materialien und Kenntnisse verfügbar werden.	■ Woher kommen die «Versuchs»-Ideen? ■ Es wird nicht logisch, sondern nach dem Zufallsprinzip vorgegangen. ■ Die «Fehler» ließen sich möglicherweise vermeiden. ■ Die gefundene Lösung bezieht sich auf das konkrete Problem und lässt sich nur bedingt auf andere Situationen übertragen.

Tabelle 4-2: Methoden der klinischen Entscheidungsfindung: Traditionen

Pro	Kontra
■ Haben sich in der Vergangenheit bewährt. ■ Sind bei den Pflegekräften verbreitet und akzeptiert. ■ Sparen Zeit und Energie. ■ Schaden bekanntermaßen nicht. ■ Können im klinischen Bereich leicht weitervermittelt werden.	■ Senken die Bereitschaft, neue oder alternative Wege zu beschreiten. ■ Können als einzig richtiger Weg missverstanden werden. ■ Ergebnisse werden meist nicht mehr überprüft. ■ Lassen sich, wenn angezweifelt oder in Frage gestellt, nicht rechtfertigen. ■ Verfahrensweise kann nicht oder nur schlecht angepasst werden, wenn neue Geräte, Materialien und Kenntnisse verfügbar werden.

Tabelle 4-3: Methoden der klinischen Entscheidungsfindung: Forschungsergebnisse

Pro	Kontra
■ Entscheidungen basieren auf fundierten Erkenntnissen ■ in jeder vergleichbaren Situation anwendbar ■ Entscheidungen können begründet werden ■ «Fehler» sind seltener ■ fördert kritisches Denken ■ Verfahrensweise kann geändert werden, wenn neue Geräte, Materialien und Kenntnisse verfügbar werden	■ zeitaufwendig ■ noch nicht ohne weiteres verfügbar ■ meist nicht leicht verständlich formuliert ■ bisher zu wenig Erforschung von Themen, die in der klinischen Praxis direkt umsetzbar sind

Tabelle 4-4: Praktische Gründe für die Pflegeforschung

1. Werden Patienten mit neuen medizinischen Methoden behandelt, sind eventuell auch neue pflegerische Fähigkeiten und Fertigkeiten nötig, die entwickelt und getestet werden müssen.
2. Werden neue Geräte und Materialien entwickelt, müssen auch das pflegerische Wissen aktualisiert und die Pflegeaktivitäten entsprechend geändert werden. Jede Veränderung sollte logisch evaluiert werden.
3. Ziel der Pflege ist es, den Patienten die in Anbetracht der zur Verfügung stehenden Ressourcen bestmögliche Betreuung zu geben. Da Forschung das Pflegewissen erweitert, kann sie einen Beitrag leisten zur Sicherung einer qualitativ hochwertigen Versorgung.
4. Forschungsergebnisse sind die Munition, die Pflegekräfte im Kampf für die Rechte ihrer Patienten (z.B. auf präoperative Informationen) benutzen können.
5. Die Pflegeforschung kann helfen, konkrete Probleme zu lösen.
6. In der Forschung mitzuwirken, kann die berufliche Zufriedenheit und Arbeitsmoral einer Pflegekraft aufrechterhalten bzw. steigern.

4.1.2 Wie wird geforscht?

Forschen zu lernen, muss nicht schwer sein. Kleinere Studien lassen sich recht unproblematisch und schnell realisieren und weisen eine hohe Validität (siehe Glossar) auf. Die meisten Forschungsprojekte jedoch sind ziemlich komplex, da Patienten und Pflegekräfte Menschen sind und sich als solche nicht immer an feste Regeln halten. Daher ist es schwieriger, sie zu erforschen. Dieses Kapitel erhebt nicht den Anspruch, Ihnen das Forschen beibringen zu wollen; Interessierte seien auf die Literaturempfehlungen am Ende des Kapitels hingewiesen. Wie einfach oder wie komplex, wie klein oder wie umfangreich eine Forschungsstudie auch sein mag, wichtig ist, dass logisch an die Lösung des Problems bzw. an die Erhebung und Analyse der Daten herangegangen wird. Dieser logische Ansatz wird auch als *Forschungsprozess* bezeichnet und nimmt immer den in **Tabelle 4-5** dargestellten Verlauf.

Wollen Sie einen Forschungsbericht lesen, werden Sie vielleicht über einige unbekannte Begriffe stolpern. Aus diesem Grunde haben wir am Ende dieses Kapitels ein Glossar abgedruckt, das Ihnen beim Verstehen von Forschungsstudien helfen soll. Vergessen Sie aber nie, dass ein Forschungsbericht noch lange nicht valide und relevant ist, nur weil er im Titel das magische Wörtchen «Forschung» trägt. Hinterfragen Sie die Forschungsergebnisse kritisch und nehmen Sie sie nicht schon allein deshalb als gültig an, weil sie schwarz auf weiß zu lesen sind. Einige häufige Ansatzpunkte für Kritik zeigt **Tabelle 4-6**.

Einige Verweise auf Forschungsprojekte, die Auswirkungen für die Pflegepraxis haben, finden Sie in der Liste am Ende des Kapitels.

4.2 Computer in der Pflege

Viele Leute halten Computer für große, komplizierte, völlig unverständliche und unnahbare Kästen. Aber ob es uns nun gefällt oder nicht, sie sind aus dem Alltag nicht mehr wegzudenken und in den nächsten Jahre dürften wir Zeugen einer der vielleicht nachhaltigsten Umwälzungen im Bereich der Pflege werden – des Einzugs der Computertechnik in die Patientenbetreuung.

Schon jetzt hat in den Krankenhäusern die Computerisierung vieler Büro- und Verwaltungsangelegenheiten begonnen. Die meisten Patientenaufnahmen beispielsweise arbeiten inzwischen ausschließlich mit dem Computer. Auch die Vergabe ambulanter Termine wird in der Regel über ein Computerprogramm abgewickelt. In den Bereichen Pathologie, Hämatologie und Mikrobiologie

Tabelle 4-5: Der Forschungsprozess

1. Forschungsproblem auswählen
2. Relevante Literatur studieren
3. Forschungszweck und -ziele formulieren
4. Untersuchungsdesign und Forschungsmethoden festlegen
5. «Messinstrumente» entwickeln
6. Finanzierungsfrage klären
7. Ethische Überlegungen (Entwurf bei zuständigen Stellen vorlegen)
8. Kontaktaufnahme mit allen Beteiligten (schriftlich und mündlich)
9. Pilotstudie
10. Datenerhebung
11. Datenanalyse
12. Präsentation der Ergebnisse

Tabelle 4-6: Kritische Fragen zu Forschungsberichten

1. Ist das Ziel der Studie klar?
2. Aus welchem Jahr stammt die Studie? Handelt es sich um eine ältere Arbeit?
3. Ist die verwendete Methode der Studie angemessen?
4. Wie groß ist das Sample? Ist diese Größe adäquat?
5. Wie wurde das Sample ausgewählt? Könnte es dadurch zu einer Verzerrung der Forschungsergebnisse kommen?
6. Über welchen Zeitraum hinweg und wann wurde die Studie durchgeführt? Spielt dies in Anbetracht der Forschungsziele eine wichtige Rolle?
7. Werden die Ergebnisse klar präsentiert?
8. Würden Sie aus den vorliegenden Resultaten dieselben Schlüsse ziehen wie der Autor bzw. die Autorin?
9. Bestätigen oder widerlegen die Resultate frühere Arbeiten?
10. Muss weitergeforscht werden, um sicherzustellen, dass die Ergebnisse valide und reliabel sind?
11. Können und sollten die Ergebnisse auf andere Bereiche übertragen werden?
12. Welche neuen Erkenntnisse hat die Studie für die Pflege gebracht?

werden Computer nicht nur zur Analyse der Proben benutzt, sondern auch die Ergebnisse datentechnisch so erfasst, dass sie auf dem Bildschirm abgerufen werden können. Dies sind nur einige Beispiele dafür, wie dicht der Computer bereits an die Pflegepraxis herangekommen ist. Vielleicht sollten wir uns doch mit der Frage auseinandersetzen, wie er in Zukunft in unseren Berufsalltag eindringen könnte, wenn er dies nicht sogar vereinzelt schon getan hat.

4.2.1 Computer und Pflegepraxis

In vielen Stationen, vor allem im Intensivbereich und in der Kardiologie, wird der Computer bereits genutzt, um die Herz-Kreislauf- und Atmungsfunktionen von Patienten zu überwachen. Auch die Flussgeschwindigkeit von Infusionen kann mit Hilfe des Computers kontrolliert werden, wenn diese für die Versorgung eines Patienten besonders wichtig ist. Zwar ist es immer noch die Pflegekraft, die einschätzt, implementiert und evaluiert, doch dank der Computertechnik kann sie hierzu viel präzisere Daten heranziehen.

Der nächste datentechnische Entwicklungsschritt in der Pflege ist der computergestützte Pflegeprozess. Man muss nur einen Blick nach Amerika werfen, um einen Vorgeschmack davon zu bekommen, was uns in Zukunft erwartet. Am drastischsten scheinen die Veränderungen zu sein, die in puncto Pflegedokumentation und Kommunikation auf uns zukommen. Ein kleines Szenario soll Ihnen helfen, sich die anstehenden Veränderungen vorzustellen.

Wird ein neuer Patient in die Station eingewiesen, führt eine Pflegekraft mit Hilfe eines Laptops das Pflegeassessment durch. Nachdem sie die Daten eingegeben hat, wertet der Computer die Assessmentinformationen aus und liefert ihr auf dem Bildschirm eine Liste der möglichen Pflegepläne. Die Pflegekraft wählt nun die benötigten Pflegepläne aus und modifiziert die Ziele und Interventionen so, dass sie für ihren Patienten geeignet sind. Verändert sich der Zustand des Patienten, kann der Pflegeplan überarbeitet und evaluiert werden. Außerdem kann ein Entlassungsplan erstellt, ausgedruckt und dem Patienten an die Hand gegeben werden.

Beim Schichtwechsel kann der Pflegeplan einschließlich aller noch auszuführender Pflegemaßnahmen ausgedruckt und an die neu angekommenen Pflegekräfte übergeben werden. So werden Kommunikationslücken nahezu ausgeschlossen.

Das medizinische Personal gibt alle Medikamentenverordnungen direkt in die computerisierte Akte des Patienten ein und der Computer warnt die Pflegekraft automatisch, auf welche etwaigen Neben- und Wechselwirkungen sie achten muss. Der Computer wird die Pflegekraft auch rechtzeitig daran erinnern, welche Medikamente sie wann verabreichen muss. Verordnungen werden über das Computernetz direkt an die Hausapotheke weitergeleitet werden, so dass diese nicht vorrätige Pharmaka noch beschaffen und an die Station liefern kann, bis sie gebraucht werden. Es wurde argumentiert, dass Medikationsfehler durch den Einsatz eines Computersystems verringert werden können (Butler 1978; Tamarisk 1982).

Die Kommunikation zwischen den einzelnen Krankenhausabteilungen wird verbessert, da Aufträge an Abteilungen wie z. B. Röntgen, Hämatologie und Pathologie per Computer erteilt werden können.

Ist sich eine Pflegekraft in einem Punkt der Patientenbetreuung unsicher, hat sie Zugriff auf eine Computerdatenbank, in der sie über Pharmakologie, pflegerische Maßnahmen, Krankheiten usw. recherchieren kann. So verfügt sie bei der Pflegeplanung jederzeit über die neuesten Informationen.

Auch das Material für die Schulung von Patienten ist sofort abrufbar und der Computer kann alle Informationen ausdrucken, die der Patient und seine Angehörigen benötigen. Zwar kann der Computer die Pflegekraft nicht ganz ersetzen, er stellt jedoch eine sehr hilfreiche ergänzende Informationsquelle dar.

Bevor ein solches System auch nur ansatzweise realisiert werden kann, sind noch viele Fragen zu stellen und zu beantworten. Zu klären sind vorwiegend technische, rechtliche, didaktische und ethische Punkte. Beispielsweise sollten nur befugte Personen Zugriff auf die computerisierten Patientenakten haben; aber wer genau ist befugt? Eine weitere Frage ist, ob bei der Überarbeitung eines Pflegeplans der vorherige Eintrag gelöscht werden darf. Muss jeder ausgedruckte Pflegeplan aufbewahrt werden oder reicht es aus, wenn die Computerdatei dauerhaft gespeichert wird? Pflegekräfte, die das System nutzen sollen, müssen entsprechend geschult werden – sowohl vor als auch im Verlauf der Implementation. Bis eine vollständige Computerisierung stattfinden kann, gibt es noch viel zu tun.

Diese Vision über das, was in der klinischen Praxis mit Hilfe von Computern möglich sein könnte, mag momentan noch in weiter Ferne liegen, früher oder später jedoch wird sie mit hoher Wahrscheinlichkeit wahr werden. Als Pflegekräfte sollten wir uns also besser schon jetzt an den Gedanken gewöhnen und aktiv an der Entwicklung solcher Systeme und Programme mitarbeiten, die wir gerne benutzen würden. Es dürfte nicht unbedingt sinnvoll sein, amerikanische Systeme komplett zu übernehmen, sondern wir sollten aus ihnen lernen und es unseren Bedürfnissen anpassen.

4.2.2 Computer in der Pflegeausbildung

In der Pflegeausbildung hat sich der Computer bereits ein erstes Standbein entwickelt. Zunächst einmal spielt er eine Rolle bei der Speicherung von Informationen über die Bewerberinnen für Pflegekurse sowie über bereits aufgenommene Schülerinnen und ihre Noten. Die Lehrpläne werden immer komplexer und eine wachsende Zahl von Pflegekräften schreibt sich für Fortbildungskurse ein (s. Kap. 11.3.9). Nur mit Hilfe des Computers ist es noch möglich, alle Informationen über die angebotenen Kurse aufzubereiten und zu verwalten. Pflegelehrerinnen sollten ihre Computerkenntnisse daher von sich aus weiterentwickeln und sich in die verfügbaren Systeme zur Unterrichtsplanung und Informationsspeicherung einarbeiten.

Viele Pflegeschulen haben sich Computerprogramme angeschafft, die bei der Vermittlung unterschiedlicher Lehrstoffe helfen können. Unter anderem gibt es die von der Open Software Library herausgegebenen Programme zur Berechnung von Dosierungen (Fish, E. J.), über Wundpflege (Morrison, D.) und zur Erstellung von Dienstplänen (Ward, S.). [Auch in Deutschland gibt es Anbieter für solche Programme. Anm. d. Bearb.]

Momentan werden diese Softwarepakete noch als Ergänzung zum traditionellen Unterricht eingesetzt, je umfangreicher das Angebot jedoch wird, desto stärker wird das Selbststudium der Schülerinnen in den Vordergrund treten. Denkbar wäre, dass die Pflegeschülerinnen in einer Art Fernstudium an einem Terminal arbeiten, das entweder zu Hause oder an ihrem Arbeitsplatz steht (Robinson 1989). Auf diese Weise wäre die einzelne Schülerin in höherem Maße selbst dafür verantwortlich, dass sie etwas lernt, und könnte ihr eigenes Lerntempo finden ohne von Lehrerinnen oder Mitschülerinnen bedrängt zu werden. Silva (1973) entwirft ein futuristisches Bild, das aber vielleicht gar nicht mehr so weit von der Realität entfernt ist.

> Die Schülerin wird an ihr eigenes Computerterminal kommen, das sie zu Hause stehen hat, und die Lernprogramme auswählen, die ihrem Lernstil, ihren Interessen und ihren Zielen derzeit am nächsten kommen. Dabei wird ihr eine ganze Palette von multimedialen Geräten zur Verfügung stehen (...) Computergesteuerte Roboter, die mit ihr kommunizieren können und die auf eine Vielzahl von Symptomen und Stressoren ansprechen (...), werden ihr Gelegenheit geben, mit (...) Pflege zu experimentieren, bevor sie echte Menschen pflegt. (S. 94)

4.2.3 Computer in der Pflegeverwaltung

Da der Einsatz von Computern im gesamten Krankenhaussektor auf dem Vormarsch ist, werden sich auch Pflegedienstleitungen im Umgang mit der Computertechnik weiterbilden müssen. Viele der Aufgaben, für die sie verantwortlich sind, haben mit dem Speichern und Abrufen von Informationen zu tun und sind daher für den Computereinsatz geradezu prädestiniert. Pflegemanagerinnen könnten den Computer nutzen, um Patienten- oder Personalstatistiken (z.B. Bettenbelegung, Einstufungen nach Pflegebedürftigkeit, Krankheitstage, Personalfluktuation) zu speichern, zu analysieren und zu interpretieren.

Tabelle 4-7 auf S. 70 listet die Funktionen auf, die ein computerisiertes Managementsystem übernehmen könnte. Es darf jedoch nicht vergessen werden, dass derartige Systeme die an sie gestellten Erwartungen nicht erfüllen können, wenn sie schlecht gestaltet sind, eine unzureichende Einweisung erfolgte oder wenn die Anwender nicht an ihren Einsatz glauben.

4.2.4 Computer in der Pflegeforschung

Der Nutzen, den der Computereinsatz für die Forschung bringt, steht wohl außer Frage. Viele Forschungsstudien wären gar nicht durchführbar, wenn es keine Computer gäbe, die bei der Analyse der Daten helfen könnten. Aber auch bei der Speicherung von Daten und beim Anlegen einer Datenbasis (z.B. über die an der Studie beteiligten Patienten) leistet der Computer unschätzbare Dienste. Als Textverarbeitungsgerät ermöglicht der Computer außerdem eine rasche und einfache Produktion von Forschungsberichten und anderen Unterlagen.

Zusammenfassend lässt sich wohl sagen, dass der Computer schon jetzt ein bleibender Bestandteil unseres Berufsalltags ist, der über kurz oder lang sämtliche Aspekte der Pflege beeinflussen wird. In vielen Bereichen wird das Potenzial des Computers bereits voll ausgeschöpft, während dies in anderen noch lange nicht in Sicht ist. Pflegekräfte müssen sich mit der Computerterminologie und der Anwendung von Computerprogrammen vertraut machen, damit sie die Entwicklung einer Software mit beeinflussen können, die auf ihre konkreten Bedürfnisse zugeschnitten ist.

4.3 Stationsbudgets

Budgetverantwortung für eine Abteilung oder Station zu übernehmen, scheint anfangs eine schwere und beängstigende Aufgabe zu sein – vielleicht die am besten Vermiedene überhaupt. Budgetfragen sind eng mit der Leitungsaufgabe verknüpft, deshalb sollte die Stationsleitung Kenntnisse besitzen, woher das Konzept stammt und wie ein Budget erstellt wird.

4.3.1 Konzept der Budgetierung

In ihrem Vorwort zum 6. Bericht der NHS/DHSS Health Services Information Steering Group, schreibt Mrs. Korner:

> Das Management des NHS muss jederzeit belegen können, dass der hohe Anteil der öffentlichen Ausgaben, die in den Gesundheitssektor fließen, gut angelegt ist, dass die finanziellen Mittel vernünftig verteilt, die Kosten streng kontrolliert, die Leistungen kritisch untersucht und konkurrierende Geldforderungen sorgfältig geprüft werden.

Der NHS hat zwar von Anfang an mit Systemen der Haushaltsplanung gearbeitet, aber diese waren nicht darauf ausgelegt, das «Wer, Was, Wo und Warum» von Ausgaben zu verfolgen. Inzwischen wurden neue Kostenrechnungs- und Budgetierungssysteme entwickelt (Perrin 1988), die es dem NHS-Management in Kombination mit den computerisierten Informationssystemen ermöglichen werden,

1. genau nachzuvollziehen, was stattgefunden hat und welche Kosten dadurch verursacht wurden
2. vorherzusagen, was passieren und wieviel es vermutlich kosten wird
3. bewusste Änderungen in der Gesundheitsversorgung vorzunehmen und dabei zu wissen, welche Folgen diese Veränderungen voraussichtlich haben werden
4. Mitarbeitern Budgets zur Verfügung zu stellen, die von einem festgelegten Leistungsumfang ausgehen, und entsprechend kontrollierbar sind.

Das Konzept der Budgetierung hat sich im klinischen Bereich nur langsam durchgesetzt, was zum

Tabelle 4-7: Mögliche Funktionen eines computergestützten Managementsystems

1. Erstellung von Dienstplänen
2. Dokumentation von Fehl- und Anwesenheitszeiten, Versetzungen
3. Einteilung von Leasingpersonal und Springern
4. Gehalts- und Sozialversicherungsdaten
5. Verwaltung von Bewerberdaten
6. Fluktuationsquote und Gründe für Abgänge
7. Berufliche Mitarbeiterdaten
8. Persönliche Mitarbeiterdaten
9. Personaleinsatzmanagement
10. Personalbedarfserfassung und -planung

Teil am Widerstand des medizinischen und paramedizinischen Personals und zum Teil an den begrenzten finanziellen Mitteln lag, die zur Modernisierung und für die EDV-gestützte Erfassung und Verarbeitung von Tätigkeits- und Leistungsdaten zur Verfügung standen. Dies ist jedoch für die Erstellung eines Klinikhaushalts enorm wichtig. Außerdem gab es für eine flächendeckende Einführung nicht genügend Finanzberaterinnen bzw. Fachkräfte für entscheidungsorientiertes Rechnungswesen. Perrin (1988) schreibt, es dauere mindestens 3 bis 4 Jahre, in einem Krankenhaus ein funktionierendes Budgetierungssystem aufzbauen – kein Wunder also, dass die Entwicklung so zögerlich voranging.

[Die Begriffe «Budget» und «Budgetierung» wurden in der deutschen Krankenhausgesetzgebung erstmals 1985 verwendet. Durch die Veränderungen in der Krankenhausfinanzierung in den neunziger Jahren (Fallpauschalen, Sonderentgelte, Abteilungs-, Basispflegesätze, teilstationärer Pflegesatz usw.) erhöhte sich der Druck auf die Krankenhäuser, das gesamte Finanzvolumen (auch als externes Budget bezeichnet) in interne Teilbudgets umzusetzen und die interne Kostenverantwortung neu zu regeln. Als wichtiges Hilfsmittel der Kontrolle und Planung der Kosten- und Leistungen, werden Kosten- und Leistungsrechnungssysteme verwendet (seit 1974 in der Krankenhausbuchführungsverordnung festgelegt). Anm. d. Bearb.]

4.3.2 Erstellung eines Budgets

Die ersten Schritte der Budgetplanung sind in den verschiedenen Budgetierungssystemen vom Prinzip her ähnlich und ein systematischer Ansatz ist zu empfehlen. Zunächst einmal müssen bestimmte Voraussetzungen gegeben sein:

- Verfügbarkeit der Informationen
- Fachleute
- Autorität, um Neuerungen durchzusetzen
- Evaluation und Feedback
- formelle und informelle Schulung.

Sind diese Vorbedingungen erfüllt, kann mit der Budgetierung begonnen werden. Für die Erstellung des Haushalts einer Organisation und ihrer Abteilungen gibt es zwei Grundansätze, die Zuwachsbudgetierung und die Null-Basis-Budgetierung.

Die Zuwachsbudgetierung hat im NHS die weitere Verbreitung gefunden. Bei diesem Verfahren werden die Vorjahresausgaben als Ausgangsgröße genommen und die verschiedenen Abweichungen subtrahiert bzw. hinzuaddiert. Einige Beispiele:

1. erwartete Jahresinflation
2. geplante Niveausteigerungen bzw. -senkungen der Dienstleistungen
3. geplante Entwicklung der Dienstleistungen
4. erzielte oder erwartete Kostensenkungen
5. frühere Etatüberschreitungen.

Die Summe dieser Korrekturposten ergibt den «Zuwachs» des Haushalts, der von Abteilung zu Abteilung unterschiedlich sein kann und so interne Verschiebungen widerspiegelt.

Der größte Nachteil der Zuwachsbudgetierung besteht darin, dass sie dem Management keinen Anreiz gibt, die bestehenden Qualitäts- bzw. Produktivitätsstandards bei der Planung des neuen Etats zu überprüfen.

Die Null-Basis-Budgetierung versucht dieses Manko auszugleichen. Als Ausgangspunkt der Haushaltsplanung werden die betrieblichen Aktivitäten, Ausgaben und Einnahmen mit null angesetzt. Jeder Posten wird dann daraufhin überprüft, ob er noch valide und relevant ist. Wird diese Kontrolle sorgfältig durchgeführt, handelt es sich um einen zeitaufwendigen Prozess. Das Lernprogramm «Using Information in Managing the Nursing Resource» (Greenhalgh & Co. 1991) rät im Abschnitt Finanzmanagement zu einer Kombination aus Zuwachs- und Null-Basis-Budgetierung. Im Allgemeinen reiche eine Zuwachsbudgetierung aus, alle 3–5 Jahre solle jedoch eine Null-Basis-Budgetierung durchgeführt werden.

Tabelle 4-8 auf S. 72 listet einige Beispiele für Punkte bei der Budgetplanung auf, die bei beiden Budgetierungsmethoden zu berücksichtigen sind. Jeder Bereich oder jede Abteilung, für die ein separater Etat aufgestellt wird, heißt gemeinhin *Kostenstelle*, und verfügt über ihre eigene Kostenverantwortliche. In jeder Kostenstelle werden die einzelnen Ausgaben *Aufwandskategorien* (Kontengruppen) und entsprechend nummerierten Aufwandpositionen zugeordnet. Diese Aufwandpositionen sind für alle Abteilungen der Einrichtung die gleichen; wenn abteilungsspezifische Ausgaben den bestehenden Aufwandpositionen nicht zuzuordnen sind, können die Positionen entsprechend erweitert werden. Beispiele für Aufwandskategorien (Kontengruppen) zeigt **Tabelle 4-9**. [In Deutschland ist die Gliederung der Aufwendung in Kontengruppen und Aufwandpositionen in der der KHBV (Krankenhaus-Buchführungsverordnung) festgelegt. Anm. d. Bearb.]

Die im Budget enthaltenen Informationen lassen sich auch noch in anderen Formen aufstellen, die auf Managementebene besser verwertbar sind. Dabei werden die verschiedenen Kostenarten betrachtet und auf unterschiedliche Weise beschrieben. Zu differenzieren sind beispielsweise direkte und indirekte Kosten, fixe und variable Kosten, Gemeinkosten etc. Die Definitionen dieser Begriffe finden Sie im Glossar am Ende dieses Kapitels.

Ist der Haushaltsentwurf erstellt, entwickelt die Buchhaltung das Gesamtbudget der Organisation. Dem Gesamtbudget wird die Summe aller erwarteten Einnahmen gegenübergestellt und die einzelnen Budgetverantwortlichen müssen ihre Haushaltsentwürfe entsprechend überarbeiten.

4.3.3 Folgen für die Stationsleitung

Die Budgetverantwortung zu übernehmen, mag als eine weitere zeitraubende und lästige Schreibarbeit erscheinen, wir hoffen jedoch, in unseren obigen Ausführungen auch einen Eindruck davon vermittelt zu haben, welche Pluspunkte diese Aufgabe für die Stationsleitung mit sich bringt. Statt sich Verän-

Tabelle 4-8: Bei der Budgetplanung zu berücksichtigende Punkte

1. Welche und wie viele Mitarbeiterinnen werden gebraucht, um das vereinbarte Pflegeniveau bzw. die vereinbarte Pflegequalität zu erbringen?
2. Sind für das kommende Jahr Veränderungen in der qualitativen Personalbesetzung und dem Pflegebedarf zu erwarten?
3. Welche Verbesserungen oder Einsparungen sind bei den derzeitigen Arbeitsmethoden möglich?
4. Welche Informationen sind über das kommende Jahr verfügbar?
5. Bergen diese Informationen Fehler (z. B. falsch angesetzte Personalkosten oder Materialverbrauch)?
6. Schwankt das Auslastungs- oder Ausgabenniveau im Verlauf des Jahres?
7. Sollten die daraus folgenden Ausgabenschwankungen über das gesamte Jahr verrechnet werden?
8. Wie detailliert sollte das Budget ausgearbeitet sein?
9. Wie detailliert werden Ausgaben und Budget gegeneinander aufgerechnet?
10. Müssen unvorhergesehene Kosten eingeplant werden (z. B. für die Einstellung und Einarbeitung neuer Mitarbeiterinnen, falls Mitarbeiterinnen gehen)?

Tabelle 4-9: Beispiele für Aufwandskategorien

1. Personalkosten einschließlich Überstunden und Zeitzuschläge/Zulagen
2. Personalnebenkosten (z. B. Sozialversicherungsbeiträge)
3. Medikamente
4. Verbandmaterial
5. Bettwäsche
6. Wäscherei
7. Dienstkleidung
8. Zentralsterilisation
9. Pflege und Wartung der Geräte
10. Bürobedarf
11. Telefongebühren
12. Geschirr und Besteck
13. Catering und Lebensmittelvorräte

derungen vom Krankenhausmanagement überstülpen lassen zu müssen, hat sie als Budgetverantwortliche eine Position inne, aus der heraus sie die Richtung der Veränderungen selbst beeinflussen und ihre Auswirkungen beobachten kann. Die Leitung der Station liegt mehr in den Händen der Budgetverantwortlichen als in jenen einer vorgesetzten Managerin.

Einer der Gründe für die Erstellung eines Stationsbudgets ist, dass keine Gelder verschwendet und die Kosten gesenkt werden sollen. Jede Einrichtung, die ein Budgetierungssystem einführt, sollte überlegen, wie sie Anreize oder Belohnungen für Kosteneinsparungen bereitstellt. Die Stationsleitung hat dann die erfreuliche Aufgabe diese Belohnungen weiterzugeben.

Natürlich hat die Aufgabe der Budgetverantwortlichen auch Nachteile. Zweifellos ist die Erstellung eines Haushaltsplans, zumindest anfangs, eine zeitaufwendige Angelegenheit, bei der ein Berg an Papierkram bewältigt werden muss und zahlreiche Aufstellungen zu interpretieren sind. Möglicherweise ist auch eine genaue Überprüfung der gängigen Praktiken nötig. Wanda Shafer (1991) schreibt:

> Wenn ich wusste, was in welchen Mengen in den Regalen stand, konnte ich überlegen, was passieren würde, wenn ich die Lagerbestände verringerte, und mir Fragen stellen wie:
> - Wie lange dauert es, bis eine Bestellung erledigt ist?
> - Was würde die Station unternehmen, wenn ein Artikel ausginge?

Mit der Vorbereitung und Genehmigung des Budgets ist die Arbeit aber noch nicht beendet. Jeden Monat flattert der Budgetverantwortlichen ein Budgetauszug auf den Tisch, mit dessen Hilfe sie erkennen kann, ob der Haushaltsplan eingehalten wurde, und falls nicht, warum nicht. Zum Jahresabschluss muss das Jahresbudget eingehend analysiert werden, damit ein neues Budget entwickelt werden kann.

4.4 Präsentation und Analyse von Daten

Eine der Hauptaufgaben von Managerinnen besteht darin, Entscheidungen zu fällen. Um dies effektiv tun zu können, brauchen sie Informationen. Dabei hilft ihnen die Statistik, bei der Zahlen bzw. Daten gesammelt und klassifiziert werden. Die Erstellung und Auswertung von Statistiken ist ein wichtiger Bestandteil des Jobs einer Stationsmanagerin. Nur mit Hilfe dieser gebündelten Daten lassen sich informierte Entscheidungen treffen. Hier einige Beispiele für häufig geführte Statistiken:

- Kategorisierung der aufgenommenen Patienten
- Personalbesetzung der Station
- Häufigkeit von Krankenhausinfektionen
- Bettenbelegung.

Zwar hat der Computer die Erstellung von Statistiken wesentlich erleichtert und beschleunigt, nach wie vor ist es jedoch wichtig, dass alle gesammelten Daten valide, adäquat, genau und aktuell sind und dass die Informationen rechtzeitig zur Verfügung stehen, um Maßnahmen ergreifen zu können. Entscheidend ist, dass die Daten nachvollziehbar sind und so präsentiert und analysiert werden, dass sie eindeutig und leicht verstanden werden können. Wie könnten «unverständliche» Daten auf ihre Validität und Adäquatheit geprüft werden und als Grundlage informierter Entscheidungen dienen?

Dieser Abschnitt soll beim Verstehen der numerischen Daten helfen, mit denen man als Stationsleitung konfrontiert werden kann. Zusätzlich findet sich am Ende des Kapitels ein Glossar der Fachter mini. Eine detaillierte Einführung in die Statistik und Datenanalyse würde den Umfang dieses Buchs sprengen, für interessierte Leser bietet die Literaturliste wieder einige Lektüreempfehlungen.

Daten lassen sich auf unterschiedlichste Weise darstellen – in Tabellen, Grafiken und Diagrammen. Zweck einer solchen Datenpräsentation ist es, die Informationen zusammenzufassen und zu illustrieren, sie besser verständlich zu machen. Beim Lesen und Schreiben von Berichten sollte man die Grundeigenschaften von Tabellen und Diagrammen sowie die jeweiligen Vor- und Nachteile kennen.

4.4.1 Tabellen

Ist die Datenerhebung abgeschlossen, müssen die gesammelten Daten zunächst einmal in eine Form gebracht werden, die einen besseren Überblick ermöglicht. Die einfachste Methode besteht darin, die

Daten in einer Tabelle anzuordnen. Dies wiederum lässt sich auf unterschiedliche Weise bewerkstelligen; zwei Möglichkeiten zeigen die **Tabellen 4-10** und **4-11**.

Tabelle 4-10 weist die Grundelemente jeder Tabelle auf. Im Interesse der Klarheit verfügt sie über:

- einen Titel
- eine Nummerierung, damit im Text leichter Bezug genommen werden kann
- Spaltenüberschriften (und Zeilenüberschriften)
- Angaben zur Quelle der Daten, wodurch die Zahlen Glaubwürdigkeit erhalten (bei unseren Beispielen ausgelassen)
- gut leserliche Dateneintragungen.

Tabelle 4-11 enthält ebenfalls alle soeben genannten Elemente, darüber hinaus wurde jedoch bereits eine gewisse Deutung der Zahlen vorgenommen, damit die Rohdaten leichter interpretiert werden können. Für die verschiedenen Fachgebiete ist das Patientenaufkommen im stationären und im ambulanten Bereich aufgelistet, so dass der Betrachter die Zahlen miteinander vergleichen kann. Außerdem sind die Gesamtzahlen der ambulanten und der stationären Patienten sowie die Summe aller Patienten in den einzelnen Abteilungen dargestellt. Anhand dieser Zahlen ist leicht zu erkennen, dass die Mehrheit der Patienten (10 000 von 30 000) als chirurgische Fälle aufgenommen wurden, wobei fast die Hälfte dieser chirurgischen Patienten ambulant behandelt wurde. Darüber hinaus lassen die Daten aber auch noch eine genauere Analyse zu; beispielsweise kann ohne weiteres der Prozentsatz der stationären Patienten in den einzelnen Fachgebieten errechnet werden. Welche Art von Analyse vorgenommen wird, hängt vom jeweiligen Grund ab, aus dem die Datenerhebung ursprünglich durchgeführt wurde.

Die enorme Menge von Analysen, die auf der Grundlage statistischer Daten möglich sind, kann von diesem Kapitel nicht einmal ansatzweise abge-

Tabelle 4-10: Die Verweildauer von 27 Patienten nach einer Krampfaderoperation

Dauer des Krankenhausaufenthalts	Anzahl der Patienten
1 Tag	8
2 Tage	11
3 Tage	3
4 Tage	0
5 Tage	3
6 Tage	0
7 Tage	0
8 Tage	1
9 Tage	0
10 Tage	0
11 Tage	0
12 oder mehr Tage	1

Tabelle 4-11: Die Krankenhausaufnahmen eines Jahres geordnet nach Fachbereichen und Patientenarten

Fachbereich	stationäre Patienten	ambulante Patienten	alle Patienten
Chirurgie	6 000	4 000	10 000
Innere Medizin	6 000	2 000	8 000
Orthopädie	2 000	1 000	3 000
Geburtshilfe	1 000	0	1 000
Gynäkologie	2 500	500	3 000
Geriatrie	5 000	0	5 000
Gesamt	22 500	7 500	30 000

deckt werden. Einige werden jedoch im Glossar erläutert und weiterführende Informationen finden Sie in den Texten aus der Literaturliste.

4.4.2 Grafiken und Diagramme

Grafiken und Diagramme dienen in der Regel dazu, Informationen in einer Art und Weise zu zeigen, die die Interpretation erleichtert. Selbst wenn exakte Zahlen dargestellt sind, lassen sich die genauen numerischen Werte oft nicht ganz so leicht ablesen wie in einer Tabelle. Diese Art der Informationspräsentation wird meistens zur Zusammenfassung von Daten oder zur Illustration von Vergleichen benutzt.

Tabelle 4-12 stellt einige Aufwandpositionen in Tabellenform dar. **Abbildung 4-1** zeigt dieselben Daten, diesmal als Stabdiagramm. Zwar lässt sich nicht mehr so leicht erkennen, welche Kosten ein einzel-

Tabelle 4-12: Jahresausgaben einer chirurgischen Station

Kostenfaktor		Tatsächliche Kosten (in £)	
Lebensmittel	958	Medizinische Ausstattung £1000	364
Verbandmaterial	1112	Geräte	500
Sonstige Pharmaka und Materialien	604	Allgemeines Catering	480
OP-Handschuhe	300	Einwegmaterial	200
Drainagebeutel und -sets	350	Inkontinenzmaterial	220
Sonstige Verbrauchsartikel	526	Papierhandtücher	285

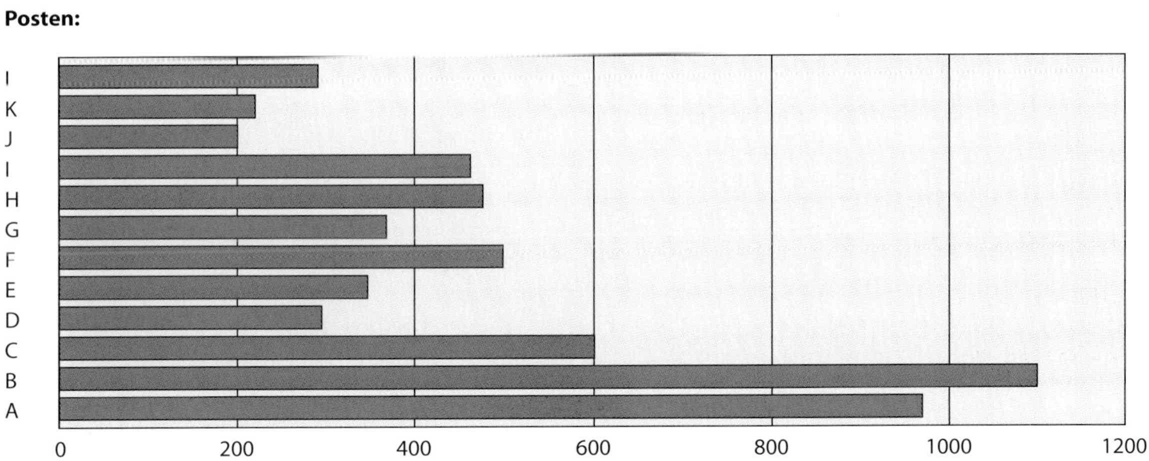

x-Achse Ausgaben(in) 0, 200, 400, 600, 1000, 1200

y-Achse Posten A, B, C, D, E, F, G, H, I, J, K, L

Schlüssel des Stabdiagramms:

A = Lebensmittel
B = Verbandmaterial
C = Sonstige Pharmaka und Materialien
D = OP-Handschuhe
E = Drainagebeutel und -sets
F = Sonstige Verbrauchsartikel
G = Medizinische Ausstattung <£1000
H = Geräte
I = Allgemeines Catering
J = Einwegmaterial
K = Inkontinenzmaterial
L = Papierhandtücher

Abbildung 4-1: Jahresausgaben einer chirurgischen Station (Stabdiagramm)

ner Punkt verursacht, dafür können die relativen Kosten um so einfacher verglichen werden.

- einen Titel
- Achsenbeschriftungen, die erklären, was auf den beiden Achsen abgetragen wird (die horizontale Achse ist die x-Achse und die vertikale die y-Achse)
- Achsenmarkierungen (Teilstriche mit Bezifferung), an denen sich die im Diagramm dargestellten Werte ablesen lassen
- Balken, die die einzelnen Kategorien repräsentieren
- eine Legende, die die Schraffierung bzw. Farbabstufungen oder Beschriftungen (z.B. der Balken) erklärt.

Auch in der Diagrammform lassen sich Informationen auf ganz unterschiedliche Weise arrangieren, die Möglichkeiten reichen von einem einfachen Stabdiagramm wie in unserem Beispiel bis hin zu komplexen Gruppenstabdiagrammen oder Linien- bzw. Kurvendiagrammen. Welche Art der Datenpräsentation gewählt werden sollte, hängt davon ab, welche Variablen von Interesse sind und wie detailliert man die Daten aus dem Diagramm herauslesen können muss. Gleich ob man einen Bericht schreibt oder liest, sollte man bedenken, dass Tabellen und Grafiken den Text illustrieren und mitunter einen gezogenen Schluss belegen sollen. Ist die tabellarische oder grafische Darstellung so kompliziert, dass man erst lange überlegen muss, bevor man sie versteht, hat sie wenig Sinn.

4.5 Zusammenfassung

Dieses Kapitel sollte Sie kurz mit den neuen Herausforderungen vertraut machen, mit denen sich Stationsleitungen in den neunziger Jahren konfrontiert sehen. Es wäre unmöglich, alle angesprochenen Themen eingehend zu behandeln, daher haben wir uns darauf beschränkt, Ihnen ein allgemeines Verständnis für die verschiedenen Bereiche und ihre Terminologie zu vermitteln. Besonders Interessierten wollten wir eine weitere Informationsquelle eröffnen.

4.6 Glossar

Abhängige Variable: Aspekt, der untersucht wird, um herauszufinden, ob der Testfaktor (die unabhängige Variable) eine Wirkung hat.

Abstract: Abschnitt am Beginn eines Forschungsberichts, in dem die Gründe für die Studie sowie ihre Kernergebnisse zusammengefasst werden.

Bias [systematischer Fehler]: Verzerrung der Ergebnisse aufgrund unbeabsichtigter Einflüsse (siehe Observer Bias).

Chi-Square Test: Test, mit dem bestimmt wird, ob eine Differenz zwischen den tatsächlichen und den erwarteten Ergebnissen auf Zufall beruht oder ob es sich um eine signifikante, d.h. echte Differenz handelt

Daten: Durch Forschung erhobene, aufgezeichnete Informationen, Fakten oder Phänomene.

Datenbasis: Ablagesystem zur Organisation, Sortierung, Wiederauffindung, Transkription und Verarbeitung von Daten.

Demografische Daten: Angaben zur Person der Testteilnehmer.

Direkte Kosten: Kosten, die von der Kostenverantwortlichen und/oder ihren Mitarbeiterinnen unmittelbar beeinflusst werden können.

Fixe Kosten: Der Teil der Gesamtkosten einer Dienstleistung o.ä., der sich in einer Zeitperiode nicht ändert

Forschungsinstrument: Mittel, mit dessen Hilfe die Daten erhoben werden, z.B. Fragebogen, Interviewleitfaden, Beobachtungsprotokoll oder Kombinationen aus diesen.

Gemeinkosten: Kosten, die innerhalb einer Organisation auftreten und sich den Budgets der einzelnen Abteilungen nicht zuordnen lassen (z.B. Pflege des Grundstücks).

Hardware: physische Teile eines Computers wie Monitor, Tastatur, Drucker, interne Komponenten oder die Verbindung zu einem zentralen Computer.

Hypothese: Aussage über einen Zusammenhang, die durch bestimmte Erkenntnisse, Informationen oder Beobachtungen gestützt wird, aber noch nicht bestätigt oder widerlegt wurde.

Indirekte Kosten: Kosten, die einer Abteilung für Dienstleistungen anderer (z.B. Röntgenaufnahmen) berechnet werden und nicht der direkten

Kontrolle der Budgetverantwortlichen unterliegen.

Interview, strukturiert: Interview, bei dem die Fragen und eine bestimmte Auswahl von Antworten vorgegeben sind.

semi-strukturiert: Interview, bei dem die Fragen vorgegeben sind, das aber eine gewisse Flexibilität beim Fragen und Antworten erlaubt.

unstrukturiert: Interview zu einem bestimmten Thema, bei dem Fragen und Antworten spontan und frei formuliert werden können.

Klassifikation: An Ähnlichkeiten orientierte Einordnung der Daten in verschiedene, deutlich unterscheidbare Kategorien.

Kohorte: Gruppe von Personen, die über einen bestimmten Zeitraum hinweg beobachtet wird.

Kontrollgruppe: Gruppe von Personen, bei der der zu untersuchende Sachverhalt nicht getestet wird, so dass ein Vergleich zu den Ergebnissen in der Testgruppe gezogen werden kann.

Literaturüberblick: kurze Zusammenfassung von Veröffentlichungen zum selben oder zu ähnlichen Themen.

Median (Zentralwert): Der Wert, der in der Mitte einer Rangreihe von Messwerten steht.

Methodik: Art und Weise, in der Daten erhoben und analysiert wurden bzw. werden sollen, um die Forschungsfrage zu beantworten. Die M. muss genau erläutert werden und es sind Angaben über die Samplegröße und -auswahl sowie über die Forschungsinstrumente zu machen.

Mittel: Durchschnittswert.

Modalwert: der in einer Verteilung am häufigsten vorkommende Messwert.

Nicht-teilnehmende Beobachtung: Forschungsmethode, bei der Situationen von einer Person beobachtet werden, die nicht am Geschehen beteiligt ist.

Nullhypothese: negative Hypothese – Behauptung, die Testergebnisse werden keinen Zusammenhang erkennen lassen (d.h. das Experiment wird nicht funktionieren).

Observer Bias: systematischer Fehler, der auftritt, wenn zwei Beobachter derselben Situation unabsichtlich, aber konsequent unterschiedliche Ergebnisse notieren.

Pilotstudie: Vorabstudie, bei der die Methoden und Instrumente getestet werden, die bei der Forschungsstudie benutzt werden sollen.

Population: Grundgesamtheit der Personen oder Objekte (z.B. Krankenhäuser, Krankenakten etc.), aus der ein Forschungssample gezogen wird.

Reliabilität: Zuverlässigkeit, mit der ein Test dieselben Ergebnisse liefern wird, wenn er zu einem späteren Zeitpunkt unter denselben Bedingungen oder aber von einem anderen Forscher durchgeführt wird.

Responserate: Anteil der Teilnehmer einer Studie, die den Test komplett absolviert haben

Sample: Gruppe von Personen oder Objekten, die aus einer Grundgesamtheit ausgewählt werden, um an einem Forschungsprojekt teilzunehmen.

Software: Computerprogramme zuzüglich der Instruktionen bzw. Handbücher, die zu ihrem Betrieb benötigt werden.

Standardabweichung: Streuungsgrad einer Zufallsgröße bzw. Messreihe; gibt an, um wieviel die einzelnen Ergebnisse vom Mittelwert abweichen.

Statistische Signifikanz: Grad, zu dem ein statistischer Test belegen kann, dass eine beobachtete Differenz zwischen den Ergebnissen der Experimentalgruppe und jenen der Kontrollgruppe (oder den in der Ausgangshypothese vorhergesagten Ergebnissen) «echt» ist, d.h. nicht auf Zufall beruht

Teilnehmende Beobachtung: Forschungsmethode, bei der Situationen von einer Person beobachtet werden, die selbst am Geschehen beteiligt ist.

Testgruppe: Gruppe von Personen, bei der der zu untersuchende Sachverhalt getestet wird, so dass ein Vergleich zu den Ergebnissen in der Kontrollgruppe gezogen werden kann.

Unabhängige Variable: Experimentalfaktor, der gezielt manipuliert wird (z.B. der Experimentalgruppe, nicht aber der Kontrollgruppe gegeben wird), um seine Wirkung zu beurteilen.

Validität: ob ein Test das misst, was er messen soll.

Variable: Faktor oder Attribut, in dem sich die Mitglieder einer Grundgesamtheit unterscheiden und das daher herangezogen werden kann, um die Versuchspersonen zu Forschungszwecken voneinander zu unterscheiden (z.B. Alter, Geschlecht, Diagnose von Patienten etc.).

Variable Kosten: Teil der Gesamtkosten, der durch die Veränderung der Nachfrage beeinflusst wird.

Wahrscheinlichkeit (*P*): Grad der Möglichkeit, nach dem ein Ereignis durch Zufall und nicht als direktes Ergebnis eines Experiments eintritt. Die Wahrscheinlichkeit wird durch einen Zahlenwert zwischen 0 und 1 ausgedrückt. Hat ein Ergebnis eine Wahrscheinlichkeit von weniger als 0,01 ($P < 0{,}01$), bedeutet dies, dass es in weniger als einem von 100 Fällen durch Zufall eingetreten sein dürfte.

Zufallsstichprobe: Sample, bei dem alle Mitglieder einer Grundgesamtheit dieselbe Chance haben, ausgewählt zu werden.

Literatur:

Butler, E. A. (1978): An automated hospital information system. *Nursing Times*, **74**, 245–247.

Greenhalgh & Company (1991) (in conjunction with a five regional consortium) *Using Information in Managing the Nursing Resource* Crown Copyright, Greenhalgh & Co. Ltd.

Hayward, J. (1975): *Information – a Prescription Against Pain*. Royal College of Nursing, London.

Korner, E. (1984): (siehe NHS/DHSS 1984).

McFarlane, J. K. (1977): Developing a theory of nursing. *Journal of Advanced Nursing*, **2 (3)**, 261–270.

NHS/DHSS (1984): Steering Group on Health Services Information *Sixth Report* (on the collection and use of financial information). HMSO.

Open Software Library, 164 Windsor Road, Ashton-in-Makerfield, Wigan, WN4 9ES. Tel: 0942-712385.

Perrin, J. (1988) *Resource Management in the NHS*, Chapman and Hall, London.

Robinson, K. (1989) *Open and Distance Learning for Nurses*, Longman UK.

Shafer, W. (1991) Managing a budget at ward level. *Professional Nurse* August 1991.

Silva, M. C. (1973) Nursing Education in the computer age. *Nursing outlook*, **21**, 94–98.

Tamarisk, N.K. (1982) The computer as a clinical tool. *Nursing Management*, **13**, 46–49.

Weiterführende Literatur:

Cormack, D. F. C. (1984) *The research process in nursing* Blackwell Scientific Publications, Oxford.

Clark, J. M. & Hockey, L. (1979) *Research for Nursing – A guide for the enquiring nurse*, HM&M publishers.

Distance Learning Centre (1988) *Research Awareness (series of 13 modules)*, DLC, South Bank Polytechnic, Crown Copyright.

Greenhalgh & Company (1991) (in conjunction with a five regional consortium) *Using Information in Managing the Nursing Resource* Crown Copyright, Greenhalgh & Co. Ltd.

Hockey, L. (1985) *Nursing Research – Mistakes and Misconceptions*, Churchill-Livingstone, Edinburgh.

Ogier, M. E. (1982) *An Ideal Sister?*, Royal College of Nursing, London.

Ogier, M. E. (1985) *Reading Research*, Scutari Press, London.

Orton, H. D. (1981) *Ward Learning Climate*, Royal College of Nursing, London.

Perrin, J. (1988) *Resource Management in the NHS*, Chapman and Hall, London.

Reid, N. G. & Boore, J. R. (1987) *Research Methods and Statistics in Health Care*, Edward Arnold, London.

Wilson Barnett, J. C. (Hrsg.) (1983) *Nursing Research – Ten Studies in Patient Care*, John Wiley and Sons, Chichester.

Deutschsprachige Literatur:

Pflegeforschung:

LoBiondo-Wood, Haber: Pflegeforschung. Ullstein Mosby, Wiesbaden 1996.

Meleis, A.: Pflegetheorien. Huber, Bern, 1999.

Morse, J., Field, P.: Qualitative Pflegeforschung. Ullstein Mosby, Berlin, 1996.

Notter, L.: Grundlagen der Pflegeforschung. Huber, Bern, 1997.

Schröck, R., Drerup, E.: Pflegetheorien und Praxis, Forschung und Lehre. Lambertus, Freiburg, 1997.

Dt. Forschungsprojekte:

Borker, S.: Essenreichen in der Pflege. Ullstein Mosby, Berlin, 1997.

Weidmann, R.: Rituale im Krankenhaus. Ullstein Mosby, Berlin, 1996.

Siehe auch Buchreihe Pflegeforschung und die Zeitschrift «Pflege» im Verlag Hans Huber.

Siehe auch die Zeitschrift «Pflege und Gesundheit», Deutscher Verein für Pflegewissenschaft und -forschung, Duisburg.

EDV-Einsatz in der Pflege/ Krankenhausinformationssysteme:

Berger, P.: EDV in der Pflege. Urban und Fischer, München, 1996.

Fischer, W.: Leistungserfassung und Patientenkategorisierung in der Pflege. ZIM, Wolfertswil 2001.

Hacker, W., et al.: Computer in der Krankenpflege. Roderer, Regensburg 1999.

Trill, R.: Der Computer in der Krankenpflege. Willems, Rhanderfehn, 1997.

Budgets:

Haubrock, M., Peters, .Schär, .: Betriebswirtschaft und Management im Krankenhaus. Huber, Bern, 2001.

Tauch, J.: Budgetierung und Controlling als Elemente des Pflegemanagements. Gütersloher Organisationsberatung, Gütersloh, 2000.

Datenanalyse und -präsentation:

Bortz, J., Lienert, G.: Kurzgefasste Statistik für die klinische Forschung. Springer, Berlin, 1998.

Krämer, W.: Statistik verstehen. Campus, Frankfurt, 1998.

Müller-Benedict, V.: Grundkurs Statistik in den Sozialwissenschaften. Westdeutscher Verlag, Wiesbaden, 2001.

Zwerenz, K.-H.: Statistik verstehen mit Excel. Oldenbourg, München, 2001.

Computerprogramme:

Goosens, W.: Pflegeinformatik. Huber, Bern, 1998.

Brühe, R., et al.: Das Internet für Pflegende. Huber, Bern, 1999.

Die Entwicklung von Computerprogrammen für die Pflege und von Krankenhausinformationssystemen verläuft rasant. Aktuellste Informationen finden sich am besten im Internet, z.B. auf den Seiten der Pflege- und Krankenhausmessen.

www.medica.de
www.interhospital.de
www.Altenpflege.de

Programme für die Datenanalyse (Auswahl):

Excel
SPSS

5. Pflegequalität

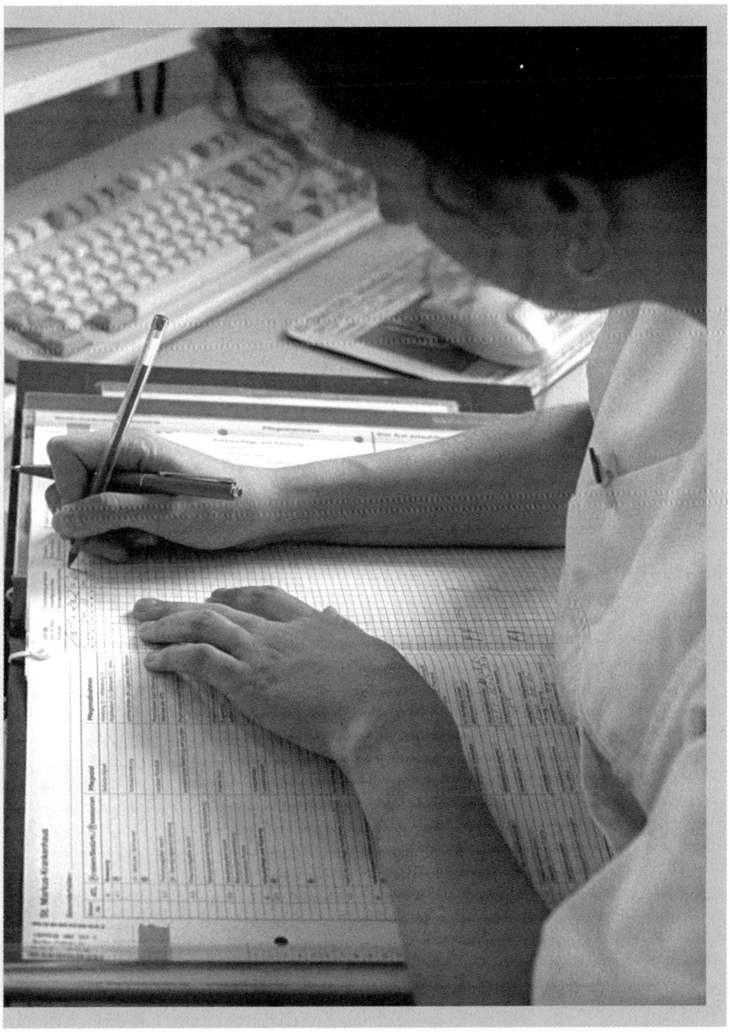

Pflegeaudit, Qualitätssicherung, Pflegequalität, Pflegestandards, all diese Schlagworte sind in Fachzeitschriften und in der aktuellen Pflegeliteratur zu finden und machen unter Pflegekräften und Pflegemanagerinnen die Runde. Oft haben sie den bitteren Beigeschmack eines Orwellschen Überwachungssystems; viele befürchten, der «Big Brother» werde mit dem, was er finde, nicht zufrieden sein und sie zwingen, ihre gewohnte Arbeitsweise zu ändern usw. Dieses Kapitel möchte Ihnen verdeutlichen, was Qualitätssicherung wirklich ist, warum wir sie brauchen, was beachtet werden muss und wie wir die Ergebnisse zu unserem eigenen und zum Vorteil unserer Patienten nutzen können. Außerdem soll es helfen, einige der Ängste zu zerstreuen, die der stationsinternen Qualitätssicherung häufig entgegengebracht werden.

5.1 Definition

In der Literatur zum Thema Pflegequalität findet sich eine enorme Vielfalt unterschiedlicher Begrifflichkeiten. Das hat zu einigen Begriffsverwirrungen geführt. Dieser Abschnitt ist daher der Begriffsklärung gewidmet.

Der Begriff *Audit* kommt ursprünglich aus der Wirtschaftsprüfung, wo er die Kontrolle von Büchern oder Aktivitäten bezeichnet. 1991 wurden im so genannten *Project 32* des NHS Management Executive Grundsätze für die Prüfung (Audit) von Dienstleistungen der Pflege erstellt. Dort wird *Pflegeaudit* folgendermaßen definiert:

> (...) Teil des Qualitätssicherungszyklus. Es ist die von Pflegekräften, Hebammen und Familienhelferinnen gemeinsam mit Mitgliedern anderer Berufsgruppen durchgeführte, kritische und systematische Überprüfung der Planung, Durchführung und Evaluation der pflegerischen bzw. geburtshelferischen Patientenbetreuung unter Berücksichtigung der Ressourcennutzung und der Patienten- bzw. Klientenergebnisse. Ziel dieser Prüfung ist die Einleitung der entsprechenden Veränderungen.

Worin besteht der Unterschied zur Qualitätssicherung? Pflegerische Qualitätssicherung soll dafür sorgen, dass Patienten eine qualitativ hochwertige Pflege erhalten. Ihr Ziel ist es, Qualitätsstandards für die Pflegepraxis zu setzen und die Einhaltung dieser Standards zu beobachten. Sie steht im direkten Zusammenhang mit der Patientenbetreuung.

Bei einem Audit hingegen werden nicht nur die Qualität, sondern alle Aspekte der Bereitstellung und Ausführung der pflegerischen Betreuung begutachtet. Im Sinne des *Project 32* werden sechs Auditbereiche unterschieden:

1. Klinische Versorgung
2. Management des Arbeitsaufkommens
3. Umsetzung der festgelegten Vorgehensweisen
4. Personalmanagement
5. Koordinierung (organisatorische Absprachen)
6. Umfeld und Service .

Diese Bereiche sind ihrerseits in verschiedene Kategorien und Punkte unterteilt. Neben Pflegeaudits gibt es auch medizinische, pathologische etc. Audits.

Ein Aspekt der Qualitätssicherung ist die Messung der Qualität der Pflege, die die Patienten erhalten. Im Englischen kann eine solche Ausschnittsbetrachtung von Pflege als «Nursing care audit» bezeichnet. «Nursing audit» (Pflegeaudit) erfasst dagegen alle Aspekte pflegerischer Arbeit.

Um Qualität messen zu können, muss man eine Vorstellung davon haben, was Qualität eigentlich ist. Der Begriff *Qualität* ist recht schwer zu definieren. Gemeinsprachlich wird er als Synonym zu Wörtern wie Beschaffenheit, Güte und Wert benutzt, was uns aber nicht viel weiterhilft, wenn wir versuchen wollen, Qualität zu messen.

Die Weltgesundheitsorganisation (WHO 1986) schreibt, Qualität sei eine Aussage über den Vergleich zwischen dem tatsächlich geleisteten Pflegeniveau und dem als erwünscht definierten Pflegeniveau.

Welches Pflegeniveau wünschenswert ist, mag auf den ersten Blick eine subjektive Einschätzung sein, in der Regel handelt es sich jedoch um eine politische Entscheidung. Die WHO (1986) argumentiert, angemessen sei meist eine Pflegequalität, deren Kosten vertretbar seien und durch die eine Gefährdung der Patienten ausgeschlossen werden könne. Diese Argumentation spiegelt sich auch im Griffith-Report (1983; siehe Kapitel 3) wider, der sich für ein kosteneffektives Gesundheitssystem ausspricht, in dem der Kunde für sein Geld die bestmögliche Versorgung erhält.

Die Qualität der Pflege lässt sich eigentlich nicht direkt messen, da sie kein absolutes Konzept darstellt. Zudem hat jeder Mensch seine eigenen Ansichten und Erwartungen, was «Qualität» ist. Um die Qualität messen zu können, wird sie daher in Einzelteile zergliedert, die verschiedene Aspekte der Pflegequalität reflektieren. Diese Komponenten werden als *Standards* bezeichnet.

Gemeinhin ist ein Standard ein Grundlage für eine Messung, eine bestehende oder anerkannte Vorlage, ein festgelegtes Leistungs- oder Qualitätsniveau, das erforderlich, erwünscht bzw. realisierbar ist. Das britische Royal College of Nursing (1986) definiert, ein Standard sei ein fachlich vereinbartes, für die jeweilige Population angemessenes Leistungsniveau, das beobachtbar, realisierbar, messbar und wünschenswert ist.

Die Instrumente, mit denen die Pflegequalität gemessen wird, können die unterschiedlichsten Formen haben, aber sie müssen Qualität in Zahlen oder anderen Messgrößen bestimmen. Denkbar sind Fragebögen, Erhebungen oder einfache Checklisten. Zu jedem Messinstrument sollte angegeben werden, wie und wo es eingesetzt werden kann, wie das Messergebnis errechnet wird und wie die Ergebnisse zu interpretieren sind. Einige existierende Instrumente werden im weiteren Verlauf dieses Kapitels besprochen.

5.2 Warum ist Qualitätssicherung für Pflegekräfte wichtig?

Schon lange macht man sich Gedanken über die Qualität der Gesundheitsversorgung. Florence Nightingales *Notes on Nursing* (1858) dürfte wohl eines der bekanntesten Beispiele sein. Die Autorin beschäftigte sich konkret mit der Krankenpflege und dem Pflegeumfeld. Die Europasektion der WHO hat 1984 in ihren *Targets for Health for All* u. a. als Ziel formuliert, bis 1990 sollten alle Mitgliedsstaaten für ihre Gesundheitssysteme effektive Mechanismen zur Qualitätssicherung der Patientenversorgung entwickelt haben. In Großbritannien hatte in dieser Hinsicht der Griffith-Report, der wirtschaftsorientierte Managementstrukturen im staatlichen Gesundheitswesen (NHS) einleitete, einen nachhaltigen Einfluss auf das Gesundheitswesen; ebenso der *National Health Service and Community Care Act* aus dem Jahre 1990, der die Entwicklung eines internen Marktes im NHS ermöglichte.

Der United Kingdom Central Council for Nursing, Midwifery and Health Visiting (UKCC 1984) hat einen Verhaltenskodex für professionell Pflegende herausgegeben, der betont, dass die Verantwortung für Entscheidungen und Handlungen bei der einzelnen Pflegekraft liegen muss. Das RCN hat ein Pflegestandard-Projekt initiiert, dessen Forschung die theoretischen Grundlagen und den Bezugsrahmen der Pflegequalitätsmessung erstellen und das Pflegekräften aller Ebenen praktische Richtlinien zur Aufrechterhaltung der Pflegestandards liefern soll.

[Auch in Deutschland ist Qualitätssicherung und -management ein aktuelles, zentrales Thema im Gesundheitwesen. 1988 wurde durch das Gesundheitsreformgesetz die «Sicherung der Qualität der Leistungserbringung» in der ambulanten und stationären Versorgung im SGB V verankert; diese Regelungen wurden in den folgenden Reformgesetzen fortgeschrieben und angepasst. Der Gesetzgeber übertrug bestimmten Selbstverwaltungsorganen, Interessenverbänden bzw. Berufsorganisationen (z. B. Ärztekammern, kassenärztlichen Vereinigungen, gesetzliche Krankenkassen, Krankenhausgesellschaften, Pflegeverbände) die Aufgabe, Rahmenempfehlungen bzw. Richtlinien für Verfahren der Qualitätssicherung und -prüfung zu schaffen. Das GKV-Gesundheitsreformgesetz 2000 verpflichtet zugelassene Krankenhäuser, einrichtungsintern ein Qualitätsmanagement einzuführen und weiterzuentwickeln. Der hohe Stellenwert der Qualitätssicherung im Gesundheitswesen zeigt sich nicht nur in den gesetzlichen Regelungen, der wachsenden Zahl von Publikationen, sondern auch in öffentlich geförderten Projekten. Das Bundesministerium für Gesundheit (BMG) fördert z. B. ein wissenschaftlich begleitetes Demonstrationsprojekt (DemoProQM), um die Einführung von Qualitätsmanagement im Krankenhaus zu beschleunigen. Mehr als ein Viertel aller deutschen Krankenhäuser bewarben sich um die Teilnahme; auf Grund der vorhandenen Mittel konnten aber nur 44 Häuser berücksichtigt werden. Die «Kooperation für Transparenz und Qualität im Gesundheitswesen (KTQ)», ein Zusammenschluss des VdAK/AEV, der BÄK und der DKG unter Beteiligung des Deutschen Pflegerates entwickelt ein spezifisches Zertifizierungsverfahren für Krankenhäuser. Die einjährige Pilotphase begann in der ersten Jahreshälfte 2000; auch dieses Vorhaben wird seit 1998 vom BMG gefördert. Anm. d. Bearb.]

Insgesamt ist der Druck also hoch, der von politischer Seite und von berufspolitischen Institutionen auf die Pflegekräfte ausgeübt wird, um die Pflegequalität zu sichern. Zwei weitere Punkte können vielleicht helfen, auch diejenigen Pflegekräfte zu überzeugen, die jetzt noch Zweifel hegen. Erstens sind sie es ihren Patienten schuldig, ihnen die beste Pflege angedeihen zu lassen, die sie leisten können. Qualität ist keine absolute Größe, für jeden kann der Begriff etwas anderes bedeuten. So mag eine einzelne Pflegekraft zwar der Meinung sein, dass sie auf einem hohen Niveau pflegt, ohne eine Methode zur Messung der Qualität kann sie ihren Patienten dies jedoch nicht vermitteln. Auch kann sie nicht beurteilen, ob das Leistungsniveau ihrer Kolleginnen ebenso hoch ist.

Zweitens klagt das Personal des staatlichen britischen Gesundheitswesens in diesen Zeiten der Geldknappheit immer wieder darüber, bereits an der Belastungsgrenze angekommen zu sein und keine weiteren Kürzungen mehr hinnehmen zu können. Würde das Pflegepersonal lernen, die Folgen zu bemessen, die weitere finanzielle Einschränkungen für die Qualität der Patientenbetreuung haben, hätte es Beweise dafür, wie solche Einsparungen zu einer Verschlechterung der Versorgung führen. Dann würde es besser in der Lage sein, eine Erhöhung, oder wenigstens keinen weiteren Abbau finanzieller und personeller Ressourcen zu fordern.

5.3 Entwicklung eines Qualitätssicherungsprogramms

Die wenigsten Stationsleitungen werden es sich zutrauen, selbst ein Programm zur Qualitätssicherung aufzubauen. Die Informationen in diesem Abschnitt sollen Pflegekräften, die sich für Qualitätsmessungen interessieren, aufzeigen, wo sie andere finden können, die bereits damit arbeiten. [Für den Informationsaustausch gibt es auch im deutschsprachigen Raum Netzwerke; s. Anhang II. Anm. d. Bearb.] Außerdem liefert dieses Kapitel einige Anhaltspunkte für die Einführung eines Qualitätssicherungsprogramms auf Stations-, Abteilungs- oder gar Krankenhausebene.

Die verschiedenen Krankenhäuser und Stationen nähern sich dem Thema auf sehr unterschiedliche Weise. Soll ein Qualitätssicherungsprogramm erfolgreich sein, müssen jedoch bestimmte Schritte eingehalten werden.

Zunächst einmal sollte ein Lenkungsausschuss gebildet werden, der das Programm entwickelt, die anzuwendenden Methoden festlegt und Mitarbeiterinnen und sonstige Personen betreut, auf die die Bemühungen selbst und ihre Resultate Auswirkungen haben werden. Wer in diesem Lenkungsausschuss sitzt, hängt von den jeweiligen Gegebenheiten ab. Soll das Programm jedoch auf möglichst wenig Widerstand seitens des Personals stoßen, muss ein Kommunikationsansatz gewählt und von den Leitungskräften unterstützt werden, bei dem auch die Mitarbeiter ohne Leitungsfunktion zu Wort kommen. Dieses Konzept sollte sich dann auch in der Besetzung des Ausschusses widerspiegeln. Ein Qualitätssicherungsprogramm kann eine kostspielige Angelegenheit sein. Daher wird es eine der ersten Amtshandlungen des Komitees sein festzustellen, welche Gelder ihm zur Verfügung stehen und woher diese Mittel kommen. Die Antwort auf diese Fragen kann teilweise über die zu verwendenden Methoden bestimmen.

Der nächste Schritt besteht darin, dass die Mitglieder des Lenkungsausschusses die Philosophie des Unternehmens herausarbeiten und dann ihre eigenen pflegerischen Werte und Glaubenssätze formulieren. Es kann leicht zu Problemen kommen, wenn sich die Denkweise der Institution nicht mit jener der jeweiligen Abteilung deckt, daher sollten Unstimmigkeiten schon in der Anfangsphase ausgeräumt werden.

Ein Beispiel: Die Pflegekräfte einer kardiologischen Station könnten es für wichtig erachten, dass Entspannungstechniken wie Massagen oder Aromatherapie vorangebracht werden. Sie würden dann einen Pflegestandard aufstellen, in dem der

Einsatz von Entspannungstechniken vorgesehen ist. Gelten solche Maßnahmen im Sinne der Institutionsphilosophie jedoch als Verschwendung wertvoller Pflegezeit, wird die Krankenhausleitung sich gegen eine entsprechende Fortbildung der Pflegekräfte aussprechen und die finanziellen Mittel für Schulungen, Personalbedarf und Materialien verweigern. Die Pflegekräfte der betreffenden Station könnten ihren eigenen Standard nicht erfüllen und auch ihre Arbeitsweise nicht entsprechend umstellen. Derartige Differenzen zwischen der Pflege- und Unternehmensphilosophie müssen daher beseitigt werden, bevor mit der eigentlichen Qualitätssicherung begonnen werden kann.

Sobald die Werte und Grundsätze ausformuliert wurden, kann damit angefangen werden, die Ziele des Programms abzustecken und einen Aktionsplan zu entwickeln. Dieser Plan beinhaltet auch, welche Methoden angewandt werden sollen, von wem und wie oft. Zu definieren sind außerdem die Kommunikationskanäle zu allen Beteiligten und es muss festgelegt werden, wer die Verantwortung für die geplanten Maßnahmen trägt und welche Ergebnisse vertraulich zu behandeln sind. Ein fester Zeitplan regelt nicht nur die Implementation des Programms, sondern auch die Rückmeldung der Ergebnisse und die Umsetzung der als notwendig erkannten Veränderungen. Ebenfalls zu erläutern sind Maßnahmen zur Schulung und/oder Unterstützung des beteiligten Personals.

5.4 Methoden der Qualitätssicherung

Es gibt ebenso viele Methoden der Qualitätssicherung wie Qualitätssicherungsgruppen. Die wohl verbreitetsten Verfahren sind laut NHS Management Executive (1991):

- Peer Review (kollegiale Beratung und Kontrolle)
- Fragebögen (für Mitarbeiterinnen und Patienten)
- Repräsentative Erhebungen
- Direkte Beobachtung des Personals und/oder der Patienten
- Selbstaufschreibung (Dokumentation der Vorgänge durch das Personal)
- Statistische Vergleiche mit zuvor festgelegten Standards
- Stichprobenartige Kontrollen von Daten oder Aufzeichnungen
- Trendanalysen
- Vergleichende Analysen.

Generell stehen drei Alternativen zur Auswahl. Die erste und vermutlich einfachste Lösung besteht darin, ein bereits vorhandenes Qualitätskontrollinstrument zu benutzen. Einige dieser Instrumente sollen später noch genauer erörtert werden, sie alle sind jedoch mit dem Nachteil behaftet, dass die zu messenden Pflegestandards von den Entwickler(inne)n des Instruments festgesetzt wurden und eventuell nicht in allen Arbeitsbereichen oder zu der Organisationsform und zu dem Pflegesystem einer bestimmten Station passen. Außerdem ist es oft teuer, ein Instrument und die Begleitliteratur zu kaufen.

Die zweite Option ist, ein vorhandenes Instrument zu modifizieren und an die Bedürfnisse der jeweiligen Abteilung anzupassen. Der Nachteil hierbei liegt darin, dass die Reliabilität des Instruments unter diesen Veränderungen leiden könnte. Daher müssen im Rahmen einer Pilotstudie erneute Reliabilitätstests durchgeführt werden.

Die dritte Möglichkeit besteht darin, bei Null anzufangen und ein eigenes Instrument bzw. eine eigene Methode zu entwickeln, die genau auf die betreffende Abteilung, Station oder Einrichtung zugeschnitten ist. Viele Pflegekräfte, die neu in der Qualitätssicherung sind, würden sich dies jedoch nicht ohne professionelle Hilfe zutrauen und ein weiterer Nachteil ist, dass ein solches Projekt sehr zeitaufwendig ist.

Um entscheiden zu können, welche Alternative im konkreten Fall die beste ist, dürfte es sinnvoll sein, zunächst einmal die Erfahrungen anderer zu studieren. Die meisten Pflegebibliotheken bieten inzwischen die Möglichkeit einer Literatursuche und werden Ihnen sicher gerne helfen, die gewünschten Bücher und Artikel zu finden. Das Lenkungskomitee muss sich unter anderem mit folgenden Punkten auseinandersetzen:

1. Kosten: Es ist billig (wenn man die sofort benötigten finanziellen Mittel und nicht den zeitlichen Aspekt betrachtet), ein eigenes Mess-

instrument zu entwickeln; die Verwendung eines bereits vorhandenen kann kostspielig sein.
2. Die Vorbereitungszeit will berücksichtigt sein. Möchte man schnelle Ergebnisse, ist es eventuell besser, ein schon existierendes Instrument zu verwenden.
3. Gibt es ein Instrument, das für die betreffenden Gegebenheiten geeignet ist?
4. Beinhaltet das Instrument eine Untersuchung des Pflegebedarfs* der Patienten? Falls nicht, wäre diese nötig?
5. Ist das Messsystem angemessen? Bei manueller Auswertung: Stehen Mitarbeiterinnen mit den entsprechenden Fähigkeiten zur Verfügung? Bei maschineller Auswertung: Ist ein Computer vorhanden und gibt es Mitarbeiterinnen, die ihn bedienen können?
6. *Wer* soll die Qualität kontrollieren? Dies ist ein wichtiger Diskussionspunkt! Wird ein Außenstehender engagiert, so trägt dies zwar zu einer höheren Objektivität bei, kann aber recht teuer sein und wird vom Pflegepersonal oft als größere Bedrohung empfunden. Übernimmt ein Mitglied des Teams die Aufgabe, werden die Ergebnisse in der Station zwar leichter als valide akzeptiert und die darauf folgenden Änderungen eher mitgetragen; es ist jedoch fraglich, ob eine ausreichende Objektivität gewährleistet ist.
7. Bei manchen Instrumenten müssen mehrere Beobachter gleichzeitig arbeiten. Ist dies machbar? Sind die Beobachter zu den Tageszeiten verfügbar, die im Instrument vorgesehen sind?

* Studien über den Pflegebedarf erfordern eine tägliche Erhebung von Daten zum Pflegeabhängigkeitsgrad jedes Patienten der Station. Der Pflegebedarf errechnet sich anhand einer Formel, die Art und Zahl der erforderlichen Pflegemaßnahmen berücksichtigt. Die Skala reicht in der Regel von 1 (geringe Abhängigkeit bzw. Selbstversorgung) bis 4 oder 5 (völlige Abhängigkeit bzw. Bewusstlosigkeit). Mit Hilfe dieser Einstufung lässt sich feststellen, wann eine Station überlastet, ausgelastet oder nicht ausgelastet ist und man kann Tages-, Wochen-, Monats- und Jahrestrends beobachten.

5.4.1 Verwendung eines bereits existierenden Instruments

Im folgenden Text werden einige der verbreitetsten Qualitätsmessinstrumente beschrieben und die jeweiligen Vor- und Nachteile erörtert. [In der Krankenpflege der BRD ist die Anwendung von Qualitätsmessinstrumenten, wie sie hier vorgestellt werden, bisher nicht üblich. Es ist aber zu erwarten, dass sich dies in den kommenden Jahren im Zuge der Einführung von Qualitätsmanagementsystemen in Krankenhäusern ändern wird. Anm. d. Bearb.] Diese Informationen reichen jedoch bei weitem nicht aus, um das geeignete Instrument auszuwählen; wir wollen lediglich einen Eindruck davon vermitteln, wie umfangreich das Spektrum der Messinstrumente ist, und all jenen, die noch nie etwas mit Qualitätssicherung zu tun hatten, eine Art Einführung in die Materie geben.

5.4.1.1 Rush-Medicus-Methode

Die Rush-Medicus-Methode (Hegyvary & Haussmann 1975) dürfte wohl die weltweit bekannteste und am weitesten verbreitete Methode zur Kontrolle der Pflegequalität sein. Sie wurde 1972 in den USA entwickelt und eingehend getestet, um ihre Reliabilität und Validität zu beweisen (die Definitionen dieser Begriffe finden Sie im Glossar am Ende von Kapitel 4). Sie basiert auf einer Klassifikation der Patienten anhand ihres Selbstversorgungsvermögens, wobei jedes Qualitätskriterium des Systems nach dem Patiententyp kodiert ist, dem es zugeordnet werden kann. Insgesamt gibt es 357 Kriterien, die sich in 32 Subkategorien und 6 Hauptkategorien einteilen lassen. Die Kriterien eignen sich für eine Vielzahl klinischer Arbeitsbereiche. Aus der Kriterienliste werden per Computer Arbeitsblätter mit jeweils 30 bis 50 Punkten zusammengestellt. Die Informationen stammen aus der unmittelbaren Beobachtung des Patienten, seiner Umgebung, der Pflegekräfte, ihrer Umgebung und des Managements sowie aus Interviews mit Patienten und Pflegekräften.

Die Qualitätskontrolle findet dreimal jährlich an 10 % der Patienten statt und die Beobachtungen werden rund um die Uhr (Tag und Nacht) durchgeführt.

5.4.1.2 Die Monitor-Methode

Die Monitor-Methode (Goldstone et al. 1984) ist eine überarbeitete und an die britischen Verhältnisse angepasste Version der oben behandelten Rush-Medicus-Methode. Es handelt sich um einen Index der Pflegequalität im akuten medizinischen und chirurgischen Bereich. Das Instrument lässt sich einfach handhaben und wird mitsamt einer umfassenden Begleitliteratur geliefert. Das Handbuch gibt detaillierte Ratschläge für den gesamten Verlauf der Qualitätssicherungsprozedur. Die Autoren empfehlen, das Instrument einmal jährlich einzusetzen und das Evaluationsverfahren von zwei Beobachtern durchführen zu lassen.

Bei dieser Methode wird ein Klassifikationssystem verwendet, das sich am Pflegebedarf der Patienten orientiert. Zu jeder der vier Pflegebedarfs-Kategorien gibt es einen separaten Fragebogen. Hinzu kommt ein Stationsfragebogen, der sich mit dem Pflegeumfeld und der Sicherheit beschäftigt. Das Messsystem ist einfach; es kann mit der Hand ausgezählt werden. Inzwischen gibt es die Monitor-Messinstrumente für viele verschiedene Arbeitsbereiche, auch für die Gemeindepflege.

Das Monitor-System hat in Großbritannien eine breite Anwendung erfahren und bei seinen Benutzern gemischte Reaktionen hervorgerufen. Einige davon sind:

1. Viele Fragen beziehen sich auf schwerkranke Patienten (22 Items für die Patienten der höchsten Pflegestufe) (Kemp u. Richardson 1990).
2. Die Benutzung ist ermüdend und zeitraubend (Kemp u. Richardson 1990).
3. Das Verfahren ist für Stationen, die mit einem funktionellen Pflegesystem arbeiten, nur beschränkt geeignet (Barnett u. Wainwright 1987).
4. Unter Umständen trifft eine große Zahl von Fragen nicht zu, wodurch die Validität der Ergebnisse in Teilbereichen sinken kann (Brittle u. Marsh 1986).
5. Die Ergebnisse können von Beobachter zu Beobachter stark abweichen, besonders wenn diese nicht angemessen vorbereitet oder mit den Fragebögen nicht vertraut sind (Brittle u. Marsh 1986; Whelan 1987).

Trotzdem stellt das Monitor-Verfahren eine einfache und zugängliche Methode zur Messung der Pflegequalität dar.

5.4.1.3 Die Criteria-for-Care-Methode

Die Urheber der Monitor-Methode haben außerdem ein System zur Personalplanung entwickelt (Ball, Goldstone u. Collier 1984). Dieses Verfahren ist in Verbindung mit der Monitor-Methode einzusetzen und soll helfen, das Arbeitsaufkommen in medizinischen und chirurgischen Stationen und den entsprechenden Bedarf an Pflegepersonal einzuschätzen. Darüber hinaus eignet es sich, um das Pflegeniveau zu bestimmen, das die Pflegekräfte zu verschiedenen Tages- und Nachtzeiten und an den Tagen der Woche leisten. Um das Instrument verwenden zu können, muss der Pflegebedarf der Patienten mindestens sechs Monate lang erhoben werden, damit die durchschnittliche Arbeitslast der Station errechnet werden kann.

Diese Methode ermöglicht es der Pflegedienstleitung, Entscheidungen über die Personalbesetzung in dem Wissen zu treffen, wie Veränderungen die Arbeitsbelastung der jeweiligen Station beeinflussen. Da eine ganze Woche lang rund um die Uhr Beobachtungen mit mehreren Beobachtern durchgeführt werden müssen, ist der Einsatz dieses Instruments verhältnismäßig kostspielig, andererseits liefert es viele wertvolle Informationen darüber, was Pflegekräfte tun und wann sie es tun, und darüber, welche Pflege Patienten erhalten und wann. Die Beobachtungen durchzufuhren ist zwar etwas komplizierter, dafür lassen sich die Ergebnisse recht leicht analysieren.

5.4.1.4 Die Qualpac-Skala

Die von Wandelt u. Ager (1974) entwickelte Qualpac-Skala (*Qualpac = quality patient care*) stammt ursprünglich aus den USA, wird aber inzwischen auch von vielen britischen Einrichtungen benutzt. Wer die Skala verwenden möchte, sollte aber dennoch darauf achten, dass die beschriebenen Standards sich auch wirklich mit der jeweiligen Pflegekultur und der von den Pflegekräften erwarteten Qualität decken. Die Patienten werden nicht nach ihrem Pflegebedarf eingestuft, sondern es wird ein Zufallssample von 15 % (mindestens 5 Patienten) ausgewählt und beobachtet. Das Messinstrument umfasst 68 Positionen (Items), die in 6 Kategorien von Pflegeaktivitäten (z.B. physische Versorgung und Kommunikation) unterteilt sind. Jedes Item wird mit Stichworten erklärt und ist mittels einer 5-Punkte-Skala (sehr gute bis sehr schlechte Pflege) zu bewerten. Die Überprüfung setzt sich aus einer zweistündigen direkten Beobachtung und einer etwa einstündigen Prüfung der Dokumentation zusammen.

Kemp & Richardson (1990, S. 67) kommentieren, die Qualpac-Skala verlange von den Beobachtern, dass diese die beobachteten Pflegemaßnahmen bewerten, was schwierig sein könne, wenn mehrere Aktivitäten gleichzeitig stattfinden. Dadurch könne es leicht zu beobachterbedingten systematischen Fehlern kommen. Trotzdem sei die Qualpac-Skala ihrer Meinung nach eine der besten verfügbaren Skalen, wenn beobachtet werden solle, wie Pflegekräfte, besonders im Bereich Kommunikation, auf die Bedürfnisse ihrer Patienten reagieren.

5.4.1.5 Die PA-Skala

Die PA-Skala (PA 1987) zur Messung der Pflegequalität wurde von einer Management-Beraterfirma unter Mitarbeit von Pflegefachleuten und Medizinern entwickelt. Das Unternehmen bietet ein Vor-Ort-Training, Personalschulungen und ein Beobachtertraining. Das Messinstrument setzt sich aus fünf Teilbereichen zusammen; evaluiert werden das Arbeitsaufkommen und die zur Verfügung stehende Einrichtung, die materiellen und menschlichen Ressourcen, die geleistete Pflege sowie die Meinung der Patienten. Abschließend werden Empfehlungen für Veränderungen in den Bereichen der Pflege oder der Ressourcen gegeben. Dieses Instrument ist noch recht neu und hat daher in der Pflegeliteratur noch nicht sehr viel Aufmerksamkeit erhalten. Sie scheint recht leicht anzuwenden zu sein und erfordert kaum Werturteile.

Beschließt der Lenkungsausschuss, ein bereits vorhandenes Instrument zu benutzen, ist eine Pilotstudie unverzichtbar. Nur so lässt sich feststellen, ob es für die jeweilige Station geeignet ist und für das betreffende Umfeld valide und reliable Daten liefern wird. *Pilotstudie* bedeutet, dass das Messinstrument zunächst in kleinerem Umfang eingesetzt wird, nicht um die Qualität zu messen, sondern um das Instrument und die Begleitumstände zu testen. Vor der Pilotstudie sollten die Beobachter gut vorbereitet und getestet werden, ob alle Beobachter identische Situationen auch in der gleichen Weise einordnen und bewerten (Übereinstimmungsreliabilität). Nach der Pilotstudie darf das Lenkungskomitee nicht zögern, seine Entscheidung für ein Instrument gegebenenfalls zu ändern oder die notwendigen Veränderungen vorzunehmen.

5.4.2 Ein vorhandenes Instrument anpassen

Dieser Weg wird mitunter als die beste Methode zur Messung der Pflegequalität bezeichnet. Auf diese Weise würde dafür gesorgt, dass das benutzte Instrument gut auf die Bedürfnisse und Gegebenheiten der jeweiligen Einrichtung zugeschnitten ist, ohne die Probleme zu bekommen, die üblicherweise bei der Entwicklung eines eigenen, spezifischen Erhebungs- und Messinstruments zu bewältigen sind. Leider ist es aber nicht ganz so einfach, ein vorhandenes Instrument abzuändern. Es ist zwar leicht, einige Fragen aus einem Fragebogen zu streichen, dann aber muss überlegt werden, welche Folgen die Streichungen für die Gesamtbewertung und damit für die Auswertung der Messung haben, besonders natürlich, wenn bestimmte Fragen oder Abschnitte stärker gewichtet sind als andere. Neue Fragen hinzuzunehmen ist ähnlich schwierig; in diesem Fall kann es Probleme mit der Validität geben: Misst die neue Frage Qualität wirklich so genau wie die anderen? Auch die Reliabilität neuer Fragen muss überprüft werden, um sicherzustellen, dass sie nicht mehrdeutig sind und dass verschiedene Beobachter in derselben Situation gleich auf sie reagieren. Dies ist besonders wichtig, wenn Werturteile gefordert sind. Diese Art von Fragen sollte aber ohnehin möglichst vermieden werden.

Fragen umzuformulieren, ist in einem gewissen Umfang erlaubt, wenn dadurch ein besseres Verständnis seitens der Beobachter ermöglicht wird. Mit der Wortwahl oder Wortstellung kann aber auch die Bedeutung verändert werden, weshalb eine sorgfältige Prüfung erfolgen sollte.

Auch bei dieser Vorgehensweise muss der eigentlichen Messung eine Pilotstudie vorangehen, damit sichergestellt werden kann, dass das Instrument wie beabsichtigt funktioniert und dass die Scores valide sind. Ein überarbeitetes Instrument muss also noch eingehender getestet werden als eines, das unverändert benutzt werden soll.

5.4.3 Ein Instrument bzw. eine Methode selbst entwickeln

Ein Messinstrument oder eine Messmethode vor Ort selbst zu entwickeln, hat seine Vor- und Nachteile. Dafür spricht, dass ein solches Instrument die ganz konkreten Bedürfnisse und Gegebenheiten der betreffenden Einrichtung widerspiegelt und seinen Entwicklern als «ihr Werk» das Gefühl geben wird, eine besondere Leistung erbracht zu haben. Hinzu kommt, dass die Ergebnisse dieser Arbeit von den Mitgliedern der Gruppe sowie dem übrigen Personal bereitwilliger akzeptiert werden, als wenn die Kontrolle mit einem fremden Instrument oder von Außenstehenden durchgeführt worden wäre.

Dagegen spricht, dass die Entwicklung eines guten Instruments sehr zeitaufwendig ist und es erheblicher Tests bedarf, um die Validität und Reliabilität nachzuweisen. Außerdem bedeutet jede Neuentwicklung eines Messinstruments mehr oder weniger «das Rad neu zu erfinden» – die Zeit und die Energie, die in die Entwicklung einfließen, könnten anderweitig vielleicht sinnvoller genutzt werden. Manch einer würde aber auch argumentieren, allein schon der Versuch, sich mit dem Thema Qualitätssicherung auseinander zu setzen und ein Messinstrument zu erstellen, könne den Pflegestandard und die Arbeitsmoral steigern (Dunn 1990).

Es gibt unzählige Wege, die Pflegequalität ohne ein schon vorhandenes Instrument zu kontrollieren. Einige dieser Methoden sollen im Folgenden kurz beschrieben werden. Anschließend folgt eine eingehendere Erörterung darüber, wie Standards gesetzt und Ergebnisse evaluiert werden.

5.4.3.1 Phaneufs Pflegeaudit

Auch diese Methode kommt aus den USA. Phaneuf (1976) entwickelte eine Skala mit 50 Items, die sich auf pflegerische Funktionen beziehen. Jeden Monat kommt ein Komitee aus Pflegekräften unterschiedlicher Hierarchiestufen und Arbeitsbereiche zusammen und kontrolliert eine bestimmte Zahl von Pflegedokumentationen von Patienten, die im letzten Monat entlassen wurden; die Auswahl erfolgt als zufällige Stichprobe.

Für jeden der 50 Items ist eine Bewertungsskala vorgegeben. Im Anschluss an das Audit legt das Komitee der Unternehmensleitung einen Bericht vor, in dem es Empfehlungen gibt. Die Leitung muss zu diesem Bericht schriftlich Stellung nehmen.

Diese Methode der Qualitätsüberwachung lässt sich in jeder Station oder Abteilung leicht einführen und stellt für das Personal eine minimale Bedrohung dar. Ein Nachteil ist, dass lediglich Pflegedokumentationen kontrolliert werden, in denen sich nicht unbedingt die wirkliche Pflegequalität widerspiegelt, sondern vielmehr die Fähigkeit der jeweiligen Pflegekraft, Aktennotizen zu formulieren! Außerdem besteht die Gefahr, dass die Pflegekräfte, wenn sie von der Prüfung der Dokumentationen erfahren (und darauf haben sie ein Recht!), mehr Zeit mit dem Verfassen ihrer Berichte und damit automatisch weniger Zeit mit der eigentlichen Patientenbetreuung verbringen.

5.4.3.2 Qualitätszirkel

Eine kleine Gruppe von Mitarbeiterinnen aus einem Arbeitsbereich, in der Mitarbeiterinnen der verschiedenen Berufsgruppen vertreten sind, trifft sich regelmäßig, um Probleme vorzustellen, zu diskutieren und zu lösen, denen sie bei ihrer Arbeit begegnen. Diese Probleme können konkret mit einzelnen Patienten zusammenhängen, müssen es aber nicht. Die Treffen sollten von einer entsprechend geschulten Person moderiert werden und dürften produktiver sein, wenn das Management vertreten ist.

Diese Methode hat weniger mit Qualitätsmessung als mit Qualitätsüberwachung zu tun, wodurch es schwer ist, über längere Zeiträume hinweg Vergleiche zu ziehen. Ob die Qualität gestiegen oder gesunken ist, lässt sich nur intuitiv beurteilen, wenn es keine Daten und Zahlen gibt, die diese Evaluation stützen könnten.

5.4.3.3 Leistungsbeurteilungssysteme

Derartige Systeme sind inzwischen im gesamten Gesundheitssektor verbreitet. Unabhängig davon, welche Form der Leistungsbeurteilung verwendet wird (z. B. Peer Review, strukturierte Interviews oder andere Methoden), sollte diese auch zur Überwachung der Pflegequalität benutzt werden. Da nicht quantitativ gemessen wird, können keine Vergleiche gezogen werden, welche Veränderungen im Lauf der Zeit oder nach gezielten Eingriffen stattgefunden haben, außer auf einem intuitiven Weg. Außerdem steht im Mittelpunkt dieser Bewertungsmethoden nur die einzelne Pflegekraft, nicht jedoch die Leistungen der Gesamtgruppe, d. h. die auf einer Station erbrachte Pflegequalität kann nicht aus den Ergebnissen der Einzelbewertungen gefolgert werden.

5.4.3.4 Entwicklung messbarer Pflegestandards

Die Formulierung messbarer Pflegestandards auf Stationsebene ist zur wohl gängigsten Methode der Qualitätssicherung geworden. Close (1990) beschreibt die Gespräche, die sie mit Pflegekräften über die Instrumente und Techniken der Qualitätssicherung geführt hat. Es scheint, dass viele Pflegekräfte damit anfangen, dass sie ein bereits vorhandenes Messinstrument ausprobieren, und so ein erstes Gefühl für die Prinzipien der Qualitätssicherung bekommen. Nachdem sie ein gewisses Selbstvertrauen entwickelt und in ihrer Station das Eis gebrochen haben, gehen sie dazu über, ihre eigenen Standards zu formulieren, die genauer auf die stationsspezifischen Bedürfnisse zugeschnitten sind. Die meisten Pflegekräfte empfinden ihre Bemühungen, Standards zu setzen, als eine lohnende Arbeit, die hilft, die Motivation und das Engagement zu steigern.

5.5 Qualitätsmanagement

Die **Abbildung 5-1**, die den dynamischen Standardisierungsansatz des RCN nach Kitson (1988) illustriert, kann helfen, Ihren Standardisierungsbemühungen eine gewisse Struktur zu geben. Der kitsonsche Ansatz sieht vor, dass eine Gruppe von Stationsmitarbeiterinnen einen Themen- oder Problembereich identifiziert, in dem die Qualität verbessert werden soll, einen entsprechenden Standard und die zugehörigen Kriterien formuliert und Qualitätsmessungen vornimmt, um festzustellen, inwieweit der Standard erfüllt wird. Dann beschließt die Gruppe die angemessene Vorgehensweise für Veränderungen, die sich aus den Ergebnissen ergeben, und evaluiert ihre Wirkung.

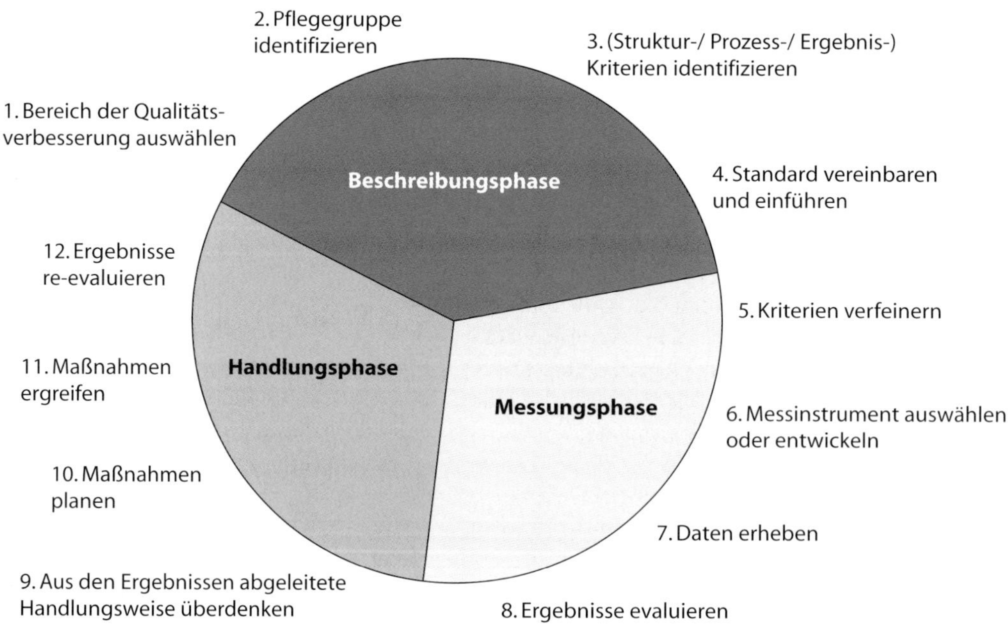

Abbildung 5-1: Der Qualitätssicherungszyklus (Nach Dr. Alison Kitson)

Vielleicht wäre es sinnvoll, an dieser Stelle noch einmal die Definition des Begriffes *Standard* zu wiederholen. Ein Standard ist eine Grundlage für eine Messung, eine bestehende oder anerkannte Vorlage, ein festgelegtes Leistungs- oder Qualitätsniveau, das erforderlich, erwünscht bzw. realisierbar ist. Greenhalgh & Co. (1991) definieren *Standard* in ihrem Abschnitt über die Pflegequalität als ein im Rahmen der verfügbaren Ressourcen mögliches, vereinbartes Leistungsniveau. Ein *Kriterium* ist ein unterscheidendes Merkmal als Bedingung für ein Urteil oder eine Entscheidung.

Kriterien sind die Punkte und Merkmale eines Standards, nach denen der Beobachter Ausschau hält, um festzustellen, ob der Standard erfüllt ist oder nicht. Mitunter werden die Kriterien auch als *Indikatoren* bezeichnet. Ein Standard sollte für die betreffende Population angemessen, beobachtbar, realisierbar, messbar und wünschenswert sein (RCN 1986).

Kriterienaussagen sollten im Zusammenhang mit dem zu messenden Standard stehen, biasfrei, quantifizierbar und statistisch verwertbar sowie valide und reliabel sein (Kemp & Richardson 1990).

Folgendes Beispiel einer Standardaussage stammt aus *Standards of Care for Cancer Nursing* [Pflegestandards für die onkologische Pflege. Anm. d. Bearb.] (RCN Standards of Care Project 1991):

> Die Pflegekraft sorgt dafür, dass der Patient und seine Angehörigen alle Informationen erhalten, die sie benötigen, um Entscheidungen in Bezug auf Krankheit und Therapie fällen zu können.

Donabedian (1966) zufolge können Standards auf zweierlei Weise entstehen: normative Standards entstammen prinzipiell der Quelle, die für Wissens- und Praxisstandards zuständig bzw. legitimiert ist, während sich empirische Standards aus der tatsächlichen Praxis herleiten. Formulieren Pflegekräfte ihre eigenen Pflegestandards, handelt es sich meist um eine Kombination der beiden Formen.

Standards werden in der Regel zu konkreten Themen formuliert, entweder weil diese Anlass zur Sorge geben oder weil eine Neuerung eingeführt werden soll. Um die Themenwahl zu strukturieren, sollte man sich sinnvollerweise an einem theoretischen Bezugsrahmen orientieren. Die Zahl der Standards, die zu einem bestimmten Thema formuliert werden können, ist nach oben offen; man sollte jedoch bedenken, dass Pflegequalität auch daran gemessen werden soll, ob die Standards erfüllt sind oder nicht. Je mehr Standards aufgestellt wurden, desto komplexer wird die Beurteilung, und schließlich werden die Messung und die Ergebnisanalyse nicht mehr ohne die Hilfe von Computern und Statistikern möglich sein.

Für die Formulierung von Standards und Kriterien empfiehlt Donabedian (1969) eine logische und leicht nachvollziehbare Methode. Bei Standards und Kriterien können als Kategorien Strukturen, Prozesse und Ergebnisse unterschieden werden:

Struktur: einrichtungsinterne Faktoren, die die Arbeit möglich machen, z. B. räumliche Gegebenheiten, Ausrüstung, Personal, Ausbildung und Management.

Prozess: die Leistung der Pflegekraft; die Pflege, die der Klient tatsächlich erhält, und die Arbeit, die die Pflegekraft ausführt.

Ergebnis: die Wirkung, die diese Pflege auf die Patienten- bzw. Klientengruppe hat.

Nimmt man die obige Standardaussage über den Informationsbedarf des Klienten, dann lassen sich Kriterien aller drei Kategorien entwickeln. Als Strukturkriterien etwa wären die beiden folgenden Formulierungen denkbar:

1. Eine Pflegekraft steht zur Verfügung, um den Informationsbedarf des Patienten zu erfüllen.
2. Die Pflegekraft hat die Möglichkeit, sich kontinuierlich weiterzubilden, und erhält die notwendige Unterstützung, um ihr Kommunikationsvermögen zu verbessern.

Prozesskriterien wären:

1. Die Pflegekraft führt ein initiales sowie kontinuierliches Assessment (Einschätzung) des Informationsbedarfs ihres Patienten und seines Wunsches nach mehr Informationen durch.
2. Die Pflegekraft besorgt dem Patienten und seinen Angehörigen falls nötig Informationsmaterial über die Krankheit bzw. Therapie und ist bereit und in der Lage, dieses ausführlich mit ihnen zu besprechen.

Ergebniskriterien könnten lauten:

1. Der Patient und seine Angehörigen bestätigen, alle Informationen erhalten zu haben, die sie in Bezug auf Diagnose, Therapie und Prognose benötigen.
2. Der Patient erklärt, die Auswirkungen der verschiedenen Behandlungsoptionen verstanden zu haben, bevor er eine Einverständniserklärung unterschreibt.

(Nach: RNC Standards of Care Project 1991)

Nachdem die Arbeitsgruppe sich auf die Standards und Kriterien geeinigt hat, sollten diese der Abteilungsleitung und der örtlichen Qualitätssicherungkommission zur Zustimmung vorgelegt werden. Der Zweck dieser Ratifikation ist, eine Koordination der Standardisierungsinitiativen zu ermöglichen und sicherzustellen, dass die formulierten Standards rechtlich korrekt und im Sinne der Institutions- bzw. Abteilungspolitik sind.

Schließlich könnte die Liste mit den Aussagen und den zugehörigen Kriterien des Standards so gestaltet werden, dass Platz für Haken und Anmerkungen für die Qualitätskontrolle vorhanden ist. Ein solches Instrument kann ganz unterschiedlich gestaltet werden; Anregungen können Sie sich bei den bereits vorhandenen Instrumenten oder in der entsprechenden Literatur holen.

Der Qualitätssicherungszyklus endet mit der Evaluation der Kontrollergebnisse und der Planung und Umsetzung der daraus resultierenden Maßnahmen. Anschließend muss die Qualität erneut überprüft werden, um festzustellen, ob die gewählten Maßnahmen den gewünschten Effekt haben.

Man sollte nicht vergessen, dass eine Qualitätssicherungsaktion vom Pflegepersonal als eine bedrohliche Situation empfunden werden kann, wenn dieses mit den Grundvorstellungen der Qualitätssicherung noch nicht vertraut ist. Nur wenn dieser Unsicherheit entgegengewirkt wird, können die Resultate der Qualitätskontrolle später genutzt werden, um die Pflegepraxis zu ändern. Stehen die Pflegekräfte der Kontrolle ablehnend gegenüber oder fühlen sich vom Management überrumpelt, werden sie die Ergebnisse möglicherweise bestreiten und sich gegen die anschließenden Veränderungen stellen. Dadurch jedoch würde die gesamte Übung sinnlos. Es gibt verschiedene Möglichkeiten, dem Pflegepersonal eine positive Einstellung zur Qualitätssicherung zu vermitteln:

1. *Ausbildung:* Alle Pflegeschülerinnen sollten mit dem Thema Qualitätssicherung ebenso vertraut gemacht werden wie mit allen anderen Aspekten des Pflegeberufs. Fortbildungsmaßnahmen können helfen, ausgebildeten Pflegekräften das Thema näher zu bringen und ihr Wissen über gelöste Probleme zu erweitern. Stehen Qualitätssicherungsmaßnahmen an, sollten alle beteiligten Pflegekräfte die Möglichkeit erhalten, an Workshops teilzunehmen, in denen sie über die verwendete Methode bzw. das benutzte Instrument aufgeklärt werden. In jeder Abteilung oder Station, in der eine Qualitätskontrolle durchgeführt werden soll, sollten schriftliche Materialien über das jeweilige Instrument und die gewählte Methode ausgeteilt werden.
2. *Repräsentation:* Soweit möglich, sollten Pflegekräfte unterschiedlicher Qualifikation und Funktion im Lenkungsausschuss vertreten sein, damit deutlich wird, dass alle Gruppen bei Entscheidungen ein Mitspracherecht haben. An der Entwicklung neuer Instrumente und Methoden zur Qualitätsmessung sollten Vertreterinnen der beteiligten Stationen beteiligt werden.
3. *Anerkannte Beobachter:* Die Beobachter, die eine Kontrolle durchführen, sollten Personen sein, deren Urteilsvermögen und klinische Kompetenz vom Stationspersonal respektiert werden. Es kann sich sogar um Teammitglieder handeln. Dadurch steigt die Wahrscheinlichkeit, dass das Personal die Ergebnisse der Überprüfung als richtig anerkennt.
4. *Feedback:* Die Ergebnisse der Untersuchungen sollten so rasch wie möglich unter Wahrung der Anonymität an die einzelnen Abteilungen zurückgemeldet werden. Wichtig ist, dass das Personal die Qualitätskontrollen nicht als Mittel zur Erstellung einer Bestenliste wahrnimmt, sondern sie als Möglichkeit begreift, die eigenen Standards aufrechtzuerhalten bzw. zu verbessern. Vergleiche zwischen verschiedenen Stationen oder Abteilungen sollten vermieden werden; lediglich im Verlauf der Zeit aufgetretene stationsinterne Veränderungen sollten aufgezeigt

werden. Die Stationsmitarbeiterinnen sollten merken, dass sie diejenigen sind, denen die Ergebnisse der Kontrolle «gehören», und dass sie diese ganz nach ihrem Belieben nutzen können. Um die Verbesserung der Standards zu fördern, könnten entsprechende Anreize geschaffen werden.

5. *Engagement:* Alle Mitarbeiterinnen sollten sich in allen Phasen der Qualitätssicherungsmaßnahmen engagieren können.

Diese Richtlinien für die Formulierung von Standards und Kriterien sowie für die Qualitätssicherung allgemein sind nicht als unumstößliche Regeln zu betrachten, sondern vielmehr als Möglichkeiten, die Arbeitsgruppen in Betracht ziehen sollten. Außerdem bieten sie eine Einführung in die gängige Terminologie. Wir hoffen, in diesem Kapitel einige im Kontext der Qualitätssicherung auftretende Fragen geklärt und genügend Informationen und praktische Tipps geliefert zu haben, damit schon Pflegeanfängerinnen erkennen können, dass sie sich an Qualitätssicherungsmaßnahmen in ihrer Station beteiligen oder diese gar initiieren können und sollen.

5.6 Literatur:

Ball, J. A.; Goldstone, L. A. & Collier, M. M. (1984): *Criteria for Care – The manual of the North West nurse staffing levels project* Newcastle upon Tyne Polytechnic Products Ltd., Newcastle upon Tyne.

Barnett, D. & Wainwright, P. (1987): Between two tools *Senior Nurse* **6** (4), 40–42.

Brittle, J. & Marsh, J. (1986): Definition of Measurement? *Nursing Times* Nov 5, 36/37.

Close, A. (1990): Tools and Techniques *Nursing Standard* **5** (9) Quality Assurance Supplement.

Dunn, C. (1990): Who cares? *Nursing Standard* **5** (9) Quality Assurance Supplement, 6.

Goldstone, L. A.; Ball, J. A. & Collier, M. M. (1984): *Monitor – An Index of the Quality of Nursing Care for Acute Medical and Surgical Wards* Newcastle upon Tyne Polytechnic Products Ltd., Newcastle upon Tyne; England.

Greenhalgh & Company in conjunction with a Five Regional Consortium (1991): *Using Information in Managing the Nursing Resource* Crown Copyright.

Hegyvary, S. T. & Haussmann, R. K. D. (1975): Monitoring Nursing Care Quality. *Journal of Nursing Administration,* June 17–26.

Kemp, N. & Richardson, E. (1990): *Quality Assurance in Nursing Practice.* Butterworth-Heinemann Ltd., Oxford.

NHS Management Executive (May 1991): *Framework of audit for nursing services.*

PA Consulting Services Ltd. (1987): *Nursing Quality Measurement Scale* PA Consulting Services Ltd., Knightsbridge, London.

Phaneuf, M. (1976): *The Nursing Audit – Self Regulation in Nursing Practice* (2. Aufl.), Appleton-Century-Croft, New York.

Report of an inquiry into the management of the health service to the Secretary of State. (1983) *(The Griffiths Report).* HMSO, London.

RCN Standards of Care Project (1986): *Check list on how to write standards of nursing care,* Royal College of Nursing, London.

RCN Standards of Care Project (1991): *Standards of Care for Cancer Nursing,* Royal College of Nursing, London.

UKCC (1984): *Code of Professional Conduct for the Nurse,* Midwife and Health Visitor UKCC, London.

Wandelt, M.A. & Ager, J.W. (1974): *Quality Patient Care Scale* Appleton-Century-Croft, New York.

Whelan, J. (1987): Using Monitor – Observer Bias *Senior Nurse* **7** (6), 8–10.

World Health Organization (March 1986): *Nursing/Midwifery in Europe,* WHO Regional Unit for Europe.

Weiterführende Literatur:

Pearson, A. (1987): *Nursing Quality Measurement: quality assurance methods for peer review,* John Wiley and Sons, Chichester.

Wilson, C. (1987): *Hospital Wide Quality Assurance,* W.B. Saunders, Canada.

Deutschsprachige Literatur:

Pflegequalität:

King, C., Hinds, P.: Lebensqualität. Huber, Bern, 1998.

Landenberger, M.: Innovation in der Pflege. Huber, Bern, 2001.

Weh, B. : Pflegequalität, Urban und Fischer, München, 1995.

Qualitätsmanagement:

Baartmanns, P., Geng, V.: Qualität nach Maß. Huber, Bern, 2000.

Bachner, U.: Qualitätsmanagement im Krankenhaus. Schlütersche, Hamburg, 1999.

BMfG, Vieten, G. (Hrsg.): Wegweiser Qualitätsmanagement im Krankenhaus. Urban und Fischer, München, 1998.

Dangel-Vogelsang, B.: Qualitässicherung und Pflege. EB-Verlag, Hamburg, 1999.

Fischer, H.: Qualitätsmanagement in der Krankenpflege. Decker, Heidelberg, 1997.

Gabanyi, M.: Qualitätssicherung in der ambulanten Pflege. BASYS, Augsburg 1999.

Giebing, H., François-Kettner, H., Roes, M. Marr, H.: Pflegerische Qualitätssicherung. Huber, Bern, 1999.

Görres, S.: Qualitätssicherung in Pflege und Medizin. Huber, Bern, 1999.

Kaltenbach, T.: Qualitätsmanagement im Krankenhaus. Bibliomed, Melsungen, 1993.

Prakke, H., Flerchinger, C.: Qualitätsentwicklung. Huber, Bern, 1999.

Roes, M., François-Kettner, H., Schmälzle, G., Lehmann, T.: MUM Ein Qualitätsprogramm zum Anfassen. Huber, Bern, 2000.

Schroeder, P.: Qualitätsentwicklung im Gesundheitswesen. Huber, Bern, 1998.

Qualitätszirkel:

Deutsche Gesellschaft für Qualität: Qualitätszirkel. Beuth, Berlin, 1997.

Görres, S., Luckey, K., Stappenbeck, J.: Qualitätszirkel in der Alten- und Krankenpflege. Huber, Bern, 1997.

KAD thema 158: Mit Phantasie und Kompetenz – Qualitätszirkel in Aktion. KDA, Köln, 2001.

Adressen:

DGQ: Deutsche Gesellschaft für Qualität. www.dgq.de

DIN: Deutsches Institut für Normung e. V.: www.din.de

DQS: Deutsche Gesellschaft zur Zertifizierung von Managementsystemen mbh: www.dqs.de

REFA: Verband für Arbeitsstudien und Betriebsoragnisation e. V.: www.refa.de

EFQM: European Foundation for Quality Management : www.efqm.org

DEC: Deutsches EFQM Center: www.deutsche-efqm.de

ÖVQ: Österreichische Vereinigung für Qualitätssicherung: www.oevq.at

SAQ: Schweizerische Arbeitsgemeinschaft für Qualitätssicherung: www.saq.ch

6. Organisation des Stationsalltags

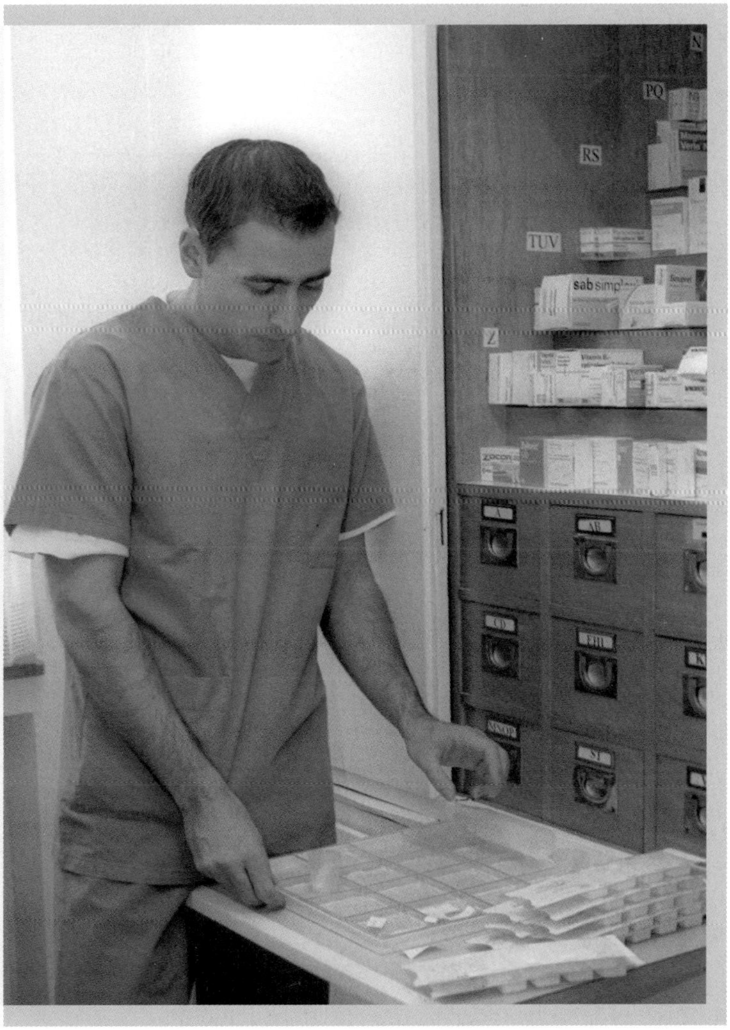

Es ist ganz im Sinne der Stationsleitung, die ihr zur Verfügung stehenden Ressourcen bestmöglich zu nutzen, damit der Stationsbetrieb effizient und reibungslos abläuft. Ihre Hauptressourcen sind die Teammitglieder und ihre Arbeitszeit, Geräte und Material sowie die Station selbst. Sollen die Patienten eine qualitativ hochwertige Pflege erhalten und die Pflegekräfte Befriedigung aus ihrer Arbeit beziehen, müssen diese Ressourcen organisiert und effektiv eingesetzt werden (**Abb. 6-1**). Die Patienten und Angehörigen sind auf die Fähigkeit der Stationsleitung, eine zufriedenstellende Pflege organisieren zu können, angewiesen.

Inzwischen wird akzeptiert, dass ein individualisierter Pflegeansatz die beste Methode der Patientenbetreuung ist. Also muss die Station so organisiert werden, dass die Pflegekräfte eine solche Pflege leisten können – und genau das ist Thema dieses Kapitels.

Bei der Planung des Patientenalltags und bei der Organisation des Pflegeteams ist Flexibilität enorm wichtig. Einer Stationsleitung, die sich in puncto Stationsorganisation und Aufgabenverteilung als unflexibel erweist, dürfte es auch bei den verschiedenen Aspekten der Patientenbetreuung an Wendigkeit fehlen. Statt einer wohlüberlegten und kreativen Betreuung werden alle Patienten eine gleichförmige Pflege erhalten; die Pflegekräfte werden nicht dazu ermutigt, ihre Patienten als Menschen zu behandeln, und sind nicht in der Lage, Maßnahmen zu planen, die den individuellen Bedürfnisse der einzelnen Patienten gerecht werden.

Der Patientenalltag und die Organisation der Patientenversorgung sind von Fachbereich zu Fachbereich verschieden. Dies ist ein weiteres Argument für einen flexiblen Ansatz. Was für eine neurochirurgische Station richtig ist, kann für die Station der Augenheilkunde ungünstig sein. Jede Station muss aus dieser Sicht einer kritischen Überprüfung unterzogen werden.

6.1 Organisation des Patientenalltags

Auch wenn einige Stimmen dies bestreiten, muss der Patientenalltag einer gewissen Planung und Routine unterliegen, damit Patienten und Pflegekräfte ein Gefühl der Sicherheit entwickeln können. Früher wurden bestimmte Tätigkeiten zu bestimmten Tageszeiten durchgeführt: z. B. wurden am Morgen alle Patienten gewaschen und alle Verbände gewechselt und die Nachtschwester stellte den Großteil der täglichen Medikamente. Eine flexiblere Tageseinteilung, die aber einige Routinen beibehält, wirkt sich positiv auf die Station aus; Patienten und Personal vermittelt es ein Gefühl der Sicherheit, wenn sie wissen, was üblicherweise zu welcher Zeit geschieht. Wichtig ist, dass sich der Tagesablauf nach den Bedürfnissen der Patienten und nicht nach jenen der Pflegekräfte oder Ärztinnen richtet.

Im Hinblick auf den Patientenalltag wollen viele Faktoren berücksichtigt sein:

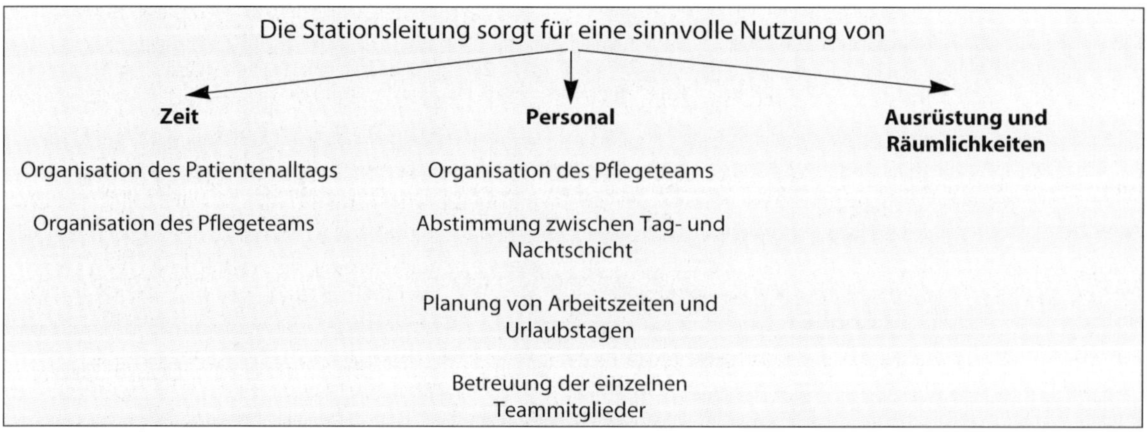

Abbildung 6-1: Effektive Nutzung der stationsinternen Ressourcen

1. Verfahrensregeln des Krankenhauses: Ist eine flexible Anpassung möglich?
2. von anderen Abteilungen zu festen Zeiten erbrachte Dienste, z. B. Lieferung der Mahlzeiten für die Patienten, Öffnungszeiten der Personalkantine, Arbeitszeiten der Putzkolonne etc.
3. Arbeitszeiten des Personals anderer Berufsgruppen, die im direkten Patientenkontakt arbeiten, z. B. Röntgenabteilung, Physiotherapeutinnen, Ärztinnen
4. Zentrales Austeilen der Medikamente: Können andere Zeiten für die Medikamentenrunden festgelegt werden, wenn dies die Stationsorganisation verbessern könnte? Müssen überhaupt alle Medikamente gleichzeitig ausgegeben werden oder könnte jede einzelne Pflegekraft die nötigen Medikamente an ihre Patienten ausgeben?
5. Verweildauer der Patienten auf der Station: In einer Station, in der die Patienten häufig wechseln, wird das Augenmerk mehr auf eine rasche Aufnahme, Versorgung und Entlassung der Patienten gerichtet sein als auf Routinen wie Essenszeiten oder Medikamentenausgabe. Stationen mit längeren Liegezeiten haben mehr Möglichkeiten, den Patientenalltag zu gestalten.

Es gibt festgelegte Abläufe, die eventuell nicht geändert werden können, weil dies Auswirkungen auf andere Abteilungen hätte (z. B. Essenszeiten). Sind die Routinentätigkeiten im Stationsalltag erkannt worden, können diese fixierten Abläufe als ein grobes Gerüst dienen, um einen stationsspezifischen Tagesablauf zu entwickeln, der einen individuelleren Ansatz der Patientenversorgung zulässt. Seit alle Abteilungen ein stärkeres Bewusstsein dafür entwickelt haben, dass kontinuierlich auf eine qualitative Verbesserung der Patientenversorgung hingearbeitet werden muss, ist es einfacher geworden, etablierte Routinen zu durchbrechen.

Jede Pflegekraft sollte angehalten werden, die richtigen Prioritäten für die Patientenbetreuung zu setzen und die Pflege entsprechend tagesbezogen zu planen. Auf diese Weise sollten endlich diese magischen Zeitgrenzen, wie z. B. Schichtende, Mittagsübergabe, aus den Köpfen verschwinden, bis zu denen angeblich alle Arbeiten erledigt sein müssten. Im Vordergrund müssen das allgemeine Wohlbefinden der Patienten, die Prävention von Druckstellen, eine angemessene Flüssigkeitszufuhr, die Vorbereitung spezieller Tests, die Entlassungsvorbereitungen und das persönliche Gespräch mit dem Patienten stehen. Diese Aspekte sind wichtiger als dass alle Patienten gewaschen und alle Betten gemacht sind und dass auch sonst «Alles erledigt» ist. Die Stationsleitung muss ihren Mitarbeiterinnen und allen Neuen auf der Station diesen Grundsatz immer wieder einschärfen. Für das Pflegepersonal ist es hilfreich, wenn die Stationsleitung:

- Aufgaben delegiert, aber weiterhin die Verantwortung trägt,
- ihren Mitarbeiterinnen Zeit gibt, um ihre Arbeit zu planen,
- nicht erwartet, dass bis zur Mittagszeit alle Arbeiten erledigt sind,
- während der Übergabezeit eine Zusammenarbeit zwischen den verschiedenen Schichten fördert,
- effektiv kommuniziert und ihren Mitarbeiterinnen, besonders während der Schichtwechsel und der Essenspausen, Zeit für Rückmeldungen einräumt,
- die für einen Patienten zuständige Pflegekraft in sämtliche Entscheidungen einbezieht,
- dafür sorgt, dass die Station jederzeit ausreichend besetzt ist (z. B. sollte immer nur eine von zwei Dienst habenden examinierten Pflegekräften zum Essen gehen).

6.2 Organisation der Pflege

Virginia Henderson (1968) schreibt, die besondere Aufgabe der Pflegekraft sei es, den Einzelnen – ob gesund oder krank – bei der Durchführung jener Handlungen des täglichen Lebens zu unterstützen, die er normalerweise ohne Hilfe ausführen würde, ihm zu helfen, seine Gesundheit wiederzuerlangen oder, falls dies nicht möglich ist, ihm beizustehen, friedlich sterben zu können. Die berufliche Spektrum der Pflegekraft reicht von der Erhaltung der Fähigkeit des Patienten, sich selbst zu versorgen, bis hin zur bedürfnisgerechten Versorgung völlig abhängiger Patienten.

Jeder Mensch, ob er nun krank oder gesund ist, hat bestimmte Bedürfnisse, die erfüllt werden müssen. Diese Bedürfnisse können auf unterschiedliche Weise beschrieben werden. Maslow (1968) entwickelte eine Bedürfnishierarchie (**Abb. 6-2**), an deren Basis die Grundbedürfnisse stehen. Diese müssen befriedigt sein, bevor sich der Mensch der nächsthöheren Bedürfnisstufe zuwenden kann. Ist ein Bedürfnis gestillt, nimmt das nächste seinen Platz ein.

Henderson (1968) sagt in Bezug auf den Patienten, die Bedürfnisse seien die Grundlage der Pflege.

Was eine wirklich gute Stationsleitung ausmacht, ist die Fähigkeit, es dem Pflegeteam zu ermöglichen, die Bedürfnisse der Patienten wirksam und effizient zu befriedigen. Dazu braucht es einiges an Organisation! Sinnvollerweise sollte man ein Modell, einen Bezugsrahmen oder Richtlinien haben, auf deren Grundlage man sowohl kurz- als auch langfristige Entscheidungen bezüglich der Pflegeorganisation fällen kann.

6.2.1 Pflegemodelle

Es gibt verschiedene Pflegemodelle bzw. -theorien, die man sowohl zum besseren Verständnis des Konzepts *Pflege* als auch für das Einschätzen und Bewerten der Patientenbedürfnisse und für die Planung von Pflegemaßnahmen heranziehen kann. Einige dieser Modelle sind sehr praxisorientiert, andere hingegen abstrakt und im Stationsalltag schwer umsetzbar. Sie alle sind auf den Patient als Individuum mit pflegespezifischen – und weniger medizinischen – Problemen und Bedürfnissen ausgerichtet, auch wenn diese beiden Aspekte oft untrennbar miteinander verknüpft sind. Wir wollen nun einige der bekannteren Modelle vorstellen, damit Sie sich dann eingehender mit der Literatur eines Modell ihrer Wahl auseinandersetzen können.

6.2.1.1 Roper: Modell der Hebensaktivitäten

Dieses Modell betrachtet den Menschen unter dem Gesichtspunkt der Lebensaktivitäten, die zu verrichten er in der Lage ist. Pflegeinterventionen sind dann nötig, wenn ihm die Verrichtung einer Aktivität nicht mehr möglich ist. Diese Lebensaktivitäten sind:

1. Für eine sichere Umgebung sorgen
2. Kommunizieren
3. Atmen
4. Essen und Trinken
5. Ausscheiden
6. Sich sauberhalten und Kleiden
7. Die Körpertemperatur regulieren
8. Sich Bewegen
9. Arbeiten und Spielen
10. Sich als Mann oder Frau fühlen und verhalten
11. Schlafen
12. Sterben.

6.2.1.2 Henderson: Pflegemodell

Dieses Modell basiert auf den elementaren menschlichen Bedürfnissen; Pflegemaßnahmen sind indiziert, wenn der Patient bestimmte Bedürfnisse nicht mehr von sich aus befriedigen kann. Diese Grundbedürfnisse des Patienten sind:

1. Normal atmen
2. Angemessen essen und trinken

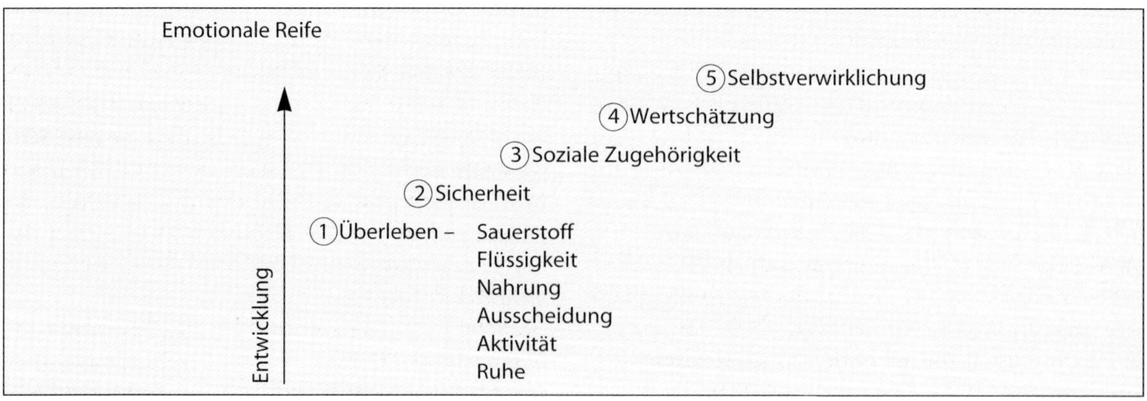
Emotionale Reife
Entwicklung
(5) Selbstverwirklichung
(4) Wertschätzung
(3) Soziale Zugehörigkeit
(2) Sicherheit
(1) Überleben –
Sauerstoff
Flüssigkeit
Nahrung
Ausscheidung
Aktivität
Ruhe

Abbildung 6-2: Die Maslowsche Bedürfnishierarchie

3. Mittels aller Ausscheidungsorgane ausscheiden
4. Sich bewegen und eine gewünschte Position einnehmen und beibehalten
5. Schlafen und ruhen
6. Sich an- und ausziehen und angemessene Kleidung auswählen
7. Die Körpertemperatur regulieren durch Anpassen der Kleidung oder durch Veränderung der Umgebung
8. Den Körper reinigen und pflegen und die Haut schützen
9. Äußere Gefahren meiden
10. Kommunizieren und Gefühle, Bedürfnisse und Ängste artikulieren
11. Glauben ausüben bzw. nach der eigenen Vorstellung von Gut und Böse handeln
12. Eine befriedigende Beschäftigung ausüben
13. Spielen und Freizeitaktivitäten teilnehmen
14. Lernen, entdecken bzw. Wissbegier befriedigen.

6.2.1.3 Orem: Selbstpflegemodell

Dorothea Orem geht von einem Gleichgewicht zwischen dem Selbstpflegevermögen des Patienten und den aktuellen Anforderungen aus, unter denen dieser steht. Ein pflegerisches Eingreifen ist nötig, wenn dieses Gleichgewicht aus den Fugen gerät. Je weniger der Patient in der Lage ist, sich selbst zu helfen, weil er krank oder behindert ist, desto mehr pflegerische Hilfe braucht er, um seinen Selbstpflege- bedarf befriedigen zu können.

6.2.1.4 Roy: Adaptationsmodell

Pflegeprobleme liegen vor, wenn physische, psychische oder soziale Störungen das Verhalten des Patienten beeinträchtigen. Die Pflegeinterventionen sollen dem Patienten dabei helfen, sich diesen Veränderungen anzupassen, sie zu bewältigen. Dann kann die Energie des Patienten in Bahnen gelenkt werden, die zur Besserung seines Wohlbefindens führen.

Es gibt zwar noch weitere Modelle (z. B. von Neuman oder Roger), die oben genannten sind jedoch die bekanntesten. Die große Mehrheit der Pflegemodelle wurde in den USA entwickelt – die einzige Ausnahme ist das Ropersche. Welches Modell das richtige ist, ist oft schwer zu entscheiden und hängt vielmals davon ab, welche Art von Patienten in der jeweiligen Station behandelt wird. Auf einer Station etwa, in der fast alle Patienten hochgradig pflegebedürftig sind (z. B. Intensivpflege), wäre es wenig sinnvoll, mit dem Oremschen Selbstpflegemodell zu arbeiten. Hier besteht das unmittelbare Pflegeziel weniger in dem Wiedererlangen der Selbstpflegefähigkeit, sondern eher darin, den Patienten etwas weniger abhängig von pflegerischen und medizinischen Maßnahmen zu machen, damit er in eine andere Station verlegt werden kann, in der mit seiner Rehabilitation begonnen wird. Manche Modelle sind für bestimmte Umfelder besonders geeignet, so z. B. das Roysche Adaptationsmodell für psychiatrische Einrichtungen.

Welches Modell, oder welche Modelle oder Modellkombination auch gewählt werden, wichtig ist, dass sie vom gesamten Pflegepersonal der Station verstanden und akzeptiert werden und sich mit der stationsinternen Pflegephilosophie decken. Diese Voraussetzungen bilden die Grundlage für die systematische Anwendung des Pflegeprozesses.

6.3 Pflegeprozess

Ziel einer guten Pflege ist es, sich ein Bild vom Patienten als Individuum zu machen, das in einer Familie und Gemeinde lebt, und dann zu entscheiden, wie ihm am besten geholfen werden kann. Auf der einen Seite stehen die Pflegemaßnahmen, die nötig sind, um die Bedürfnisse des Patienten zu erfüllen und die Pflegeprobleme zu beseitigen, und auf der anderen Seite die zu realisierenden Ziele. Die Pflege orientiert sich an den individuellen – physischen, emotionalen, psychischen, sozialen und spirituellen – Bedürfnissen des Patienten sowie am medizinischen Grund des Krankenhausaufenthalts.

Werden die Bedürfnisse eines Patienten nicht berücksichtigt, sind Pflegeprobleme wahrscheinlich. Die effektivste Methode für die Einschätzung und Erfüllung der Bedürfnisse des Patienten ist der Pflegeprozess, ein systematischer Ansatz für das Assessment der Bedürfnisse und die Planung und Umsetzung der Pflegemaßnahmen, der das Gerüst für eine individualisierte Pflege bildet. Soll dieses Konzept funktionieren, müssen den Pflegekräften der Station Patienten und nicht Einzelverrichtungen zugeteilt werden. Der Patient muss in alle Entscheidungen über seine pflegerische Versorgung einbezogen werden und der Pflegekraft muss daran gelegen sein, den Patienten so gut wie möglich zu selbstständigem Handeln zu motivieren. Die Pflege jedes einzelnen Patienten muss individuell geplant werden, kontinuierlich und konsequent sein.

Die Phasen des Pflegeprozesses sind: Einschätzung des Patienten und seiner Pflegeprobleme und Bedürfnisse, Planung der Pflegemaßnahmen, Durchführung des Pflegeplans und schließlich Evaluation der erbrachten Pflege und Modifikation des Plans.

Wird das Konzept des Pflegeprozesses korrekt verfolgt, sollte es folgende Punkte ermöglichen:

- individuelle Betreuung jedes Patienten
- systematische Bestimmung der Bedürfnisse und Probleme des Patienten
- systematische Planung der Pflege, die schriftlich fixiert wird und beschreibt, wie die Bedürfnisse erfüllt und die Probleme beseitigt werden sollen
- Pflegekontinuität
- ständige Aktualisierung der Pflegemaßnahmen
- schriftliche, kontinuierliche Pflegedokumentation
- Auswertung der Pflege
- ständige Überwachung der Pflegequalität
- Sammlung von Informationen zu Forschungszwecken.

In welcher Form das Konzept des Pflegeprozesses umgesetzt wird, kann von Station zu Station variieren. Im Mittelpunkt des Interesses steht jedoch immer das Wohlergehen des Patienten und es ist obligatorisch, dass der Patient und seine Angehörigen in den Entscheidungsfindungsprozess einbezogen werden. Alle Phasen des Pflegeprozesses werden dokumentiert, so dass eine lückenlose Dokumentation entsteht, in der die festgestellten Bedürfnisse und Probleme, die zu ergreifenden Maßnahmen, die anvisierten Ziele und die Ergebnisse verzeichnet sind.

6.3.1 Assessment (Einschätzung)

Bei der Aufnahme jedes Patienten wird ein eingehendes Assessment vorgenommen, das sich aus den folgenden drei Punkten zusammensetzt:

1. Sammeln von Informationen mit Hilfe des Patienten und seiner Angehörigen
2. Beobachtung bzw. Untersuchung des physischen und emotionalen Zustands des Patienten
3. Analyse der Informationen und Identifizierung der Bedürfnisse und Probleme.

6.3.1.1 Sammeln von Informationen

Bevor die Betreuung eines Patienten geplant werden kann, muss die Pflegekraft diesen sorgfältig beobachten und alle relevanten Informationen sammeln. Ob die Datenerhebung gut verläuft, hängt davon ab, ob ein guter Kontakt zwischen Pflegekraft und Patient hergestellt werden konnte. Die Pflegekraft sollte schon vorher überlegen, welche Informationen sie benötigt, da manche Daten für alle Pflegesituationen gleich sind. Andere Informationen ergeben sich aus den individuellen Bedürfnisse des Patienten. «Individuell» muss hier betont werden, denn die Pflegekraft darf nicht vergessen, dass sie Informationen erheben soll, die Grundlage eines «individualisierten Ansatzes» sein können. Holt die Pflegekraft bei einem Patienten Informationen ein, muss sie ihm nahe genug sein, um beobachten zu können, wie er ihre Fragen beantwortet, ob sich leise Spuren von Zweifel oder Sorge auf seinem Gesicht zeigen, obwohl er eine positive Antwort gibt, oder ob seine Gestik eine Anspannung verrät, die er gerade abgestritten hat.

Wie detailliert die erhobenen Informationen sein müssen, hängt von der Dauer des Krankenhausaufenthalts, dem Einweisungsgrund und dem Grad der Pflegebedürftigkeit ab. Man muss nicht unbedingt wissen, was ein Patient gerne isst oder was er nicht mag, wenn dieser nur für eine Reihe von Untersuchungen im Krankenhaus ist und seine Wünsche und Bedürfnisse gut artikulieren kann. Leidet der Patient allerdings unter einem Kommunikationsproblem, z. B. unter einer Aphasie nach einem Schlaganfall, müssen seine Vorlieben und Abneigungen geklärt werden. Bei einem gehfähigen Patienten ist es nicht so wichtig, dass der Mobilitätsgrad gemessen und notiert wird, wie bei einem älteren Patienten nach einer Hüftfraktur oder einem Schlaganfall.

Die benötigten Informationen werden beim Patienten selbst oder gegebenenfalls bei einem Angehörigen oder engen Freund eingeholt und sind vertraulich und diskret zu behandeln.

Eine weitere Informationsquelle sind die ärztlichen Aufzeichnungen. Richtig genutzt, können diese vermeiden helfen, dass der Patient dieselben Fragen mehrmals beantworten muss.

Unter Umständen können Daten auch bei Mitarbeiterinnen anderer beteiligter Berufsgruppen, z. B. Hausärztin, Sozialarbeiterin, Gemeindeschwester oder Familienhelferin erhoben werden, wenn diese vor der Einweisung mit dem Patienten zu tun hatten.

Alle Informationen, die man über den Zustand des Patienten vor dem Krankenhausaufenthalt sammelt, werden als *Pflegeanamnese* bezeichnet. Hierfür kann ein Fragebogen, eine Checkliste oder ein Interviewleitfaden verwendet werden. In den Fragen, die dem Patienten gestellt werden, spiegelt sich das Pflegemodell der jeweiligen Station wider und sie zielen darauf ab, ein möglichst genaues Bild vom Patienten, seinem Hintergrund, seiner Familie, seiner häuslichen Umgebung und seinen Problemen zu erhalten. Hinzu kommen eventuell Fragen, die sich auf die Krankheit des Patienten und seinen Krankenhausaufenthalt beziehen oder die stationsspezifisch sind.

Soll also eine Patientin ein künstliches Hüftgelenk erhalten, wird man erfragen, wo und wie sie wohnt, d. h. wo sich die Toilette befindet, ob Treppen zu steigen sind und ob es in ihrem Umfeld Leute gibt, die ihr helfen könnten. All diese Informationen helfen bei der Entlassungsplanung.

Kommt ein Kind ins Krankenhaus, sollte man sich erkundigen und dokumentieren, wie es genannt werden möchte (das gilt eigentlich auch für jeden anderen Patienten!); es sollten auch die Namen und Bezeichnungen aller Spielzeuge notiert werden, die es mitgebracht hat.

Nicht alle Daten müssen gleich bei der Aufnahme erhoben werden, sondern viele lassen sich auch nach und nach ergänzen. Maßgeblich sind zunächst einmal die unmittelbaren Bedürfnisse des Patienten und das momentane Arbeitsaufkommen in der Station. Je stärker die Bindung zwischen Patient und Pflegekraft ist, desto leichter kann die Pflegekraft die erforderlichen Daten erheben. Die Pflegekraft muss sich in die Situation hineinfühlen und – falls nötig mit Hilfe der Stationsleitung – entscheiden, welche Informationen sofort gebraucht werden und welche bis später warten können und sollen.

Ist ein guter Kontakt zum Patienten hergestellt, muss die Pflegekraft behutsam dessen Gefühle und Reaktionen in Bezug auf die Krankheit und den Krankenhausaufenthalt ergründen. Außerdem muss sie sich selbst fragen, wie sie zur Betreuung des jeweiligen Patienten steht.

6.3.1.2 Beobachtung des Patienten

Aufgabe der Pflegekraft ist es aber nicht nur, Informationen vom Patienten oder seinen Angehörigen zu erfragen, sie muss auch das allgemeine Erscheinungsbild des Patienten, den Zustand der Haut und Mundschleimhäute, vorhandene Anomalien, Eigenarten, körperliche Anzeichen für Erschöpfung, Emotionen und Ängste erfassen.

Solche elementaren Beobachtungen sind sehr wichtig, da sie während des Krankenhausaufenthalts des Patienten die Grundlage für die Feststellung und Überwachung von Problemen bilden. Nach welchem Schema die Beobachtungen durchgeführt werden, hängt vom verwendeten Pflegemodell und den Problemen des Patienten ab, die zum aktuellen Krankenhausaufenthalt geführt haben. Häufig richtet man sich nach dem von Roper (1982) beschriebenen System der Lebensaktivitäten.

Es ist offensichtlich, dass das Kommunikationsvermögen in diesem Zusammenhang eine außerordentlich wichtige Rolle spielt. Die Fähigkeit, Patienten zu befragen und ihnen zuzuhören, wächst mit zunehmender Erfahrung. Pflegeanfängerinnen sind daher auf die Hilfe und Anleitung der Stationsleitung angewiesen, die ihnen auch vermitteln muss, wie wichtig es ist, einfach am Bett ihrer Patienten zu sitzen, mit ihnen zu reden und ihnen zuzuhören. Viele Pflegekräfte fühlen sich dabei unwohl, weil sie scheinbar untätig sind; dies ist jedoch keineswegs der Fall. Die Beobachtungsdaten können anhand eines strukturierten Formulars erhoben und dokumentiert oder später zusammengefasst werden.

6.3.1.3 Analyse der Informationen und die Identifizierung von Bedürfnissen und Problemen

Ist die Informationssammlung abgeschlossen, wertet die Pflegekraft die Informationen aus und identifiziert Bedürfnisse und Probleme. Anschließend sortiert sie die Ergebnisse nach ihrer Priorität, setzt die Pflegeziele und erstellt einen Plan, wie die Bedürfnisse des Patienten erfüllt werden können. Die Grundbedürfnisse sind für alle Patienten aller Einrichtungen dieselben, ganz gleich, wie die medizinische Diagnose lautet. Manche Patienten werden den Großteil ihrer physischen Bedürfnisse die meiste Zeit über selbst befriedigen können; sie sollten rechtzeitig Hilfe erhalten, wenn sie sie brauchen.

Die Pflegekraft muss ihren Patienten auch bei emotionalen Bedürfnisse helfen, beispielsweise wenn diese sich mit ihrer Krankheit oder Behinderung abfinden müssen. Nur weil er mobil ist, muss ein Patient noch lange nicht in der Lage sein, seine elementaren Bedürfnisse selbst zu erfüllen. Die körperliche Verfassung ist oftmals nicht alles, was zählt. Die weniger offensichtlichen Bedürfnisse sind vielleicht nur scheinbar erfüllt; deshalb darf nichts ungeprüft als gegeben vorausgesetzt oder angenommen werden. Zwischen den Bedürfnissen, die der Patient selbst befriedigen kann, und jenen, bei denen er die Unterstützung der Pflegekraft benötigt, muss ein Gleichgewicht bestehen und es ist wichtig, dass die Pflegekraft ein Gefühl dafür entwickelt, wann eine Intervention tatsächlich notwendig ist.

Die Pflegeprobleme des Patienten können unmittelbarer oder potenzieller Art sein.

Unmittelbare Probleme

Probleme, die gleich bei der Aufnahme in Angriff genommen werden müssen, sind unmittelbare Probleme. Einige dieser akuten Probleme werden sofortige Pflegeinterventionen erfordern. Wird beispielsweise ein Patient eingeliefert, der ohne Bewusstsein ist, besteht ein unmittelbares Problem darin, dass seine Atemwege frei gehalten werden müssen; das Pflegeziel lautet, dem Patienten eine adäquate Atmung zu ermöglichen.

Potenzielle Probleme

Potenzielle Probleme sind jene Probleme, die sich im weiteren Verlauf entwickeln könnten. Werden sie rechtzeitig erkannt, lassen sie sich in vielen Fällen verhindern oder abmildern; hier muss vorausschauend geplant werden. Ein Beispiel: Eine ältere Dame, die nach einem Schlaganfall halbseitig gelähmt ist, stürzt und bricht sich den Oberschenkel. Weil ihre Mobilität nun eingeschränkt ist, besteht die Gefahr, dass sie Druckstellen, eine Phlebothrombose und/oder eine Pneumonie entwickelt, wenn diese möglichen Komplikationen nicht als potenzielle Probleme erkannt und die entsprechenden Pflegemaßnahmen geplant und durchgeführt werden.

Versteckte Probleme

Manche Probleme sind offensichtlicher als andere. Bei den oben angeführten Beispielen handelt es sich um offenkundige akute bzw. potenzielle Probleme. Da Patienten ganz unterschiedlich auf ihre Krankheiten und deren Behandlung, einen Krankenhausaufenthalt und ihr soziales und ökonomisches Umfeld reagieren können, sind aber nicht alle Probleme ebenso leicht zu diagnostizieren.

> Die 82-jährige Mrs. Hawthorn lebt allein in einer ärmlichen Wohnung in einem verrufenen Innenstadtviertel. Als sie ins Krankenhaus kommt, sind sich die Pflegekräfte, Mrs. Hawthorns Angehörige und der Sozialarbeiter einig, dass die alte Dame umquartiert werden müsse. Mrs. Hawthorn ist sehr eigenständig und besteht darauf, in ihre eigene Wohnung zurückzukehren, in der sie glücklich und zufrieden lebe. Für die Patientin selbst liegt kein Problem vor, das Krankenhauspersonal und die Verwandten jedoch hatten angenommen, dies sei der Fall.

Die Pflegekraft muss mit ihrem Patienten reden, um herauszufinden, wie dieser die Situation sieht, und ihn in alle Entscheidungen einbeziehen, die ihn betreffen.

Nicht immer sind die vordergründigen Probleme die wirklichen Probleme. Bedürfnisse und Probleme sind mitunter nur schwer zu identifizieren und werden daher leicht übergangen. Wird beispielsweise eine Ärztin oder eine Pflegekraft ins Krankenhaus eingewiesen, gehen ihre Betreuerinnen oft davon aus, ihr Sicherheitsbedürfnis sei insofern erfüllt, als sie wüssten, wie sie sich als Patient zu verhalten haben, und verstünden, was mit ihnen geschehen werde. Wie jeder andere Patient können aber auch sie Angst vor Krankenhäusern, Operationen, Anästhesien oder Spritzen haben, so dass ihr Bedürfnis nach Sicherheit und Beruhigung ebenso groß ist. Alle Patienten brauchen die Unterstützung der Pflegekräfte, um die Lage akzeptieren zu können, in der sie sich plötzlich wiederfinden.

Werden die gesammelten Informationen nicht gesichtet und die individuellen Bedürfnisse nicht eingeschätzt, kann daraus nur eine schablonenhafte, routinemäßige Pflege resultieren, die keinen Unterschied zwischen den einzelnen Patienten macht, sondern alle über einen Kamm schert. Der Stationstrott bestimmt über alles, was geschieht, und es werden nicht länger die Bedürfnisse der Patienten erfüllt, sondern vielmehr die der Station.

Mrs. Lime, eine übergenaue Hausfrau und Mutter zweier Kinder, war eine kontaktfreudige 35-Jährige. Eines Nachmittags unterzog sie sich einem ambulanten Eingriff und bevor sie zum Krankenhaus fuhr, nahm sie noch eine Dusche. In der folgenden Nacht bekam sie eine Lungenembolie und wurde in kritischem Zustand ins Krankenhaus eingeliefert. Sie erhielt eine Infusionen und Sauerstoff und bekam regelmäßig ein Schmerzmittel. Unmittelbar nach dem Frühstück am nächsten Morgen wurde sie im Bett von Kopf bis Fuß gewaschen, wonach sie sich noch schlechter und nicht etwa wohler fühlte. Mrs. Lime fand dies höchst unnötig, da sie erst am vorigen Nachmittag geduscht hatte. Man hatte sich weder die Mühe gemacht, ihre Bedürfnisse korrekt einzuschätzen, noch sie in die Entscheidung einbezogen.

6.3.2 Planung

Nachdem die Bedürfnisse und Probleme des Patienten identifiziert sind, werden die Pflegeinterventionen geplant, durch die der erhobene Pflegebedarf gedeckt und potenzielle Probleme verhindert werden sollen. Dies ist nur möglich, wenn vorausschauend geplant wird.

Die Planung fällt leichter, wenn man systematisch vorgeht. Stellen Sie sich folgende Fragen:

- Was ist zu tun?
- Worin bestehen die Probleme?
- Was soll erreicht werden?
- Warum soll es erreicht werden?
- Wann soll es getan werden?
- Wo soll es getan werden?

Eine systematische Planung spart wertvolle Pflegezeit. Wird die Pflegeplanung dokumentiert, kann sie von allen Personen eingesehen werden, die an der Betreuung des Patienten beteiligt sind, und die Stationsleitung kann sicher sein, dass der Patient auch wirklich die Pflege erhält, von der sie ausgeht. Bei der Planung muss die Pflegekraft folgende Punkte berücksichtigen:

1. Äußere Zwänge, die nicht beeinflusst werden können, z. B. feste Essenszeiten.
2. Die menschlichen und materiellen Ressourcen der Pflege. Das angestrebte Pflegeniveau muss sich mit den verfügbaren Ressourcen decken.
3. Die Fähigkeit des Patienten, sich selbst zu helfen und die Notwendigkeit, ihn zur Selbstpflege zu ermutigen. Die dem Patienten zugeteilte Pflegekraft muss diesen aber weiterhin beobachten und gegebenenfalls unterstützen.
4. Die Notwendigkeit, den Patienten in Entscheidungen einzubeziehen, die ihn betreffen. Gegebenenfalls sind auch die Angehörigen des Patienten und Vertreterinnen anderer Fachrichtungen einzubinden.
5. Respekt vor den Eigenheiten des Patienten.
6. Die Notwendigkeit, die Unabhängigkeit und Individualität des Patienten zu fördern. Wenn ein Patient dies möchte, sollte er z. B. am Tage statt eines Nachthemds oder Schlafanzugs normale Kleidung tragen dürfen und sich frei bewegen können; er sollte zum Krankenhauskiosk gehen oder einen Spaziergang machen dürfen, solange das Pflegepersonal weiß, wo es den Patienten finden kann.

Die Pflege muss stets so geplant werden, dass sie den Bedürfnissen des Patienten gerecht wird. Die Planung sollte daher in die Hand einer qualifizierten Pflegekraft gegeben werden, die über die nötigen interpersonellen Fähigkeiten verfügt, die Fakten richtig einschätzen und deuten kann und das notwendige klinische Wissen hat. Auch eine fortgeschrittene Pflegeschülerin müsste eine effektive Pflege planen können, wenn sie von einer erfahrenen Pflegekraft angeleitet wird.

Bei der Pflegeplanung müssen zunächst Prioritäten gesetzt werden. Leider sind nicht alle Prioritäten gleichermaßen deutlich. Beispielsweise dürfte wohl niemand anzweifeln, dass es wichtiger ist, die Atemwege eines Patienten frei zu halten, als ihn zu waschen. Nicht allen Pflegekräften ist jedoch klar, dass Schlaf und Ruhe ebenfalls eine höhere Priorität haben als Reinlichkeit.

Die Einbeziehung des Patienten in die Entscheidungsfindung ist wichtig für dessen Wohlbefinden während des Krankenhausaufenthalts. Ein gutes Beispiel ist das Ritual des täglichen Bades, das immer noch in einigen Krankenhäusern anzutreffen ist. Manche Patienten ziehen es vor, einmal pro Woche oder noch seltener zu baden. Daher sollte, falls nicht ein konkreter pflegerischer oder medizinischer Grund für häufigeres Baden vorliegt (z. B. Inkontinenz des Patienten oder verordnete medizinische Bäder), das Gespräch mit dem Patienten gesucht werden. Vielleicht traut der Patient sich nur nicht, zu Hause allein zu baden, würde aber gerne öfter baden, wenn er dabei Hilfe hätte. Vielleicht möchte er es aber auch bei seinem wöchentlichen Bad belassen. Manche Patienten baden vielleicht lieber am Abend und nicht wie üblich morgens oder nachmittags und wieder andere bevorzugen es zu duschen. Auch das sollte mit dem Patienten abgesprochen werden.

Mr. Berry, ein älterer Herr, war wegen Herzinsuffizienz behandelt worden und wartete nun auf einen Platz in einem Pflegeheim. Trotz seiner Proteste wurde er jeden Tag gebadet. Die Pflegekräfte erklärten ihm, dies geschehe auf Anordnung der Stationsleitung. Dem Patienten hätte einiger Kummer erspart werden können, wenn die Stationsleitung und die Pflegekraft mit dem Patienten über seine normalen Badegewohnheiten gesprochen hätten.

Mrs. Pine hat eine Lobärpneumonie und soll das Bett hüten. Die Patientin ist stark übergewichtig. Als es um die Ausscheidungsgewohnheiten geht, diskutiert die Pflegekraft, die Mrs. Pines Betreuung plant, mit der Patientin, ob diese eine Bettpfanne oder einen

Beispiel 1		
Ein bewusstloser Patient, der eine Überdosis Drogen genommen hat, wird in die Station eingeliefert.		
Pflegeproblem	*Pflegeziel*	*Pflegeplan bzw. Pflegeverordnung*
Bewusstlos und kann nicht normal atmen	Atemwege ständig frei	Zahnprothesen entfernen; in stabile Seitenlage bringen

Beispiel 2		
Eine nach einem Schlaganfall rechtsseitig gelähmte ältere Dame stürzt und bricht sich das rechte Bein.		
Pflegeproblem	*Pflegeziel*	*Pflegeplan bzw. Pflegeverordnung*
Dekubitusgefahr beeinflusst durch (bld) verminderte Mobilität	Haut gut durchblutet und intakt erhalten	Haut sauber und trocken halten; Position ein- bis zweistündlich ändern; auf Schaf-Fell weich lagern; Hautzustand zweimal täglich einschätzen
Thrombosegefahr	Venösen Rückfluss erhalten	Stündlich die Zehen bewegen lassen; alle zwei Stunden das linke Bein anheben lassen und die Zehen des rechten Fußes passiv bewegen; an Physiotherapeutin überweisen; Pat. über Thrombosesymptome aufklären und auf diese überwachen
Pneumoniegefahr	Volles Atmungsvolumen (Ein- und Ausatmen) bewahren	Jede Stunde tief durchatmen lassen; auf Pneumoniesymptome (z. B. erhöhte Temperatur, beschleunigter Puls und erhöhte Atemfrequenz überwachen)

Beispiel 1. u. 2.: Positiv formulierte Pflegeziele

Nachtstuhl will oder lieber mit dem Rollstuhl zur Toilette gebracht werden möchte. Sie versichert ihrer Patientin, dass, welche Methode sie auch wähle und sie am wenigsten anstrenge, stets eine Pflegekraft verfügbar sein werde, um ihr zu helfen.

Auch bei der Entscheidung, wann sie ihr Bett verlassen, sollten Patienten ein Mitspracherecht haben, wenn sie dies nur für begrenzte Zeit dürfen. Der eine möchte vielleicht aufstehen, wenn seine Familie zu Besuch kommt, während der andere sich zum Essen an den Tisch setzen möchte.

Wenn die Pflegekraft die Pflege eines Patienten plant, muss sie unter Umständen auch Informationen und Ratschläge aus anderen Quellen einholen, z. B. von Pflegespezialistinnen, Physiotherapeutinnen, Ärztinnen oder Pharmazeutinnen oder aus Büchern oder Fachartikeln. Auf diese Weise kann die Pflegekraft ihr Wissen auf dem neuesten Stand halten und Forschungsergebnisse in die Praxis umsetzen.

Bei der Planung der Pflegemaßnahmen sollten die Pflegeziele positiv formuliert werden; dies illustrieren die beiden Beispiele (**Bsp. 1 u. 2**).

6.3.3 Durchführung des Pflegeplans

Während ihrer Dienstzeit führt die Pflegekraft die verordneten Pflegemaßnahmen durch. Wie der Stationsbetrieb organisiert ist und wie die Pflegekräfte auf die Patienten verteilt werden, hängt von mehreren Faktoren ab. Um den Pflegeplan effektiv umsetzen zu können, muss die Pflegekraft jedoch die volle Verantwortung für die Pflege dieses Patienten haben.

Wird einer Hilfspflegekraft (support worker) die Aufgabe übertragen, eine kleinere Gruppe von Patienten zu betreuen, steht ihr hierzu ein von einer ausgebildeten Pflegekraft ausgearbeiteter Pflegeplan zur Verfügung. Außerdem steht die Hilfspflegekraft während ihrer gesamten Arbeitszeit unter der Aufsicht einer qualifizierten Pflegekraft.

Die Pflegekräfte, die für die Betreuung bestimmter Patienten eingeteilt wurden, sind für die geleistete Pflege verantwortlich. Sie sind verpflichtet, klare mündliche Berichte zu geben, den Pflegeplan zu kontrollieren und zu überarbeiten und für eine vollständige und präzise Pflegedokumentation zu sorgen. Falls die Stationsleitung dies für nötig hält, kann sie ihre Pflegekräfte, besonders natürlich jene, die noch in der Ausbildung sind, anleiten und sie sollte jederzeit für Fragen zur Verfügung stehen.

Die Einträge in die Akten des Patienten sollten möglichst so detailliert sein, damit ein genaues Bild von dessen Krankenhausaufenthalt entsteht. Folgende Einträge in der Pflegedokumentation sind z. B. sehr dürftig:

14.00 Uhr	Ganz guter Morgen – bleibt lethargisch. Morgen nach Hause. Temp. um 14 Uhr 38 C
6.00 Uhr	Befriedigende Nacht. Gut geschlafen
11.00 Uhr	Nach Hause entlassen. Am Dienstag Einweisung in Krankenhaus B.

Die Frau des Patienten beschwerte sich später, ihr Mann habe erhöhte Temperatur gehabt, als er aus dem Krankenhaus A gekommen sei. Die Pflegedokumentation wurde herangezogen, lieferte jedoch keinen Aufschluss. Später stellte sich heraus, dass man den Patienten tatsächlich mit erhöhter Temperatur nach Hause geschickt hatte, vor der Entlassung war jedoch der Arzt konsultiert worden und dieser hatte entschieden, der Patient sei fit genug, um entlassen zu werden. Diese Informationen hätten im Pflegebericht dokumentiert werden müssen.

Weist die Pflegedokumentation Lücken oder gar Fehler auf, ist die Pflegekontinuität gefährdet, insbesondere weil immer mehr Teilzeitkräfte eingestellt werden und Pflegekräfte heute kürzere Dienstzeiten haben. Zudem ist die Zahl der an der Betreuung und Behandlung der Patienten beteiligten Personen aus den verschiedenen Berufsgruppen (einschließlich ärztlicher Spezialisten) gestiegen. Die Pflegedokumentation ist ein rechtlich verwertbares Dokument und im Falle eines Vorwurfs gegen das Krankenhaus ist es wichtig, dass der Pflegebericht die nötigen Informationen enthält.

6.3.4 Evaluation der Pflege (Auswertung)

Die Pflegeevaluation kann schwierig sein, aber wenn die Pflege nicht ausgewertet wird, können die Pflegestandards nie verbessert werden. In der Vergangenheit haben sich Pflegekräfte nur sehr zögerlich daran gemacht, Pflegestandards und Methoden der Stationsorganisation kritisch zu überprüfen, so dass viele Pflegeaspekte zu rigiden Routinen geworden sind, die eine individualisierte Pflege erschweren oder gar verhindern. Wenn die Pflegequalität gesteigert werden soll, müssen Pflegekräfte aus ihren früheren Fehlern lernen.

Wird die eigene Leistung evaluiert, kann dies eine bedrohliche Erfahrung sein. Wird die Auswertung in einer positiven Weise und objektiv ausgeführt, kann sie zu einer Verbesserung der Pflege, der Stationsorganisation und der Mitarbeiterunterweisung führen. Um die nötige Objektivität zu erreichen, sind Gruppengespräche am besten geeignet, an denen das gesamte Pflegeteam teilnimmt. Auch die Patienten und ihre Angehörigen sollten einbezogen werden.

Die Pflegeevaluation ist ein kontinuierlicher Prozess, in dem man sich immer wieder die folgenden Fragen stellen muss:

- Könnte die Betreuung dieses Patienten effektiver gestaltet werden?
- Wurden die Pflegeprobleme korrekt eingeschätzt oder wurden nur die vordergründigen Probleme berücksichtigt?
- Wurden die richtigen Ziele gesetzt?
- Zeigen die verordneten Pflegemaßnahmen eine Wirkung?
- Werden die Pflegeverordnungen eingehalten? Wird beispielsweise der Patient, der alle zwei Stunden gelagert werden soll, auch tatsächlich alle zwei Stunden gewendet?
- Ist die Pflege realistisch?
- Reagiert die Pflegekraft richtig?
- Welche Veränderungen sind aufgetreten, die ein erneutes Assessment der Bedürfnisse und Pflege nötig machen?
- Wie haben der Patient und seine Angehörigen auf die Pflege reagiert, die der Patient erhalten hat?

Im Falle unseres Beispiels könnte sich die Evaluation wie folgt gestalten: (siehe **Beispiel 3**)

Bei der Evaluation kann sich herausstellen, dass die Pflegeverordnungen geändert werden müssen. Wie oft eine Auswertung vorgenommen wird, variiert von Patient zu Patient; maßgeblich ist das Wesen des vorliegenden Problems. In einer Intensivstation werden die Pflegemaßnahmen, die ein Patient erhält, möglicherweise mehrmals täglich evaluiert werden. Bei einem Patienten hingegen, der sich von einem Schlaganfall erholt, dürfte es kaum sinnvoll sein, die Pflege häufiger als wöchentlich oder gar vierzehntägig zu evaluieren.

Die Evaluation basiert hauptsächlich auf der Beobachtung des Patienten – seines Allgemeinzustands, seiner Fortschritte und seiner Reaktionen auf die Pflegemaßnahmen. Einzelheiten wie der Zustand der Haut und Schleimhäute, der Mobilitätsgrad und der Grad der Pflegeabhängigkeit werden eingeschätzt und mit der erwarteten Entwicklung verglichen. Wie der Patient sich fühlt und ob sich seine Erwartungen in Bezug auf seine Fortschritte erfüllt haben, auch dies sind Angaben, die der Pflegekraft bei der Evaluation der Pflege helfen können.

Nachdem die verordnete Pflege evaluiert wurde, ist oft eine Modifikation oder gar komplette Überarbeitung des Pflegeplans notwendig. Haben sich

Pflegeproblem am 12.05.	Pflegeziel	Pflegeplan bzw. Pflegeverordnung	Evaluation
Dekubitusgefahr (bld) verminderte Mobilität			
	Haut gut durchblutet und intakt erhalten	Haut sauber und trocken halten; Position ein- bis zweistündlich ändern; auf Schaf-Fell weich lagern	15. 05.: Haut am Gesäß gerötet, aber intakt

Beispiel 3: Evaluation

die gesetzten Ziele als unrealistisch erwiesen, müssen diese neu formuliert werden.

Evaluation bedeutet auch die Suche nach etwaigen Gründen dafür, dass die Pflege nicht so wie geplant durchgeführt wurde. Solche Auswertungen helfen bei der Überprüfung der Stationsorganisation, die ebenfalls ständig kontrolliert werden sollte. Möglicherweise stellt sich heraus, dass:

- während der Assessmentphase nicht genügend Informationen gesammelt wurden
- notwendige Informationen fehlen
- wichtige Informationen nicht dokumentiert wurden
- nicht mit dem Patienten und/oder seinen Angehörigen gesprochen wurde
- der Beitrag unterschätzt wurde, den die Familie des Patienten bei der Informationsgewinnung leisten könnte
- es der zuständigen Pflegekraft an Wissen fehlt
- die zuständige Pflegekraft nicht genügend Initiative ergriffen hat
- der Pflegeprozess nicht richtig verstanden wurde
- es wegen Meinungsverschiedenheiten zu einem Bruch zwischen Mitarbeiterinnen gekommen ist
- sich das Personal gegen Veränderungen wehrt
- die erhobenen Daten und die zu leistenden Pflegemaßnahmen unzureichend dokumentiert wurden
- gegen Pflegegrundsätze und Krankenhausregeln verstoßen wurde.

Stationsleitungen und ihre Mitarbeiterinnen sollten das Konzept *Pflegeprozess* flexibel auslegen. Stimmt man mit den Grundprinzipien des Konzepts (**Tab. 6-1**) überein, lässt sich der Pflegeprozess in jeder Station anwenden. Nicht zwangsläufig kann jedoch alles, was in einer Station funktioniert, ohne weiteres auf eine andere übertragen werden. Auch wenn das Konzept an die konkreten Gegebenheiten einer Station angepasst wurde, ist dies noch keine sofortige Erfolgsgarantie. Es wird nach den ersten praktischen Überlegungen noch eine ganze Zeit lang dauern und einiges an Experimentierfreude und Neubewertungen brauchen, bis der Pflegeprozess reibungslos verläuft.

Der Pflegeprozess ermöglicht es der ausgebildeten Pflegekraft, für ihre Patienten individuelle Standards zu setzen. Bei der Evaluation der Pflege werden die tatsächlichen Pflegeergebnisse mit den zuvor festgelegten Pflegezielen verglichen. Wird die Auswertung der Pflege korrekt durchgeführt, sollte dies eine Verbesserung der Pflegequalität bewirken.

Tabelle 6-1: Zusammenfassung der Schritte des Pflegeprozesses

Identifikation und Einschätzung der Bedürfnisse und Probleme des Patienten durch

Beobachtung
Gespräch
Zuhoren
Diskussion

Planung von Maßnahmen zur Befriedigung der Bedürfnisse und Beseitigung und Vermeidung von Problemen durch

Gespräch mit dem Patienten
seinen Angehörigen
dem Pflegeteam
Mitarbeiterinnen anderer an der Betreuung beteiligter Berufsgruppen
Dokumentation

Durchführung des Plans

Auswertung der erbrachten Pflege durch

Beobachtung
Gespräch mit dem Patienten
seinen Angehörigen
dem Pflegeteam

6.4 Organisation der Patientenbetreuung

Obwohl inzwischen schon die meisten Krankenhäuser mit einem individualisierten Pflegeansatz arbeiten, haben manche Pflegekräfte immer noch das Gefühl, ihre Vorgesetzten hätten ihnen dieses System ohne viele Erklärungen einfach übergestülpt; manche bevorzugen nach wie vor die funktionelle Arbeitsteilung (Funktionspflege). Ihnen zuliebe wollen wir noch einmal die Vor- und Nachteile der beiden Methoden – individualisierte Pflege und Funktionspflege – gegenüberstellen. Unsere Einschätzung geht dabei nicht nur auf Forschungsergebnisse und Veröffentlichungen zurück, sondern auch auf unsere eigenen Erfahrungen und Beobachtungen sowie auf Gespräche mit Pflegekräften unterschiedlicher Qualifikation, die in den verschiedenen Systemen arbeiten.

6.4.1 Individualisierte Pflege

Individualisierte Pflege bedeutet, dass eine oder mehrere Pflegekräfte sich gezielt und umfassend um alle Bedürfnisse eines Patienten kümmert bzw. kümmern. Ihr Ziel ist es, die emotionalen, spirituellen, physischen, informativen, umweltbezogenen, sozialen, ökonomischen und rehabilitativen Bedürfnisse des Patienten so weit wie möglich zu berücksichtigen. Der Patient wird als Teil seiner Familie und Gemeinde betrachtet und die Pflege ist unter anderem auch darauf ausgerichtet, dem Patienten und seinen Angehörigen bei der Adaptation an die neue Situation zu helfen.

Im Rahmen der Pflege muss die Pflegekraft mit dem Patienten und seinen Angehörigen sowie mit anderen Mitgliedern der an der Versorgung beteiligten Berufsgruppen kommunizieren und das sowohl auf Krankenhaus – als auch auf Gemeindeebene.

Eine individualisierte Pflege wird unter Berücksichtigung der individuellen Bedürfnissen des Patienten geplant, wobei aber auch die Bedürfnisse der anderen Patienten zu beachten sind, die die Pflegekraft versorgen muss. Während es dem einen Patienten gut tut, wenn er einfach in Ruhe gelassen wird, braucht der andere vielleicht regelmäßige Ansprache, um genesen zu können.

6.4.1.1 Vorteile des individualisierten Pflegeansatzes

Allgemeine Vorteile

1. Die Betonung liegt für die Pflegekräfte aller Qualifikationsstufen auf der Station wieder mehr auf der Grundversorgung der Patienten und weniger auf (behandlungs-) technischen Pflegeaspekten. Wie schon McFarlane (1977) schreibt, ist die Annahme falsch, die elementare Versorgung des Patienten sei trivial und könne an Pflegeanfängerinnen und ungelernte Hilfskräfte delegiert werden, während Behandlungspflege kompliziert und den qualifizierten Pflegekräften vorbehalten sei.
2. Die Verbesserung der Pflegedokumentation wird gefördert und der Pflegeprozess kann besser angewendet werden.
3. Die stationsinterne Kommunikation wird verbessert und es entsteht ein integriertes Pflegesystem.
4. Die Arbeitseinstellung des Teams ist gut – die Arbeit ist abwechslungsreicher und interessanter, wobei jede einzelne Pflegekraft eine größere Verantwortung hat und Erfahrungen in allen Aspekten der pflegerischen Arbeit sammeln kann; das führt zu mehr Arbeitszufriedenheit. Eine Mitarbeiterin, die mit ihrem Job zufrieden ist, bringt bessere Leistungen.
5. Die Zahl der Krankheits- und Fehltage sinkt.
6. Die Arbeitszeit wird effektiver genutzt.

Vorteile für den Patienten

1. Die Beziehung zwischen der Pflegekraft und ihrem Patienten wird verbessert. Dadurch dass der Patient mit weniger Pflegekräften zu tun hat, kann ein engerer Kontakt aufgebaut und ein besseres Verhältnis erreicht werden.
2. Der Patient kann sich Informationen holen, die genau auf seine Bedürfnisse zugeschnitten sind.
3. Der Orientierungspunkt sind die Patientenbedürfnisse und nicht die Stationsbedürfnisse, so dass die Bedürfnisse des einzelnen Patienten besser zu erkennen sind.

4. Die Pflege wird systematisch und individuell geplant und nicht funktionell zergliedert.
5. Der Stationsbetrieb richtet sich nach dem Rhythmus der Patienten, so dass diese längere Ruhezeiten bekommen.
6. Der Patient wird in die Planung und Umsetzung der Pflege einbezogen und nach Bedarf auch seine Familie.
7. Die Angst vor dem Krankenhaus nimmt ab, wenn der Patient schon bei der Aufnahme merkt, dass er als Individuum betrachtet wird.

Vorteile für die Pflegekraft

1. Die Pflegekraft kann sich besser mit ihrem Job und ihrer Station identifizieren, weil sie persönlich stärker einbezogen wird.
2. Die Pflegekraft lernt ihre Patienten besser kennen, weil sie weniger Patienten zu betreuen hat. Dadurch ist sie besser in der Lage, ihre Patienten zu beobachten und ihre Bedürfnisse einzuschätzen und zu berücksichtigen.
3. Die noch in der Ausbildung befindlichen Pflegekräfte haben stärkeren Kontakt mit den übrigen Stationsmitarbeiterinnen (Pflegekräfte, Ärztinnen und Mitarbeiter der anderen beteiligten Berufsgruppen), weil sie mit diesen über ihre Patienten sprechen müssen.
4. Die Pflegekraft kann ihren eigenen Pflegestil entwickeln.
5. Die Pflegekraft gewinnt an Sicherheit und Selbstvertrauen – sie kennt ihre Patienten und weiß daher besser, wie sie mit ihnen umgehen muss. Lernsituation verbessert sich, da die Pflegekraft die Pflegemaßnahmen im Kontext sehen und verstehen kann.
6. Die einzelne Pflegekraft trägt eine größere Verantwortung, weiß jedoch, dass sie sich jederzeit Hilfe und Rat holen kann.
7. Dadurch dass die qualifizierten Pflegekräfte die Verantwortung für ihr Tun selbst übernehmen müssen, werden sie im Umgang mit den Patienten einfühlsamer und empfänglicher für deren Bedürfnisse.
8. Teilzeitkräfte können sinnvoller und effektiver eingesetzt werden.
9. Führungsqualitäten können sich besser entwickeln.
10. Die Pflegekraft entwickelt Sicherheit, mündlich und schriftlich effektiv zu kommunizieren.
11. Die praktische Pflegeausbildung wird abwechslungsreicher und aufschlussreicher.

Vorteile für die Stationsleitung

Die Stationsleitung fungiert als Supervisorin und hat dadurch mehr Zeit, ihren Mitarbeiterinnen mit Rat und Tat zur Seite zu stehen. Diese können so von ihrem Wissen und ihrer Erfahrung profitieren. Die Stationsleitung selbst erhält einen besseren Überblick darüber, was in ihrer Station geschieht.

1. Die Stationsleitung hat Zeit, um die Patienten, ihre Angehörigen und die Stationsmitarbeiterinnen zu schulen.
2. Es ist offensichtlicher, wer die unmittelbare Verantwortung für einzelne Pflegemaßnahmen trägt.
3. Die Stationsleitung weiß, an wen sie sich wenden muss, wenn eine Änderung der Behandlung ansteht oder wenn sie Informationen über einen Patienten benötigt.
4. Die Stationsleitung kann Managementaufgaben wie Kommunikation, Personalführung, Ressourcenschätzung, Delegation etc. wahrnehmen.
5. Die Stationsleitung hat mehr Zeit, sich ein Bild vom Gesamtgeschehen zu machen, weil sie die behandelnden Ärztinnen an die für die einzelnen Patienten zuständigen Pflegekräfte verweisen muss.

6.4.1.2 Nachteile und Probleme der Individualisierten Patientenbetreuung

Allgemeine Nachteile bzw. Probleme

1. Damit das Organisationssystem unabhängig davon, wer die Schichtleitung hat, durchgehalten wird, muss das qualifizierte Stammpersonal der Station die Leistungen koordinieren. Der Teamgeist muss ausgeprägt und die Teammitglieder müssen loyal zueinander sein.
2. Das Pflegemanagement muss hinter dem Konzept stehen und die nötige Unterstützung geben.
3. Widerstand aus dem ärztlichen Bereich: Ärztinnen können es als bedrohlich ansehen, wenn Pflegekräfte dazu angehalten werden, selbstständig zu denken und zu handeln und eine größere Autonomie zu entwickeln. Oft tun Ärztinnen

sich etwas schwer, sich an jemand anderen als die Stationleitung zu wenden.

4. Es ist nicht immer ganz einfach, die anfallende Arbeit gerecht zu verteilen.
5. Eventuell fehlt es an Platz, um die zusätzliche Ausstattung, die gegebenenfalls benötigt wird, unterzubringen.
6. In Krisen- und Stresssituationen kann das System zusammenbrechen, besonders wenn zur gleichen Zeit die Personalbesetzung verringert wird. In diesem Fall besteht eine Tendenz in die Funktionspflege zurück zu fallen.
7. Damit das System der individualisierten Pflege effektiv funktionieren kann, ist eine feste Anzahl von Pflegekräften nötig – die genaue Zahl wird durch die Art und Größe der jeweiligen Station bedingt.
8. Die Kommunikation kann zusammenbrechen, besonders wenn die festgesetzten Zeiten für die Übergaben nicht eingehalten werden.
9. Während der Schichtüberlappungen kann es zu einem Durcheinander kommen.

Nachteile bzw. potenzielle Probleme für den Patienten

1. Der Patient kann sich isoliert fühlen, wenn nicht alle Pflegekräfte der Station an seiner Betreuung beteiligt sind.

Nachteile bzw. potenzielle Probleme für die Pflegekraft

1. Gibt es auf einer Station nicht genügend ausgebildete Pflegekräfte, ist eventuell keine ausreichende Supervision der auszubildenden Pflegekräfte gegeben.
2. Pflegeanfängerinnen sind sich ihrer Grenzen möglicherweise nicht bewusst und lassen sich daher nicht helfen, wenn es eigentlich nötig wäre.
3. Manche Pflegekräfte könnten sich vom Rest der Station absondern und so das Bewusstsein dafür verlieren, dass auch die anderen Patienten Bedürfnisse und Probleme haben.
4. Manche Pflegekräfte, die zuvor ausschließlich nach dem System der Funktionspflege gearbeitet haben, werden sich schwer tun, die Prinzipien der individualisierten Patientenbetreuung zu erfassen.
5. Manche Pflegekräfte haben auch dann noch Probleme, selbst die Initiative zu ergreifen, wenn sie ausdrücklich die Gelegenheit dazu erhalten.

Nachteile bzw. potenzielle Probleme für die Stationsleitung

1. Manchen Stationsleitungen könnte es Sorgen bereiten, dass sie die Verantwortung für die direkte pflegerische Versorgung an die Pflegekräfte abgeben müssen.
2. Es gibt keine schriftlichen Checklisten, auf denen die erledigten Aufgaben verzeichnet sind.
3. Manche Stationsleitungen fürchten sich davor, Aufgaben zu delegieren, weil sie das Gefühl haben, sie wüssten nicht, was passiert, oder weil sie sich der Fähigkeiten ihrer Pflegekräfte nicht sicher sind.

6.4.2 Funktionspflege

In der Funktionspflege verteilt die Person, die die Station leitet, die anfallenden Aufgaben auf die einzelnen Mitarbeiterinnen. Jede dieser Arbeiten wird als isolierte Tätigkeit durchgeführt. Erst wenn man die Leistungen der einzelnen Stationsmitarbeiterinnen zusammennimmt, ergibt sich eine umfassende Versorgung des Patienten. Die Aufgaben, die einer Pflegekraft zugewiesen werden, entsprechen ihrer Stellung in der Stationshierarchie. Teilzeitkräfte werden oft als «Joker» eingesetzt und von allen zu Hilfe gerufen, die sie brauchen.

Bei dieser Art der Stationsorganisation hat jede Pflegekraft eine Reihe von Aufgaben zu erfüllen, bei deren Erledigung sie unter Umständen mit jedem Patienten der Station in Kontakt kommen kann. Sie trägt lediglich dafür die Verantwortung, dass die ihr zugeteilten Aufgaben erledigt werden. Mitunter müssen sich die Pflegekräfte durchwursteln, weil erwartet wird, dass sie die zugewiesenen Aufgaben abarbeiten, ohne weitere Anleitung oder Unterstützung zu benötigen. In der Funktionspflege besteht ein Defizit an individueller Pflegeplanung – die Betreuung der einzelnen Patienten richtet sich nach der Stationsroutine und diese ist meist starr. Es gibt eine Hierarchie der Pflegetätigkeiten: grundpflegerische Maßnahmen werden nach unten, behandlungspflegerische nach oben delegiert. Gelegenheit, den Patienten zu beobachten und einen guten Kontakt zu ihm herzustellen, haben damit vor allem die unerfahrensten und die weniger qualifizierten Pflegekräfte, denn dies ist am ehesten während Grundversorgung des Patienten möglich. Berufliche Befriedigung erleben nur wenige.

Was den physischen Pflegebedarf des Patienten angeht, so mag dieser von jeder einzelnen Pflegekraft, die bei ihm tätig war, eine exzellente Versorgung erfahren haben. Niemand jedoch hat sich um den ganzen Patienten gekümmert, der nur selten als Individuum mit eigenen, unveräußerlichen Rechten gesehen wird. Die Pflegekraft-Patient-Beziehung wird so zergliedert.

Die Funktionspflege bzw. funktionelle Arbeitsteilung ist daher zur Organisation der Patientenbetreuung nicht sonderlich gut geeignet und *nicht empfehlenswert.*

6.5 Pflegeteam

Das Pflegeteam kann sehr unterschiedlich organisiert werden. Viele Faktoren haben Einfluss darauf, welche Form der Arbeitsteilung die Stationsleitung wählen wird. Die wichtigsten Punkte sind:

- quantitative Personalbesetzung
- qualitative Personalbesetzung (skill mix)
- räumliche Voraussetzungen (z. B. Station, Pflegegruppen)
- Patientenverweildauer und Belegungsquote
- Behandlungs- und Pflegeintensität.

Die Stationsleitung muss die Organisation des Pflegeteams an die jeweiligen Gegebenheiten anpassen, wobei sie die übergeordneten Ziele im Hinterkopf behalten muss:

1. einen hohen Pflegestandard gewährleisten
2. Patienten als Individuen behandeln und ihre Bedürfnisse erfüllen
3. jedem Mitglied des Pflegeteams zu beruflicher Zufriedenheit verhelfen.

Es ist auch möglich, dass die Stationsleitung sich zunächst für eine Form der Arbeitsteilung entscheidet und diese später modifiziert oder komplett ändert, bis sie das System gefunden hat, das für ihre Station am besten geeignet ist. Dies muss in gemeinsamer Beratung mit den Mitarbeitern der Station geschehen. Kommen später neue Vorschläge anderer dazu, kann die Stationsleitung das gewählte System noch einmal überdenken. Wichtig ist, dass die sie bereit ist, neue Methoden der Organisation und Patientenbetreuung in Erwägung zu ziehen, und Verbesserungsvorschlägen offen gegenübersteht.

Die gängigen Organisationsformen der individuellen Patientenbetreuung sind:

- Teampflege (Team nursing)
- Bereichspflege (Patient allocation)
- Bezugspflege (Primary Nursing).

Die verschiedenen Aspekte dieser drei Betreuungsmuster lassen sich auch frei kombinieren und mit steigender Erfahrung und wachsendem Selbstvertrauen der Stationsleitung kann von einem System zum anderen gewechselt werden, vorausgesetzt, diese Änderung geschieht geplant.

6.5.1 Teampflege (Team nursing)

Bei der Teampflege wird das Pflegepersonal – wie der Name schon sagt – in Teams eingeteilt. Meist gibt es pro Station zwei oder drei solcher Teams, wobei jedes Team von einer erfahrenen Pflegekraft geleitet wird. Der Patient wird von einer geringeren Zahl von Pflegekräften betreut, zu denen er daher besser eine Beziehung aufbauen kann bzw. die seine Bedürfnisse leichter erkennen können.

Die Station wird in zwei oder mehr Teilbereiche eingeteilt, so dass die Patienten eines Teams möglichst dicht beieinander untergebracht sind. Die genauen Gegebenheiten der Station entscheiden darüber, wie dies bewerkstelligt werden kann. Bei einer klassischen Einflur-Station könnte jeweils ein Team für alle Patienten auf einer Seite der Station zuständig sein. Weist die Station kleine Krankenzimmer auf, können diese Raum für Raum zugeteilt werden.

Das Arbeitspensum kann gleichmäßig zwischen den verschiedenen Teams aufgeteilt werden, indem Neuaufnahmen einfach auf die leeren Betten verteilt und diese nicht ständig verschoben werden. Werden die hochgradig pflegebedürftigen Patienten aus irgendwelchen Gründen in einem bestimmten

Teil der Station versorgt – z. B. weil nur eine begrenzte Zahl von Sauerstoff- und Absaugvorrichtungen vorhanden sind oder weil die Patienten dort besser beobachtet werden können –, braucht das Team, das diese Patienten betreut, zusätzliche Pflegekräfte mit entsprechender Erfahrung.

Um eine Beziehung zwischen Patient und Pflegekraft aufzubauen, braucht es Zeit. Auch aus diesem Grund ist es günstig, wenn dieselben Patienten stets von denselben Pflegekräften versorgt werden. Diese Möglichkeit ist bei der Teampflege gegeben, wenn es auch mitunter aufgrund der stationsinternen Gegebenheiten nötig sein kann, dass ein Patient in einen anderen Teil der Station verlegt wird. Wird eine Patientengruppe über einen längeren Zeitraum hinweg von denselben Pflegekräften versorgt, kann es jedoch zu Problemen kommen, wenn ein persönlicher Konflikt zwischen einer Pflegekraft und einem Patienten entsteht oder ein Patient eine zu große Abhängigkeit von einer bestimmten Pflegekraft entwickelt. Es kann den Erfahrungshorizont der Pflegekraft einschränken und sie vom Rest der Station isolieren. Nichtsdestotrotz ist eine feste Patient-Pflegekraft-Bindung die Grundlage einer ganzheitlichen Patientenbetreuung und die angeführten Schwierigkeiten können im konkreten Fall meist ausgeräumt werden.

Ein Pflegeteam wird sich im Normalfall aus qualifizierten Pflegekräften unterschiedlicher Dienstgrade, Pflegeschülerinnen, Hilfspflegekräften (support workers) und Pflegehilfen (nursing auxiliaries) zusammensetzen (s. Kap. 11). Die Dienstpläne können so erstellt werden, dass eine Patientengruppe immer von demselben Team betreut wird. Hierzu werden zunächst die Stationsleitung und die erfahrenen Pflegekräfte und dann der Rest des Personals in gleich große Teams eingeteilt, wobei darauf geachtet werden muss, dass die Mitglieder der verschiedenen Gruppen in etwa die gleichen Fähigkeiten mitbringen (siehe **Tab. 6-2**). Der Dienstplan kann in dieser Form oder als Grundbesetzungsmuster (siehe **Tab. 6-3** auf S. 114) in der Station ausgehängt werden. Manche Stationsleitungen stellen die Teams jeden Tag neu zusammen, was jedoch die Kontinuität stört und somit dem Prinzip des Systems widerspricht.

Bei der Dienstplanung kann der Schichtwechsel in den Nachtdienst zu einem Problem für die kontinuierliche Teambesetzung werden. Die Stationsleitung muss hier entsprechend koordinieren und gegebenfalls stellvertretende Teamleiterinnen benennen.

6.5.1.1 Teamleiterin

Die Stationsleitung ernennt die Teamleiterinnen und muss diese angemessen auf ihre Aufgaben vorbereiten. Pflegekräfte beispielsweise, für die diese Organisationsform neu ist, benötigen Zeit, um sich einzuarbeiten. Alle Teamleiterinnen sind der Stationsleitung gegenüber zur Rechenschaft verpflichtet.

Die Pflichten einer Teamleiterin sind:

1. Den Teammitgliedern ihre Patienten zuweisen. Die Hilfspflegekräfte (support workers) sollten in der Lage sein, unter der Anleitung der Teamleiterin eine kleinere Zahl rekonvaleszenter und gehfähiger Patienten zu betreuen. Je nach Art der Station kann die Teamleiterin es aber auch vorziehen, die Hilfspflegekräfte einer oder zwei Pflegekräften als Assistentinnen zuzuteilen. Entscheidend ist hierbei, wieviel Personal zur Verfügung steht.
2. Sicherstellen, dass alle Pflegekräfte nicht aufgabenorientiert, sondern patientenorientiert arbeiten und eine individualisierte Pflege erbringen.
3. Aktiv bei der Patientenbetreuung mitwirken, indem auch sie die Versorgung einer bestimmten Zahl von Patienten übernimmt.
4. Im Anschluss an eine Pflegevisite gemeinsam mit den jeweiligen Pflegekräften die Patientenbetreuung planen.
5. Die Pflegepläne gemeinsam mit den jeweiligen Pflegekräften und den betroffenen Patienten überarbeiten.
6. Dafür sorgen, dass die Pflegebedürfnisse der Patienten sowie die medizinischen Erfordernisse erfüllt werden.
7. Die Effektivität der geleisteten Pflege kontrollieren.
8. Die Supervision und Unterstützung der Teammitglieder übernehmen.
9. Den Pflegeschülerinnen im Team Gelegenheit verschaffen, ihr Wissen auszuweiten, ihre Fähigkeiten zu festigen und neue Fähigkeiten zu erlernen.

Tabelle 6-2: Dienstplan (Tagschichten)

Station:			Woche:				
	Mo	**Di**	**Mi**	**Do**	**Fr**	**Sa**	**So**
Stationsleitung	F	S	F	S	F	FREI	FREI
Krankenschwester	FREI	FREI	S	F	S	F	S
Krankenpfleger	S	F	F	FREI	FREI	S	F
			Z 1 – 4				
Zimmer 1 – 4							
Krankenschwester	F	S	S	F	F	FREI	FREI
Krankenpfleger	F	FREI	FREI	S	S	F	S
Pflegeschülerin im 3. Jahr	S	F	S	F	F	FREI	FREI
Pflegeschüler im 3. Jahr	S	F	F	FREI	FREI	S	F
Hilfspflegekraft	F	S	F	S	F	FREI	FREI
Hilfspflegekraft	FREI	FREI	S	F	FREI	S	F
Pflegehilfe	07.30 – 13.300	7.30 – 13.30	FREI	FREI	16.30 – 21.30	07.30 – 13.30	FREI
Zimmer 5 – 8							
Krankenschwester	S	F	S	F	F	FREI	FREI
Krankenpfleger	FREI	17.00 – 21.30	07.30 – 13.00	FREI	FREI	17.00 – 20.30	07.30 – 13.00
Krankenpflegehelfer	F	FREI	FREI	S	S	F	S
Pflegeschüler im 3. Jahr	FREI	S	S	F	FREI	S	F
Hilfspflegekraft	F	F	FREI	FREI	S	F	S
Hilfspflegekraft	FREI	FREI	07.30 – 13.00	07.30 – 13.00	07.30 – 13.00	FREI	16.30 – 21.30
							Z 1 – 4
Pflegehilfe	16.30 – 21.30	16.30 – 21.30	FREI	16.30 – 21.30	16.30 – 21.30	FREI	FREI
Gesamt: Früh	7	5	6	6	6	6	7
Spät	5	6	6	5	5	5	5
F = Frühschicht	S = Spätschicht		FREI – Freier Tag				

10. Persönliche Konflikte, die gelegentlich zwischen Patienten und Pflegekräften entstehen können, möglichst rasch ausräumen.
11. Die Stationsleitung über Veränderungen auf dem Laufenden halten.
12. Dafür sorgen, dass die Pflegedokumentation ordentlich geführt wird und alle nötigen Daten eingetragen werden.
13. Ein sauberes und sicheres Umfeld aufrechterhalten.
14. Darauf achten, dass alle Patienten in Bezug auf ihre Versorgung gut informiert sind.
15. Als Vorbild und/oder Mentorin der jüngeren Pflegekräfte agieren.

6.5.2 Bereichspflege (Patient allocation)

In der Bereichspflege weist die Stationsleitung einer Pflegekraft oder manchmal auch zwei Pflegekräften eine Patientengruppe zu, deren Pflege diese während ihrer Arbeitszeit organisiert und ausführt. Das Ziel ist auch hier, die Aufmerksamkeit auf den Patienten und seinen Pflegebedarf zu richten, um seine Bedürfnisse zu erfüllen und seine Pflegeprobleme zu beseitigen, anstatt Einzelaufgaben abzuarbeiten und den Patienten der Stationsroutine anzupassen.

Tabelle 6-3: Zuweisungsplan (Tagschichten)

Station:				Woche:			
	Montag	**Dienstag**	**Mittwoch**	**Donnerstag**	**Freitag**	**Samstag**	**Sonntag**
Morgen/Nachmittag							
Zimmer 1–4	Krankenschwester	Pflegeschülerin im 3. Jahr	Krankenschwester	Krankenschwester	Krankenschwester	Krankenschwester	Pflegeschülerin im 3. Jahr
	Krankenschwester	Pflegeschülerin im 3. Jahr	Pflegeschülerin im 3. Jahr	Pflegeschülerin im 3. Jahr	Pflegeschülerin im 3. Jahr	Pflegehilfe	Hilfspflegekraft
	Hilfspflegekraft	Pflegehilfe	Hilfspflegekraft	Hilfspflegekraft	Hilfspflegekraft		
Zimmer 5–8	Krankenpflege-helferin	Kranken-schwester	Krankenschwester	Krankenschwester	Krankenschwester	Krankenpflege-helferin	Kranken-schwester
	Hilfspflegekraft	Hilfspflegekraft	Hilfspflegekraft	Pflegeschülerin im 3. Jahr	Hilfspflegekraft	Hilfspflegekraft	Pflegeschülerin im 3. Jahr
	Pflegehilfe						
Nachmittag/Abend							
Zimmer 1–4	Pflegeschülerin im 3. Jahr	Kranken-schwester	Krankenschwester	Krankenschwester	Krankenschwester	Pflegeschülerin im 3. Jahr	Kranken-schwester
	Pflegeschülerin im 3. Jahr	Hilfspflegekraft	Pflegeschülerin im 3. Jahr	Hilfspflegekraft	Krankenpflege-helferin	Hilfspflegekraft Hilfspflegekraft	
Zimmer 5–8	Krankenschwester	Kranken-schwester	Krankenschwester	Krankenpflege-helferin	Krankenpflege-helferin	Krankenschwester	Krankenpflege-helferin
	Pflegehilfe	Pflegeschülerin im 3. Jahr	Pflegeschülerin im 3. Jahr	Pflegehilfe	Pflegehilfe	Pflegeschülerin im 3. Jahr	Hilfspflegekraft

Bereichspflege ist auch im Rahmen einer Teampflegestruktur (siehe Abschnitte 6.5.1 und 6.5.1.1) machbar. In diesem Falle wird die Teamleiterin ihren Pflegekräften Patienten zuweisen. Alternativ hierzu können die Dienst tuenden Pflegekräfte auch von der Stationsleitung anhand ihrer jeweiligen Fähigkeiten auf die Patienten verteilt werden. Hilfspflegekräfte können, wie bereits erwähnt, entweder ihre eigenen Patienten erhalten oder qualifizierten Pflegekräften zur Seite gestellt werden.

Bei dieser Methode der Stationsorganisation müssen sich die Pflegekräfte der Stationsleitung gegenüber verantworten. Sie schätzen die Patientenbedürfnisse ein, planen die Pflege und führen den Pflegeplan aus; sie bewerten auch die Effektivität der Pflege. Die Stationsleitung ist erreichbar, um ihnen bei diesen Aktivitäten zu helfen, und sorgt für die nötige Unterstützung und Supervision.

Die Patientengruppen sind meist wesentlich kleiner als bei der Teampflege. Nach welchem Schema die Station aufgeteilt wird, hängt von den jeweiligen räumlichen Gegebenheiten ab; kleine Patientenzimmer sind dabei wesentlich einfacher zu handhaben als Schlafsäle (Nightingale wards). Aufgrund von Urlaubstagen und Wechselschichten lässt sich eine langfristige Betreuung der Patienten durch dieselben Pflegekräfte hier nur schwer planen. Daher ist es einfacher, die Patientenzuweisung auf einer täglichen Basis vorzunehmen. Eine Vorausplanung ist dennoch möglich, wenn sie sorgfältig betrieben wird, und ein Besetzungsplan wie in **Tabelle 6-3** erstellt werden.

Werden Pflegeschülerinnen einer eigenen Patientengruppe zugeteilt, muss ihnen unmissverständlich klar gemacht werden, dass sie der ausgebildeten Pflegekraft gegenüber rechenschaftspflichtig sind, mit der sie zusammenarbeiten, und dass sie sämtliche Änderungen oder Probleme mit dieser besprechen müssen. Nimmt allerdings die Stationsleitung die Einteilung vor, muss sie zur Verfügung stehen und ansprechbar sein. Sie muss sich davon überzeugt haben, dass die Betroffenen über die notwendigen Fähigkeiten verfügen und sich darüber bewusst sind, was von ihnen erwartet wird, wissen, welche Pflegemaßnahmen die Patienten benötigen, und ihre Handlungsgrenzen kennen.

Bekommt eine ausgebildete Pflegekraft eine eigene Patientengruppe zugeteilt, kann sie viel autonomer handeln. Sie ist diejenige, die sich mit den Pflegeproblemen ihrer Patienten auseinandersetzen muss, z. B. wird sie selbst Kontakt zur behandelnden Ärztin aufnehmen, wenn die Schmerztherapie eines Patienten modifiziert werden muss. Aus diesem Grund ist es entscheidend, dass sie die Stationsleitung über alle wichtigen Ereignisse informiert. Der Tagesplan muss genügend Raum für eine effektive Kommunikation lassen.

6.5.3 Bezugspflege (Primary Nursing)

Bei der Bezugspflege wird die Pflege sozusagen auf einer 1:1-Basis personalisiert: eine Pflegekraft ist von der Aufnahme des Patienten bis zu seiner Entlassung für dessen Betreuung zuständig.

Manthey (1973) schreibt, die Bezugspflege sei ein Pflegesystem mit dem Ziel, einer einzelnen Person eine Rund-um-die-Uhr-Verantwortung (24 Stunden) für die Betreuung eines Patienten zu übertragen. Sie fährt fort, eine qualitativ hochwertige Pflege müsse das Ziel jeder Pflegekraft sein – qualitativ hochwertig bedeute human, kompetent, umfassend und kontinuierlich. Die Bezugspflege leiste dies, da sie ein holistisches Pflegemodell sei, das Regeln, Verfahrensweisen, Beziehungen, Verhaltensweisen, Einstellungen und Fähigkeiten umfasse.

Die Stationsleitung ordnet jeden Patienten einer bestimmten qualifizierten Pflegekraft zu, die dann während des gesamten Krankenhausaufenthalts persönlich für dessen Pflege verantwortlich ist. Manche Fachleute sehen diese Verantwortung sowohl während als auch außerhalb der Dienstzeiten, andere nicht. Maßgeblich ist die jeweilige interne Politik, die daher eindeutig formuliert werden sollte.

Die Bezugspflegekraft ist zuständig für:

1. Einschätzung der Pflegebedürfnisse des Patienten
2. Planung der Pflege des Patienten für die nächsten 24 Stunden
3. Festsetzung der Pflegeziele (unter voller Einbeziehung des Patienten)
4. Durchführung der Pflegemaßnahmen während ihrer Dienstzeit
5. Evaluation der Pflege

6. Schulung des Patienten und/oder seiner Angehörigen
7. Absprachen mit der behandelnden Ärztin und Mitarbeiterinnen anderer beteiligter Berufsgruppen
8. Entlassungsplanung
9. Effektive mündliche und schriftliche Kommunikation, damit die Pflege wie geplant fortgesetzt werden kann
10. Übernahme von Tätigkeiten als zweite oder zugeordnete Pflegekraft (Associate nurse) für andere Patienten.

Eine Stellvertreterin bzw. Associate Nurse, entweder eine andere ausgebildete Pflegekraft oder eine Pflegeschülerin, übernimmt die Pflege des Patienten, wenn die Bezugspflegekraft dienstfrei hat. Dies mag vordergründig nach Teampflege oder Bereichspflege klingen, der Unterschied besteht jedoch darin, dass der Pflegeplan der Bezugspflegekraft befolgt wird und diese die Verantwortung behält.

Wird die Station nach dem Prinzip der Teampflege organisiert, muss logischerweise eine der ausgebildeten Pflegekräfte des Teams, dem ein bestimmter Patient zugeordnet ist, die Rolle der Bezugspflegekraft übernehmen. Ist das Stationspersonal in kleine Teams eingeteilt, könnte jedes Team aus einer Bezugspflegekraft und ihrer Vertreterin sowie Hilfspflegekräften (Support workers) und Pflegehilfen bestehen.

Soll die Bezugspflege effektiv funktionieren, müssen bestimmte Kriterien erfüllt und anerkannt sein, z. B.:

1. Alle ausgebildeten Pflegekräfte müssen bereit sein, die volle Verantwortung dafür zu übernehmen, dass ein hohes Pflegeniveau erreicht wird.
2. Die Station muss über so viele ausgebildete Pflegekräfte verfügen, dass jede Pflegekraft höchstens fünf oder sechs Bezugspatienten gleichzeitig hat. Je nach Pflegebedürftigkeit der Patienten kann diese Zahl auch höher oder niedriger liegen.
3. Die Bezugspflegekraft jedes Patienten muss z. B. mit Hilfe einer entsprechenden Übersicht (siehe **Tab. 6-4**) sofort identifiziert werden können.
4. Die Bezugspflegekraft muss Dienst haben, während ihr Patient auf der Station aufgenommen und ihr zugewiesen wird.
5. Die Stationsleitung muss für die Unterstützung, Anleitung und Weiterbildung bzw. Schulung ihrer Mitarbeiterinnen sorgen.
6. Kommen ein Patient und eine Pflegekraft nicht miteinander klar, muss die Zuweisung mit beiden diskutiert und gegebenenfalls geändert werden.
7. Die Stationsleitung muss überwachen, dass die schriftliche und mündliche Kommunikation auf einem hohen Niveau liegt, z. B. dass die Pflegepläne schriftlich dokumentiert und immer auf dem neuesten Stand gehalten werden, damit die Pflegekraft, die die Bezugspflegekraft in deren Abwesenheit vertritt, über den Patienten und die nötigen Pflegemaßnahmen Bescheid weiß.

Innerhalb des Bezugspflegesystems kann auch die Stationsleitung zwei oder drei Patienten übernehmen, wodurch sie zeigen kann, dass sie nicht nur Führungskraft, sondern auch Praktikerin ist.

Was die Individualisierung der Pflege betrifft, geht die Bezugspflege noch etwas weiter als die Teampflege oder die Bereichspflege, lässt sich jedoch gut in diese beiden Organisationsformen einbinden.

[Zu den Begriffen:
1. Es läge nahe **Team Nursing** statt mit «Teampflege» mit «Gruppenpflege» zu übersetzen. Aber dieser Organisationsbegriff ist im Deutschen nicht einheitlich besetzt: Gruppenpflege wird zum einen verstanden als «Pflegegruppensystem» mit entsprechenden baulichen Voraussetzungen und einer spezifischen Leitungsstruktur (Gruppenschwester, Abteilungsleitung), zum anderen im Sinn von «Bereichspflege», also Zuordnung von Mitarbeitern zu bestimmten Patienten ohne die gerade genannten Voraussetzungen. Team Nursing hingegen sieht die Benennung von Teamleitern vor und weist ihnen spezielle Verantwortung zu; bauliche Voraussetzungen werden nicht vorausgesetzt. In der Praxis wird Team Nursing vor allem in großen stationären Einheiten angewendet.
2. **Patient allocation or case assignment** kommt dem «Bereichspflege»-Begriff am nächsten, weil hier unabhängig von Rahmenbedingungen die Übertragung der pflegerischen Versorgung von bestimmten Patienten auf bestimmte Mitarbeiter gemeint ist.
3. Obwohl der Begriff **Primary nursing** ein fester Terminus ist, der sich auf die von Manthey beschriebene Organisationsform bezieht, wurde die häufig verwendete Bezeichnung «Bezugspflege» benutzt. Es ist zu beachten, dass die deutschen Begriffe «Bezugspflege» und «Beziehungspflege» teilweise mit Beziehungsansprüchen überfrachtet werden, die im Original nicht vorgesehen sind. Anm. d. Bearb.]

Tabelle 6-4: Bezugspflege – Verteilung der Patienten auf die Pflegekräfte

Station:	
Stationsleitung Merrill:	Mrs. Palm Mrs. Ash Mr. Pine
Schwester Pearce:	Mr. Willow Miss Beech Mr. Grove Mr. Hawthorn
Pfleger Lynch:	Mrs. Cherry Mr. Larch Miss Woods
Schwester Fenner:	Mr. Lime Mr. Elm Ms. Rowan Mrs. Forrest

6.6 Rolle der Stationsleitung

6.6.1 Teampflege und Bereichspflege

Bei Teampflege und Bereichspflege erfüllt die Stationsleitung ähnliche Aufgaben. Sie muss folgende Punkte sicherstellen:

1. Klare, einsichtige Richtlinien für den Tagesablauf der Patienten und die gewählte Form der Pflegeorganisation werden vom Team anerkannt und können jederzeit eingesehen werden.
2. Das Pflegepersonal kennt die Patienten, für die es verantwortlich ist, und weiß um die erforderliche Pflege.
3. Das Pflegepersonal weiß, was von ihm erwartet wird, und kennt seine Befugnisse und Grenzen in puncto Patientenbetreuung und Entscheidungsfindung.
4. Die Stationsleitung übernimmt die Führung, Organisation, Supervision und Koordination des Stationspflegeteams.
5. Die Stationsleitung delegiert die Pflege an die jeweiligen Pflegekräfte.
6. Die Stationsleitung bezieht die betroffenen Pflegekräfte in alle Entscheidungen ein, auch wenn diese wichtige Entscheidungen nicht allein treffen können.
7. Die Stationsleitung legt in Zweifelsfällen (z. B. während Schichtüberschneidungen) fest, wer welche Aufgaben übernimmt.
8. Die Pflege findet rund um die Uhr – d. h. Tag und Nacht – statt, wobei die Tag- und die Nachtschicht gleichermaßen wertvolle Beiträge leisten. Die Stationsleitung arbeitet eng mit der Hauptnachtwache zusammen und bestärkt das Nachtpflegeteam in seiner Arbeit.
9. Zu Beginn jeder Schicht besucht die Stationsleitung alle Patienten, um deren Bedürfnisse einzuschätzen. Die Visite führt sie entweder allein durch oder lässt sich von der jeweils zuständigen Pflegekraft begleiten.
10. Die Mitglieder des Pflegeteams haben oft und lange genug Gelegenheit, um miteinander zu kommunizieren, ohne ständig unterbrochen zu werden. Dabei können alle relevanten Informationen weitergegeben werden, damit jeder, besonders die Stationsleitung, voll informiert ist. Eine regelmäßige Berichterstattung ist wichtig, auch wenn diese Berichte nicht notwendigerweise viel Zeit in Anspruch nehmen müssen. Bei jedem Schichtwechsel ist ein kurzer Übergabebericht unumgänglich.
    Normalerweise ist natürlich diejenige Pflegekraft am besten in der Lage, Bericht zu erstatten, die für die Betreuung des jeweiligen Patienten

verantwortlich ist. Die genaue Vorgehensweise muss sich jedoch nach den stationsinternen Anforderungen richten. Die für die Versorgung eines Patienten verantwortliche Pflegekraft sollte jedoch mindestens einmal täglich Gelegenheit haben, der Stationsleitung Bericht zu erstatten. Diese wiederum muss dafür sorgen, dass die Berichterstattungszeiten immer, das heisst auch wenn auf der Station Hochbetrieb herrscht, eingehalten werden.

11. Jede Pflegekraft muss persönlich Rechenschaft über die Pflege ablegen, die sie an ihren Patienten erbringt. Gelegenheit hierzu erhält sie, indem sie, wie oben beschrieben, bei der Stationsleitung Bericht erstattet.
12. Die Stationsleitung sollte ihre Mitarbeiterinnen dazu anhalten, sich über alle Patienten der Station zu informieren, damit in einem Notfall jede sich in der Nähe befindende Pflegekraft in der Lage ist, schnell einzugreifen. Natürlich werden die Pflegekräfte ihre eigenen Patienten wesentlich besser kennen als die ihrer Kolleginnen.

6.6.2 Bezugspflege

Arbeitet eine Station auf der Basis der Bezugspflege, spielt die Stationsleitung eher eine organisatorische bzw. koordinierende Rolle. Sie muss:

1. dafür sorgen, dass alle Mitarbeiterinnen die Philosophie der Bezugspflege verstehen und akzeptieren.
2. das Stationsgeschehen koordinieren.
3. die Dienstpläne so erstellen, dass die Stellvertreterinnen der Bezugspflegekräfte (Associate nurses) diese vertreten können.
4. das System aufrechterhalten.
5. den Bezugspflegekräften ihre Patienten zuteilen und die zugehörigen Entscheidungsbefugnisse delegieren.
6. Die Verteilung der Patienten auf die Associate nurses organisieren.
7. sicherstellen, dass das Arbeitspensum gerecht auf die Bezugspflegekräfte verteilt wird.
8. die Supervision und Unterstützung der Bezugspflegekräfte und der weniger erfahrenen Bezugspflegekräfte übernehmen.
9. als Ansprechpartnerin und Ratgeberin aller Stationsmitarbeiterinnen fungieren.
10. neue Mitarbeiterinnen instruieren und schulen.
11. den Zusammenhalt und die Kommunikation innerhalb des Pflegeteams aufrechterhalten.
12. die Effektivität der Pflege überwachen.
13. gemeinsam mit dem Pflegeteam stationseigene Pflegestandards formulieren und beschließen.
14. in deren Abwesenheit oder bei vorübergehender Unabkömmlichkeit Bindeglied zwischen Bezugspflegekraft und Ärztinnen oder Mitarbeitern anderer beteiligter Berufsgruppen sein.
15. die Kontinuität innerhalb des Pflegeteams, besonders während der Abwesenheit der Bezugspflegekraft, wahren, indem sie für eine gute Kommunikation sorgt.
16. Pflegepläne gemeinsam mit der Bezugspflegekraft validieren, um zu gewährleisten, dass diese den Bedürfnissen der Patienten gerecht werden.
17. Vorbild sein.
18. ihre Mitarbeiterinnen unterweisen und weiterbilden.
19. ihren Mitarbeiterinnen seelischen Rückhalt geben und dafür sorgen, dass sie sich wertgeschätzt fühlen.
20. (falls sie selbst Bezugspflegekraft ist) die Bedürfnisse ihrer Patienten kontinuierlich einschätzen. Sie muss Zeit mit ihnen verbringen, aber möglicherweise akzeptieren, dass der überwiegende Teil der Pflege von ihren Associate nurses geleistet werden muss; eine sehr enge Zusammenarbeit ist dann notwendig.

Auch zu den übrigen Patienten der Station muss ein dauerhafter Kontakt hergestellt werden.

> Ein weiterer Vorteil der Bezugspflege ist, dass die Stationsleitungen lernen, solche Visiten durchzuführen, bei denen das Kennenlernen der Patienten im Vordergrund steht und bei denen man sich über Veränderungen ihres Zustands informiert, statt zu überprüfen, ob eine Pflegemaßnahme abgeschlossen oder ein Gerät repariert wurde. Diese Visiten sind für die Stationsleitung äußerst wichtig, um sich ergänzend zu den Informationen aus den Übergabeberichten ein eigenes Bild zu machen und sich über die Beziehungen zwischen Personal und Patienten auf dem Laufenden zu halten; weiterhin helfen sie ihr dabei, die Arbeitslast zu verteilen und ihre Mitarbeiterinnen zu beraten. Die Stationsleitung ist und bleibt die herausragende Führungskraft der Station.
>
> (Manthey 1973)

Jede Stationsleitung wird das Pflegeteam im Interesse ihrer Patienten und ihrer Mitarbeiterinnen organisieren wollen. Dabei sind das Arbeitsaufkommen der Station, die durchschnittliche Personalbesetzung und das Verhältnis zwischen qualifizierten und unqualifizierten Pflegekräften zu berücksichtigen. Unter Umständen müssen verschiedene Organisationsformen ausprobiert werden, bevor man entscheiden kann, welche Methode für die jeweilige Station am besten geeignet ist.

Bevor die Stationsorganisation, sei es der Tagesablauf oder die Arbeitsteilung des Pflegeteams, geändert wird, müssen zwei Voraussetzungen erfüllt sein.

Erstens müssen alle Mitarbeiterinnen daran glauben, dass die Prinzipien des neuen Arbeitssystems für ihre Station geeignet sind, und bereit sein, auf sie hinzuarbeiten. Das bedeutet, dass Sie als Stationsleitung eingehend mit allen betroffenen Mitarbeiterinnen diskutieren und zu einer gemeinsamen Entscheidung kommen müssen, bevor Sie mit der Umsetzung der Veränderungen beginnen. Nehmen Sie sich nicht nur die Zeit, um sich die Probleme Ihrer Mitarbeiterinnen anzuhören und ihre Fragen zu beantworten, sondern informieren Sie auch alle anderen Personen, auf die sich die Neuerungen auswirken durften – also z. B. Pflegedienstleiterinnen, Physiotherapeutinnen, Ärztinnen, Sozialarbeiterinnen etc. Wechselt man zwischen Teampflege, Bereichspflege oder Bezugspflege, ist die Vorbereitung weniger aufwendig, als wäre zuvor die Funktionspflege die gängige Methode gewesen.

Zweitens muss die Stationsleitung ihre Führungsqualitäten unter Beweis stellen und die Aktivitäten ihrer Mitarbeiterinnen überwachen und koordinieren.

Der beste Zeitpunkt für eine Umorganisation ist, wenn möglichst wenige Mitarbeiterinnen im Urlaub sind bzw. wenn die Besetzung der Station über dem Durchschnitt liegt und viele erfahrene Pflegekräfte im Team sind. Je schwieriger die Situation wird, desto mehr muss die Stationsleitung ihren Pflegekräften den Rücken stärken und sie ermutigen weiterzumachen, damit diese nicht in Versuchung geraten, sich wieder in die altgewohnte Arbeitsweise zurückfallen zu lassen. Wird das Vorhaben gründlich mit der Pflegedienstleitung besprochen, müsste die Unterstützung des Personals auch dann gegeben sein, wenn die Stationsleitung frei hat.

6.7 Erstellen von Dienstplänen

Wie bereits angesprochen, kann die Erstellung der Dienstpläne eine recht komplizierte Angelegenheit sein – besonders wenn die Pflegekontinuität gewahrt werden soll und die Nachtschicht durch interne Rotation besetzt wird. Wir hoffen jedoch, Ihnen mit den folgenden Tipps, die aus unserer eigenen praktischen Erfahrung stammen, helfen zu können.

Sinn eines guten Dienstplans ist, dass die Station jederzeit adäquat besetzt ist, d. h. eine qualifizierte Pflegekraft leitet die Schicht und und die qualitative personelle Zusammensetzung der Schichten ist ausgeglichen. Gute Planung bedeutet, dass die richtigen Leute zur richtigen Zeit am richtigen Ort sind. Das andere wichtige Kriterium ist die Fairness gegenüber dem Personal. Damit die Teammitglieder ihre freien Tage planen können, sollte der Dienstplan entsprechend früh erstellt werden. Auf diese Weise erfährt auch die Pflegedienstleitung rechtzeitig, ob Pflegekrafte aus dem Aushilfenpool gebraucht werden.

Bei der Erstellung des Dienstplans müssen folgende Punkte beachtet werden:

- Adäquate Zahl von qualifizierten Pflegekräften in jeder Schicht
- Ausgewogenes Verhältnis zwischen erfahrenen und weniger erfahrenen Pflegekräften
- Ausgewogenes Verhältnis zwischen qualifiziertem und unqualifiziertem Personal
- Berücksichtigung der Pflegekontinuität bei der Planung von freien Tagen und Urlauben, besonders bei der Freiplanung der erfahrenen Pflegekräfte.
- Arbeitsreichere Tage – z. B. OP-Tage oder Notaufnahmetage
- Adäquate Besetzung der Spätschichten, Wochenenden sowie der Frühschichten
- Freie Wochenenden; bei der Planung von Wochenenden und Feiertagen müssen die finanziellen Auswirkungen berücksichtigt werden, d. h. es muss überlegt werden, wie viele Mitarbei-

terinnen nötig sein werden, um in Anbetracht des möglichen Arbeitsaufkommens eine sichere Pflege garantieren zu können.

- Vorlieben bezüglich zusammenhängender oder getrennter freier Tage
- Sonderwünsche
- Feste Arbeitstage von Teilzeitkräften
- Besetzung der Nachtschicht bei interner Rotation.

Zunächst wird mit Bleistift ein vorläufiger Dienstplan erstellt, an dem später noch Änderungen vorgenommen werden können. Die Planung verläuft in folgenden Schritten:

1. Namen der Pflegekräfte nach Dienstalter geordnet auflisten.
2. Sonderwünsche mit Tinte eintragen, damit sie nicht versehentlich geändert werden (siehe **Tab. 6-6** auf S. 122).
3. Freie Tage eintragen; arbeitsreichere Tage beachten. Es sollten nicht zu viele Pflegekräfte gleichzeitig frei haben. Ein Trick, um eine gleichmäßige Verteilung des Personals über die Woche zu erreichen, ist, alle nötigen freien Tage zu addieren und durch sieben zu teilen. So erhält man die durchschnittliche Zahl von Pflegekräften, die an einem Tag außer Dienst sein können (siehe **Tab. 6-5**).
   Werfen Sie beim Eintragen der freien Tage einen Blick in den vorherigen Dienstplan, damit genügend Zeit zwischen den freien Tagen liegt und die freien Wochenenden berücksichtigt werden (siehe **Tab. 6-5**).
4. Tragen Sie mit Tinte diejenigen Pflegekräfte ein, die spezielle Dienstzeiten haben. Das gilt meist für einige oder auch alle Teilzeitkräfte (siehe **Tab. 6-6**).
5. Tragen Sie nun die Schichten ein. Achten Sie auf eine ausgewogene Mischung aus erfahrenen und unerfahreneren Pflegekräften. In jeder Schicht muss eine erfahrene Pflegekraft vertreten sein, die die Leitung übernehmen kann. Die qualifizierten Pflegekräfte sollten gleichmäßig verteilt sein (siehe **Tab. 6-7** auf S. 123).
   Die meisten Pflegekräfte bevorzugen einen Frühdienst vor und einen Spätdienst nach einem freien Tag. Bittet eine Pflegekraft darum, nach ihrem freien Tag in die Frühschicht eingeteilt zu werden, oder ist dies aus organisatorischen Gründen günstiger, sollte diese an jenem Morgen nicht die Schichtleitung übernehmen, damit die die Pflegekontinuität nicht beeinträchtigt wird. Handelt es sich bei dieser Pflegekraft jedoch um die einzige qualifizierte Kraft in der Schicht, wird sie die Leitung aber dennoch übernehmen müssen. Voraussetzung ist, dass eine andere Pflegekraft mit ihr Dienst hat, die sie auf den neuesten Informationsstand bringen kann.
6. Errechnen Sie für jede Schicht die Gesamtzahl der Dienst habenden Pflegekräfte (siehe **Tab. 6-7**).

Möglicherweise werden Sie feststellen, dass es einfacher ist, den Dienstplan gleich für 14 Tage oder einen ganzen Monat zu erstellen. In manchen Krankenhäusern gibt es Endlosdienstpläne; neue Mitarbeiterinnen haben dann feste Dienst- und Freizeitrhythmen.

Arbeiten Sie nach dem System der Teampflege, können Sie die Teams gleich bei der Dienstplanung zusammenstellen. Teilen Sie zunächst die erfahrenen Pflegekräfte ein, damit in jeder Schicht mindestens eine dieser Pflegekräfte vertreten ist.

Werden die Nachtschichten durch interne Rotation abgedeckt, sollten Sie die Nachtdienste und Nachtdienstfrei gleichzeitig mit den freien Tagen einplanen. Die Summe der Nachtdienste und Nachtdienstfrei wird zur Gesamtzahl der nötigen freien Tage hinzuaddiert, um zu errechnen, wie viele Pflegekräfte pro Tag im Durchschnitt nicht im Dienst sind.

Wird es einmal notwendig, den Dienstplan nachträglich zu ändern, müssen die Betroffenen rasch informiert werden. Stellt es sich als schwierig heraus, die Station adäquat zu besetzen, könnte sich eine Pflegekraft, die normalerweise eine spezielle Dienstzeit hat, eventuell bereit erklären, ihren freien Tag oder einen Dienst zu tauschen, wenn sie rechtzeitig gefragt wird.

Sofern die Zahl der qualifizierten Pflegekräfte dies erlaubt, sollten erfahrene qualifizierte Teilzeitkräfte als sichere Reserve und als Unterstützung des unerfahreneren ausgebildeten Personals eingeplant werden; die Schichtleitung sollten diese nur in einer Notsituation übernehmen. Teilzeitkräften könnte die nötige Kontinuität fehlen, um die Station effektiv zu leiten; als Teamleiterinnen können sie aber eingesetzt werden.

Tabelle 6-5: Dienstplan (Wie 37 freie Tage in einer Woche untergebracht werden können)

Station:				**Woche:**			
	Mo	**Di**	**Mi**	**Do**	**Fr**	**Sa**	**So**
Stationsleitung							
Krankenschwester	FREI	FREI				FREI	FREI
Krankenschwester	——	——	——	NACHTSCHICHT	——	——	——
Krankenschwester				FREI	FREI		
Krankenschwester	——	——	——	NACHTDIENSTFREI	——	——	——
Krankenschwester	——	——	——	NACHTSCHICHT	——	——	——
Krankenschwester		FREI	FREI				
Krankenschwester						FREI	FREI
Krankenschwester	——	——	——	NACHTDIENSTFREI	——	——	——
Krankenschwester				FREI	FREI		
Krankenschwester			FREI	FREI			
Krankenpflegehelferin		FREI	FREI				
Krankenpflegehelferin						FREI	FREI
Schülerin im 3. Jahr				FREI	FREI		
Schülerin im 3. Jahr	FREI				FREI		
Schülerin im 3. Jahr						FREI	FREI
Hilfspflegekraft	FREI	FREI			FREI		
Hilfspflegekraft	——	——	——	NACHTSCHICHT	——	——	——
Hilfspflegekraft	FREI	FREI	FREI	FREI			
Hilfspflegekraft		FREI	FREI				
Hilfspflegekraft	——	——	——	URLAUB	——	——	——
Hilfspflegekraft	FREI						FREI
Pflegehilfe	——	——	——	NACHTDIENSTFREI	——	——	——
Pflegehilfe						FREI	FREI
FREI insgesamt:	5	6	5	5	5	5	6
FREI = freier Tag							

6.7.1 Urlaubstage

Die Stationsleitung sollte wissen, wieviel Urlaub ihren Pflegekräften zusteht. Die Pflegekräfte wiederum sollten darüber informiert sein, wann sie Urlaub nehmen können. Der Urlaubsanspruch britischer Pflegekräfte wird im Whitley Council Handbook geregelt, wobei Vollzeitkräfte einen festen Urlaubsanspruch haben.

Unter Umständen können Gehälter, Urlaubsansprüche und Dienstzeiten statt dem Whitley Council Handbook auch einrichtungsinternen Regelungen unterliegen.

[Die deutschen Regelungen sind im folgenden Abschnitt aufgeführt. Anm. d. Bearb.]

6.7.1.1 Jahresurlaubsanspruch

[Großbritannien:]

- Ausgebildete Vollzeitkräfte: 5 Wochen plus gesetzliche Feiertage
- Ausgebildete Teilzeitkräfte: 6 $^1/_2$ Wochen plus einen freien Tag pro gesetzlichem, seit 1978 eingeführtem Feiertag (Option A) oder 5 Wochen plus einen freien Tag pro gearbeitetem Feiertag (Option B)
- Vollzeit-Pflegehilfen: 4 Wochen plus gesetzliche Feiertage
- Teilzeit-Pflegehilfen: 5 $^1/_2$ Wochen plus einen freien Tag pro gesetzlichem, seit 1978 eingeführtem Feiertag (Option A) oder 4 Wochen plus einen freien Tag pro gearbeitetem Feiertag (Option B). Pflegehilfen haben außerdem nach 5 bzw. 10 Jahren Dienstzeit ein Anrecht auf zusätz-

Tabelle 6-6: Dienstplan (Sonderwünsche und spezielle Dienstzeiten)

Station:			Woche:				
	Mo	Di	Mi	Do	Fr	Sa	So
Stationsleitung						FREI	FREI
Krankenschwester	FREI	FREI					
Krankenschwester	——— NACHTSCHICHT ———						
Krankenschwester				FREI	FREI		
Krankenschwester	——— NACHTDIENSTFREI ———						
Krankenschwester	——— NACHTSCHICHT ———						
Krankenschwester		FREI	FREI				
Krankenschwester		F^{W}	S^{W}			FREI	FREI
Krankenschwester	——— NACHTDIENSTFREI ———						
Krankenschwester				FREI	FREI		
Krankenschwester		FREI	FREI				
Krankenpflege-helferin	07.30 – 13.30	FREI	FREI	16.00 – 21.30	16.00 – 21.30	07.30 – 13.30	16.00 – 21.30
Krankenpflege-helferin						FREI	FREI
Schülerin im 3. Jahr			F^{W}	FREI	FREI		
Schülerin im 3. Jahr	FREI				FREI^{W}	S^{W}	
Schülerin im 3. Jahr					F^{W}	FREI^{W}	FREI^{W}
Hilfspflegekraft	FREI	FREI	07.30 – 13.30	07.30 – 13.30	FREI	07.30 – 13.30	07.30 – 13.30
Hilfspflegekraft	——— NACHTSCHICHT ———						
Hilfspflegekraft	FREI	FREI	FREI	FREI	16.00 – 21.30	16.00 – 21.30	16.00 – 21.30
Hilfspflegekraft		FREI	FREI				
Hilfspflegekraft	——— URLAUB ———						
Hilfspflegekraft	FREI						FREI
Pflegehilfe	——— NACHTDIENSTFREI ———						
Pflegehilfe						FREI	FREI
FREI insgesamt:	5	6	5	5	5	5	6
W = Sonderwunsch	F = Frühschicht		S = Spätschicht		FREI = freier Tag		

liche Urlaubstage. Diese werden anteilig zum Teilzeitarbeitsverhältnis berechnet und müssen von der Personalabteilung bestätigt werden. Kommt es im Zusammenhang mit dem Jahresurlaub oder den zusätzlichen Urlaubstagen zu Unstimmigkeiten, sollten diese mit der Pflegedienstleitung besprochen werden.

- Alle Teilzeitkräfte können bei Arbeitsantritt zwischen den Optionen A und B wählen. Diese Entscheidung kann nur durch eine Vertragsänderung aufgehoben werden.

[In Deutschland wird im Arbeitsvertrag die Dauer des Jahresurlaubs festgelegt. Es besteht nach dem Bundesurlaubsgesetz ein jährlicher Mindesturlaubsanspruch von 24 Werktagen (also einschließlich Samstagen!); das entspricht 4 Wochen. Tarifvertragliche Urlaubsansprüche liegen zur Zeit deutlich über dem gesetzlichen Mindestanspruch.

Viele Pflegekräfte haben Arbeitsverträge, die sich nach dem Bundesangestelltentarifvertrag (BAT) richten oder an diesen angeglichen sind. Die Dauer des Jahresurlaubs laut BAT ist abhängig vom Lebensalter und beträgt bei Vollzeitkräften in der Fünftagewoche bei einer Eingruppierung im Kr.-Tarif (Pflege):

bis zum vollendeten 30. Lebensj.: 26 Arbeitstage
bis zum vollendeten 40. Lebensj.: 29 Arbeitstage

Tabelle 6-7: Vollständiger Dienstplan

Station:			Woche:				
	Mo	Di	Mi	Do	Fr	Sa	So
Stationsleitung	F	S	F	S	F	FREI	FREI
Krankenschwester	FREI	FREI	S	F	S	F	S
Krankenschwester				NACHTSCHICHT			
Krankenschwester	S	F	F	FREI	FREI	S	F
Krankenschwester				NACHTDIENSTFREI			
Krankenschwester				NACHTSCHICHT			
Krankenschwester	F	FREI	FREI	S	S	F	S
Krankenschwester	S	F W	S W	F	F	FREI	FREI
Krankenschwester				NACHTDIENSTFREI			
Krankenschwester	F	S	F	FREI	FREI	S	F
Krankenschwester	S	F	FREI	FREI	S	F	S
Krankenpflegehelferin	07.30 – 13.30	FREI	FREI	16.00 – 21.30	16.00 – 21.30	07.30 – 13.30	16.00 – 21.30
Krankenpflegehelferin	S	F	S	F	F	FREI	FREI
Schülerin im 3. Jahr	F	S	F W	FREI	FREI	S	F
Schülerin im 3. Jahr	FREI	S	S	F	FREI W	S W	F
Schülerin im 3. Jahr	S	F	F	S	F W	FREI W	FREI W
Hilfspflegekraft	FREI	FREI	07.30 – 13.30	07.30 – 13.30	FREI	07.30 – 13.30	07.30 – 13.30
Hilfspflegekraft				NACHTSCHICHT			
Hilfspflegekraft	FREI	FREI	FREI	FREI	16.00 – 21.30	16.00 – 21.30	16.00 – 21.30
Hilfspflegekraft	F	FREI	FREI	S	F	F	S
Hilfspflegekraft				URLAUB			
Hilfspflegekraft	FREI	S	F	F	F	F	FREI
Pflegehilfe				NACHTDIENSTFREI			
Pflegehilfe	F	F	S	F	F	FREI	FREI
	5	6	5	5	5	5	6
GESAMT- FRÜH:	7	6	7	7	7	7	6
SPÄT:	5	5	5	5	5	5	5
NACHT:	3	3	3	3	3	3	3
W = Sonderwunsch	F = Frühschicht		S = Spätschicht		FREI = freier Tag		

nach dem vollendeten 40. Lebensj.: 30 Arbeitstage

Das entspricht einer Dauer von 5 bis 6 Wochen. Für die Berechnung des Urlaubsanspruch von Teilzeitkräften ist die Verteilung der regelmäßigen wöchentlichen Arbeitszeit auf die Woche bestimmend. Leistet eine 50%-Teilzeitkraft ihre wöchentliche Arbeitszeit durchschnittlich an fünf Wochentagen, gilt der o.g. Anspruch. Erbringt sie die Arbeitsstunden z.B. an durchschnittlich 3 Tagen, wird der Anspruch entsprechend angeglichen; das Berechnungsverfahren ist im Tarifvertrag festgelegt. Diese Umrechnung wird auch vorgenommen, wenn Vollzeitkräfte in anderen «Tagewochen», beispielsweise 6-Tage-Woche, arbeiten. Der BAT sieht außerdem Ansprüche auf Zusatzurlaub für Wechselschichtarbeit, Schichtarbeit und Nachtarbeit vor.

In Deutschland ist bei der Dienstplanung außerdem das Arbeitszeitgesetz zu berücksichtigen, dass u.a. die Ruhezeiten zwischen zwei Diensten regelt. Anm. d. Bearb.]

Da immer nur eine begrenzte Zahl von Mitarbeiterinnen gleichzeitig in Urlaub gehen kann, sollten Sie die Pflegekräfte anhalten, ihren Urlaub rechtzeitig zu planen und anzumelden. Wie viele Mitarbeiterinnen zur selben Zeit Urlaub nehmen können, entscheiden Stationsleitung und Pflegedienstleitung gemeinsam, nachdem sie zu Beginn des Jahres die voraussichtlichen Zeiten hoher und niedriger Auslastung abgeschätzt haben.

Die Arbeitskraft der Mitarbeiterinnen ist das größte Potenzial, über das eine Station verfügt, daher sollte sie sinnvoll genutzt werden. Das heißt z. B., dass Spitzen und Flauten im Arbeitsaufkommen der Station bei der Urlaubsplanung soweit möglich berücksichtigt werden sollten. Die Schichtzeiten sind meist von der Krankenhausleitung vorgegeben, die einzelnen Stationen sollten, wenn möglich, versuchen, die Überlappungen so kurz wie möglich zu halten. Bei der Erstellung der Dienstpläne muss die Personalbesetzung pro Schicht kritisch bewertet werden. Um Kosten zu sparen, sollte die Personalplanung – besonders für Wochenenden und Feiertage – auf dem voraussichtlichen Pflegebedarf der Patienten basieren. Einsparungen dürfen jedoch niemals auf Kosten der Pflegequalität und damit auf Kosten der Patienten gehen; in dieser Hinsicht muss stets ein ausgewogenes Gleichgewicht herrschen.

6.8 Kontrolle des Umfelds

Florence Nightingale hat einmal gesagt, Krankenhäuser dürften den Kranken keinen Schaden zufügen. Diese Aussage lässt sich auf die Besucher sowie auf das Personal ausweiten. Es fällt in den Aufgabenbereich der Stationsleitung, das Stationsumfeld so zu gestalten, dass die Patienten sich so wohl wie möglich fühlen und dass Patienten, Besucher und Mitarbeiterinnen vor Schaden geschützt sind. Die wichtigsten Umweltfaktoren, die dabei bedacht werden müssen, sind:

- Sicherheit
- Luft
- Licht
- Sauberkeit
- Ruhe
- Privatsphäre.

Zwar entziehen sich einige dieser Faktoren der alleinigen Kontrolle der Stationsleitung, sie ist jedoch dafür zuständig, Probleme (z. B. mit der Zentralheizung) bei den entsprechenden Stellen zu melden. In dringenden Fällen genügt es meist, in der jeweiligen Abteilung anzurufen, besser ist jedoch eine schriftliche Meldung. Anhaltende Probleme sollten mit der Leiterin der zuständigen Abteilung oder der Pflegedienstleitung besprochen werden.

6.9 Zusammenfassung

Die Organisation des Stationsalltags setzt sich aus einer Vielzahl von Aktivitäten zusammen. Der Tagesablauf der Patienten muss ebenso geregelt werden wie die Arbeitsstrukturen der Pflegekräfte. Ziel der Übung ist es, dass die Patienten die bestmögliche Betreuung erhalten. Die Stationsleitung muss Dienst- und Urlaubspläne erstellen und dafür sorgen, dass die Patienten ein sicheres und angenehmes Umfeld vorfinden. Dieses Kapitel sollte Ihnen Anhaltspunkte dafür geben, wie Sie dies bewerkstelligen können. Der Text enthält nur wenige Quellenverweise, aber ein großer Teil des Materials stammt aus unserer eigenen Erfahrung sowie aus vielen verschiedenen Büchern und Texten. Aus diesem Grund haben wir die Literaturangaben und die empfohlene Lektüre in einer Liste zusammengefasst; diese finden Sie am Ende des Kapitels.

6.10 Diskussionsthemen

1. Pflegemodelle:
   Wählen Sie einen Ihrer aktuellen Patienten aus und erstellen Sie für ein oder zwei seiner identifizierten Pflegeprobleme einen Pflegeplan. Verwenden Sie hierzu jedoch ein anderes Pflegemodell als das, mit dem Sie momentan in Ihrer Praxis arbeiten. Inwiefern unterscheidet sich Ihr neuer Pflegeplan von jenem, der in der Station für diesen Patienten entwickelt wurde? Würde sich dieser Unterschied auf den Patienten oder dessen Reaktion auf die Pflegemaßnahmen auswirken?
2. Stellen Sie sich vor, Sie würden nach einem Autounfall mit einer Oberschenkelfraktur ins

Krankenhaus eingeliefert. Die Station, in die man Sie legt, betreibt Funktionspflege. Diskutieren Sie die Vor- und Nachteile, die dieses System für Sie hätte, wenn man davon ausgeht, dass Ihr Krankenhausaufenthalt ungefähr 10 Tage dauern würde. Stellen Sie die Vor- und Nachteile gegenüber, die sich ergeben würden, wenn Bereichspflege oder Bezugspflege praktiziert würde.

3. Erarbeiten Sie anhand von **Tab. 6-7** Möglichkeiten, wie Sie die Station adäquat besetzen könnten, wenn sich eine der Krankenschwestern der Tagschicht wegen eines Hexenschusses krank meldet und voraussichtlich für die nächsten beiden Wochen nicht zur Arbeit erscheinen kann.
4. Die Pflegedienstleitung des Krankenhauses möchte die Schichten der Pflegekräfte ändern, um die Überlappung am Nachmittag von 2 h auf eine 3/4 h zu reduzieren. Man hat Sie gebeten, Vorschläge zu machen, wie dies bewerkstelligt werden könnte. Wie würde Ihre Antwort lauten und wie würden Sie die Änderung umsetzen, um den Einschnitt für das Pflegepersonal sowohl emotional als auch praktisch möglichst unproblematisch zu gestalten?

Literatur:

Brown, R. A. (1989): *Individualised Care: The role of the Ward Sister,* RCN Research series, Scutari Press, Harrow.

Cartwright, A. (1964): *Human Relations and Hospital Care.* Institute of Community Studies, Routledge & Kegan Paul, London.

Cavanagh, S. (1991): *Orem's Model in Action.* MacMillan, London.

Chapman, C. M. (1985): *Theory of Nursing: Practical Application.* Harper and Row, London.

Chavasse, J. (1981): From task assignment to patient allocation – A change evaluation *Journal of Advanced Nursing,* 6, 137–145.

Ersser, S. & Tutton, E. (Hrsg.) (1991): *Primary Nursing in Perspective,* Scutari, London.

Hegyvary, S. T. (1982): *The Change to Primary Nursing.* Mosby, St. Louis, Missouri.

Henderson, V. (1966): *The Nature of Nursing: A Definition and its Implication, Practice, Research and Education.* Macmillan, New York.

Henderson, V. (1968): *Basic Principles of Nursing Care.* International Council of Nurses, Basel. Karger, London und Genf.

Hunt, J. M. & Marks-Maran, D. J. (1986): Nursing Care Plans in *The Nursing Process At Work.* (2. Aufl.) Education for Care Series, H. M. & M. Publishers.

Kershaw, B. & Salvage, J. (Hrsg.): *Models for Nursing.* Wiley, Chichester.

Kratz, C. (Hrsg.) (1979): *The Nursing Process – a Scientific Approach to Nursing Care.* C. V. Mosby Co., London.

Kron, T. (1987): *The Management of Patient Care: Putting Leadership Skills to Work* (6. Aufl.). W. B. Saunders Co., Philadelphia.

McFarlane, J. K. (1976): A charter for caring (The Royal College of Nursing Lecture 1975). *Journal of Advanced Nursing* 1, 187–196.

McFarlane, Baroness of Llandaff & Castledine, G. (1982): *The Practice of Nursing Using The Nursing Process.* C. V. Mosby Co., London.

Manthey, M. (1973): Primary Nursing is Alive and Well in the Hospital. *American Journal of Nursing* **73**, 1, 83–87.

Manthey, M. (1980): *The Practice of Primary Nursing* Blackwell Scientific Publications Inc., Boston dt.: Primary Nursing. Huber, Bern 2002.

Maslow, A. H. (1962): *Towards a Psychology of being.* Van Nostrand, New Jersey.

Matthews, A. (1975): Patient Allocation – a Review. *Nursing Times Occasional Papers,* July S. 65–69.

Metcalfe, C. A. (1982): *A study of a change in the method of organizing the delivery of nursing care in a ward of a maternity hospital.* Unpublished PhD Thesis, University of Manchester.

Newton, C. (1991): *The Roper-Logan-Thierney Model in Action Macmillan,* London.

Nightingale, F. (1974 – original 1859): *Notes on Nursing.* Blackie, London.

Orem, D. (1985): *Nursing: Concepts of Practice.* McGraw Hill, New York.

Pearson, A. (Hrsg.) (1988): *Primary Nursing.* Nursing in the Burfort and Oxford Nursing Development Units. Croom Helm, London.

Pearson, A. & Vaughan, B. (1986): *Nursing Models for Practice.* Heinemann, London.

Pembrey, S. (1975): From work routines to patient assignment. *Nursing Times* **72** (45) Nov 6. S. 1768–1772.

Report of a Seminar for Fellows of the Royal College of Nursing (1980): *Accountability in Nursing.*

Riehl, J. P. & Roy, C. (Hrsg.) (1980): *Conceptual Models for Nursing Practice.* Appleton-Century-Crofts, New York.

Roper, N. (1982): *Principles of Nursing.* Churchill Livingstone, Edinburgh.

Tierney, A.J. (Hrsg.) (1986): Clinical nursing practice. *Recent Advances in Nursing.* **14.** Churchill Livingstone, Edinburgh.

Webb, C. (1981): Classification and framing: a sociological analysis of task-centred nursing and the nursing process *Journal of Advanced Nursing,* **6**, 369–376.

Wright, S.G. (Hrsg.) (1990): *My Patient, My Nurse: a guide to primary nursing.* Scutari, London.

Deutschsprachige Literatur:

Pflegeprozess:

Brobst, R.: Der Pflegeprozess in der Praxis. Huber, Bern, 1997.
Snowley, G., Nicklin, P., Birch, J.: Pflegestandards und Pflegeprozess. Huber, Bern, 1998.
Wieteck, P.: Pflegeprobleme formulieren – Pflegemaßnahmen planen. Recom, Bad Emstal, 2000.
Kellnhauser, E. (Hrsg.): Der diagnose-orientierte Pflegeprozess. Bibliomed, Melsungen, 1998.
Kruijswijk, J.: Die Pflegemodelle von Orem und King im Pflegeprozess. Urban und Fischer, München, 1997.
Roper, N.: Pflegeprinzipien im Pflegeprozess. Huber, Bern, 1997.

Pflegeassessment:

Fitzgerald, A., Zwick, G.: Patientenorientierte Gesprächsführung im Pflegeprozess. Springer, Wien, 2001.
Garms-Hormolova, V., Gilgen, R.: Resident Assessment Instrument (RAI 2.0). Huber, Bern, 1999.
Jaffe, M., Skidmore-Ruth, L.: Pflegeassessment, Pflegediagnosen und Pflegeinterventionen in der ambulanten Pflege. Huber, Bern, 2000.
Jecklin, E.: Arbeitsbuch Krankenbeobachtung. Urban und Fischer, München, 1992.

Pflegediagnosen:

Van der Bruggen, H.: Pflegeklassifikationen. Huber, Bern, 2001.
Böhm, E.: Alte verstehen. Psychiatrieverlag, Bonn, 1996.
Doenges, M., Moorhouse, M.: Pflegediagnosen und Maßnahmen. Huber, Bern, 2001.
Gordon, M., Bartholomeiczyk, S.: Pflegediagnosen und Pflegeprozess. Urban und Fischer, München, 2001.
Kollack, J.: Pflegediagnosen – Was leisten sie – was leisten sie nicht? Mabuse, Franfurt, 2001.
NANDA-Pflegediagnosen. Huber, Bern, 2001.
Matthesius et al. (Hrsg.) ICIDH. Huber, Bern, 1994.
Powers, P.: Der Diskurs der Pflegediagnosen. Huber, Bern, 1999.
Stefan, H.: Praxis der Pflegediagnosen. Springer, Wien, 2001.
Townsend, M.: Pflegediagnose und Maßnahmen für die psychiatrische Pflege. Huber, Bern, 2000.

Pflegeorganisation:

Elkeles, Th.: Arbeitsorganisation in der Krankenpflege. Mabuse, Franfurt, 1994.
Ersser, T.: Primary Nursing. Huber, Bern, 2000.
Schlettig, H., Heide, U.: Bezugspflege. Springer, Berlin, 1995.

Dienstplanung:

Kelm, R.: Arbeitszeit und Dienstplangestaltung in der Pflege. Kohlhammer, Stuttgart, 2001.

Pflegelehrbücher:

Arets, J., Obex, F., Vaessen, J. Wagner, F.: Professionelle Pflege Bd.1 und 2. Huber, Bern, 1999.
Brücher-Bopp, Chr.: Fachpraxis Krankenpflege. Stam, Köln, 1994.
Das neue Lehrbuch Krankenpflege. Kohlhammer, Stuttgart, 1992.
Hertkorn, S.: Pflege phänomenal. Kohlhammer, Stuttgart, 2002.
Juchli, J.: Pflege. Thieme, Stuttgart, 1997.
v. Kerres, A.: Pflegevisite. Kohlhammer, Stuttgart, 2000.
Kristel, K.: Pflege in Therapie und Praxis. Urban und Fischer, München, 1995.
Maletzki, W: Klinikleitfaden Pflege. Urban und Fischer, München, 2000.
Oehmen, St.: Pflegebeziehungen gestalten. Kohlhammer, Stuttgart, 1999.
Oelke, U. (Hrsg.): Pflegetechniken und Pflegemaßnahmen. Recom, Bad Emstal, 1999.
Philbert-Hasucha, S.: Leitlinie für die Krankenpflege. Springer, Berlin, 1999.
Seel, M.: Die Pflege des Menschen. Brigitte Kunz, Hagen, 1998.

Pflegemodelle:

Akinsanya, J., Cox, C., Fletcher, L.: Pflege nach Roy. Lambertus, Freiburg, 1997.
Meleis, A.: Pflegetheorien. Huber, Bern, 1999.
Orem, D.: Strukturkonzepte der Pflegepraxis. Huber, Bern, 1996.
Roper, N.: Die Elemente der Krankenpflege. Recom, Bad Emstal, 1997.
Roper, N. et al.: Das Roper-Logan-Tierney-Modell. Huber, Bern 2002.
Schröck, R., Drerup, E.: Pflegetheorien und Praxis, Forschung und Lehre. Lambertus, Freiburg, 1997.
Schaeffer, D., Meleis, A., Moers, M., Steppe, H.: Pflegetheorien. Huber, Bern, 1997.

7. Stationäre Patientenbetreuung

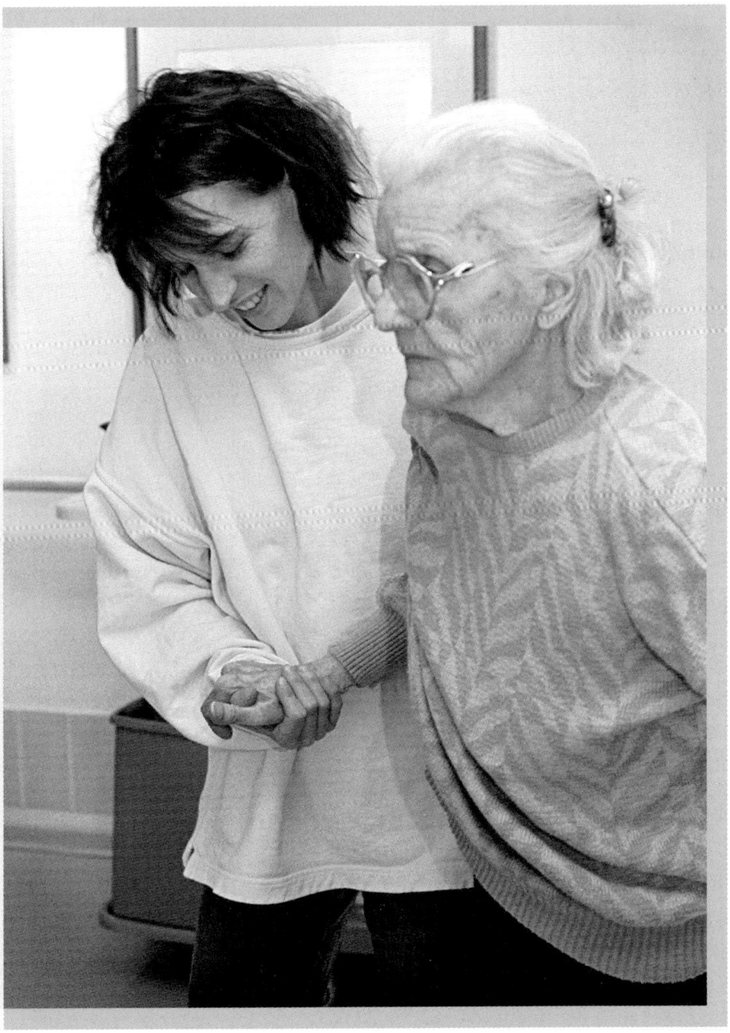

Ein Krankenhausaufenthalt, sei er nun ambulant oder stationär, kann für Patienten und ihre Angehörigen ein traumatisches Erlebnis sein. Zwar reagiert jeder Mensch anders, dennoch wünschen sich die meisten Krankenhauspatienten, dass sich das Pflegepersonal um sie kümmert und sie in einer sehr strapaziösen und ungewissen Zeit ihres Lebens als Menschen betrachtet und behandelt. Wie gut oder schlecht ein Patient sich in die neue Situation hineinfindet, hängt zum Teil auch davon ab, wie er vom Pflegeteam der Station bzw. Abteilung empfangen wird.

Der erste Eindruck ist meist bleibend. Der Empfang, der dem Patienten bei seiner Ankunft in der Ambulanz oder Station vom Pflegepersonal bereitet wird, wirkt daher in der Regel lange nach.

7.1 Reaktionen auf die Einweisung

Das Krankenhausumfeld ist fremd und beängstigend. Die meisten Menschen sind es gewöhnt, zu Hause gepflegt zu werden, wenn sie krank sind, und es ist ganz natürlich, dass man sich vor fremden Menschen, einer neuen Umgebung und neuen Situationen fürchtet. Solche Erlebnisse können Angst und Stress auslösen. Eine Krankheit kann eine Bedrohung unserer Existenz darstellen. Frühere Erfahrungen als Krankenhauspatient können die Angst, die bei einer neuen Einweisung auftritt, sowohl mindern als auch verstärken.

7.1.1 Angst und Stress

Patienten, die sich bei der Aufnahme ins Krankenhaus sehr krank fühlen, neigen weniger zu Angst. Sie verspüren eher ein Gefühl der Erleichterung. Patienten hingegen, die sich gesund fühlen, haben oft große Angst (Wilson-Barnett 1979).

7.1.1.1 Ursachen der Angst

Die meisten Menschen fürchten sich vor einem Krankenhausaufenthalt und kommen daher schon in einem hypersensiblen Zustand im Krankenhaus an. Die Einweisung ins Krankenhaus birgt viele mögliche Ursachen für Angst (**Abb. 7-1**). Ungewissheit ist etwas, das den meisten Menschen Angst macht. Einige Beispiele sind:

- Verlust der Selbstständigkeit
- Verlust der Würde
- Mangelnde Information
- Nicht oder nur teilweise verstandene Informationen
- Krankenhausatmosphäre
- Trennung von der Familie
- Anblick schwer kranker Mitpatienten
- Unkenntnis des Krankenhauspersonals und der Bedeutung der Unterschiede in der Dienstkleidung
- Unkenntnis der Krankenhausroutine
- Verlust des Jobs
- Seltsame Geräte
- Anästhesie (aufgrund früherer Erfahrungen mit Maske und Äther)
- Untersuchungen, schmerzhafte Prozeduren, operative Eingriffe
- Injektionen
- Schmerzen und Tod.

Weitere Faktoren, die zur Angst beitragen können, sind:

- Identitätsverlust
- Verlust der Kontrolle über das eigene Leben
- Verschiebungen des normalen Lebensalltags
- Unkenntnis der zur Verfügung stehenden Räumlichkeiten und Möglichkeiten
- mangelnde Erfahrung mit der Rolle des Patienten
- Fehlen am Arbeitsplatz
- Einkommenseinbußen
- Sehnsucht nach den Freunden
- Langeweile
- Sorgen um den (Ehe-)Partner/die Angehörigen
- Einschränkungen, sich selbst zu versorgen
- in Entscheidungen, die einen selbst betreffen, nicht einbezogen zu werden
- vergangene (schlechte) Erfahrungen mit Krankenhäusern.

Eine der häufigsten von Patienten geäußerten Klagen, die auch in vielen Untersuchungen (z. B. Cartwright 1964) zum Ausdruck kommt, ist, dass Informationen nur schwer zu bekommen seien. Dadurch

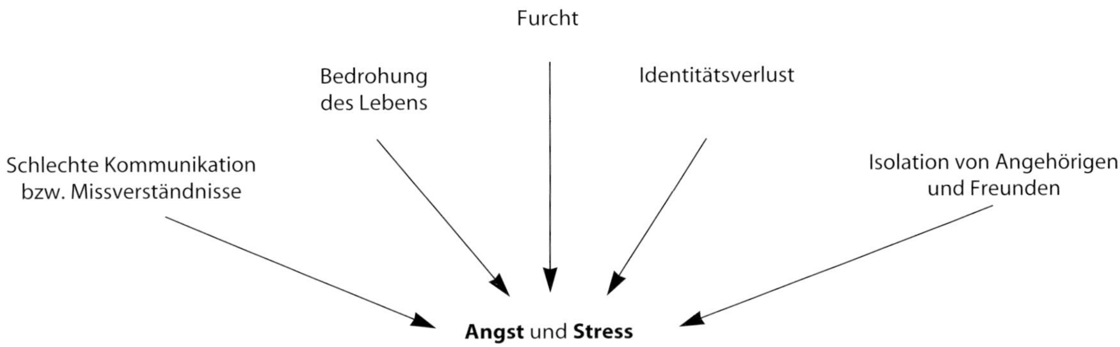

Abbildung 7-1: Ursachen von Stress und Angst

entsteht Angst, die ihrerseits die Kommunikation beeinträchtigt. Wird ein Patient von Ärztinnen und Pflegekräften unzureichend über Tests, Prozeduren, Untersuchungen, Behandlungsmaßnahmen und operative Eingriffe informiert, verursacht dies Stress. Unverständliche medizinische Termini und mehrdeutige oder gar ausweichende Erklärungen der Fachkräfte werden die Angst des Patienten noch steigern.

Patienten, die in der Vergangenheit schlechte Erfahrungen mit Krankenhäusern gemacht haben, oder Personen, die an Agoraphobie oder Klaustrophobie leiden, werden natürlich ein besonders hohes Angstniveau aufweisen.

7.1.1.2 Manifestationen der Angst

Furcht und Angst äußern sich auf vielerlei Weise. Die individuelle Reaktion, die ein Patient auf seine Krankheit oder den Krankenhausaufenthalt zeigt, kann daher sehr unterschiedlich ausfallen. Sie wird jedoch immer durch die Bedeutung beeinflusst, die der Patient und seine Familie der jeweiligen Krankheit beimessen, sowie durch die potenziellen Auswirkungen, die diese Krankheit auf das weitere Leben haben könnte. Pflegekräfte sollten daher unbedingt wissen, welche Reaktionen auftreten können, und sich der Gefühle und Ängste ihrer Patienten bewusst sein. Erkennt das Pflegeteam die Reaktionen seiner Patienten, dann kann auf die Bedürfnisse des Einzelnen entsprechend eingegangen und somit die Genesung gefördert werden.

Der Mensch empfindet Angst, wenn er mit Ungewissheiten konfrontiert ist, wie z.B. der Patient, der nicht genau weiß, was bei seiner Operation geschehen wird, oder der die Ereignisse nicht kontrollieren kann. Eine solche Situation kann vor einer Vollnarkose eintreten und ein Gefühl der Hilflosigkeit auslösen, das eine wesentliche Komponente von Stress ist (Boore 1978).

Erhält der Patient vor seiner Operation die nötigen Informationen, senkt dies den Stress und trägt dazu bei, dass der Patient nach dem Eingriff weniger Schmerzen haben wird. Beispielsweise sollte der Patient genau erfahren, welche Maßnahmen bei der Operation geplant sind, und wissen, dass nach dem Eingriff Beschwerden auftreten dürften, die jedoch durch die entsprechenden Mittel und Maßnahmen gelindert werden (Hayward 1975).

Die Angst vieler Patienten äußert sich darin, dass sie unruhig sind, Tränen in den Augen haben und nicht schlafen können. Mitunter ist die Angst so groß, dass die Betroffenen unfähig sind, Erklärungen aufzunehmen. Manche regredieren, verhalten sich kindisch und sind völlig auf die Hilfe des Pflegepersonals angewiesen. Diese Personen sind oft sehr schwierige Patienten. Andere Patienten werden irrational, empfindlich, mäkelig, reizbar oder aggressiv. Erwachsene Patienten, die sich andauernd über das Essen, die Behandlung oder das Personal beschweren, versuchen in Wahrheit vielleicht verzweifelt, ihre Angst zu überspielen. Auch ständiges Herumalbern oder Lachen kann ein Versuch sein, die Angst zu verdecken. Diese Art von Gelächter ist dann oft völlig unangemessen. Manche Patienten versuchen, sich in den Mittelpunkt des Interesses zu rücken. Dahinter steckt möglicherweise die Angst, allein gelassen zu werden. Ältere Patienten, die allein leben und sich überflüssig fühlen, erweisen sich oft als sehr fordernde und anstrengende Patienten, weil sie versuchen, im Krankenhaus all die Aufmerksamkeit zu bekommen, die ihnen zu Hause fehlt. Mitunter wirken sie noch kranker, wenn ihre Angehörigen zu Besuch kommen, um deren Mitleid zu heischen. Um das Interesse der anderen zu erregen, werden sie manchmal sogar inkontinent.

Die meisten Patienten sind dankbar, wenn etwas für sie getan wird, und zeigen das auch. Andere scheinen prima mit ihrer Situation zurechtzukommen und behaupten, alles sei in Ordnung und sie machten sich überhaupt keine Sorgen. Dieses Verhalten kann auf eine Verleugnung der Realität hindeuten. Wieder andere Patienten lassen ihren angestauten Gefühlen und Wünschen freien Lauf, indem sie laut und geschwätzig auftreten, ja manchmal sogar förmlich schreien. Sie werden ihre Therapie in Frage stellen und leben sich nur schwer in die Station ein. Verhält ein Patient sich unkooperativ, kann dies ein Zeichen dafür sein, dass er außer Stande ist, seine Sorgen und Probleme zu artikulieren, weil entweder seine Angst zu groß oder sein Ausdrucksvermögen zu klein ist.

Eine Krankenhauseinweisung kann auch Depressionen auslösen. Diese werden um so schwerer sein, wenn der betroffene Patient aufgrund der oben genannten Ursachen bereits unter Angst leidet. Bei Patienten, die schon lange im Krankenhaus sind oder voraussichtlich lange dort bleiben müssen, ist die Gefahr von Depressionen höher. Auch Patienten, die nicht genau wissen, wie lange ihr Krankenhausaufenthalt dauern wird oder die über die anstehenden Untersuchungen und Behandlungsmaßnahmen falsch informiert sind, können Depressionssymptome zeigen.

Bei Patienten, die häufig ins Krankenhaus müssen, die sich wiederholt Untersuchungen, chirurgischen Eingriffen oder Behandlungsmaßnahmen wie etwa Bluttransfusionen unterziehen müssen oder die eine langfristige Behandlung wie beispielsweise eine Radio- oder Chemotherapie erhalten, ist ein höheres Angstniveau anzunehmen. Damit steigt auch die Wahrscheinlichkeit von Depressionen. Manche dieser Patienten sind übertrieben anspruchsvoll und wirken «hospitalisiert».

Patienten, die an lebensbedrohlichen oder langfristigen Krankheiten leiden, haben oft Schuldgefühle. Vor allem wenn der Kranke der Ernährer der Familie ist, kann leicht das Gefühl entstehen, den Partner bzw. die Familie in irgendeiner Weise im Stich gelassen zu haben.

Langeweile ist ein großes Problem vieler stationärer Patienten, besonders natürlich derjenigen, die unfreiwillig ans Bett gefesselt sind, also z. B. Patienten mit einer Extension oder Lähmung, oder solcher Personen, deren Therapie nur einen sehr kleinen Teil des Tages in Anspruch nimmt, sich aber über viele Tage hinzieht, also etwa bei einer Radiotherapie. Wer sich langweilt, hat viel Zeit, um über sich und seine Krankheit nachzudenken. Dabei kann das Angstniveau noch weiter ansteigen.

Auch wenn ein Patient von Pflegekräften oder Ärztinnen widersprüchliche Informationen erhält, z. B. über den Zeitpunkt seiner Operation oder über den Tag seiner Entlassung, kann dies angststeigernd wirken und der Patient kann sogar feindselig reagieren.

7.1.2 Bei der Anpassung helfen

Die Stationsleitung bringt die idealen Voraussetzungen mit, um das Pflegeteam zu unterstützen, während es dem Patienten dabei hilft, diese schwierige Zeit zu überstehen. Aufgrund ihrer Erfahrungen wird sie die emotionalen Störungen besser erkennen, die aus Angst und Stress resultieren, und kann so mit Verständnis reagieren. Sie hat die wichtige Aufgabe, diese Fähigkeit weiterzugeben und ihre Pflegekräfte anzuleiten. Da sich das Pflegeteam an der Stationsleitung orientieren wird, muss diese freundlich und verständnisvoll an die Situation herangehen. Tritt sie jedoch barsch auf und behandelt die Patienten roh, werden dies auch die übrigen Pflegekräfte tun. Bezeichnet die Stationsleitung den Patienten Mr. X als «schwierig» oder «Störenfried», nur weil er Fragen stellt, aggressiv ist oder sich über irgend etwas beschwert, werden sich die Pflegekräfte genauso verhalten und den Patienten meiden, wo immer es geht.

Die Stationsleitung sollte sich in ihrem Verhalten den Patienten gegenüber nicht von früheren Erfahrungen oder ihren eigenen Idealen beeinflussen lassen. Lehnt sie beispielsweise Alkohol für sich selbst ab, darf sie den alkoholabhängigen Patienten trotzdem nicht verdammen. Auch wenn die Betten für Notfälle gerade knapp sind, darf der Patient, der seine Krankheit oder Verletzung selbst verschuldet hat, nicht kritisiert werden. Die Stationsleitung kann ihren Mitarbeiterinnen helfen, indem sie:

1. Ihnen die verschiedenen Reaktionen aufzeigt, die auftreten können, damit sie die Warnzeichen erkennen können.
2. Ihnen bewusst macht, wie sie die Angst des Patienten bei der Aufnahme abbauen können.
3. Sich selbst die Fähigkeit bewahrt, Probleme in einem größeren Rahmen zu erfassen und so potenziell schwierigen Situationen entgegenzuwirken.

7.1.2.1 Ein Bewusstsein für die verschiedenen Reaktionsmöglichkeiten schaffen

Sind sich alle Pflegekräfte der möglichen Reaktionen bewusst, die ein Patient auf seine Krankenhauseinweisung zeigen kann, werden sie verständnisvoll und einfühlsam auf diesen eingehen können, statt ihn wegen eventueller Anpassungsprobleme zu kritisieren. In informellen Gesprächen mit der Stationsleitung können die Pflegekräfte lernen, die Auswirkungen eines Krankenhausaufenthalts besser zu verstehen.

Pflegekräfte vergessen sehr leicht, dass Krankenhäuser Furcht einflößende Orte sind, weil sie selbst soviel Zeit auf ihrer Station verbringen. Die Stationsleitung sollte ihre Mitarbeiterinnen daher immer wieder daran erinnern, dass die meisten Patienten sehr nervös und viele völlig verängstigt sind.

Aggressive Menschen sind in Wahrheit oft angsterfüllt und unsicher; sie greifen an, bevor sie angegriffen werden. Für die Pflegekräfte ist es hilfreich, wenn die Stationsleitung ihnen diesen Sachverhalt erklärt. Reagiert ein Patient aggressiv, sollte vor allem nachgeforscht werden, warum. Weiß ein Patient um die Schwere seiner Krankheit, kann es passieren, dass er gegen die Gesellschaft aufbegehrt, indem er abnormes Verhalten an den Tag legt.

Verhält sich ein Patient aggressiv, unhöflich oder fordernd, kann die Stationsleitung ihren Mitarbeiterinnen helfen, indem sie mit ihnen über die möglichen Ursachen solcher negativer Reaktionen spricht. Wissen diese um die Gründe für ein derartiges Verhalten, werden sie leichter damit zurechtkommen und können den Betroffenen über die Zeit ihrer Krankheit hinweghelfen. Außerdem werden Patienten dann nicht mehr so leicht in Schubladen wie «schwierig» oder «unkooperativ» gesteckt.

Mr. Jacaranda, ein 43-jähriger Ugander wurde wegen chronischer myeloischer Leukämie behandelt, die sich dann zu einer akuten myeloblastären Leukämie auswuchs. Er war bisher regelmäßig zur ambulanten Behandlung gekommen, nun aber musste er stationär eingewiesen werden. Als der behandelnde Arzt die Aufnahme arrangierte, erzählte er einer Krankenschwester, dass Mr. Jacaranda ein eher schwieriger Patient sei. Nach der Einweisung lebte sich Mr. Jacaranda nur sehr langsam ein, war anspruchsvoll und schlecht gelaunt und schien eine hohe Dosis Schmerzmittel zu brauchen. Kurz nach der Aufnahme besprachen die Stationsleitung und das Pflegeteam Mr. Jacarandas Fall und die folgenden Fakten wurden bekannt:

1. Mr. Jacaranda und seine Familie waren aus Uganda ausgewiesen worden und mussten sich nun in einem neuen Land und einem neuen Zuhause einleben. Seine Frau sprach kaum Englisch und die beiden ältesten Söhne mussten in der Schule gerade wichtige Prüfungen absolvieren.
2. Er war Lehrer und musste sich in seinen neuen Job einarbeiten, in dem er 15-jährige Jungen unterrichtete.
3. Er wusste, dass er an chronischer myeloischer Leukämie litt, und war sich darüber im Klaren, dass er nicht die Fortschritte machte, die er erwartet hatte.

Nun wurde deutlich, dass sich Mr. Jacaranda Sorgen um sich und seine Familie machte und daher so negativ reagierte. Die Diskussion half, die Einstellung zu verändern, die das Pflegeteam dem Patienten gegenüber hatte. Die Pflegekräfte wurden viel verständnisvoller und konnten Mr. Jacaranda so akzeptieren, wie er war. Er und seine Familie bekamen während seiner wiederholten Stationsaufenthalte all die Hilfe und Unterstützung, die sie brauchten, bis er schließlich im Beisein seiner Familie verstarb.

7.1.2.2 Angst bei der Aufnahme abbauen

Die Stationsleitung muss das Pflegeteam motivieren und es für die Bedürfnisse der Patienten sensibilisieren. Die Angst, die Patienten bei der Aufnahme entwickeln, kann durch folgende Maßnahmen reduziert werden (siehe auch **Abb. 7-2** auf S. 132):

1. Begrüßen Sie den Patienten mit einem Lächeln und sanfter Stimme und sprechen Sie ihn mit Namen an.

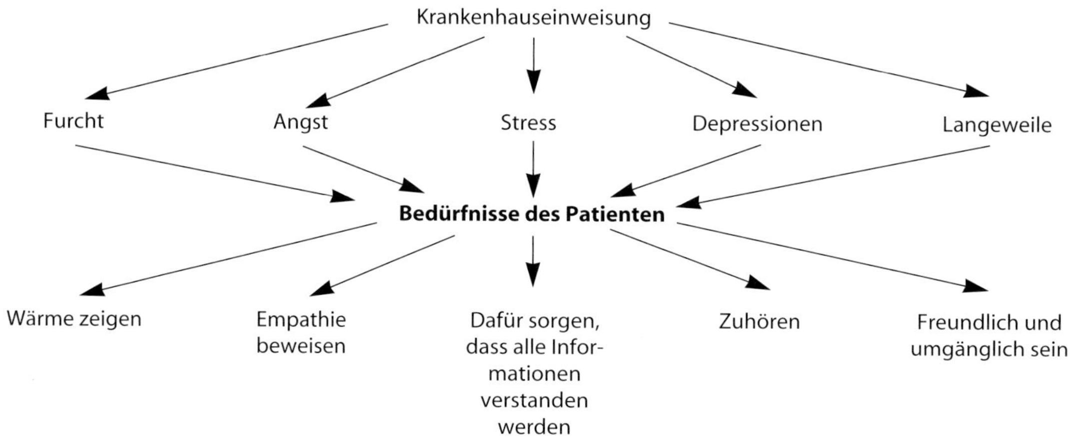

Abbildung 7-2: Reaktionen auf eine Krankenhauseinweisung und mögliche Hilfestellung

2. Stellen Sie sich mit Namen vor und seien Sie freundlich und umgänglich.
3. Machen Sie den Patienten mit der Pflegekraft bzw. mit den Pflegekräften bekannt, die seine Versorgung übernehmen werden.
4. Stellen Sie den Patienten und seine Mitpatienten namentlich vor.
5. Machen Sie den Patienten mit den Gegebenheiten der Station vertraut – Aufenthaltsraum, Toiletten, Badezimmer, Rufanlage, Essenszeiten usw.
6. Erklären Sie dem Patienten, was von ihm erwartet wird – z. B. ob und wo er rauchen darf, ob er seine persönliche Alltagskleidung tragen darf, ob er im Bett bleiben muss, ob er in den Garten oder zum Kiosk gehen darf.
7. Erläutern Sie die Stationsroutinen.
8. Informieren Sie den Patienten über die Besuchsregelungen und -zeiten.
9. Erklären Sie die Bedeutung unterschiedlicher Dienstkleidung bzw. der Rangabzeichen des Personals. In vielen Krankenhäusern werden diese Informationen in der Patientenbroschüre zu finden sein, die ihm bei der Aufnahme ausgehändigt oder sogar schon vorab zugeschickt wird. Trotzdem müssen die Informationen oft noch verstärkt werden. Patienten, die als Notfälle eingeliefert werden, haben keine Gelegenheit, die Broschüre zu lesen, und es muss besonders darauf geachtet werden, dass sie die Informationen erhalten.
10. Geben Sie dem Patienten die Erklärungen, die er braucht, um spezielle Geräte, Tests, Medikamente, Prozeduren, Röntgenverfahren, Behandlungsmaßnahmen etc. zu verstehen. Bezeichnen Sie nie etwas als «reine Routine», denn: *Für den Patienten ist nichts Routine.*
    Alle Informationen müssen den Bedürfnissen und Erwartungen des einzelnen Patienten angepasst werden. Die Pflegekraft muss einschätzen können, was der Patient wirklich wissen will (Abdellah & Levine 1957).
11. Weisen Sie den Patienten auf mögliche Nebenwirkungen von Therapiemaßnahmen hin, teilen Sie ihm aber auch mit, dass diese gemildert oder abgestellt werden können und werden (z. B. postoperative Schmerzen, Bestrahlungsfolgen, Nebenwirkungen der Chemotherapie). Für den Patienten ist es sehr wichtig, dass er die richtigen Informationen bekommt und diese auch wirklich versteht.
12. Beziehen Sie den Patienten in alle Entscheidungen ein, die seine Versorgung betreffen.
13. Erlauben Sie dem Patienten, Alltagskleidung zu tragen und einige persönliche Gegenstände bei sich zu behalten. Sorgen Sie aber dafür, dass er diese möglichst in seinem Schrank oder Nachttisch einschließt.

Mrs. Palm, eine lebendige 72-jährige Hausfrau, wurde in eine geriatrische Station eingewiesen, weil ihre wachsende Dyspnoe untersucht werden sollte. Bei der Aufnahme wurde ihre gesamte Kleidung, auch ihr

Morgenmantel, ihre Nachthemden und ihre Hausschuhe sowie ihr Schmuck und ihr Bargeld nach Hause geschickt. Als sie später in ein anderes Krankenhaus verlegt wurde, musste sie daher Kleidung der o. g. Station tragen. Sie war untröstlich und sagte, sie fühle sich, als habe man ihr mit ihren Kleidern und Wertgegenständen auch ihre gesamte Identität weggenommen. Als sie wieder ihre eigenen Kleider tragen durfte, wurde sie zufriedener und entspannter.

14. Geben Sie dem Patienten Gelegenheit, seine Bedürfnisse und Ängste zu artikulieren, indem Sie vorsichtige Fragen stellen.
15. Respektieren Sie das Schamgefühl des Patienten und schützen Sie seine Würde.
    Patienten, die einen Urinbeutel oder Drainageflaschen haben, könnten dies beispielsweise als peinlich empfinden. Helfen Sie ihnen, diese vor den Blicken anderer zu verbergen.

Die meisten Patienten, die ihre Angst auch nach der Aufnahme noch nicht abbauen konnten, finden es hilfreich, über ihre Krankheit und die Auswirkungen zu reden, die diese Krankheit für sie persönlich hat. Oft fällt es ihnen leichter, diese Themen mit Pflegekräften zu besprechen als mit Mitarbeitern der anderen Berufsgruppen oder als mit ihren Angehörigen.

Mr. Gorse, ein 65-jähriger Ingenieur im Ruhestand, und seine Frau hatten detailliert geplant, wie sie nach seiner Pensionierung umfangreiche Reisen machen wollten. Zwei Monate jedoch, nachdem er sich von seinem stressigen Job zur Ruhe gesetzt hatte, bekam er eine schwere chronische Krankheit. Er musste erkennen, dass er niemals weit würde wegfahren können, und das machte ihn sehr traurig und wütend. Während seines Krankenhausaufenthalts erwies er sich als sehr anstrengend und unkooperativ und wenn seine Frau zu Besuch kam, behandelte er diese sehr abweisend. Mit der Stationsleitung sprach er über seinen Beruf, seine Pläne und seine bittere Enttäuschung und diese gab die Informationen an das Pflegeteam weiter. Mr. Gorse verhielt sich nach dem Gespräch zwar nicht mehr so unhöflich, war jedoch sehr frustriert und unzufrieden mit sich selbst. Die Pflegekräfte jedoch waren nun in der Lage, ihm den seelischen Rückhalt zu geben, den er brauchte, weil sie verstehen konnten, welche Konsequenzen die Krankheit für ihn hatte.

Wie Boore (1978) gezeigt hat, hängt das Einleben im Krankenhaus hauptsächlich davon ab, ob es dem Patienten gelingt, Freunde zu finden und mit den Menschen und Abläufen der Station vertraut zu werden. Eine Pflegekraft, die die normalen Lebensgewohnheiten des Patienten kennt, kann dessen Probleme und Bedürfnisse besser einschätzen und potenzielle Probleme eher vorhersehen. Dies wird auch dem Patienten bei der Anpassung helfen.

7.2 Mit den Angehörigen kommunizieren und diese einbeziehen

Die Krankheit eines Familienmitglieds wirkt sich auf die gesamte Familie aus, weil sie eine ungewöhnliche Situation darstellt. Krankheit bedeutet daher ein großes emotionales Trauma, mit dem jedoch einige Personen besser fertig werden als andere. Mitunter fällt es der Familie schwer, den Alltag wie gewohnt zu bewältigen, wenn ein Mitglied krank ist. Angehörige von Krankenhauspatienten werden sich daher nicht immer so verhalten, wie sie es normalerweise tun. Sie können das, was ihnen mitgeteilt wird, erst dann wirklich aufnehmen, wenn sie sich mit den Konsequenzen der Krankheit abgefunden haben. Pflegekräfte sollten versuchen, sich in die Lage der Angehörigen hineinzuversetzen, und diese dann so behandeln, wie sie selbst behandelt werden wollten. Auch hier hat das Verhalten der Stationsleitung natürlich wieder Vorbildwirkung.

Angehörige, die einen Patienten ins Krankenhaus bringen oder ihn dort besuchen, können sich sehr unterschiedlich verhalten. Möglicherweise ist ihnen die Erleichterung darüber anzumerken, dass die Krankheit nun behandelt wird. Andererseits können sie aber auch extrem ängstlich und verstört sein und sich große Sorgen um den Ausgang der Krankheit machen.

Manche Kranken bitten ihre Familien, sie nicht ins Krankenhaus zu geben, dies lässt sich aber nicht immer vermeiden. Manchmal ist eine Behandlung nur im Krankenhaus möglich oder die Angehörigen werden mit der Situation nicht mehr allein fertig. Manche Verwandten haben dann das Gefühl, nicht genug getan zu haben. Die daraus resultierenden Schuldgefühle äußern sich mitunter als Wut auf das

Krankenhaus, die Ärztinnen oder die Pflegekräfte oder aber als forderndes, überkritisches Auftreten.

Dieselben Anzeichen können aber auch diejenigen Angehörigen zeigen, die sich Sorgen darüber machen, zu welchem Ende die Krankheit führen wird, oder für die der Krankenhausaufenthalt andere, z. B. finanzielle oder soziale Auswirkungen hat. Eine Frau, die kleine Kinder hat, könnte sich beispielsweise Gedanken darüber machen, wie sie allein mit den Kindern fertig werden soll oder wie sie das Essen und die Busfahrten bezahlen soll, wenn ihr Mann für lange Zeit im Krankenhaus bleiben muss.

Nicht alle Angehörigen reagieren jedoch gleich; die meisten sind hilfsbereit und verständnisvoll. Manche Menschen allerdings zeigen ihren Kummer und ihre Angst nicht und es wäre falsch, ihnen Gleichgültigkeit oder Selbstsucht zu unterstellen. Wie der Einzelne reagiert, hängt von seiner Persönlichkeit ab, davon, wie er die Gesamtsituation einschätzt, und von den Problemen, die durch den Krankenhausaufenthalt des Verwandten ausgelöst werden könnten. Die Auswirkungen, die ein Krankenhausaufenthalt auf die Angehörigen haben kann, ähneln sehr stark denjenigen, die an anderer Stelle bereits für den Patienten diskutiert wurden.

Wenn man sie lässt, können Verwandte dem Pflegeteam viele wertvolle Informationen liefern. Sie können Auskunft darüber geben, wie der Patient vor seiner Krankheit war, welche Vorlieben und Abneigungen er in puncto Essen und Trinken hat, wer ihm normalerweise zu Hause hilft und ob er ambulante Dienstleistungen in Anspruch nimmt. Diese Art von Informationen werden den Pflegekräften helfen, viele der Bedürfnisse des Patienten zu erfüllen und die Entlassung zu planen, wenn die Zeit dafür gekommen ist.

Für die Pflegekraft ist es wichtig, dass sie das Vertrauen der Angehörigen gewinnt. Die Erläuterung der Besuchsregelungen, spezieller Apparate, Hinweise auf mitzubringende Dinge usw. gibt der Pflegekraft die Gelegenheit, sich mit den Angehörigen des Patienten zu unterhalten und sollte diesen helfen, die Befangenheit abzulegen. Sie werden fühlen, dass die Pflegekraft sie versteht und ihnen helfen möchte. Viele Angehörige haben das dringende Bedürfnis, mit jemandem zu reden. Als Beraterin der Angehörigen zu fungieren, ist ein wichtiger Bestandteil der Rolle der Pflegekraft. Wichtig ist, die Angehörigen wissen zu lassen, dass sie sich jederzeit an die qualifizierten Pflegekräfte, besonders auch an die Stationsleitung, wenden können.

Schwierigen und aggressiven Familienangehörigen sollte man besonders höflich und taktvoll begegnen und niemals selbst aggressiv reagieren. Vielen scheinbar streitsüchtigen Angehörigen fällt förmlich ein «Stein vom Herzen», wenn sie eine mitfühlende und verständnisvolle Pflegekraft finden. Es ist vollkommen verständlich, wenn die verwitwete Mutter, deren Sohn im Sterben liegt, verstört und feindselig ist, oder wenn der Mann der todkranken jungen Mutter das Pflegepersonal anfeindet, wenn er seine Frau besucht. In solchen Situationen muss die Stationsleitung dafür sorgen, dass ihre Mitarbeiterinnen die Verhaltensweisen dieser Angehörigen verstehen.

Große Angst behindert die Kommunikation, daher muss im Gespräch mit Angehörigen alles so erklärt werden, dass diese es auch verstehen können. Dabei sollte man sich auf die intellektuellen Fähigkeiten und das Vorwissen des Gegenübers einstellen. Zunächst muss man also herausfinden, was man schon voraussetzen darf. Im Zweifelsfall ist es aber immer besser, davon auszugehen, dass der Gesprächspartner noch nichts über das jeweilige Thema weiß, und ihm die Zusammenhänge detailliert zu schildern.

Viele im Krankenhausumfeld gebräuchliche Begriffe sind für Laien unverständlich. Nicht jeder weiß z. B., was «Myokardinfarkt» bedeutet, obwohl er sich unter «Herzinfarkt» durchaus etwas vorstellen kann. Oft muss das Gesagte mehrfach und eventuell auf unterschiedliche Weise wiederholt werden, bevor die Angehörigen die Situation wirklich erfassen. Vergessen Sie nie, dass es für Menschen, die verstört und ängstlich sind, sehr schwer ist, neue Informationen sofort aufzunehmen.

Die Informationen, die den Angehörigen gegeben werden, müssen immer korrekt sein. Erhalten Angehörige von Stationsleitung, Pflegekraft oder Ärztin widersprüchliche Auskünfte, kann sie dies feindselig und misstrauisch machen. Es liegt mit in der Verantwortung der Stationsleitung, dafür zu sorgen, dass die Angehörigen der Patienten vollständig informiert werden und allgemein um die Fort- bzw. Rückschritte des Patienten sowie den voraussichtlichen Verlegungs- oder Entlassungstermin wissen. Die medizinischen und therapeutischen Einzelheiten zu erklären, obliegt hingegen der behandelnden Ärztin. Möglicherweise muss die Stationsleitung für Angehörige, die mit der Ärztin sprechen möchten, einen Termin ausmachen. Scheint es zwingend, dass die Angehörigen umgehend mit einer Ärztin sprechen können, muss die Stationsleitung so bald wie möglich ein Treffen arrangieren, und wenn es mit der Bereitschaftsärztin ist. Die Stationsleitung ist keineswegs dazu da, die Ärztinnen vor den Angehörigen zu schützen – alle Angehörigen haben das Recht, die Ärztin zu sehen. Es ist hilfreich, wenn eine Pflegekraft beim Gespräch zwischen Angehörigen und Ärztin anwesend ist, damit auch das Pflegeteam über das Gesagte informiert werden kann. Diese Informationen sind wichtig, wenn später eine genauere Klarstellung nötig ist.

Verlangt ein Patient, der über 16 Jahre alt ist, dass seine Angehörigen keine Informationen erhalten sollen, muss dieser Wunsch respektiert werden. Scheint diese Entscheidung jedoch unvernünftig, sollte das Thema behutsam mit dem Patienten diskutiert werden, um festzustellen ob er seine Meinung nicht vielleicht doch noch ändert. Empfindet sie dies für nötig, kann sich die betroffene Pflegekraft Rat bei der Abteilungsleitung holen. [Ob das betreuende Krankenhauspersonal bei Patienten unter 18 Jahren gegenüber dessen Erziehungsberechtigten der Schweigepflicht unterliegt, ist nach deutschem Recht von der Einsichts- und Steuerungsfähigkeit des Minderjährigen abhängig. Eine starre Altersgrenze gibt es nicht. Anm. d. Bearb.]

Patienten und ihre Angehörigen brauchen die Möglichkeit, miteinander zu reden, ihre Gedanken und Ängste auszutauschen und ihre Gefühle füreinander zum Ausdruck zu bringen. Sie könnten von Zeit zu Zeit Privatsphäre gebrauchen.

Wird ein Patient von seinen Gefühlen überwältigt, wenn seine Angehörigen zu Besuch kommen, kann es helfen, wenn die Vorhänge um das Bett zugezogen oder die Abgeschiedenheit des Stationsbüros, falls es sich anbieten sollte, angeboten werden. [In britischen Krankenhäusern sind Vorhänge, die als Sichtschutz rund um das Bett gezogen werden können, üblich. Anm. d. Bearb.] Braucht ein Patient zu seiner eigenen Sicherheit Bettgitter, ist es für den Patienten und seine Familie meist eine große Erleichterung, wenn diese während des Besuchs heruntergelassen werden. Voraussetzung hierfür ist allerdings, dass die Angehörigen dem Pflegepersonal sofort Bescheid geben, wenn sie wieder gehen. Ohne die Gitter können Patient und Familie leichter Körperkontakt aufnehmen und besser kommunizieren.

Vorausgesetzt, der Patient und seine Angehörigen wollen dies, kann es allen Beteiligten eigentlich nur gut tun, wenn Mütter, Väter, Ehepartner oder Kinder animiert werden, bei der Pflege des Kranken zu helfen. Sowohl Patienten als auch Angehörige empfinden es oft als Ermutigung und Hilfe, wenn letztere in die Versorgung einbezogen werden. Eltern können bei der Pflege ihres Kindes assistieren, andere Angehörige können schon vor der Entlassung lernen, wie sie ihrem Verwandten in Zukunft helfen können, wenn dieser aus dem Bett oder Rollstuhl aufsteht oder sich hinsetzt bzw. hinlegt, sich an- oder auszieht oder seine neue Prothese anlegt. Auch bei der Betreuung älterer oder todkranker Patienten gibt es für die Angehörigen viele Möglichkeiten, um zu helfen. Das Essen reichen bei hilflosen oder behinderten Personen kann auch von deren Familie übernommen werden.

Normalerweise muss die Pflegekraft die Initiative ergreifen und die Angehörigen fragen, ob sie nicht helfen wollen, denn die meisten Angehörigen haben das Gefühl, dass das Krankenhauspersonal die gesamte Pflege in die Hand nimmt, sobald der Patient eingewiesen ist. Weiß das Stationspersonal, dass die Stationsleitung die Mitarbeit der Angehörigen gutheißt und fördert, werden sie den Familienangehörigen gegebenenfalls vorschlagen, bei der Versorgung mitzuwirken, was diese in vielen Fällen vor der Krankenhauseinweisung ohnehin schon lange Zeit getan haben.

7.3 Kinder als Patienten

Kein Kind, das das Pech hat, ins Krankenhaus zu müssen, sollte diese Erfahrung als schrecklich empfinden, wenn ihm die Zeit im Krankenhaus so angenehm und lustig wie möglich gemacht wird.

Kinder fürchten sich häufig vor allem, was ihnen unbekannt ist – Menschen, Uniformen, Geräte –, und brauchen die Hilfe des Pflegeteams, um diese Angst zu überwinden.

Das Denken fast aller Kinder hat etwas Phantastisches, etwas Mystisches und das sollten Pflegekräfte wissen. Alle Kinder brauchen Lob und Bestätigung, aber sie sind auch darauf angewiesen, dass man sie verbessert, wenn die Situation es verlangt. Jedes Kind, egal ob es nun gesund oder krank ist, braucht eine lenkende Hand, aber man muss ihm auch erlauben, sich auszudrücken und seine eigene Persönlichkeit zu entwickeln.

Kinder machen gerne alles nach. Wenn sie andere imitieren, meinen sie das nicht böse, sondern durchlaufen die normalen Phasen der kindlichen Entwicklung.

Kinder, die im Krankenhaus sind, brauchen vor allem Geborgenheit und Liebe. Ein Gefühl der Sicherheit kann dadurch geschaffen werden, dass Kinder ihre eigenen Kleider tragen, mit ihren eigenen Spielsachen spielen dürfen und mit dem Namen gerufen werden, auf den sie auch zu Hause hören. Je mehr die Pflegekräfte sich bemühen, die Routinen beizubehalten, die das Kind von zu Hause gewöhnt ist, und je mehr auf Leibspeisen und andere Eigenheiten geachtet wird, desto sicherer wird es sich im Krankenhaus fühlen.

Immer mehr Krankenhäuser erlauben den Eltern und Geschwistern ihrer kleinen Patienten, so oft zu Besuch zu kommen, wie sie können. In vielen Kliniken werden die Mütter sogar ermutigt, ganz bei ihrem Kind zu bleiben. Auf diese Weise kann am besten dafür gesorgt werden, dass das Kind sich geliebt und geborgen und nicht vom Rest seiner Familie isoliert fühlt.

7.4 Adoleszente Patienten

Die Pubertät ist eine sehr schwierige Phase, da der Heranwachsende zahlreiche körperliche, intellektuelle und soziale Veränderungen durchmacht. Jugendliche sind sich ihrer physischen Erscheinung nur allzu sehr bewusst und reagieren empfindlich auf die Meinung der Erwachsenen. Sie brauchen ihre Zeit, um sich mit den vielen Veränderungen abzufinden.

Die Adoleszenz ist eine Zeit der Unsicherheit und der Minderwertigkeitsgefühle, auch wenn der Jugendliche äußerlich frech und selbstsicher zu sein scheint. Sein forsches Auftreten ist meist nur eine Maske, denn die meisten Teenager sind sehr sensibel. Sie können das Leid anderer gut nachfühlen und sind selbst sehr leicht zu verletzen. Für Heranwachsende ist eine Krankheit daher besonders bedrohlich und aufwühlend. Ideal ist, wenn mehrere kranke oder rekonvaleszente Jugendliche gemeinsam untergebracht sind, da sie sich gegenseitig am besten verstehen und unterstützen können.

Heranwachsende streben nach Unabhängigkeit, und da die Erwachsenen in ihrem Denken meist etwas rigider sind, können sie gewaltig aneinandergeraten. Möglicherweise ist der Erwachsene erschrocken über den jugendlichen Patienten, der gegen die Standards und Ansichten einer älteren Generation rebelliert; das Ergebnis sind stationsinterne Spannungen. Ein solcher junger Mensch fühlt sich manchmal sicherer, wenn er in einem Einzelzimmer untergebracht ist, besonders, wenn er der einzige adoleszente Patient der Station ist.

Zwischen Heranwachsenden und Erwachsenen kann es leicht zu Kommunikationsstörungen kommen. Möglicherweise ist das Pflegeteam sich der Probleme gar nicht bewusst, die viele Jugendliche dabei haben, das auszudrücken, was sie eigentlich sagen wollen. Hinzu kommt, dass Teenager oft sehr schüchterne und gehemmte Wesen sind, die es schrecklich finden, wenn Pflegeverrichtungen im Intimbereich von Pflegekräften ausgeführt werden, die kaum älter als sie selbst sind. Solche Tätigkeiten sollten daher betont nüchtern sachlich durchgeführt werden; besser noch ist es, wenn sie von einer reifen, älteren Pflegekraft übernommen werden.

Adoleszenten haben eine Menge überschüssiger Energien und müssen mit sinnvollen Aktivitäten beschäftigt werden. Probleme kann es besonders bei längeren Krankenhausaufenthalten geben, z. B. in einer orthopädischen Station, wo sich viele Patienten zwar nicht krank fühlen, aber dennoch immobil sind. Das Pflegeteam wird einiges an Kreativität benötigen, um eine sinnvolle Beschäftigungstherapie zu schaffen.

7.5 Ältere Patienten

Ebenso wie der Heranwachsende durchlebt auch der ältere Mensch eine Zeit der Veränderung; er baut körperlich ab, wird oft introvertiert und hat vielleicht keine feste soziale Rolle mehr. Diese Veränderungen werden sich auch auf die Reaktionen auswirken, die er auf einen Krankenhausaufenthalt zeigt, sowie darauf, wie er seine Situation bewältigt.

Ältere Menschen fühlen sich oft unsicher. Hauptsächlich, weil sie physisch langsamer werden, aber auch aufgrund mangelnder Stimulation durch eine Gesellschaft, die sie ausgrenzt, zweifeln sie manchmal ihren eigenen Wert und den Sinn ihres Lebens an. Dieses Gefühl wird dadurch noch verstärkt, dass ihre Kinder und Kindeskinder erwachsen und selbstständig werden. Fehlt die Unterstützung der Familie, kommt diese Unsicherheit noch stärker zum Tragen. Der ältere Patient muss ermutigt werden, so eigenständig wie möglich zu bleiben, und er sollte in Entscheidungen über seine Pflege einbezogen werden. Die Pflegekraft kann ihm dabei helfen, indem sie ihn konstruktiv unterstützt. Es gilt, den älteren Krankenhauspatienten zu beschäftigen und nicht resignieren zu lassen. Gelingt es einer Pflegekraft, ihre Patienten für das zu interessieren, was um sie herum geschieht, wird sie wache und aufgeschlossene Patienten haben.

Mit dem physischen Abbau gehen oft auch Verschlechterungen der Sehleistung, des Hörvermögens und der Mobilität einher. Derartige Einschränkungen sollten schon bei der Aufnahme registriert und die nötigen Vorkehrungen getroffen werden. Alte Menschen haben oft eingeschliffene Gewohnheiten und Routinen. Jede Veränderung dieser Muster macht ihnen Angst und löst ein Bedürfnis nach Sicherheit aus. Ermutigen Sie Ihre Patienten, Fotos auf dem Nachttisch aufzustellen, sich tagsüber anzuziehen, die Zeitung zu lesen oder ihre Essgewohnheiten einzuhalten, dann werden sie sich leichter im Krankenhaus einleben. Für einen älteren Menschen kann es sehr schwer sein, sich an eine neue, fremde Umgebung anzupassen. Pflegekräfte müssen dies wissen und verstehen und dürfen nicht erwarten, dass sich ihre Patienten widerspruchslos nach ihren Wünschen richten werden.

Die Gefühle älterer Menschen sind sehr leicht zu erregen und schießen oft über das Ziel hinaus. Sie können aggressiv, stur, fordernd oder kindisch sein. Die Stationsleitung muss dafür sorgen, dass sich ihre Mitarbeiterinnen dessen bewusst sind. Viele, aber keinesfalls alle alten Menschen sind lieber mit ihresgleichen zusammen als mit den Angehörigen jüngerer Generationen, weil sie dann eher gemeinsame Interessen finden, über die sie reden können.

Wie für die meisten anderen Patienten und vielleicht sogar noch ein wenig mehr, sind auch für den älteren Patienten Privatsphäre und Würde wichtig. Mit ein bisschen Phantasie und Fingerspitzengefühl müsste es jeder Pflegekraft gelingen, die Würde ihrer Patienten zu wahren und ihnen etwas Privatsphäre zu verschaffen.

Viele Menschen werden im Alter wieder gläubig und lassen sich gerne ein Gespräch mit der Krankenhausseelsorgerin oder den Besuch des Gottesdienstes in der Krankenhauskapelle vorschlagen. Dies sollte ihnen aber nicht aufgedrängt werden.

Wird älteren Patienten Bestätigung und Trost, Aufmerksamkeit, Verständnis, Takt und Respekt, Sympathie und Freundschaft entgegengebracht, werden die meisten von ihnen positiv reagieren.

7.6 Ambulanz bzw. Ambulanzsprechstunde des Krankenhauses

Die Ambulanz bzw. Ambulanzsprechstunde ist in Großbritannien der Teil des Krankenhauses, in dem die meisten Patienten und ihre Angehörigen ihren ersten Kontakt mit der Einrichtung erleben. Die Art und Weise, mit der man dem Patienten in der Ambulanz begegnet, hat eine große Bedeutung, weil sie seinen Gesamteindruck des Krankenhauses beeinflusst.

Schafft es das Personal der Ambulanz, dass der Patient sich wohl fühlt, wird dieser weniger ängstlich sein, wenn eine stationäre Aufnahme nötig sein sollte.

Das Ambulanzpersonal hat die Möglichkeit ein Assessment des Patienten vornehmen und festzuhalten, ob und inwiefern dieser bereits ambulante Pflege oder sonstige ambulante Leistungen in Anspruch genommen hat.

Wird entschieden, dass der Patient zu einem späteren Zeitpunkt stationär aufgenommen werden soll, kann er gleich über die voraussichtliche Dauer des Krankenhausaufenthalts und die krankenhausinternen Gegebenheiten und Gepflogenheiten (z. B.

über die Besuchsregelungen) informiert werden; so ergibt sich für ihn die Gelegenheit, Fragen zum Krankenhausaufenthalt zu stellen und Antworten zu erhalten.

Funktioniert die Zusammenarbeit zwischen Ambulanz und Stationspersonal gut, ist es vielleicht möglich, dass der Patient seine zukünftige Station vorab besuchen und die Pflegekräfte kennen lernen kann. Umgekehrt kann natürlich auch eine Stationsmitarbeiterin in die Ambulanz kommen und den Patienten dort treffen.

Je enger die Zusammenarbeit zwischen Ambulanz und Station ist, desto besser kann die Arbeit von den Mtarbeiterinnen der beiden Bereiche aufeinander abgestimmt werden. Dadurch kann die Kontinuität der Patientenbetreuung gefördert werden, was sowohl für die Patienten als auch für die Pflegekräfte von Vorteil ist. Außerdem wird der Patient sich besser auf seine Krankenhausaufnahme vorbereiten können. Umgekehrt ist es auch möglich, dass Mitarbeiterinnen aus der Ambulanz hin und wieder auf der zugehörigen Station eingesetzt werden.

Im ambulanten Bereich einiger Krankenhäuser werden bestimmte Krankenschwestern für spezialisierte Aufgaben eingesetzt, beispielsweise für die Schulung und Anleitung von Patienten und Kolleginnen, als Kontaktpersonen usw. Das Arbeitsteilungsprinzip, Pflegekräften die komplette Betreuung von Patienten zu übertragen, wird aber auch im Ambulanzbereich praktiziert.

Ähnlich dem medizinischen Teil der Krankenakte kann mit der Pflegedokumentation bereits im ambulanten Bereich begonnen und ausführliche Informationen über den Patienten gesammelt werden, die für die Plegeplanung nach dessen stationärer Aufnahme von Bedeutung sein könnten.

7.7 Geplante Aufnahmen

Patienten, die schon vorher wissen, dass ihnen ein Krankenhausaufenthalt bevorsteht, haben Zeit, darüber nachzudenken und sich zu überlegen, was dies für sie bedeutet. Sie haben meist auch die Gelegenheit, die nötigen Vorkehrungen zu treffen. Vielleicht muss dafür gesorgt werden, dass jemand die Kinder betreut oder die Angehörigen zum Krankenhaus fährt, damit sie den Patienten besuchen können, eventuell ist der Arbeitgeber zu informieren oder es muss jemand gefunden werden, der in Abwesenheit des Patienten dessen Geschäfte übernimmt. Manche Patienten legen sehr viel Wert darauf, dass ihre Angelegenheiten geregelt sind; so z. B. die ältere Dame, die ihre Miete einen Monat im Voraus bezahlte, ihr Testament verfasste und alle ausstehenden Rechnungen beglich. Vielen Patienten ist es wichtig, diese Möglichkeit zu haben, und daher sollten sie vor der Aufnahme wissen, wie lange ihr Krankenhausaufenthalt voraussichtlich dauern wird und was sie zu erwarten haben. Wird den Patienten Informationsmaterial nach Hause geschickt, sollte auch darin stehen, was sie mitbringen sollen.

Die Stationsleitung sollte sicherstellen, dass die Pflegekraft bzw. die Pflegekräfte, die für den Patienten sorgen wird/werden, über dessen voraussichtliche Ankunft informiert sind. Die Pflegekraft sollte den Patienten dann mit Namen begrüßen und sich selbst, die zuständigen Pflegekräfte und die Patienten in den Nachbarbetten vorstellen. Häufig passiert es, dass das Bett des Patienten noch nicht frei ist. Eine kurze Erklärung an den Patienten oder seine Angehörigen reicht meist aus, um dessen/deren Angst zu zerstreuen. Falls möglich sollten Patient und Begleiter solange mit einer Tasse Tee in eine gemütliche Ecke gesetzt werden. Auch wenn sie noch so gestresst und entnervt ist, weil es möglicherweise ein Problem ist, ein freies Bett zu bekommen, sollte die Pflegekraft dies niemals zeigen. Schließlich ist dies nicht die Schuld des Patienten. Methoden, um Angst abzubauen, wurden in Abschnitt 7.1.2.2 besprochen.

Haben sie ihre anfängliche Scheu und Angst überwunden, sind die meisten Patienten umgänglich und freundlich. Sie sorgen für eine angenehme Atmosphäre und machen sich gegenseitig Mut. Ist die Pflegekraft, die den Patienten aufnimmt, jedoch unfreundlich und kurz angebunden, wird es dem Patienten viel schwerer fallen sich einzuleben.

Über jeden Patienten werden bei der Aufnahme bestimmte Angaben gebraucht, die in die Pflegedokumentation eingetragen werden. Zu diesen Daten gehören:

- Registriernummer
- Name
- Adresse

- Telefonnummer
- Geburtsdatum
- Familienstand
- Beruf
- Konfession
- Name und Adresse des nächsten Angehörigen oder einer anderen Person, die auf Wunsch des Patienten zu benachrichtigen ist
- Telefonnummern der Angehörigen (Es sollte außerdem notiert werden, wem der jeweilige Anschluss gehört, in welchem Verhältnis er zum Patienten steht und wann er erreichbar ist.)
- Name und Adresse der Hausärztin, der Gemeindeschwester und des Sozialdienstes
- zuständiger Chefarzt
- Pflegediagnosen und medizinische Diagnosen
- Aufnahmetag und -zeit
- Station
- Krankenhaus.

Diese Daten sollte man sich vom Patienten oder seiner Begleitperson bestätigen lassen und sie nicht einfach vom Anmeldungsformular oder aus alten Krankenakten abschreiben.

Es können aber auch noch andere Auskünfte als die oben genannten notwendig sein.

Bei der Aufnahme sollte jeder Patient ein Identifikationsarmband erhalten, auf dem sein voller Name und seine Registriernummer zu lesen sind sowie alle anderen Informationen, die das Krankenhaus braucht. [Ist in deutschen Krankenhäusern nicht üblich. Anm. d. Bearb.]

Viele Patienten bringen Medikamente mit ins Krankenhaus. Diese müssen der behandelnden Ärztin vorgelegt und dann den Angehörigen wieder mit nach Hause gegeben oder an einem sicheren Ort verwahrt werden; für letzteren bestehen krankenhausinterne Regelungen (Station oder Apotheke). Da diese Medikamente Eigentum des Patienten sind, dürfen sie nicht ohne dessen Zustimmung beseitigt werden.

Krankenakten und Röntgenbilder werden meist schon vor der Aufnahme des Patienten an die Station geschickt. Gibt es eine Stationssekretärin, so ist diese dafür zuständig, die Dokumente zu besorgen. Gibt es keine Stationssekretärin, übernimmt in der Regel die Pflegekraft diese Aufgabe, die den Patienten aufnimmt.

Im Rahmen der Aufnahme werden bestimmte physiologische Daten aufgenommen. Die Pflegekraft misst die Temperatur, den Puls, die Atemfrequenz, den Blutdruck sowie Größe und Gewicht. Welche Messungen genau vorgenommen werden, hängt vom Gesundheitszustand des Patienten und seiner medizinischen Diagnose ab.

Nachdem die Pflegekraft die Grunddaten erhoben und dokumentiert hat, setzt sie die behandelnde Ärztin davon in Kenntnis, dass der Patient auf der Station sei. Mancherorts kommt die Stationsärztin immer zur selben Zeit zu den Wartelistenpatienten, z. B. am Nachmittag des Aufnahmetages. Die Pflegekräfte sollten über die jeweiligen Gepflogenheiten Bescheid wissen, damit sie ihre Patienten entsprechend informieren können.

7.8 Notfallpatienten

Patienten, die als Notfälle eingeliefert werden, haben wenig oder keine Zeit, um sich auf ihren Krankenhausaufenthalt vorzubereiten, und sind ängstlich, verwirrt und oftmals schwer krank. Die Bedeutung des ersten Kontaktes zwischen Patient und Pflegeteam sowohl in der Unfallstation bzw. Notaufnahme als auch in der späteren Station kann gar nicht genug betont werden.

Wenn der Patient dann auf der Station ist, sollte es ihm so bequem wie möglich gemacht und die unmittelbar nötigen Pflegemaßnahmen (z. B. Freihalten der Atemwege bei einem bewusstlosen Patienten) ergriffen werden. Die zuständige Pflegekraft nimmt den Patienten auf, führt die notwendigen Messungen durch und dokumentiert diese. Es ist zweckmäßig, die Ärztin so rasch wie möglich über die Ankunft des Patienten zu informieren, das genaue Timing hängt jedoch vom Zustand des jeweiligen Patienten ab.

Für die Erhebung und Überprüfung der relevanten Daten, die Ausgabe des Identifikationsarmbands und die Handhabung mitgebrachter Medikamente gelten bei Notfällen dieselben Regeln wie bei vorangemeldeten Patienten.

Gegebenenfalls sollten die Gemeindeschwester und der Sozialdienst über die Einlieferung des Patienten verständigt werden, damit es nicht zu unnötigen Besuchen und Befürchtungen kommt.

7.8.1 Angehörige und Freunde verständigen

Einbestellte Patienten werden meist von Angehörigen oder Freunden ins Krankenhaus begleitet. Ist dies nicht der Fall, sollte geklärt werden, ob die Angehörigen über den Krankenhausaufenthalt informiert sind. In Ausnahmen kann es der ausdrückliche Wunsch des Patienten sein, dass seine Angehörigen nicht benachrichtigt werden. Dieser Wusch ist zu respektieren, sollte dann aber deutlich in der Pflegedokumentation vermerkt werden.

Kommt der Patient in Begleitung ins Krankenhaus, sollte die Stationsleitung oder die zuständige Pflegekraft den Begleiter ansprechen und ihn informieren über:

- Besuchszeiten
- Beste Zeit für Anrufe
- Voraussichtliche Dauer des Krankenhausaufenthalts
- Termin der Operation oder besonderer Untersuchungen
- Alles, was der Patient brauchen könnte
- Alles, was dem Patienten nicht erlaubt ist (z. B. bestimmte Speisen).

Manche Krankenhäuser bitten die Angehörigen, die Tageskleidung des Patienten wieder mit nach Hause zu nehmen, aber inzwischen ist es üblicher, dass Patienten ihre Alltagskleidung tragen können. Auch die mitgebrachten Medikamente werden den Angehörigen oft mitgegeben.

Wird ein Patient als Notfall in ein Krankenhaus eingeliefert, ohne dass die Angehörigen dies wissen, müssen diese unverzüglich benachrichtigt werden. Ist der Patient jedoch bei vollem Bewusstsein und über 16 Jahre alt, sollte zunächst sein Einverständnis eingeholt werden [s. Anm. zur Altersgrenze in Kap. 7.2. Anm. d. Bearb.]. Eventuell möchte der Patient gar nicht, dass jemand informiert wird. In diesem Fall muss der Wunsch des Patienten eindeutig in der Pflegedokumentation vermerkt werden. Ob es Aufgabe der Unfallambulanz oder der Station ist, die Angehörigen zu kontaktieren, ist abhängig von den krankenhausinternen Vorgaben.

Die Verständigung der Angehörigen kann durch einen direkten Anruf, einen Anruf bei einem Nachbarn oder einen Anruf am Arbeitsplatz geschehen, oder aber durch eine polizeiliche Benachrichtigung. Letztere kann veranlasst werden, indem man bei der nächsten Polizeistation anruft. Deren Telefonnummer lässt sich bei der Telefonzentrale des Krankenhauses, im Telefonbuch oder bei der zuständigen Polizeizentrale in Erfahrung bringen. Die Polizei ist bei derartigen Angelegenheiten meist sehr kooperativ und wird der Station Bescheid geben, wenn die Botschaft übermittelt wurde.

Gibt es keine bekannten Angehörigen und der Patient kann dies eindeutig bestätigen, wird dies ebenfalls in der Pflegedokumentation vermerkt. Ist der Patient verwirrt oder bewusstlos, gibt es verschiedene Möglichkeiten, um die Annahme zu bestätigen; beispielsweise könnten die Hausärztin, Nachbarn oder Freunde Auskunft geben. Versagen alle anderen Mittel, kann die Polizei um Hilfe gebeten werden.

Unter bestimmten Umständen, etwa wenn der Patient ein Kind, verwirrt oder bewusstlos ist, können Informationen auch bei den Angehörigen eingeholt werden. Auch über die medizinische Vorgeschichte oder den sozialen Hintergrund, über derzeit eingenommene Medikamente etc. können die Verwandten oft Auskunft geben. Handelt es sich beim Patienten um ein Kind, sollte unbedingt bei den Eltern nachgefragt werden, was es gerne isst und wie es zu Hause genannt wird. Leidet der Patient unter einer Sprachstörung oder Aphasie, können plötzlich auch scheinbar nebensächliche Details, z. B. ob er Zucker und Milch in seinen Kaffee nimmt, für ihn große Bedeutung bekommen. Bei minderjährigen, verwirrten oder bewusstlosen Patienten wird für operative Eingriffe und bestimmte Untersuchungen außerdem eine schriftliche Einverständniserklärung der Angehörigen benötigt.

Im Zweifelsfall sollten die Angehörigen gebeten werden, so lange zu bleiben, bis die Ärztin den Patienten untersucht hat, damit diese noch Informationen erhalten kann, die der Patient selbst nicht geben konnte.

7.8.2 Kleider und Wertsachen

Ob die Pflegekraft eine Liste der Kleidungsstücke und Wertsachen des Patienten anlegen muss, hängt von der jeweiligen krankenhausinternen Vorgabe ab. Es ist üblich, dass die Patienten ihre Tageskleidung im Krankenhaus behalten können. Für psychiatrische und geriatrische Abteilungen gilt dies jedoch nicht immer. Patienten, die Kleider, Schmuck u. Ä. bei sich behalten, sollten wissen, dass das Krankenhaus nicht für etwaige Verluste haftet. Raten Sie Ihren Patienten lieber, wertvollen Schmuck und größere Mengen Bargeld nach Hause bringen zu lassen oder im Krankenhaussafe zu deponieren. Werden Wertgegenstände im Safe hinterlegt, müssen der Patient und zwei Pflegekräfte unterschreiben und der Patient erhält einen Beleg. Die Wertsachen können entweder beim Kassierer oder, nachts und an den Wochenenden, beim zuständigen Diensthabenden der Verwaltung abgegeben werden. Werden Wertgegenstände in Verwahrung genommen, sollte dies in der Pflegedokumentation des Patienten vermerkt werden.

Ist der Patient bewusstlos und seine Wertsachen bzw. sein Bargeld werden einem Angehörigen ausgehändigt, sollte man sich das von diesem unterschreiben lassen. In vielen Krankenhäusern sind hierfür der Kassierer bzw. die Verwaltung zuständig, in anderen die jeweilige Schichtleitung der betreffenden Station.

7.9 Sonstige Patienten

7.9.1 Privatpatienten

Der *Privatpatient* bezahlt selbst seine Behandlung durch die Chefärztin und das Krankenhaus. Die Zahl der Privatpatienten, die ein Krankenhaus gleichzeitig aufnehmen darf, ist begrenzt. Die Privatbetten werden auf nationaler Ebene auf die Bezirke verteilt. Die Organisation der Belegung erfolgt über eine zentrale Stelle, die Chefärztin selbst oder ihre Sekretärin. Diese Patienten können nur dann aufgenommen werden, wenn ein Privatbett frei ist. Die lokale Gesundheitsbehörde darf nicht mehr Privatpatienten im Krankenhaus akzeptieren, als ihr Privatbetten zugeteilt wurden.

[Privatpatienten und Amenity-Patienten fallen in deutschen Krankenhauswesen unter den Begriff «Patienten mit Wahlleistungen». Zugelassene Krankenhäusern (Plankrankenhäuser) im Sinn des SGB V können neben den allgemeinen Krankenhausleistungen «Wahlleistungen» anbieten, d.h. gesondert berechenbare ärztliche (z. B. Chefarztbehandlung) und nichtärztliche Leistungen (z. B. Einzelzimmer). Die Bundespflegesatzverordnung macht hierzu grundsätzliche Vorgaben. Anm. d. Bearb.]

7.9.2 Zusatzversicherte Patienten

Der *Amenity-Patient* ist ein Patient, der die Mehrkosten für seine Unterbringung in einem Einzelzimmer selbst übernimmt, dessen Behandlung aber vom staatlichen Gesundheitsdienst bezahlt wird. Der Patient muss allerdings wissen, dass er sein Zimmer zu räumen hat, wenn dieses aus medizinischen Gründen für einen anderen Patienten gebraucht wird.

7.9.3 Krankenhausmitarbeiter als Patienten

Ein *Courtesy-Patient* bezeichnet meist eine aufgenommene Mitarbeiterin des Krankenhauses, die ein Bett in einem Einzelzimmer erhält, sofern eines frei ist, dafür aber nicht extra bezahlen muss.

[Früher war es in deutschen Krankenhäusern selbstverständlich, dass Mitarbeiter als Patienten Ein- oder Zweibettzimmer erhielten. Heute kennt man in vielen Krankenhäusern diese Gepflogenheit nicht mehr. Anm. d. Bearb.]

7.9.4 Armeeangehörige in Krankenhäusern des NHS

In diese Kategorie fallen Berufssoldaten der Royal Navy, der Royal Marines, der Army, der Royal Air Force oder der Territorialarmee bzw. Reservisten, die gerade an Übungen teilnehmen, sowie Angehörige fremder Armeen, die auf britischem Boden Dienst tun.

Wird ein solcher Patient eingeliefert, müssen die zuständigen militärischen Stellen sofort benachrichtigt werden, da dem Soldat sonst «unerlaubtes Fernbleiben von der Truppe» vorgeworfen werden könnte. Zu diesem Zweck gibt es spezielle Formulare, daher muss die Stationsleitung die Verwaltung informieren.

Dasselbe gilt, wenn ein Armeeangehöriger im Krankenhaus verstirbt. Was mit den persönlichen Gegenständen des Toten geschehen soll, liegt in der Zuständigkeit der Armeeverwaltung.

Wird ein Soldat aus dem Krankenhaus entlassen, muss er sich normalerweise bei seiner Einheit melden, bevor er direkt nach Hause gehen darf, sofern nicht andere Anweisungen der Armeeverwaltung vorliegen. [Soldaten und Zivildienstleistende in Deutschland müssen sich bei der zuständigen Dienststelle krank melden. Anm. d. Bearb.]

7.10 Diskussionsthemen

1. Reaktionen der Patienten auf die Krankenhausaufnahme

Mrs. Palm, eine lebendige 72-jährige Hausfrau, wurde in eine geriatrische Station eingewiesen, weil ihre wachsende Dyspnoe untersucht werden sollte. Bei der Aufnahme wurde ihre gesamte Kleidung sowie alles, was sie nicht brauchte, nach Hause geschickt. Der Grund, den man ihr hierfür angab, war, dass die Patienten in dieser Fachabteilung oft Schwierigkeiten hätten, auf ihr Eigentum aufzupassen, und die Pflegekräfte es ebenfalls nicht könnten.

Diskutieren Sie die psychologische Wirkung, die dieses Vorgehen auf die Patientin haben könnte. Könnte das Vorgehen Auswirkungen auf die medizinische Anamnese oder das Pflegeassessment der Patientin haben? Überlegen Sie, welche Alternativen im Umgang mit dem Problem des Privateigentums in der Geriatrie möglich wären.

2. Die Folgen von Fehlinformationen

Bei Mrs. Elm soll ein Hirntumor bestrahlt werden. Bei der Aufnahme in der radiotherapeutischen Abteilung erklärt ihr die Pflegekraft, vor der Therapie werde der Kopf rasiert. Diese Information ist falsch: Als Nebenwirkung der Bestrahlung wird das Haar der Patientin ausfallen, aber das wird noch eine Weile dauern und eine Rasur ist nicht notwendig. Noch bevor der Haarausfall beginnt, wird eine Perücke angefertigt werden, die in Haarfarbe und Frisur dem echten Haar der Patientin gleicht.

Diskutieren Sie die Wirkung, die diese Fehlinformation auf Mrs. Elm haben könnte. Wie würde dies ihr zukünftiges Verhältnis zum Pflegepersonal beeinflussen?

Literatur:

Abdellah, F. G. & Levine, E. (1957): Developing a measure of patient and personnel satisfaction with nursing care. *Nursing Research* 5: 10 Feb.

Barrett, J., Gessner, B. A. & Phelps, C. (1975): *The Head Nurse.* Appleton-Century-Crofts, New York.

Bennett, G. (1979): *Patients and their Doctors.* Baillière Tindall, London.

Boore, J. (1978): *Prescription for Recovery.* Churchill Livingstone/Royal College of Nursing.

Cartwright, A. (1964): *Human Relations and Hospital Care.* Institute of Community Studies, Routledge & Kegan Paul, London.

Franklin, B. L. (1974): *Patient Anxiety on Admission to Hospital.* Royal College of Nursing, London.

Hamilton Smith, S. (1972): *Nil by Mouth?* Royal College of Nursing, London.

Hayward, J. (1975): *Information – a Prescription Against Pain.* Royal College of Nursing, London.

Health Service Management – *Treatment of Service Patients in NHS Hospitals.* DHSS, HN (80) 26.

Towell, D. (1975): *Understanding Psychiatric Nursing.* Royal College of Nursing, London.

Wilson-Barnett, J. (1978): In hospital: patients' feelings and opinions. *Nursing Times Occasional Paper* 74, March 23: 33–34.

Wilson-Barnett, J. (1979): *Stress in Hospital – Patients' Psychological Reactions to Illness and Health Care.* Churchill Livingstone, London.

Deutschsprachige Literatur:

Angst:

Brandl,G.: Wohin mit Angst und Depression. Ennsthaler, Steyer, 1995.

Emmelkamp, P, Boumann, Th., Scholing, A.: Angst, Phobien, Zwang. Hogrefe, Göttingen, 1998.

Hölz, U.: Frauen und AIDS: Zwischen Angst und Vernunft. Shaker, Herzogenrath, 1997.

Käppeli, S.: Pflegekonzepte, Bd.1 und 3. Huber, Bern, 1998/2000.

Schröck,R., Drerup, E. (Hrsg.): Bangen und Hoffen. Lambertus, Freiburg, 2001.

Stress:

Benner, P.: Pflege, Stress und Bewältigung. Huber, Bern, 1997.

Kunz, W.: Raum und Zeit gestalten – Seelisches Gleichgewicht finden und verlieren. Brigitte Kunz, Hagen, 2000.

Bewältigung/Coping:

Gunther, H., Ehninger, G.: Krankheitsbewältigung und Lebensqualität. Roderer, Regensburg,1998.

Hargreaves,G.: Stress professionell bewältigen. Mvg, Landsberg, 2001.

Lübke, N.: Die Krankheit ist Teil meines Lebens. VAS, Frankfurt, 1995.

Wiedemann, W.: Entspannung für Einsteiger. Vandenhoeck und Ruprecht, Göttingen, 1997.

Pflege in verschiedenen Lebensphasen:

v. Arnold, K., Dibelius, O., Hoppe, B.: Grundwissen Altenpflege. Lambertus, Freiburg, 2000.

v. Hoehl, M., Kullick, P.: Kinderkrankenpflege und Gesundheitsförderung. Thieme, Stuttgart, 1998.

v. Holoch, E., Gehrke, U., Knigge-Denal, B., Zoller, E.: Lehrbuch Kinderkrankenpflege. Huber, Bern, 1999.

Strauss, I.: Lehrbuch Geriatrie. Vandenhoeck und Ruprecht, Göttingen, 1996.

8. Der interdisziplinäre Teamansatz

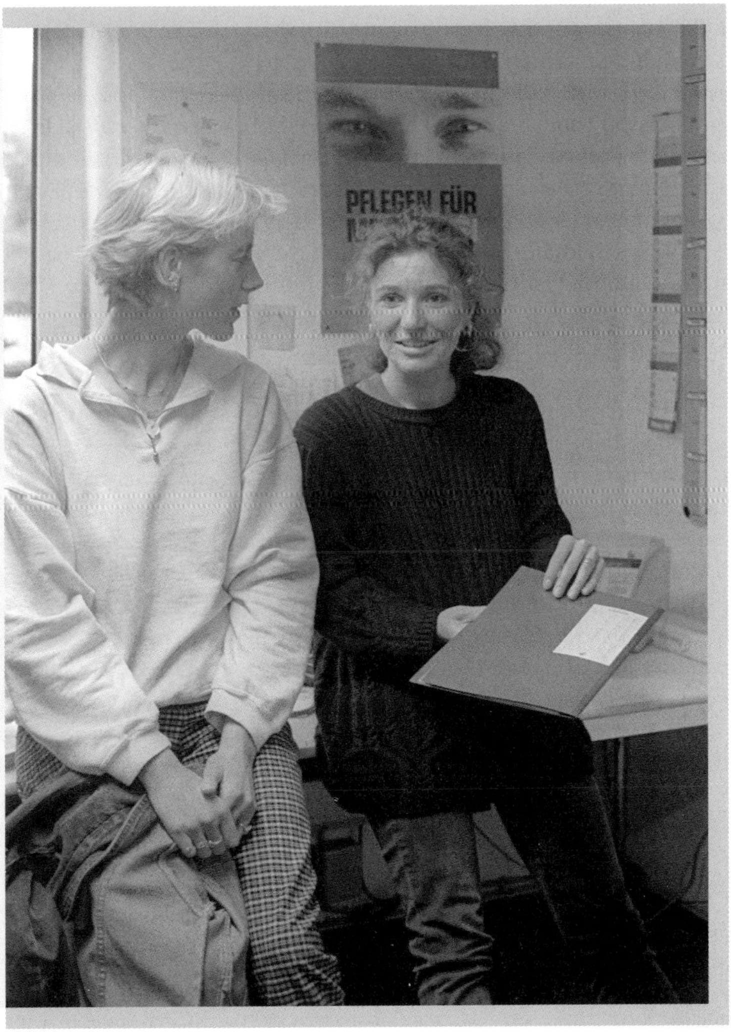

© Irmi Long, Frankfurt/M.

Die Stationsleitung, die sich voll und ganz einer individualisierten und ganzheitlichen Betreuung ihrer Patienten verschrieben hat, wird erkennen müssen, dass hierzu ein Teamansatz nötig ist. Sie wird mit allen Mitarbeitern der an der Versorgung des Patienten beteiligten Berufsgruppen kooperieren müssen. Eine ganzheitliche Betreuung der Patienten sollte eigentlich das Ziel aller im Gesundheitsbereich Tätigen sein, wobei jeder Einzelne seine ganz speziellen Kenntnisse und Fähigkeiten einbringt. Wirken mehrere Disziplinen bei der Versorgung des Patienten mit, müsste es viel mehr Lösungsmöglichkeiten für viele der auftretenden Probleme geben (siehe auch **Abb. 8-1**).

Eine qualitativ hochwertige Betreuung muss die physischen, psychischen und spirituellen Bedürfnisse des Patienten berücksichtigen. Dies kann eine Person allein nicht schaffen, es bedarf eines ganzen Teams von Fachkräften. An der Versorgung eines einzelnen Patienten können die Angehörigen verschiedener Berufsgruppen beteiligt sein, z.B. die Stationsleitung und ihr Pflegeteam, der Chefarzt und das medizinische Team, der Pflegedienst in der Gemeinde, Pflegespezialistinnen, Physiotherapeutin, Sozialarbeiterin, Seelsorgerin, Ergotherapeutin, Diätassistentin, Psychologin, Pharmazeutin und Strahlentherapeutin.

Jedes Mitglied des Teams muss sich des Beitrags und der Rolle der anderen Mitglieder bewusst sein. Bei der Stationsleitung, die häufiger als andere Kontakt mit dem Patienten und seinen Angehörigen hat, können alle Informationen über den Patienten zusammenlaufen, was diese in die ideale Position versetzt, um die interdisziplinäre Zusammenarbeit zu koordinieren. Durch die Einführung der Bereichspflege und den Übergang zur Bezugspflege kann auch die jeweilige zuständige bzw. Bezugspflegekraft diese Funktion übernehmen. Je nach Fall kann aber auch jedes andere Mitglied des interdisziplinären Teams als Koordinatorin fungieren. Die Grundvoraussetzung ist jedoch, dass ein reger Kontakt mit den anderen Mitgliedern des Teams herrscht. Die Person, die die Teamarbeit koordiniert, muss jederzeit ansprechbar sein, den Patienten frühzeitig und sinnvoll an andere Teammitglieder überweisen, auf dem aktuellen Informationsstand sein und die Informationen effektiv verteilen können und dann zurücktreten und zulassen, dass die jeweiligen Spezialistinnen ihre eigenen Prioritäten setzen können. An dieser Stelle möchten wir noch einmal betonen, wie wichtig es ist, dass der Patient und seine Familie in die Entscheidungsfindung eingebunden werden. Auch ein interdisziplinäres Team darf nicht einfach über den Patienten bestimmen.

Das Konzept der interdisziplinären Patientenbetreuung ist in manchen Krankenhäusern weiter entwickelt als in anderen. Gerade in vielen psychiatrischen und geriatrischen Einrichtungen ist das Bewusstsein dafür schon groß, dass Pflegekräfte und Ärztinnen allein nicht ausreichen, um die Patienten adäquat zu versorgen. Diese Erkenntnis scheint in vielen Akutkrankenhäusern leider noch völlig zu fehlen. Auf vielen Stationen meint die Chefärztin nach wie vor die volle Kontrolle über alle Bereiche der Patientenbetreuung besitzen zu müssen und will nicht einsehen, dass sie mit den Vertreterinnen anderer Berufsgruppen effektiv kommunizieren muss. Einige Stationsleitungen glauben, nur sie und der Chefarzt seien für die gesamte Betreuung des Patienten verantwortlich. Der Leidtragende ist in diesen Fällen immer der Patient. Besteht die Ärztin beispielsweise darauf, den Patienten nach Hause zu entlassen, obwohl dort noch nicht die nötigen Vorkehrungen getroffen werden konnten, kann sich dies so negativ auf den Gesundheitszustand des Patienten auswirken, dass dieser schließlich wieder im Krankenhaus landet. Die Entscheidung, ob der Patient entlassen werden kann, sollte von der Stationsleitung, der Sozialarbeiterin, der Gemeindeschwester und möglicherweise auch der Physiotherapeutin mitgetragen werden.

Wird bei der Patientenbetreuung Teamarbeit groß geschrieben und die Mitarbeit anderer betreuender Berufsgruppen aktiv gesucht, können begrenzte Personalressourcen effizienter und effektiver genutzt werden. Dies funktioniert allerdings nur, wenn dann alle Teammitglieder miteinander kommunizieren und kooperieren. Bis sich diese Art der Zusammenarbeit entwickelt hat, kann jedoch lange dauern und es ist an jedem einzelnen Mitglied des interdisziplinären Teams, seinen Teil dazu beizutragen.

Eine neu ernannte Stationsleitung muss aktiv auf die an der Betreuung der Stationspatienten beteiligten Mitarbeiterinnen anderer Berufsgruppen zuge-

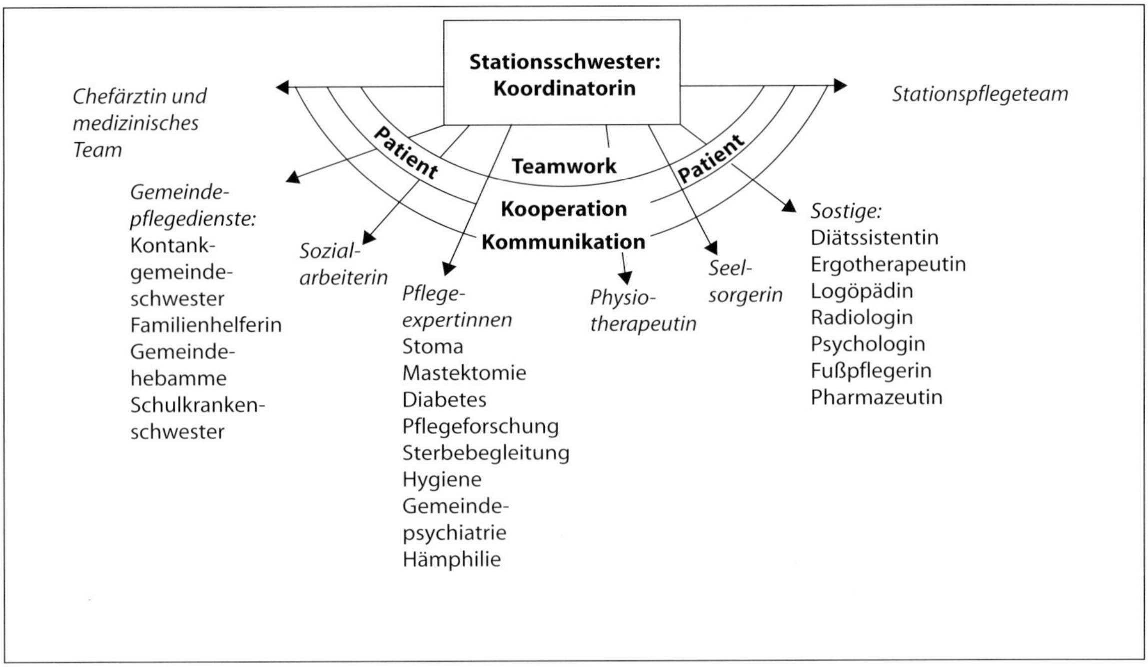

Abbildung 8-1: Das interdisziplinäre Team

hen und diese kennen lernen. Gelingt es eine Beziehung aufzubauen, die von gegenseitigem Vertrauen und Respekt gekennzeichnet ist, hilft dies bei der Kommunikation und Kooperation. Alle Beteiligten müssen bereit sein, die Sichtweisen der jeweils anderen nachzuvollziehen, und die Stationsleitung muss die Rollen der anderen Mitglieder ebenso verstehen und respektieren wie die Erwartungen, die diese an sie stellen. Umgekehrt müssen die anderen Mitglieder des interdisziplinären Teams wissen, was die Stationsleitung von ihnen erwartet. Ein gutes Arbeitsverhältnis macht sich sofort bemerkbar und kann mit ein bisschen gutem Willen auf allen Seiten lange anhalten.

Die Stationsleitung muss taktvoll und diplomatisch vorgehen, da sie in ihrer Funktion mit vielen unterschiedlichen Personen aus vielen verschiedenen Bereichen umgehen muss, die alle ihre ganz eigenen Ideale und Fähigkeiten haben. Denken Sie auch daran, dass die Stationsleitung meist einer der wenigen festen Bezugspunkte im interdisziplinären Team ist. Andere Teammitglieder, z. B. der Assistenzarzt oder die Krankengymnastin können häufig wechseln.

Die patientenzentrierte Betreuung ermöglicht es den betreuenden Pflegekräften mit den Vertreterinnen anderer Disziplinen in Kontakt zu bleiben und mit ihnen über die Gesamtheit der Patientenbedürfnisse zu kommunizieren. Damit dieses fachübergreifende Engagement weiter ausgebaut werden kann, muss die Stationsleitung ihren Mitarbeiterinnen deutlich zeigen, dass sie dem Teamansatz und der Einbeziehung anderer Disziplinen positiv gegenübersteht.

Die Stationsleitung ist ein einflussreiches Mitglied des Betreuungsteams; viele Mitarbeiter anderer Disziplinen werden in puncto Informationen auf sie angewiesen sein. Das gilt insbesondere für Sozialarbeiterinnen, Gemeindeschwestern oder Seelsorgerinnen, die oft nur in Kontakt mit den Patienten kommen, wenn die Stationsleitung diesen initiiert. Sie empfinden sich selbst eher als Besucherinnen der Station denn als Mitarbeiterinnen, weshalb es wichtig ist, dass sie sich willkommen fühlen.

Indem sie sich freundlich und aufgeschlossen zeigt, kann die Stationsleitung andere Teammitglieder, etwa die Sozialarbeiterin oder die Seelsorgerin, ermutigen. Darüber hinaus muss sie die Bereitschaft haben und zeigen, mit den anderen zu kommunizieren und wichtige Informationen weiterzugeben. Für die Sozialarbeiterin ist es beispielsweise wichtig, etwas über den Hintergrund des Patienten zu erfahren. Frühzeitige Überweisungen werden es den anderen ermöglichen, so effektiv wie möglich zu arbeiten. Damit die Stationsleitung entsprechend handeln kann, muss sie genau wissen, welche Aufgaben die Mitarbeiter dieser Berufsgruppen haben.

Um einschätzen zu können, ob ein Patient oder dessen Angehörige an eine andere Disziplin überwiesen werden müssen, braucht die Stationsleitung ein Gespür für deren Bedürfnisse.

Die 51-jährige, verheiratete, aber kinderlose Mrs. Elder wurde in der Endphase einer tödlichen Krankheit ins Krankenhaus eingeliefert. Die beiden Menschen, die sie regelmäßig besuchten, waren ihr Mann und ihre alte Mutter. Ihr Ehemann war an die Sozialarbeiterin überwiesen worden, weil man den Eindruck hatte, diese würde ihm als Beraterin Rückhalt geben können. Die Stationsleitung führte dann ein langes Gespräch mit Mrs. Elders Mutter, die völlig niedergeschlagen war, weil sie ihrer Tochter sehr nahe stand. Vor zwei Jahren war der Mann der alten Dame verstorben und ihre zweite Tochter, die 300 km entfernt wohnte, litt an MS im fortgeschrittenen Stadium. Die Stationsleitung merkte, dass auch die Mutter ihrer Patientin jemanden brauchte, der ihr Rückhalt gab und mit ihr sprach, besonders zum Zeitpunkt des Sterbens von Mrs. Elder, und überwies sie ebenfalls an die Sozialarbeiterin. Diese nahm sich bereits vor Mrs. Elders Tod viel Zeit für Mr. Elder und seine Schwiegermutter; später war es ihm möglich, beide zu Hause zu besuchen, um ihnen in den verschiedenen Phasen ihrer Trauer zu helfen, die beide als extrem verwirrend und schwierig empfanden. Hätte die Stationsleitung in diesem Fall nicht auch die Bedürfnisse der Mutter eingeschätzt, hätte es durchaus passieren können, dass nur der trauernde Ehemann professionelle Hilfe und Rückhalt bekommen hätte, während die ebenso unglückliche Mutter allein hätte zurechtkommen müssen.

Mrs. Tamarind, eine junge Jamaikanerin und Mutter dreier Kinder, lag nach kurzer schwerer Krankheit im Krankenhaus im Sterben. Ihr Ehemann war am Boden zerstört und wollte alles für seine Frau tun, was er nur konnte. Die Stationsleitung unterhielt sich oft und lange mit Mr. Tamarind und schlug ihm schließlich vorsichtig vor, wenn er einverstanden sei, könne sie ein Gespräch mit dem Seelsorger arrangieren. Mr. Tamarind nahm das Angebot gerne an und die Stationsleitung rief sofort beim Seelsorger an. Dieser kam umgehend und sprach lange mit Mr. und Mrs. Tamarind. Beide bezogen viel Trost aus diesem Besuch

Die Aufgaben der Mitarbeiter der betreuenden Berufsgruppen ergänzen sich. Je nach Art der Station kann es aber auch Überschneidungen geben, so dass eine Disziplin die Funktionen der anderen übernehmen kann. Die Stationsleitung sollte unbedingt wissen:

1. Welche Aufgaben und Pflichten die an der Patientenbetreuung beteiligten Berufsgruppen haben.
2. Welche Regelungen beim Überweisen von Patienten und bei der Dokumentation der Überweisungen zu beachten ist.

8.1 Chefärztin und medizinisches Team

Chefärztinnen sind auf Grund ihres Selbstverständnisses von klinischer Verantwortung und ihres Einflusses auf andere Gruppen außergewöhnlich einflussreiche Mitglieder des interdisziplinären Teams. Es steht jedenfalls in ihrem Ermessen, bestimmte Bereiche der Patientenbetreuung an andere Teammitglieder zu delegieren, sofern diese die nötige Kompetenz haben. Diese Personen sind dann für ihr Tun selbst verantwortlich.

Die Ärztinnen treffen alle medizinischen Entscheidungen, da nur sie über die nötige Ausbildung und das entsprechende Wissen verfügen. Da dies meist bei den Visiten geschieht, müssen die Ärztinnen nicht zwangsläufig an den anderen Teamtreffen teilnehmen, obwohl es natürlich besser ist, wenn dort soweit möglich auch das medizinische Personal repräsentiert vertreten ist.

Ein gutes Verhältnis zwischen der pflegerisch Verantwortlichen der Station und den Ärztinnen ist wichtig, da sie viel Zeit zusammen verbringen und viele Entscheidungen sowohl eine medizinische als auch eine pflegerische Komponente umfassen und daher gemeinsam getroffen werden sollten. Falls nötig muss die Stationsleitung jedoch Rückgrat beweisen, wenn eine Ärztin ihr erzählen will, wie sie ihre Patienten zu pflegen hat. Pflegerische Entscheidungen und Pflegeverordnungen sollten sind dem

Pflegeteam vorbehalten sein. Schon Florence Nightingale sagte 1867, man dürfe nicht zulassen, dass der Arzt sich zur Oberschwester mache. Dieser Ratschlag hat auch heute noch Berechtigung.

8.1.1 Visite

Die Visiten finden in der Woche normalerweise zu festen Zeiten statt und alle Pflegekräfte der Station sollten diese Zeiten kennen.

Es ist nicht notwendig, dass sich die Stationsleitung mit ihren freien Tagen nach den Visiten der leitenden Ärztinnen richtet. Tut sie dies doch, könnte es passieren, dass Chefärztinnen sich weigern, die Visite mit einer anderen Pflegekraft zu machen, oder dieser die Arbeit unnötig schwer macht, indem sie ihre Beiträge ignoriert und überkritisch ist. Der Dienstplan sollte so angelegt werden, dass regelmäßig auch andere Pflegekräfte mit zur Visite gehen und nicht nur, wenn die Stationsleitung frei hat. Im System der Bezugspflege hat die jeweilige Bezugspflegekraft die Aufgabe, mit den ärztlichen Kolleginnen über die Patienten zu konferieren, für die sie zuständig ist.

Es ist pädagogisch sinnvoll, dass die Stationsleitung Pflegekräfte, Krankenpflegehelferinnen und Pflegeschülerinnen zur Chefvisite mitnimmt. Diese erhalten so die Gelegenheit, an der Diskussion über die von ihnen betreuten Patienten teilzunehmen, lernen, wie eine Visite durchgeführt wird, und gewinnen mehr Selbstvertrauen für zukünftige Gespräche mit Ärztinnen und Mitarbeiterinnen anderer beteiligter Berufsgruppen.

Pflegekräfte, Krankenpflegehelferinnen und Pflegeschülerinnen können auch den Assistenzarzt oder Oberarzt begleiten, während die Stationsleitung im Dienst ist. Dies ist besonders sinnvoll, wenn es um einen Patienten geht, den diese Pflegekraft betreut. Allerdings sollte die Pflegekraft anschließend Gelegenheit haben, dem Pflegeteam Bericht zu erstatten.

Für die Visite müssen die Krankenakten und Röntgenbilder der Patienten zurechtgelegt werden, was Aufgabe der Stationssekretärin ist. In Stationen, die nicht das Glück haben, über eine eigene Sekretärin zu verfügen, müssen die Stationsleitung oder die Ärztin die Akten und Bilder selbst heraussuchen.

Je nach Station müssen bei der Visite auch bestimmte Geräte griffbereit sein. In der Orthopädie beispielsweise wird ein mobiler Leuchtschirm für die Röntgenbilder benötigt, in der inneren Medizin ein Blutdruckmessgerät, ein Augenspiegel, ein Otoskop und ein Set zur Untersuchung des zentralen Nervensystems mit Stimmgabel, Reflexhammer, Watte, Nadeln und andere Materialien zur Prüfung der Hautrezeptoren und in der HNO ein Otoskop und ein Stirnreflektor.

Glaubt die Chefärztin an die ganzheitliche Behandlung des Patienten, wird sie auch akzeptieren, dass ein Einzelner nicht allen Bedürfnissen des Patienten gerecht werden kann, sondern dass dies eine Teamaufgabe darstellt. Ist dies ihre Philosophie, wird es möglicherweise üblich sein, dass Mitarbeiterinnen anderer betreuender Berufsgruppen (z. B. Gemeindeschwester, Sozialarbeiterin, Physiotherapeutin oder Logopädin) in die Visite einbezogen werden.

Entscheidungen, die auf der Visite getroffen werden, z. B. über spezielle Tests, den Tag der Operation, der Entlassung oder der Verlegung, sollten von der Stationsleitung oder der Pflegekraft des Patienten notiert werden, so dass gleich nach Abschluss der Visite die nötigen Maßnahmen ergriffen werden können.

8.2 Pflegerische Versorgung in der Gemeinde (Community nursing service)

Die pflegerische Versorgung in der Gemeinde umfasst Gemeindeschwestern, Familienhelferinnen, Gemeindehebammen, Krankenschwestern in Schulen, Krankenschwestern in Arztpraxen und psychiatrische Gemeindeschwestern. Ob und in welchem Umfang mit diesen zusammengearbeitet wird, wird von Krankenhaus zu Krankenhaus unterschiedlich sein, aber Überweisungen sollten von einer Pflegekraft vorgenommen werden. In manchen Krankenhäusern gibt es eine Kontakt-Gemeindeschwester (liaison district nurse) oder -Familienhelferin, die alle Überweisungen der Stationen bzw. Abteilungen entgegennimmt und an die zuständigen Personen oder Stellen weiterleitet.

[Die Versorgung in der Gemeinde bzw. ambulante Versorgung ist in Großbritannien anders strukturiert als in Deutschland. Das betrifft u. a. die Finanzierung, die behördlichen Zuständigkeiten, die Vernetzung und die Differenzierung der Berufsgruppen. Außerdem besteht die Möglichkeit, dass Krankenschwestern eigenständig an andere Berufsgruppen überweisen, wie im letzten Absatz des folgenden Abschnitts beschrieben. Letzteres ist aber stark vom Einsatzbereich und dem Krankenhaus abhängig. Anm. d. Bearb.]

8.2.1 Gemeindeschwester (District nurse)

Die Gemeindeschwester kann allen Gemeindeangehörigen eine qualifizierte pflegerische Betreuung bieten. Ihr Tätigkeitsprofil reicht von allgemeinen Pflegemaßnahmen wie Patienten baden über Verbände wechseln, Fäden ziehen und Klammern entfernen bis hin zu Injektionen verabreichen und Katheter legen. Die Gemeindeschwester kann alle Pflegemaßnahmen übernehmen, die der Patient im Krankenhaus erhalten hat und die nach der Entlassung nach Hause noch fortzuführen sind, vorausgesetzt sie sind mit der häuslichen Situation zu vereinbaren. Die Gemeindeschwester wirkt auch bei der Schulung von Patienten und ihren Angehörigen mit und spielt oft eine wichtige Rolle bei der Betreuung schwer- oder todkranker Patienten und ihrer Familien.

Ein Beispiel für eine der speziellen Pflegeaufgaben ist die Unterstützung und Aufsicht bei einer künstlichen enteralen Ernährung per Sonde. Die Gemeindeschwester könnte den Auftrag erhalten, einzuschätzen, ob die Angehörigen in der Lage sind, den Patienten bei der künstlichen Ernährung zu unterstützen oder die Sondennahrung zu verabreichen, und ihnen dann diese Tätigkeiten beizubringen, wobei damit schon im Krankenhaus begonnen werden müsste. Die Gemeindeschwester kann die betroffene Familie drei- oder viermal täglich besuchen, bis sie sich sicher ist, dass die Angehörigen allein mit der Situation fertig werden. Ein anderes Beispiel für die Aufgaben der Gemeindeschwester ist die Betreuung eines Diabetikers, der sich seine Injektionen zum ersten Mal zu Hause geben muss.

In manchen Städten bietet der Gemeindepflegedienst eine Betreuung rund um die Uhr an; dort gibt es dann auch ein Nachtpflegeteam. Der Service reicht vom nächtlichen Besuchsdienst bis hin zur Übernachtung einer Pflegehilfe in der Wohnung des Patienten. Bleibt eine Pflegehilfe über Nacht, können die Angehörigen einmal durchschlafen. Sie nimmt den Platz eines Familienangehörigen ein und wird durch regelmäßige Besuche der Nachtschwester unterstützt.

Die Entscheidung, einen Patienten an den Gemeindepflegedienst zu überweisen, ist eine pflegerische Entscheidung, die entweder die Stationsleitung selbst oder aber die für den Patienten zuständige Pflegekraft nach Absprache mit dieser fällt. Es handelt sich also um eine Überweisung von Pflegekraft zu Pflegekraft. Wird eine mündliche Überweisung vorgenommen, muss dieser ein Überweisungsschreiben oder eine Kopie der Pflegedokumentation des Patienten folgen. Die Tatsache, dass der Patient an die Gemeindeschwester überwiesen wurde, wird außerdem in die Pflegedokumentation des Patienten eingetragen.

[In der ambulanten Pflege in der BRD wird grundsätzlich unterschieden zwischen Leistungen nach SGB V (Gesetzliche Krankenversicherung) und SGB XI (Soziale Pflegeversicherung). Leistungen nach SGB V müssen ärztlich verordnet sein, die Leistungen nach SGB XI müssen vom Leistungsempfänger in Auftrag gegeben bzw. beantragt werden. Eine Überweisung von Pflegekraft zu Pflegekraft gibt es i. d. S. nicht. Seit der Einführung der Pflegeversicherung 1995 hat die Zahl der privaten ambulanten Pflegedienste erheblich zugenommen. Seit den siebziger Jahren hat sich auch ein begrifflicher Wandel von Gemeindepflege zu Sozialstation zu Ambulantem Pflegedienst vollzogen. Anm. d. Bearb.]

8.2.2 Familienhelferin (Health Visitor)

Die Familienhelferin kümmert sich zwar um die ganze Familie, ihre oberste Priorität ist jedoch die Betreuung von Kindern. Sie ist dafür ausgebildet, Probleme zu erkennen, die zu einer Krankheit oder aber zum Zusammenbruch der Familieneinheit führen könnten. Ein gutes Beispiel wäre die Misshandlung eines kleinen Kindes oder eines alten Menschen.

Die Familienhelferin bemüht sich um die Prävention bzw. frühzeitige Erkennung von Krankheiten, gibt ihren Klienten in schweren Zeiten Unterstützung und stellt gegebenenfalls den Kontakt zu anderen Stellen her. Ein großer Teil ihrer Arbeit wird von der Gesundheitserziehung in Anspruch genommen.

Ob ein Patient an die Familienhelferin überwiesen werden soll, ist in der Regel eine pflegerische Entscheidung, die aber auch gemeinsam mit der Kontakt-Familienhelferin (liaison health visitor) oder, falls es eine solche nicht gibt, mit der Kontakt-Gemeindeschwester oder der Sozialarbeiterin getroffen werden kann.

[Das Berufsbild des Health Visitors gibt es in der BRD nicht; die behördlichen Zuständigkeiten, die Finanzierung für/von Hilfen für Kinder (unter 12 Jahren) und Familien und die tätigen Personen bzw. Berufsgruppen sind unterschiedlich. Man unterscheidet:

a) **Haushaltshilfe** zum Auffangen einer zeitlich befristeten Versorgungslücke, wenn z.B. die Mutter ins Krankenhaus muss und die Versorgung der Kinder nicht gewährleistet ist.
   aa) über SGB V auf Antrag des Versicherten oder auf Rezept des Arztes. Diese Hilfen haben unterschiedliche Qualifikationen von «Notmutter», Schwesternhelferin bis exam. Krankenschwester. Die Hilfen werden über Krankenkasse, Jugendamt, freigemeinnützige Einrichtungen vermittelt bzw. angeboten.
   bb) über Krankenhilfe (SGB VIII, BSHG) per Antrag über Jugendamt.
b) **Hilfe zur Erziehung** (nach SGB VIII Kinder- u. Jugendhilfe) bei Gefährdung der Kinder wg. Familienproblemen. Hier geht es um punktuelle Einsätze (z. B. 1–3x pro Woche) mit dem Ziel die Versorgungssituation positiv zu verändern. Das Jugendamt setzt sozialpädagogische Familienhelferinnen (FH) mit dem Auftrag «Betreuung, Versorgung, Erziehung» ein. Die Familienhelferin initiiert auch notwendige Hilfen durch andere Dienste z. B. Inanspruchnahme einer Erziehungsberatungsstelle. Für Einsätze mit vorab begrenzter Dauer werden bspw. in Niedersachsen auch Sozialassistentinnen (keine FH-Qualifikation) eingesetzt. Anm. d. Bearb.]

8.2.3 Gemeindehebamme (Community midwife)

Die Gemeindehebamme leistet die prä- und postnatale Betreuung von Mutter und Kind und führt Hausgeburten bzw. oft auch Klinikgeburten durch. Wird eine junge Mutter aus dem Krankenhaus entlassen, betreut die Hebamme diese solange, bis die Familienhelferin die Unterstützung übernimmt. Inzwischen engagieren sich viele Hebammen in der Familienplanung und der genetischen Beratung.

8.2.4 Schulkrankenschwester (School nurse)

Vielerorts sind die Aufgaben von Schulkrankenschwester und Familienhelferin zusammengefasst. Das bedeutet, dass Überweisungen über die Familienhelferin laufen. Anderenorts jedoch sind der schulische Bereich und der Familienhelferbereich getrennt organisiert. Beide Disziplinen arbeiten jedoch eng zusammen. Die Schulkrankenschwester hilft bei der medizinischen Untersuchung aller Schulkinder, kann aber auch bestimmte Behandlungsmaßnahmen durchführen. Muss eine Therapie am Wochenende fortgesetzt werden, setzt sich die Schulkrankenschwester mit der Gemeindeschwester in Verbindung, die dann einen Hausbesuch macht. Unter der Woche macht auch die Schulkrankenschwester Hausbesuche, wenn dies nötig ist.

Schulkrankenschwestern können auch in Sonderschulen für Blinde, Hörgeschädigte, geistig oder körperlich Behinderte arbeiten.

[Dieses Arbeitsfeld wurde in der BRD nicht vom Pflegepersonal erschlossen. Reihenuntersuchungen von Schulkindern werden vom Gesundheitsamt vorgenommen. Anm. d. Bearb.]

8.2.5 Krankenschwestern in Arztpraxen (Practice nurse)

Der Einsatz von qualifiziertem Pflegekräften in Arztpraxen gewinnt rasch an Bedeutung, besonders dort, wo Allgemeinmediziner ihre Budgets selbst verwalten. Die Practice nurse arbeitet in der Praxis

eines Allgemeinmediziners und kann eine Vielzahl von Aufgaben von der Familienplanung bis hin zu Gesundheits-Checks bzw. Krebsvorsorge übernehmen. Ebenso übernimmt sie Tätigkeiten wie Fäden ziehen und kleinere Verbände anlegen. Arbeitgeber dieser Pflegekräfte ist der Arzt.
[Der Einsatz von Pflegepersonal in (größeren) Arztpraxen bzw. Praxisgemeinschaften ist in der BRD nicht mehr unüblich. Die Besonderheit aus Sicht der britischen Autorinnen ist hier, dass Allgemeinärzte des staatlichen Gesundheitssystems eigene Budgets haben und Pflegekräfte einstellen können. Anm. d. Bearb.]

Wenn Sie einen Patienten in die pflegerische Versorgung in der Gemeinde überleiten wollen, werden folgende Informationen benötigt:

- Name
- Alter
- Adresse
- nächster Angehöriger
- Name und Adresse der Hausärztin
- Diagnose und Notiz darüber, ob der Patient und seine Angehörigen um die Diagnose und Prognose wissen
- behandelnde Ärztin im Krankenhaus
- Krankenhausbehandlung
- zu Hause erforderliche Behandlungs- und Pflegemaßnahmen
- Datum, zu dem die Behandlung beginnen soll
- sozialer Hintergrund
- sonstige relevante Informationen.

Jede Überweisung, die vorgenommen wird, muss in der Pflegedokumentation vermerkt werden. Das Überweisungsformular wird ausgefüllt und mit der Post geschickt oder dem Patienten bzw. seinen Angehörigen ausgehändigt, die es dann an die zuständige ambulante Pflegekraft weitergeben (**Tab. 8-1**).

Tabelle 8-1: Aufgaben von Pflegekräften in der Gemeinde (Community nurses)

Funktionen
Gemeindeschwester (District Nurse)
Qualifizierte Pflege
Allgemeine Versorgung
Waschen/Baden
Verbände
Injektionen
Katheter
Spezielle Pflege
Assessment des Patienten und seiner Angehörigen
Beratung des Patienten und seiner Angehörigen
Supervision des Patienten und seiner Angehörigen
Emotionale Unterstützung des Patienten und seiner Angehörigen
Schulung des Patienten und seiner Angehörigen
Nachtbesuche/Nachtdienst
Familienhelferin (Health Visitor)
Gesundheitsförderung
Krankheitsprävention
Beratung
Schulung
Unterstützung
Herstellung von Kontakten zu anderen Stellen
Gemeindehebamme
Pränatale Betreuung
Postnatale Betreuung
Haus- und Klinikgeburten
Familienplanung
Genetische Beratung
Schulkrankenschwester (School Nurse)
Gesundsheitsüberwachung der Schulkinder
Gesundheitserziehung der Schulkinder
Regelmäßige Vorsorgeuntersuchungen, z. B. Hörtests, Sehtests
Arbeit an Sonderschulen, z. B. für verhaltensgestörte Kinder
Behandlung der Schulkinder, z. B. Verbände, Injektionen

8.2.6 Krankenhaussozialarbeiterin

Alle Sozialarbeiterinnen, auch diejenigen, die in Krankenhäusern arbeiten, sind in Großbritannien bei der Gesundheitsbehörde angestellt. Manche Krankenhaussozialarbeiterinnen sind der Abteilung einer Chefärztin, andere einer Station zugeordnet. Das Berufsbild der Sozialarbeiterin ist sehr vielfältig. Aufgabe der Krankenhaus-Sozialarbeiterin ist es, Patienten und ihren Familien bei der Bewältigung der Stressoren zu helfen, die aus ihrer Krankheit entstanden sind oder zu ihr beigetragen haben und die Genesung beeinträchtigen könnten. Das Spektrum reicht also von der Beratung des Patienten bei persönlichen Problemen bis hin zu praktischen Vorkehrungen für dessen weitere Versorgung. Dies verlangt der Sozialarbeiterin eine hohe Flexibilität ab.

[In Deutschland gibt es keine bundeseinheitliche Regelung für den Sozialdienst im Krankenhaus. Zumeist sind die Mitarbeiterinnen des Sozialdienst Angestellte des Krankenhauses und der Verwaltung zugeordnet. Stellt beispielsweise ein freigemeinnütziger Träger wie das Diakonische Werk den Sozialdienst in einem kommunalen KH, gibt es entsprechende Kooperationsverträge, die die Unterstellungsverhältnisse und die Finanzierung regeln. Die Aufgaben reichen auch in der BRD von der Beratung des Patienten bei persönlichen Problemen bis hin zu praktischen Vorkehrungen für dessen weitere Versorgung. Meist sind auch Hausbesuche der Sozialarbeiterin möglich; in der Praxis der Akutkrankenhäuser scheitert dies häufig an der quantitativen Besetzung des Sozialdienstes. Das Aufgabenspektrum des Sozialdienstes bzw. die Schwerpunkte der Arbeit unterscheiden sich je nach Versorgungsauftrag des Krankenhauses (z. B. Akut-, Langezeit-, Reha-Einrichtungen) und Vorgaben des Trägers. Anm. d. Bearb.]

Soll die Krankenhaussozialarbeiterin das interdisziplinare Team effektiv unterstützen, müssen ihr ihre Klienten frühzeitig überwiesen werden. Der Kontakt mit der Sozialarbeiterin kann von Pflegekräften, Ärztinnen, anderen Krankenhausmitarbeiterinnen, dem Patienten selbst oder dessen Angehörigen aufgenommen werden. In der Regel ist es jedoch die Stationsleitung, die die Überweisung vornimmt, daher sollte sie die Rolle der Sozialarbeiterin genau kennen, damit sie angemessen überweisen kann. Die Stationsleitung sollte bereit sein, das Fachwissen der Sozialarbeiterin zu nutzen, und ihr die Möglichkeit geben, auf Stationsebene mit den Patienten in Kontakt zu kommen. Die Kommunikation zwischen Stationsleitung und Sozialarbeiterin muss funktionieren. Hierzu müssen sie sich auch als Menschen kennen lernen, damit sie Vertrauen zueinander bilden können. Die Stationsleitung kann der Sozialarbeiterin die Arbeit erschweren oder gar unmöglich machen, indem sie mit Überweisungen geizt und nötige Informationen, z. B. über den Hintergrund des Patienten, zurückhält oder die Existenz der Sozialarbeiterin ganz einfach ignoriert. Für das Wohlbefinden des Patienten ist es allerdings unerlässlich, dass Stationsleitung und Sozialarbeiterin ein gutes Verhältnis zueinander aufbauen.

Damit dies möglich ist, muss die Sozialarbeiterin jedoch genau wissen, was die Stationsleitung von ihr erwartet. Das könnte etwa sein, dass sie, wenn Bedarf besteht, verfügbar ist (was wegen anderer Verpflichtungen allerdings oft nicht machbar ist), dass sie die Stationsleitung über ihre Pläne und Aktivitäten (z. B. Reha-Maßnahmen oder eine häusliche Versorgung zu arrangieren) informiert und dass sie relevante Informationen weitergibt, wenn sie Patienten oder deren Angehörige berät.

Die Mitglieder des Pflegeteams werden sich in dieser Hinsicht an der Stationsleitung orientieren. Misst diese der Arbeit der Sozialarbeiterin große Bedeutung bei, werden dies auch die anderen Pflegekräfte tun. Um die Pflegekräfte besser mit dem Berufsbild der Sozialarbeiterin vertraut zu machen, könnte die Stationsleitung arrangieren, dass ihre Mitarbeiterinnen für einen oder zwei Tage bei dieser hospitieren. Dies fördert auch die Bildung guter zwischenmenschlicher Beziehungen.

Die Sozialarbeiterin verfügt über viele Informationen, die dem Patienten helfen können. Daher sollte der Patient im Zweifelsfalle an die Sozialarbeiterin überwiesen werden. Wichtig ist, dass die Sozialarbeiterin sowohl mit stationären als auch mit ambulanten Patienten arbeitet.

Die Hauptaufgaben der Sozialarbeiterin sind:

1. Einschätzung der Bedürfnisse, Schwierigkeiten und Probleme des Patienten und seiner Angehörigen
2. Beratung und Unterstützung des Patienten und seiner Angehörigen
3. Bedürfnisgerechte Mobilisation von Ressourcen [Krankenkassen, Pflegeversicherung usw. Anm. d. Bearb.]
4. Vermittlung an Ämter, ehrenamtliche Helfer und Gruppen und andere Stellen, z. B. Wohnungsamt, Sozialamt.

8.2.6.1 Einschätzung der Bedürfnisse

Die Sozialarbeiterin hat gelernt, die individuellen Bedürfnisse ihrer Klienten einzuschätzen und entsprechend zu handeln. Dies bedeutet, dass sie die Persönlichkeit, den Lebensstil und die familiären

Bindungen ihrer Klienten berücksichtigt. Nachdem sie um diese Aspekte weiß, überlegt die Sozialarbeiterin gemeinsam mit ihrem Klienten und, falls möglich, auch mit dessen Familie, wie sie am besten helfen kann. Die Arbeit mit dem Klienten kann so lange fortgesetzt werden, wie die Sozialarbeiterin es für nötig hält.

8.2.6.2 Beratung und Unterstützung

Die Sozialarbeiterin ist für die Krankenhauspatienten eine Ansprechpartnerin, mit der sie ihre Probleme, auch solche, die in keinem unmittelbaren Zusammenhang mit der aktuellen Krankheit stehen, bereden können. Vielen Patienten fällt es schwer, über derartige Probleme mit Pflegekräften oder Ärztinnen zu sprechen. Wirken schwer kranke oder sterbende Patienten besorgt, sollte die Sozialarbeiterin hinzugezogen werden, da es sein könnte, dass die Betroffenen sich eigentlich Gedanken um ihre Angehörigen machen.

Die Sozialarbeiterin berät und unterstützt auch die Angehörigen von Patienten, besonders natürlich die Angehörigen todkranker Patienten. Sie ist einer der wenigen Krankenhausmitarbeiterinnen, die ihre Klienten auch zu Hause weiterbetreuen können. Daher kann sie trauernden Angehörigen auch nach dem Tode des Patienten, also während der eigentlichen Trauerarbeit, Beistand und seelischen Rückhalt geben. Viele Pflegekräfte wissen dies leider nicht, so dass wichtige und notwendige Überweisungen oft ausbleiben. Beispielsweise könnte es passieren, dass niemand auf die Idee kommt, den reichen Geschäftsmann, dessen Frau im Sterben liegt, an die Sozialarbeiterin zu überweisen, weil deren Rolle eher in der Organisation praktischer Aspekte gesehen wird. Aber auch dieser Mann wird in der Trauerzeit jede nur erdenkliche Hilfe brauchen.

8.2.6.3 Mobilisation der verfügbaren Ressourcen

Sozialarbeiterinnen können auf Grund ihres Wissens und der Kontaktpflege teilweise sehr schnelle Zugriffe auf Ressourcen vermitteln:

- Haushaltshilfen
- Wohnheime für Senioren, geistig Behinderte, seelisch Kranke und Körperbehinderte
- Tageszentren für Senioren, geistig und körperlich Behinderte
- Kurz- oder langfristige Pflegestellen für Kinder
- Praktische Hilfen, Hilfsmittel und Umbauten wie z.B. Rampen oder Dusch- bzw. Badehilfen und viele Spezialgeräte für Behinderte.

8.2.6.4 Vermittlung an andere Stellen

Es gehört auch zu den Aufgaben der Sozialarbeiterin, ihre Klienten in Kontakt zu allen anderen Stellen zu bringen, die ihnen helfen könnten. Sie vertritt dabei ihren Klienten und sorgt dafür, dass dieser die optimale Hilfe erhält. In manchen Krankenhäusern arrangiert die Sozialarbeiterin auch Reha-Maßnahmen.

Es gibt eine Vielzahl von Verbänden und ähnlichen Trägern, die Beratung, emotionale Unterstützung oder praktische Hilfen für Patienten und ihre Angehörigen anbieten. Manche dieser Einrichtungen arbeiten ausschließlich auf nationaler Ebene, während andere zwar national organisiert sind, aber viele lokale Vertretungen haben. Für Großbritannien wären beispielsweise Cruse, eine nationale Organisation, die Witwen bzw. Witwer und ihre Kinder berät und unterstützt, oder die Mastectomy Association, der Verband der Brustoperierten, zu nennen. Hinzu kommen jeweils auf Gemeindeebene agierende Organisationen, z.B. Nachbarschaftsprojekte, Kirchengruppen und Selbsthilfevereine für bestimmte Patientengruppen (z.B. Alzheimer-Patienten). Die Sozialarbeiterin sollte die vorhandenen lokalen und nationalen Stellen kennen, und ihre Position nutzen, um dem Patienten und seiner Familie mitzuteilen können, wie man mit diesen Gruppen Kontakt aufnehmen kann. Einige nützliche Namen und Adressen finden Sie in Anhang II.

Je früher eine Überweisung vorgenommen wird, desto früher kann die Sozialarbeiterin eine Beziehung zu ihrem Klienten aufbauen. Damit keine nötigen Überweisungen übergangen werden und um die Zusammenarbeit zwischen Pflegeteam und Sozialarbeiterinnen zu stärken, könnten letztere die Station mehrmals wöchentlich zu festen Zeiten besuchen und/oder an Schichtübergaben teilnehmen, wenn es ihnen möglich ist.

8.2.7 Pflegeexpertinnen (Specialist nurse or Clinical nurse specialist)

Inzwischen spezialisieren sich immer mehr Pflegekräfte auf bestimmte Aspekte der Pflege. Diese Pflegeexpertinnen haben die Aufgabe, sowohl den Patienten als auch dem sonstigen Pflegepersonal mit Rat und Tat zur Seite zu stehen. Obwohl heute keine Pflegekraft mehr über jedes einzelne Spezialgebiet der Pflege informiert sein kann, haben Pflegekräfte in der Vergangenheit leider nur sehr zögerlich Gebrauch vom Expertenwissen ihrer Kolleginnen gemacht.

Pflegeexpertinnen sind oft Stationsleitungen, die in einem bestimmten Feld reichlich Erfahrung gesammelt und eventuell einen Kurs absolviert haben. Diese spezialisierten Pflegekräfte können auf Krankenhaus- oder Bezirksebene arbeiten und leisten vielleicht auch einen Beitrag in der Gemeindepflege, indem sie Patienten zu Hause besuchen. Andere bleiben in ihren eigenen Stationen oder Abteilungen und fungieren dort als Beraterinnen für andere Pflegekräfte. Wieder andere hingegen verfügen über so spezielle Kenntnisse und klinische Erfahrungen, dass sie eng mit dem gesamten Pflege- und medizinischen Personal zu kooperieren. Diese können sie bei Fragen zu ihrem Spezialgebiet konsultieren. Die Pflegeexpertinnen geben Ratschläge zur Patientenbetreuung und zur Erstellung von Pflegeplänen, führen Schulungen und Forschungsprojekte durch. Mitunter wirken sie auch bei der unmittelbaren Versorgung kleiner, ausgewählter Patientengruppen mit. Die Rolle jeder Pflegeexpertin, gleich welches ihr Fachgebiet ist, umfasst immer auch eine klinische, eine leitende, eine pädagogische und eine wissenschaftliche Komponente (RCN 1988).

Nicht alle Krankenhäuser haben ihre eigenen Pflegeexpertinnen, die häufigsten Spezialbereiche sind jedoch Diabetes, Hämophilie, Forschung, Sterbebegleitung, Hygiene (control of infection), Stomapflege und Mastektomiepflege. Auch die psychiatrische Gemeindeschwester ist zu den Pflegeexpertinnen zu zählen. Wie weit die Zuständigkeiten gefasst sind, kann unterschiedlich gehandhabt werden. Die Stationsleitung sollte sich jedenfalls darüber informieren, welche Pflegeexpertinnen verfügbar sind, wie weit deren Aufgaben reichen und wie Überweisungen zu handhaben sind.

Sowohl für das Pflegepersonal als auch für die Patienten ergeben sich viele Vorteile, wenn solches Expertenwissen und klinische Erfahrung jederzeit abrufbar ist. Die Rolle der Pflegeexpertin verlangt auch viel Situationsgefühl und Diplomatie, damit nicht die Autorität und der Stellenwert der Stationsleitung untergraben wird.

[Der Einsatz von Pflegeexpertinnen war in der BRD lange Zeit auf die klassischen Felder Stomapflege/Kontinenz, Wundversorgung und Diabetes begrenzt. Mittlerweile ist das Expertenfeld breiter geworden und Pflegeexpertinnen bzw. -beraterinnen sind in Krankenhäusern nicht mehr unüblich. In England ergeben sich u. a. Besonderheiten in der Positionierung der Pflegeexperten durch das staatliche Gesundheitssystem (Gesundheitsbehörden). Anm. d. Bearb.]

8.2.8 Physiotherapeutin

In den meisten Stationen ist die Physiotherapeutin ein wichtiges Mitglied des interdisziplinären Teams. Die Aufgaben der Physiotherapeutinnen sind sehr vielfältig und schließen ein:

- Atemgymnastik
  - Allgemeine Atemgymnastik
  - Prä- und postoperative Behandlungen
- Mobilisation und Rehabilitation
  - Wiederherstellung der Beweglichkeit
  - Langfristige Beratung und Unterstützung
  - Einschätzung des häuslichen Umfelds
  - Beratung immobiler Patienten
- Spezielle Behandlungen
  - Manuelle und orthopädische Behandlung
  - Wärmebehandlung
  - Diathermie.

Die allgemeine Aufgabe der Physiotherapeutin ist es, den Patienten zu beraten und zu schulen. Manchmal, etwa wenn es darum geht, wie ein kranker oder behinderter Patient am besten zu heben ist, werden auch dessen Angehörige oder Pflegekräfte einbezogen. Die Physiotherapeutin kooperiert mit den anderen Mitgliedern des des interdisziplinären Teams und stellt gemeinsam mit diesen den Behandlungsplan des Patienten zusammen. Ob die Physiotherapeutin dem Patienten effektiv helfen kann, hängt auch davon ab, wie gut die Beziehungen innerhalb des Teams sind und ob die Abstimmung mit den Ärztinnen und Pflegekräften der Station funktioniert. Eine gute Kommunikation ist daher enorm wichtig.

In den meisten britischen Krankenhäusern gibt es abends und am Wochenende eine Physiotherapeutin im Rufdienst und ein verbindliches Verfahren zur Kontaktaufnahme.

8.2.9 Krankenhausseelsorgerin

Manche Krankenhausseelsorgerinnen sind Vollzeit-, andere Teilzeitkräfte. Die Zeit, die ihnen zur Verfügung steht, wirkt sich auf ihre Wirkungsmöglichkeiten aus. Viele Teilzeitseelsorgerinnen kommen eigentlich nur drei oder vier Stunden pro Woche ins Krankenhaus, wobei die meisten natürlich trotzdem viel länger bei ihren Patienten bleiben. Pflegekräfte wissen oft nicht, dass viele Seelsorgerinnen nur stundenweise im Krankenhaus arbeiten. In manchen Krankenhäusern gibt es jedoch zusätzlich freiwillige Laien, die die Seelsorgerin unterstützen.

Zwar kennen die meisten Mitarbeiterinnen im Krankenhaus die Krankenhausseelsorgerin, oft ist es jedoch die Stationsleitung, die den Kontakt zwischen Patient und Seelsorgerin herstellt. Normalerweise ergreift die Pflegekraft die Initiative und bittet entweder die Seelsorgerin, einen bestimmten Patienten oder dessen Angehörige zu besuchen, oder schlägt einem Patienten bzw. seinen Angehörigen die Seelsorgerin als Person vor, die ihn möglicherweise in einer schwierigen Zeit unterstützen und ihm helfen kann.

Die 43-jährige Mrs. Willow, die an einer schweren Krankheit litt, hatte Angst zu sterben. Weil sie aber gläubige Katholikin war, fühlte sie sich wegen dieser Angst schuldig. Sie redete mit der Stationsleitung über ihre Ängste und Schuldgefühle und diese sprach den katholischen Krankenhauspfarrer an, der Mrs. Willow daraufhin besuchte. Er sprach lange mit ihr und half ihr, ihre Angst und Schuldgefühle zu verstehen und ihre Gefühle in die richtige Perspektive zu rücken. Hätte die Stationsleitung das Thema nicht zur Sprache gebracht, hätte Mrs. Willow ihre Gefühle wahrscheinlich nie begreifen und verarbeiten können und sich für den Rest ihres Lebens schuldig gefühlt.

Viele Pflegekräfte denken, Schwerkranke oder Sterbende seien die einzigen Patienten, die spirituellen Beistand brauchen. Dabei kann die Seelsorgerin oft auch Patienten helfen, die aufgrund ihrer aktuellen Situation verwirrt und verängstigt sind und jemanden zum Reden brauchen, dem sie vertrauen können, der aber medizinisch oder emotional nicht in ihre Situation eingebunden ist. Potenzielle Klienten der Seelsorgerin sind also auch Patienten, die keinen Sinn mehr in ihrem Leben sehen, einsam sind, lange im Krankenhaus bleiben müssen, wissen, dass sie Krebs haben, Stresssymptome zeigen oder Entscheidungen treffen müssen, die ihr Leben und das ihrer Familie verändern könnten.

Die Seelsorgerin ist oft auch solchen Menschen eine große Hilfe, die nach einem Selbstmordversuch eingeliefert werden, die schwer krank sind oder sterben werden oder die eine geliebte Person verloren haben. In letztere Kategorie fallen auch Mütter, deren Babys gestorben sind.

Auch die Familienangehörigen von Patienten haben oft einen hohen Bedarf an Beratung, Trost, emotionalem Rückhalt oder einfach Gesellschaft. Die plötzliche Erkrankung eines geliebten Menschen, ein Unfall, ein Herzinfarkt oder andere schlechte Nachrichten werden häufig als großer Schock erlebt. Während sich das gesamte Stationspersonal auf den Patienten konzentriert, der gerade in eine bedrohlliche Situation gekommen ist, werden die Angehörigen oft allein gelassen. Wird die Seelsorgerin in einem solchen Fall verständigt, ist sie meist gerne bereit, mit den Angehörigen zu sprechen und ihnen zu einer etwas objektiveren Sicht der Situation zu verhelfen. Außerdem gibt ein solches Gespräch den Angehörigen Gelegenheit, ihre Gefühle frei auszudrücken.

Nicht selten braucht auch das Pflegepersonal selbst spirituellen Beistand. Die Schmerzen, das Leid und der Tod von Patienten sind für die Pflegekräfte oft so belastend, dass sie seelische Unterstützung nötig haben. Die Seelsorgerin als Mitglied des interdisziplinären Teams kann Pflegekräften helfen, ihre Gefühle, Ängste und Wut aus einer anderen Perspektive zu betrachten. Sind ihre Pflegekräfte nach einer stressgeladenen Notfallsituation verstört, kann die Stationsleitung die Seelsorgerin in ein Geprāch mit dem Pflegeteam einbeziehen – über Probleme reden hilft, Stress abzubauen.

Damit die Seelsorgerin weniger als Stationsbesucherin und mehr als Mitglied des Stationsteams gesehen wird, sollte die Stationsleitung einmal mehr als gutes Beispiel vorangehen, ihr offen und freundlich entgegentreten und sie bei Bedarf um Rat und Hilfe bitten. So kann sie dem Pflegeteam demonstrieren, dass die Seelsorgerin ein wichtiges Mitglied des interdisziplinären Teams ist. Um zur richtigen Zeit am richtigen Ort sein zu können, ist die Seelsorgerin weitgehend auf die Stationsleitung angewiesen.

8.2.10 Sonstige Mitglieder des interdisziplinären Teams

8.2.10.1 Diätassistentin

Die Diätassistentin ist natürlich auf denjenigen Stationen stärker eingebunden, deren Patienten eine spezielle Diät einhalten müssen. Dies ist vor allem bei Nierenkranken, Diabetikern und Stoffwechselkranken der Fall. Die Diätassistentin berät und schult aber auch Patienten, die keine spezielle Diät, aber eine allgemeine Ernährungsberatung brauchen.

Darf oder kann ein Patient die normale Krankenhauskost nicht essen, muss seine Pflegekraft die Diätassistentin einschalten, damit eine Alternative gefunden werden kann. Dabei ist zu berücksichtigen, was der Patient essen darf, welche Einschränkungen er tolerieren kann und will, was er mag und was er nicht mag und was er im Krankenhaus bekommen kann. In manchen Krankenhäusern muss die Pflegekraft solche Probleme direkt mit der Küchenleitung besprechen.

8.2.10.2 Ergotherapeutin

Ergotherapeutinnen wird man vermutlich eher in speziellen Einrichtungen wie z. B. in der Geriatrie, Psychiatrie oder Reha-kliniken z. B. für Schlaganfallpatienten finden als in Allgemeinkrankenhäusern. Sie führen Beschäftigungstherapien durch und wirken bei der Rehabilitation und Remobilisation mit. Hierzu gehört auch, dass behinderte Patienten beispielsweise (wieder) lernen, sich anzuziehen oder zu kochen, und somit ihre Selbstständigkeit wiedererlangen. Eine Beschäftigungstherapie ist bei vielen chronisch Kranken angebracht sowie bei Patienten, die sich in der vorletzten Phase ihrer Krankheit befinden (z. B. Krebskranke). Die Beschäftigungstherapeutin bringt außerdem körperlich oder geistig Behinderten bei, wie sie sich auf ihre Behinderung einstellen können. Von Patienten, die dazu in der Lage sind, wird in der Regel erwartet, dass sie zu ihren Sitzungen in die ergotherapeutische Abteilung kommen.

Während des Rehabilitationsprozesses körperbehinderter Patienten werden Ergotherapeutin und Physiotherapeutin gemeinsam ein Assessment des Patienten in seiner häuslichen Umgebung vornehmen und diesem sinnvolle Veränderungen vorschlagen. Zu einem solchen Hausbesuch sollte der Patient möglichst auch von einer Pflegekraft begleitet werden, damit seine gesamten Bedürfnisse Berücksichtigung finden.

8.2.10.3 Logopädin

Die Logopädin therapiert sowohl stationäre als auch ambulante Patienten; die entsprechenden Überweisungen können von einer Ärztin vorgenommen werden. Die Arbeit der Logopädin vereint erzieherische und rehabilitative Elemente.

Zu den Patienten der Logopädin gehören Personen mit angeborenen oder traumatischen – unfallbedingt oder postoperativ – Sprachstörungen sowie Patienten, die eine Laryngektomie oder einen Schlaganfall hinter sich haben. Die Logopädin kommt entweder auf die Station oder empfängt die Patienten in ihren Räumen. Ist ein Patient in logopädischer Behandlung, sollte die Logopädin an den interdisziplinären Teamtreffen teilnehmen.

8.2.10.4 Radiologin

Zwar werden viele Patienten röntgenologisch untersucht, dies erfolgt aber in der Regel in der radiologischen Abteilung.

Auch die Strahlentherapie von Patienten findet in der entsprechenden Abteilung statt, die behandelnde Radiologin kann und sollte jedoch an den Visiten und den interdisziplinären Teambesprechungen (patientenbezogen) teilnehmen, weil sie viele ihrer Patienten über einen langen Zeitraum hinweg und teilweise täglich behandelt. Dabei hat sie reichlich Gelegenheit, mit dem einzelnen Patienten über seine Therapie, seine Fortschritte und seine Ängste zu sprechen. Darüber sollte sie sich bei den

Teamtreffen mit den Vertreterinnen der anderen Disziplinen austauschen können.

8.3 Interdisziplinäre Teamtreffen

Auch wenn es der Idealfall wäre, dass alle Mitglieder des interdisziplinären Teams regelmäßig zusammenkommen, wird dies nicht immer möglich sein, besonders, wenn einzelne Teammitglieder die Zusammenarbeit verweigern. Treffen können aber auch im kleineren Umfang abgehalten werden, wenn die Stationsleitung beispielsweise die Sozialarbeiterin und die Physiotherapeutin zu einer wöchentlichen Zusammenkunft auf ihrer Station einlädt, bei der Probleme mit der Betreuung von Patienten besprochen werden.

Eine andere Möglichkeit, um Teammitglieder einzubeziehen, wäre, ein oder zwei Vertreterinnen anderer Disziplinen jeweils an einem Tag der Woche zum täglichen Stationsbericht hinzuzubitten. Sozialarbeiterinnen, Seelsorgerinnen und Physiotherapeutinnen nehmen dieses Angebot in der Regel gerne wahr. Auch der Assistenzarzt oder Oberarzt dürfte bereit sein teilzunehmen und dem Pflegeteam so die Möglichkeit zu geben, konkrete Probleme mit ihm zu besprechen. Die Sozialarbeiterin kann bei diesen Treffen diejenigen Patienten auswählen, denen sie am ehesten helfen zu können glaubt. Bis ein regelmäßiges Treffen des kompletten Teams stattfindet, können die verschiedenen Berufsgruppen abwechselnd eingeladen werden.

Alternativ hierzu kann die Stationsleitung der Chefärztin vorschlagen, dass diese andere Mitglieder des Teams einlädt, vor oder nach der Visite bei einer Tasse Kaffee über bestimmte Patienten zu diskutieren. So bekommt jeder eine Gelegenheit, um bei der Versorgung des Patienten mitzureden und die Meinung der anderen zu erfahren und zu verstehen.

Die Beziehung zwischen den verschiedenen Teammitgliedern und dem Patienten wird sehr unterschiedlich sein und die Beiträge von jedem werden sich von Zeit zu Zeit unterscheiden. Es muss auch akzeptiert werden, dass sich die Aufgabenbereiche der Disziplinen oftmals überschneiden und die Grenzen zwischen den Rollen ihrer Vertreterinnen schwimmend sind. Für den einen Patienten könnte beispielsweise die Stationsleitung alle Entlassungsvorkehrungen treffen, während dies bei einem anderen die Aufgabe der Sozialarbeiterin ist. Wer bei einem Patienten in welchem Umfang eine Beraterfunktion übernimmt, kann in jedem Fall verschieden sein, da diese Rolle nicht einem Teammitglied allein zufällt.

Wenn das interdisziplinäre Team zusammenkommt, wird es viele Themen diskutieren. Je nach Situation werden andere Mitglieder die Führung übernehmen oder die wesentlichen Entscheidungen treffen. Während die Ärztin die medizinisch-klinischen Entscheidungen fällen wird, weil sie über das entsprechende Wissen verfügt, hat bei Fragen des spirituellen Rückhalts die Seelsorgerin das letzte Wort. Hat die Sozialarbeiterin die Wohnung des Patienten besichtigt, wird sie am besten beurteilen können, wann der Patient heimkehren kann. Pflegerische Entscheidungen wiederum liegen letztlich allein bei der Stationsleitung, die sich diese niemals vom Team abnehmen lassen sollte. Bestimmte Urteile allerdings können nur von allen Mitgliedern gemeinsam gefällt werden.

Solange alle Teammitglieder in ihrem Job kompetent sind, werden sie auch keine Probleme damit haben, über die Maßnahmen zu entscheiden, die sie dem Patienten in ihrem Fachbereich bieten können. Der Patient jedoch muss immer ein Mitspracherecht haben.

8.4 Hausbesuche

Im Rahmen der Rehabilitation nach einem Schlaganfall, einer Amputation oder einer anderen einschränkenden Krankheit ist es oft sinnvoll, dass der Patient vor der Entlassung seiner Wohnung einen kurzen Besuch abstattet. So bekommt das interdisziplinäre Team eine Gelegenheit, gemeinsam mit dem Patienten und seinen Angehörigen über die Bedürfnisse zu sprechen, die zu berücksichtigen sind, wenn dieser nach Hause zurückkehrt.

Dieser Besuch kann von einer ausgebildeten Pflegekraft, einer Physiotherapeutin, einer Ergotherapeutin oder einer Sozialarbeiterin arrangiert werden, nachdem bei einem interdisziplinären Teamtreffen darüber gesprochen und dem Patienten und seiner Familie der Zweck dieses Besuchs erklärt wurde. Ein oder mehrere Mitglieder des Teams begleiten den Patienten; die Gemeindeschwester oder der Zuständige für den Einsatz von Haushaltshilfen können ebenfalls einbezogen werden. In der Regel wird mit einem Taxi gefahren; entscheidend ist die jeweilige Regelung des Krankenhauses.

Der Patient und seine Angehörigen erhalten Ratschläge, womit er bei seiner Heimkehr rechnen muss und wie die identifizierten Probleme überwunden werden können. Es wird untersucht, ob die Kücheneinrichtung geeignet ist, ob Toilette und Bad leicht erreichbar sind, ob Stühle und Betten die richtige Höhe haben und ob der Patient eventuell vorhandene Treppen steigen kann oder nicht. Umbauten oder Spezialgeräte werden dann mit Hilfe der lokalen Gesundheitsbehörde und/oder des Gemeindepflegedienstes organisiert.

[Hausbesuche durch Klinikpersonal sind in der beschriebenen Form in der BRD nicht üblich. Auch hier wirkt sich die starre Trennung von ambulantem und stationärem Bereich aus. Die Bereitstellung von Hilfsmitteln und Zuschüssen für Wohnungsanpassungen u.ä. erfolgt in unterschiedlicher Form z. B. über die verschiedenen Sozialversicherungen. Anm. d. Bearb.]

8.5 Diskussionsthemen

1. Bei einer echten interdisziplinären Visite kann die Zahl der teilnehmenden Ärztinnen und Teammitglieder erheblich sein. Auf den Patienten wirkt dies oft einschüchternd.
   Diskutieren Sie die Rolle der Stationsleitung bei einer interdisziplinären Visite. Oft wird die Pflegekraft bei der Visite als Verantwortliche für das Bereithalten der Dokumente, Testergebnisse und Röntgenbilder angesehen. Welchen Einfluss könnte dies auf das Bild haben, das der Patient von der Rolle der Stationsleitung hat?

2. Eine der häufigsten Klagen von Gemeindeschwestern lautet, dass die Patienten in ihre Obhut entlassen werden, ohne dass sie adäquat informiert und das notwendige Material verfügbar ist.
   Untersuchen Sie, wie in Ihrer Station mit Überweisungen an die Gemeindeschwester verfahren wird und welche Verbesserungen helfen könnten, solche Vorfälle zu verringern.

Literatur:

Autton, N. (1981): *A Handbook of Sick Visiting.* London, Mowbray.

Bennett, G. (1979): *Patients and their Doctors,* Baillière Tindall, London.

Butrym, Z. T. (1976): *The Nature of Social Work,* Macmillan, London.

Clarke, J. & Hiller, R. B. (1975): *Community Care,* H. M. & M. Publishers, Nursing Modules Services, Aylesbury.

Florence Nightingale's *Letter to Mary Jones* (1987) (zitiert in Abel-Smith, op-cit., S. 25 und Paragraph 150 des Report of the Committee on Nursing – Chairman Asa Briggs) HMSO (1972) London.

Friend, P.: *Nursing ind Primary Health Care.* (DHSS CNO(77) 8).

Gee, J. L. & Gee. R. C. (Hrsg.) (1983): *Handbook of Community Nursing* Asgard Publishing Company, London.

Keywood, O. (1979): *Nursing in the Community.* Baillière Tindall, London.

Kratz, C. (1978): *Care of the Long Term Sick in the Community.* Churchill Livingstone, London.

Luker, K. & Orr, J. (1985): *Health Visiting* (2. Aufl.) Blackwell Scientific Publications, Oxford.

Royal College of Nursing (1988): *Specialities in Nursing – a Report of the working party investigating the development of specialities within the nursing profession,* Royal College of Nursing, London.

Turton, P. & Orr, J. (1985): *Learning to Care in the Community* Hodder and Stoughton, London.

Deutschsprachige Literatur:

Interdisziplinarität:

Dykes, P., Wheeler, K.: Critical Pathways. Huber, Bern, 2001.

Ewers, M., Schaeffer, D.: Case Management in der Pflege. Huber, Bern, 2000.

Johnson, S.: Interdisziplinäre Versorgungspfade. Huber, Bern, 2001.

Lorenz, A.: Abgrenzen oder zusammen arbeiten. Mabuse, Franfurt, 2000.

Ambulante Pflege:

v. Brunen, et al.: Die Pflege Gesunder und Kranker in der Gemeinde, Bd. 1–3. Schlütersche, Hamburg, 2001.

Joosten, Marly: Die Pflegeüberleitung. Thieme, Stuttgart, 1997.

Familienhilfe:

Schuster, E.: Sozialpädagogische Familienhilfe. P. Lang, Frankfurt, 1997.

Sozialarbeit im Krankenhaus:

Bundesfachgruppe Gesundheit: Sozialarbeit im Gesundheitswesen im Widerstreit der Interessen. VWB, Berlin 2001.

Krankenhausseelsorge:

v. Klessmann, M.: Handbuch der Krankenhausseelsorge. Vandenhoeck und Ruprecht, Göttingen, 1996.

Selbsthilfegruppen:

Deutsche Arbeitsgemeinschaft Selbsthilfegruppen: www.nakos.de

9. Sicherung der Versorgungskontinuität und Betreuung Sterbender

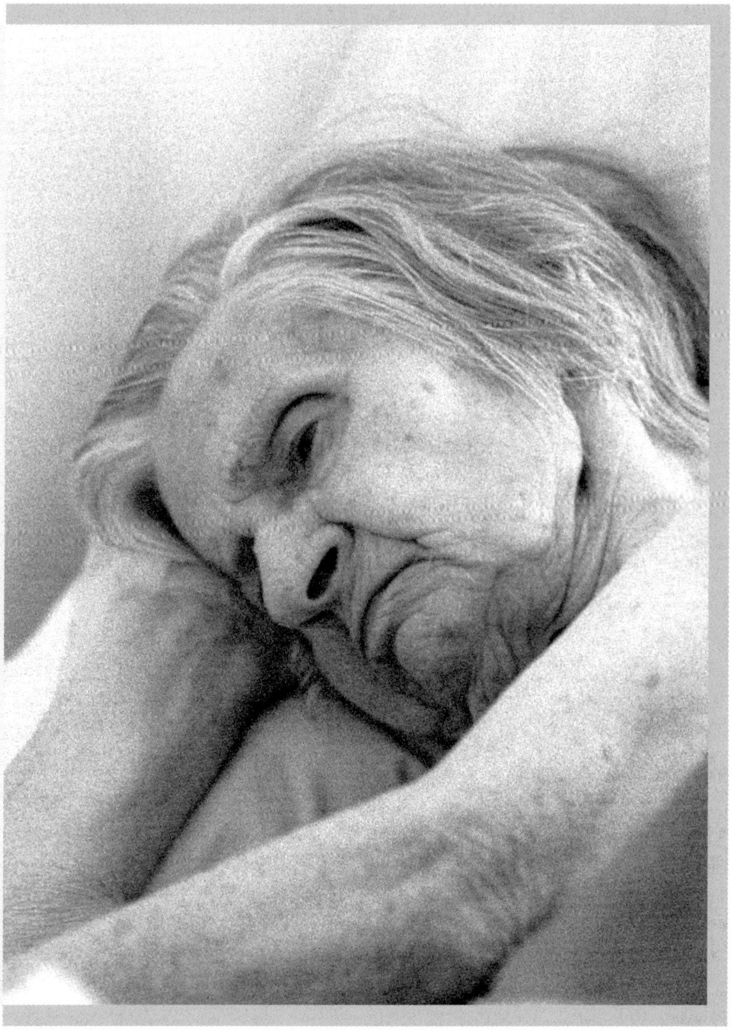

Der Begriff *kontinuierliche Pflege* (Continuing care) wird inzwischen oft für die Pflege von Patienten verwendet, die an einer tödlichen Krankheit leiden und sterben werden, im eigentlichen Sinne steht er jedoch für die Weiterführung der Betreuung des Patienten, sei es in der Gemeinde, in einer anderen Institution, in der Ambulanz-Sprechstunde oder in einer anderen Abteilung des Krankenhauses. Daneben kann er auch bedeuten, dass ein Patient und seine Angehörigen so betreut werden, dass sie bis zum Tode des Patienten die bestmögliche Lebensqualität behalten können, unabhängig davon, ob dies noch ein weiter Weg ist oder der Tod kurz bevor steht.

Dieses Kapitel behandelt den Begriff in seinem weitesten Sinne. Es liefert einige Informationen über die Entlassungsplanung bzw. die Planung einer Verlegung des Patienten und bietet zudem eine kurze Einführung in das Thema: «Die Betreuung des sterbenden Patienten und seiner Angehörigen».

9.1 Entlassungsplanung

Welche Pflegemaßnahmen und Unterstützung der Patient noch brauchen wird, wenn er aus dem Krankenhaus entlassen wird, sollte so früh wie möglich eingeschätzt werden, damit seine Rückkehr in die Gemeinde reibungslos abläuft und keine seiner Bedürfnisse übersehen werden. Streng genommen muss die Entlassungsvorbereitung schon bei der Aufnahme der Pflegeanamnese beginnen, indem Details über die mögliche häusliche Unterstützung gesammelt und das häusliche Umfeld eingeschätzt werden. Wie in Kapitel 8 mehrfach betont wurde, muss der Patient zudem so rasch wie möglich an die Mitarbeiterinnen der entsprechenden Berufsgruppen überwiesen werden. Sobald der voraussichtliche Entlasstag feststeht, müssen alle davon in Kenntnis gesetzt werden, die an der Betreuung des Patienten beteiligt sind.

Viele Patienten fühlen sich im Krankenhaus sicherer als zu Hause; teilweise weil sie dort jederzeit Hilfe und Ratschläge bekommen können, aber auch, weil sie sich ständig unter der Beobachtung geschulter Fachkräfte befinden. Wieder zu Hause, sind sie ängstlich und unsicher. Selbst wenn der Patient nur wenige Tage im Krankenhaus war, kann der daraus entstehende Einschnitt für den Patienten selbst und seine Familie erheblich sein. Dies zeigt, wie wichtig eine sorgfältige Entlassungsplanung ist, die dafür sorgt, dass der Patient zu Hause eine angemessene Nachbetreuung erhält.

Bei der Planung der Entlassung eines Patienten übernimmt entweder die Stationsleitung oder aber die für den betreffenden Patienten zuständige Pflegekraft die Rolle der Koordinatorin (siehe **Abb. 9-1**) und legt den Entlassungsplan fest. Natürlich sind die anderen Berufsgruppen, entsprechend ihrer Einbindung in die Betreuung, beteiligt. An dieser Stelle sollte betont werden, dass alle Beteiligten informiert werden müssen, wenn ein festgelegter Plan geändert und die Entlassung oder Verlegung abgesagt oder verschoben wird.

Ganz gleich, ob der Krankenhausaufenthalt des Patienten kurz oder lang war, müssen bei der Entlassungsplanung bestimmte Schritte eingehalten werden. Wie die einzelnen Schritte ausgestaltet werden, hängt von den individuellen Bedürfnissen des jeweiligen Patienten ab.

Diese Schritte sind:

- Gemeinsam mit dem Patienten und der behandelnden Ärztin wird ein geeigneter Tag festgelegt.
- Die Entlassungsvorkehrungen werden mit dem Patienten besprochen.
- Es wird Kontakt mit den Angehörigen oder Freunden des Patienten aufgenommen.
- Es wird überprüft, welche Betreuung sofort bei der Heimkehr verfügbar ist.
- Es wird Kontakt zu Mitarbeiterinnen anderer betreuender Berufsgruppen aufgenommen.
- Der Transport wird arrangiert.
- Die Termine für eine ambulante Weiterbehandlung werden vereinbart.
- Medikamente, Verbandmaterialien und Pflegemittel, die der Patient zu Hause benötigt, müssen dort verfügbar sein.
- Der Arztbericht für die Hausärztin des Patienten wird veranlasst.
- Die Wertsachen des Patienten sowie ggf. sein Koffer werden geholt.
- Atteste und Antragsformulare für finanzielle Hilfen etc. werden ausgefüllt.

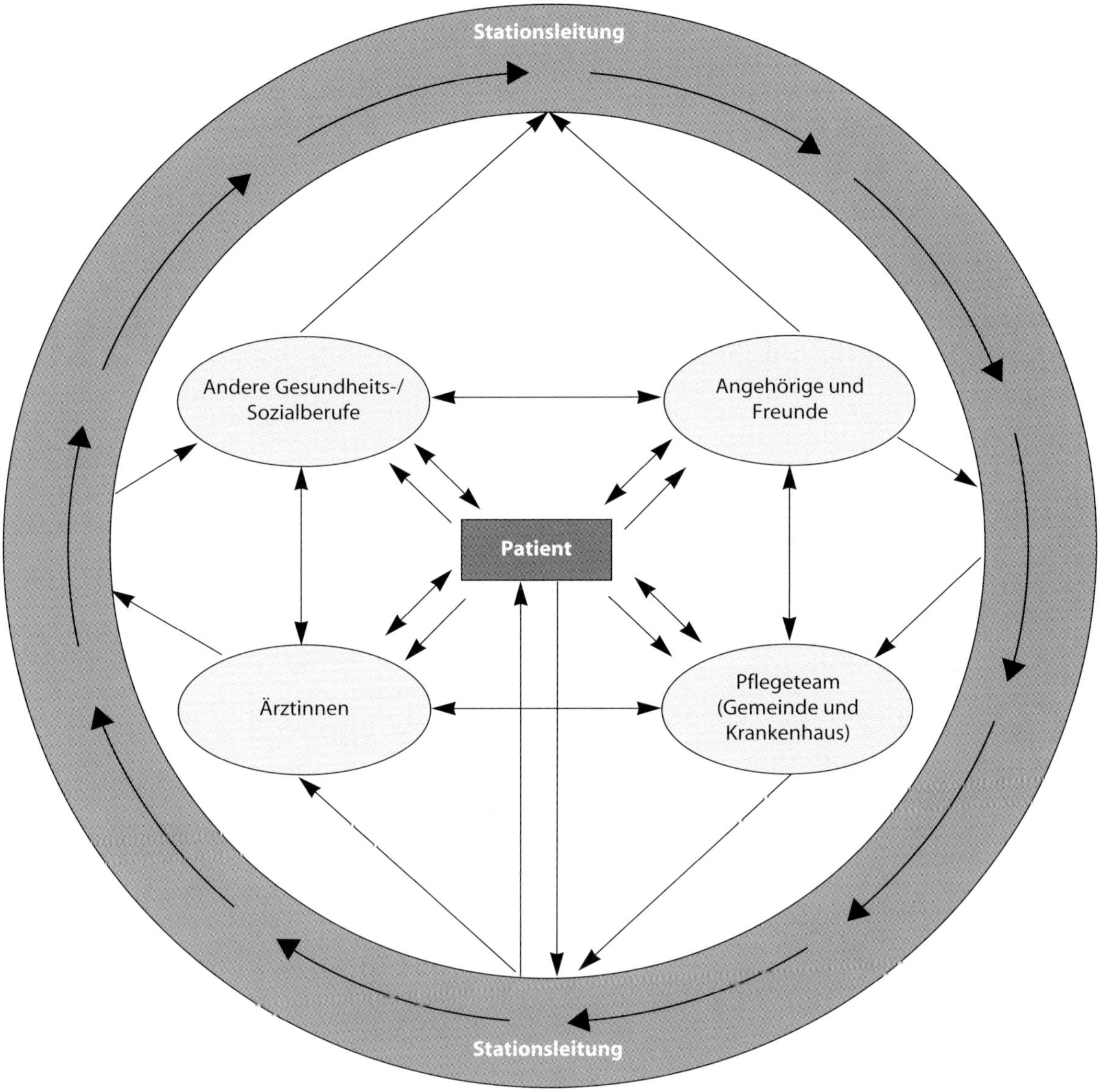

Abbildung 9-1: Die komplexe Kommunikation bei der Entlassungsplanung

Jede Krankenhausentlassung sollte ein geplanter Prozess sein, damit alle Beteiligten die nötigen Vorbereitungen treffen können. Wenn eine große Nachfrage nach Krankenhausbetten herrscht, werden häufig Patienten recht kurzfristig entlassen. Diese Patienten sind zu Hause häufig einem erhöhten Risiko ausgesetzt, weil Hilfsmaßnahmen oftmals nicht so schnell arrangiert werden können. Pflegekräfte haben die Aufgabe und Pflicht, dafür zu sorgen, dass der von der Ärztin festgesetzte Entlassungstermin für den Patienten, seine Angehörigen und die anderen beteiligten Berufsgruppen so liegt, dass ihnen genug Zeit bleibt, um die entsprechenden Vorkehrungen zu treffen. Lässt sich eine Pflegekraft von der Ärztin dazu drängen, einen zu frühen Termin zu akzeptieren und setzt ihren Patienten dadurch einer Gefahr aus, verstößt sie gegen die Regeln und Grundsätze ihrer professionellen

Rolle. Da die Stationsleitung vermutlich die bessere Position innehaben dürfte als ihre jüngeren Mitarbeiterinnen, um einen angemessenen Entlassungstag auszuhandeln, sollte sie vermitteln, wenn es zu Meinungsverschiedenheiten zwischen Ärztin und Pflegekraft kommt. Gerade junge Ärztinnen müssen dazu gebracht werden, bei der Entlassungsplanung ihrer Patienten weit vorauszudenken und nicht nur anstehende Neuaufnahmen und eventuelle Notfälle im Kopf zu haben. [Der Einfluss der Stationsleitung auf die Entlassungsplanung ist in Deutschland i. d. R. nicht so ausgeprägt; außerdem sind die Möglichkeiten der Steuerung des Entlassungsdatums durch die Fehlbelegungsregelung des SGB V stark eingeschränkt worden. Anm. d. Bearb.] Damit der Transfer nach Hause oder in eine andere Einrichtung auch wirklich problemlos abläuft, sollte eine Person – also die Stationsleitung oder die für den Patienten zuständige Pflegekraft – die Aufgabe übernehmen, vor der Entlassung des Patienten zu kontrollieren, ob alle notwendigen Maßnahmen rechtzeitig ergriffen wurden.

9.1.1 Patientenedukation

Ein elementares Ziel der Pflege sollte sein, dass der Patient wieder den Grad der Unabhängigkeit erreicht, den er vor seiner aktuellen Krankheit hatte. Das ist natürlich nicht immer in vollem Umfang machbar, aber die Planung, um dies zu erreichen, sollte so bald wie möglich und in jedem Falle weit vor der Entlassung des Patienten beginnen. Hierzu gehört auch die Schulung des Patienten und oft auch seiner Angehörigen.

Wird der Schulungsbedarf des Patienten und seiner Familie vor der Entlassung identifiziert und erfüllt, so hilft dies nachweislich, Angst abzubauen. Das mag zum Teil auch daran liegen, dass hierbei die Sorgen ans Licht kommen, die der Patient eventuell in Bezug auf seine Heimkehr hat. Wilson-Barnett und andere Forscher haben gezeigt, dass durch die Schulung auch die Angst vor den Folgen der Behandlung und sonstiger Maßnahmen abnimmt und das Bewältigungsvermögen des Patienten wächst.

Alle Mitarbeiter der an der Betreuung des Patienten beteiligten Berufsgruppen müssen möglichst früh in die Entlassungsvorbereitungen einbezogen werden. Zu diesen Maßnahmen kann auch die Schulung von Familienangehörigen zählen, z. B. dürfte die Physiotherapeutin am besten in der Lage sein, dem Angehörigen eines Schlaganfallpatienten beizubringen, wie er den Kranken anheben bzw. aufsetzen kann. Um einem Patienten und seiner Familie das Wiedereinleben im häuslichen Umfeld zu erleichtern, kann auch ein Hausbesuch angebracht sein (siehe Kapitel 8).

Einen Patienten zu schulen, bedeutet, ihm Wissen zu vermitteln, Fähigkeiten beizubringen und ihm beim Umdenken zu helfen. Es folgen einige Beispiele.

9.1.1.1 Wissen

- Was wurde während des Krankenhausaufenthalts getan?
- Wie kann/wird die Behandlung sich auswirken?
- Welche Medikamente müssen zu Hause eingenommen werden? Warum ist dies nötig? Wie wirken diese Medikamente? Wann sind sie einzunehmen? Wo und wie sollen sie gelagert werden? Was ist Besonderes zu beachten (z. B. bei Steroiden, Antikoagulanzien, Insulin)?
- Welche Symptome können zu Hause auftreten (z. B. Hypoglykämie bei Diabetikern oder Erschöpfungszustände nach größeren Operationen)?
- Wie aktiv darf der Patient zu Hause sein?

9.1.1.2 Fähigkeiten

- sich An- und Ausziehen
- Essen
- mit oder ohne fremde Hilfe gehen
- Treppen steigen
- Kochen, putzen, waschen etc.
- selbst spritzen (z. B. Insulin)
- Urintest ausführen
- mit einem Hilfsmittel bzw. einer Vorrichtung umgehen und zurechtkommen (z. B. Stomabeutel, Brustprothese, künstliche Gliedmaße)
- mit der Lähmung einer oder mehrerer Extremitäten zurechtkommen
- mit der Hämodialyse leben.

9.1.1.3 Einstellungen

- Eine Behinderung (z. B. Verlust einer Gliedmaße oder der Sehkraft) akzeptieren und mit ihr leben
- Verordnungen einhalten (z. B. Einnahme von Medikamenten, Befolgung einer Diät)
- das Rauchen aufgeben
- Gesundheitserziehung (falls relevant).

Erhält der Patient die nötigen Informationen in leicht verständlicher Form und erfährt, warum eine bestimmte Maßnahme notwendig ist, wird ihm dies helfen, seine Grundhaltung zu ändern und sich eine positivere Einstellung anzueignen. Noch wirksamer ist es mitunter, wenn Patienten und ihre Angehörigen diese Informationen schriftlich erhalten und mit nach Hause nehmen können. Entsprechende Broschüren gibt es bei unterschiedlichen Institutionen wie Gesundheitsämtern, Stiftungen etc. Auch Merkblätter, die direkt vom Pflegepersonal für bestimmte Patientengruppen verfasst werden, können sehr hilfreich sein.

9.1.2 Gespräche mit Patient und Ärztin

Auch wenn die Ärztin bereits mit ihrem Patienten über dessen Entlassung gesprochen hat, darf nicht einfach davon ausgegangen werden, dass dem Patienten der voraussichtliche Entlassungstermin bereits klar ist. Die Pflegekraft muss ebenfalls mit dem Patienten sprechen, damit ein genauer Termin festgelegt werden kann. Geschieht dies nicht, kann es passieren, dass ein Patient, der in zwei Tagen entlassen werden sollte, schon einen Angehörigen angerufen und diesen gebeten hat, ihn sofort abzuholen. Es könnte sich auch herausstellen, dass es für den Patienten doch sicherer wäre, wenn er noch einige Tage länger im Krankenhaus bliebe. Da der Patient oft sehr aufgeregt ist, wenn er erfährt, dass er bald nach Hause darf, kann es leicht zu Missverständnissen kommen. Wurden die häuslichen Gegebenheiten (verfügbare Helfer, Lage der Toilette und des Schlafzimmers etc.) bei der Aufnahme und während des Krankenhausaufenthalts umfassend und korrekt eingeschätzt, sollten eventuell nötige Hilfestellungen und Umbauten (z. B. Haushaltshilfe, Nachtstuhl, Essen auf Rädern) bereits arrangiert sein. Der Patient muss jedoch in diese Entscheidungen, die sein zukünftiges Leben betreffen, einbezogen werden.

9.1.3 Gespräche mit den Angehörigen

Verwandte oder Freunde, die für einen allein lebenden Patienten die letzten Vorkehrungen treffen sollen, also z. B. ihn abholen, frische Lebensmittel für ihn einkaufen oder die Heizung in der Wohnung anstellen, müssen so früh wie möglich erfahren, wann der Patient tatsächlich nach Hause kommen wird. Diese Information sollten sie jedoch von der Stationsleitung oder der für den Patienten zuständigen Pflegekraft bekommen und nicht vom Patienten selbst. Bleibt das Pflegeteam außen vor, wird die Entlassung unkoordiniert ablaufen und bestimmte wichtige Aspekte könnten übersehen werden.

Die Angehörigen müssen auch wissen, welche Aktivitäten der Patient zu Hause unternehmen darf und soll und welche nicht. So wird die Frau eines Mannes, der nach einem Herzinfarkt nach Hause kommt, wissen wollen, wie lange und wie sehr dieser sich schonen soll.

Auch die Pflegekraft trägt Verantwortung, die Angehörigen darauf vorzubereiten, was sie erwartet, wenn der Patient entlassen wird. Besonders wichtig zu wissen ist für sie, wie schnell oder langsam sich welche Fortschritte einstellen sollten, ob der Patient noch Schmerzen oder sonstige Probleme haben wird, zu welchen Rückfällen es kommen könnte und wann sie sich Sorgen machen und eine Ärztin rufen sollten.

Über den Umgang mit einem Stoma oder sonstigen Vorrichtungen muss die Familie des Patienten ebenfalls informiert werden. Besonders bei Kindern, geistig gestörten Personen oder verwirrten älteren Menschen müssen die Angehörigen wissen, wie Pflegemittel, Tabletten, Injektionen usw. zu verabreichen sind.

9.1.4 Zusammenarbeit mit anderen Gesundheitsberufen

Auf einer gut organisierten Station werden der Patient und gegebenenfalls auch seine Familie im Verlauf des Krankenhausaufenthalts Kontakt mit Mitarbeiterinnen jener Berufsgruppen gehabt haben, die ihm in irgendeiner Weise helfen können. All diese Beteiligten müssen vom geplanten Entlassungstag in Kenntnis gesetzt werden.

Möglicherweise muss der Patient auch nach seiner Entlassung weiterhin regelmäßig zur Physiotherapie, Logopädie oder Ergotherapie ins Krankenhaus kommen. In diesem Fall müssen Termine mit den behandelnden Personen vereinbart werden. Oder der Patient muss mit einem Krankenwagen nach Hause transportiert werden, so dass der Transport ebenfalls rechtzeitig arrangiert werden muss. Hat der Patient von der Physiotherapeutin z. B. eine Gehhilfe (Unterarmgehstützen, Gehgestell o. ä.) erhalten, muss er wissen, ob er diese mit nach Hause nehmen kann und wo er sie abgeben soll, wenn er sie nicht mehr benötigt. [In Deutschland wird für Patienten der gesetzlichen Krankenversicherung die Versorgung mit Hilfsmitteln im SGB V geregelt. Hilfsmittel für die ambulante Versorgung erhält der Patient auf Rezept. Anm. d. Bearb.]

Muss bzw. musste der Patient eine bestimmte Diät einhalten, dürfte die Diätassistentin ihm (und eventuell auch seinen Angehörigen) diese bereits detailliert erklärt haben, aber auch hier kann ein weiteres Treffen vor der Entlassung sinnvoll sein.

Die in Kapitel 8 beschriebene Kontaktaufnahme mit den Gemeindepflegediensten ist abgeschlossen, wenn der Entlassungstermin endgültig feststeht und ein Überweisungsschreiben (Überleitungsbogen) verfasst und dem Patienten oder seinen Angehörigen z. B. zur Übergabe an die Gemeindeschwester ausgehändigt wurde. Mancherorts ist es auch üblich, dass Überweisungsschreiben mit der Post verschickt werden. Trägt der Patient bei seiner Entlassung noch Verbände, ist ihm ein kleiner Vorrat an Verbandmaterial und Wundpflegemittel mitzugeben.

Auch Pläne, die für eine Haushaltshilfe, Essen auf Rädern etc. gemacht wurden, müssen nun, da der Entlassungstag bekannt ist, in die Tat umgesetzt werden. Ist der Patient auf Sozialdienste angewiesen, sollte er besser nach als vor einem Wochenende entlassen werden. Wurde eine unmittelbar anschließende stationäre Weiterbehandlung vereinbart, bestimmt der Tag der Verlegung in die Reha-Klinik den Entlassungstermin. Auch hier muss der Transport organisiert werden.

Alle Patienten, die ein Hilfsmittel erhalten haben, sollten erst dann nach Hause entlassen werden, wenn sie sich im Umgang damit sicher fühlen. Dazu müssen sie wissen, wie und wo sie notwendiges Material (z. B. Stomabeutel) oder, falls nötig, Ersatz (z. B. für eine Brustprothese) erhalten können. Auch andere Hilfsmittel, wie z. B. Schienen, orthopädisches Schuhwerk, Korsetts, künstliche Augen, Ohren oder Nasen, Stützstrümpfe, Perücken oder Rollstühle, können benötigt werden. Diese werden von der Ärztin verordnet. Zubehör, das für die häusliche Pflege gebraucht wird (z. B. Nachtstuhl, Lagerungsmaterialien oder Spezialmatratzen), wird von der Gesundheitsbehörde [BRD: Krankenkassen. Anm. d. Bearb.] meist leihweise zur Verfügung gestellt. Bei der Beschaffung kann die Sozialarbeiterin helfen oder, falls der Patient bereits entlassen ist, die Gemeindeschwester.

Ist ein Patient chronisch oder todkrank und seine Angehörigen möchten ihn zu Hause pflegen, sollte überlegt werden, ob die Familie nicht nachts durch einen Pflegedienst entlastet werden könnte. Eine solche Dienstleistung wird von verschiedenen Stellen angeboten. Auch die Sozialarbeiterin oder die Gemeindeschwester werden hierzu Auskunft geben können.

9.1.5 Patiententransport

Der Transport des Patienten muss ebenfalls geplant werden. In manchen Fällen, besonders, wenn der Patient bettlägerig oder in seiner Mobilität eingeschränkt ist und zu Hause Treppen steigen muss, sollte der Transport im Krankenwagen vorgenommen werden. In manchen Gemeinden muss ein geplanter Transport per Krankenwagen mindestens 48 Stunden vorher angemeldet werden, was die Bedeutung einer sorgfältigen Entlassungsplanung unterstreicht. Wird der Patient mit dem Krankenwagen nach Hause gebracht, muss die Pflegekraft dafür sorgen, dass ihm dort entweder jemand aufmacht oder der Patient selbst einen Schlüssel hat.

Viele Patienten können jedoch von ihren Angehörigen abgeholt werden, wenn dies mit ihnen besprochen wird. Vielleicht sollte dabei betont werden, dass der Patient die Station nicht unbedingt um Punkt 10 Uhr verlassen muss, sondern auch eine Zeit ausgemacht werden kann, die dem Abholer besser passt. Manche Krankenhäuser verfügen auch über einen eigenen Fahrdienst.

9.1.6 Termine

Manche Krankenhäuser vergeben ihre Nachuntersuchungstermine schon vor der Entlassung des Patienten, damit diesem ein Terminkärtchen ausgehändigt und die notwendigen Informationen gegeben werden können. Andere Krankenhäuser schicken ihren Patienten die Termine per Post zu. Eine andere wichtige Frage, die im Rahmen der Entlassungsplanung beantwortet werden muss, ist, ob der Patient überhaupt in der Lage ist, zur ambulanten Nachbehandlung ins Krankenhaus zu kommen. Viele Patienten haben entweder selbst ein Auto, können sich von jemandem bringen lassen oder mit öffentlichen Verkehrsmitteln kommen. Andere, die weniger fit sind oder in einer Gegend wohnen, in der keine regelmäßigen Busse oder Bahnen fahren, sind vielleicht auf einen Krankentransport angewiesen und müssen dann wissen, wann sie zum Abholen bereit sein sollen.

Manche Patienten haben gleich mehrere Nachtermine, wenn sie von verschiedenen Spezialistinnen behandelt wurden, und auch ein Termin bei einer Pflegeexpertin ist denkbar.

9.1.7 Rezepte und Verbandmaterial

Für die Krankenhausapotheke ist es von Vorteil, wenn die Rezepte für die Medikamente, die der Patient mit nach Hause nehmen soll, bereits am Vortag der Entlassung abgegeben werden. [In der BRD verhindert die starre Trennung zwischen ambulanter und stationärer Versorgung eine solche Regelung. Das Rezept für die Medikamente, die nach der Entlassung benötigt werden, muss der Patient beim einem niedergelassenen Arzt ausstellen lassen. Anm. d. Bearb.]

Das Verbandmaterial, das der Patient benötigt, bekommt er in der Regel auf Rezept. Der Patient sollte jedoch soviel Material mit nach Hause bekommen, dass der Gemeindeschwester ausreichend Zeit bleibt, von der Hausärztin des Patienten ein neues Rezept ausstellen zu lassen.

Es ist entscheidend, dass der Patient, seine Angehörigen oder beide die Wirkung der Medikamente und die Verordnungen verstanden haben, bevor der Patient die Station verlässt. Manchmal wird die Pflegekraft die Anweisungen schriftlich notieren müssen.

Sehr wichtig ist es auch, dass der Patient um die Besonderheiten weiß, die bei seiner Medikation (z. B. mit Insulin, Steroiden, Monoaminooxidasehemmern oder Antikoagulanzien) zu beachten sind, und er mit dem entsprechenden Patientenausweis ausgerüstet wird. In diesen Fällen ist es von Vorteil, wenn der Patient schon im Verlauf des Krankenhausaufenthalts über seine Medikamente und die Notwendigkeit, seinen Ausweis immer bei sich zu tragen, aufgeklärt wird und nicht erst am Tag seiner Entlassung. Dies sollte eigentlich für alle medikamentösen Therapien gelten. Der Patient muss wissen, wie lange sein Medikamentenvorrat reichen wird.

9.1.8 Arztbrief

Der Arztbericht, der von der behandelnden Ärztin an die Hausärztin des Patienten geht, kann entweder vor der Entlassung verfasst und dem Patienten für die Hausärztin mitgegeben oder nach der Entlassung geschrieben und mit der Post geschickt werden. Wird der Arztbrief direkt dem Patienten oder seinem Angehörigen mitgegeben, hat das einen Vorteil: ergibt sich eine Notfallsituation kurz nach Eintreffen des Patienten zu Hause und der Hausarzt wird hinzugezogen, verfügt dieser über die aktuellen Behandlungsdaten des Patienten.

Zwar ist es meist die Stationssekretärin, die Krankenwagen bestellt, Termine vereinbart oder dafür sorgt, dass der Assistenzarzt oder Oberarzt an die Fertigstellung des Arztbriefes denkt; die letzte Verantwortung dafür, dass diese Aktivitäten auch tatsächlich durchgeführt werden, liegt jedoch bei der Stationsleitung. Die Pflegekraft muss die Stationssekretärin über die bereits bekannten Entlassungstermine informieren und ihr mitteilen, welche Termine und Transporte am dringendsten sind. Hat die Station keine eigene Sekretärin, ist die Stationsleitung selbst zuständig.

9.1.9 Wertsachen und Kleider

Hat der Patient Wertsachen wie Bargeld, Schmuck oder Sparbücher in den Krankenhaussafe gegeben, müssen diese vor seiner Entlassung ausgelöst werden. Eine gewisse Vorausplanung ist auch hier nötig, da der Patient die Klinik möglicherweise abends oder am Wochenende verlassen wird, wenn kein Zugriff auf den Safe möglich ist. Die genaue Prozedur zur Auslösung von Wertsachen kann von Krankenhaus zu Krankenhaus unterschiedlich sein, meist muss jedoch der Patient einen Beleg unterschreiben, wenn er seine Sachen zurückerhalten hat.

In den moderneren Krankenhäusern dürften die Kleider und der Koffer des Patienten in einem Schrank im Krankenzimmer untergebracht sein, in anderen Kliniken werden diese zentral verwahrt und von dem dafür Zuständigen dem Patienten zurückgegeben, oder sie werden in Nebenräumen der Station aufbewahrt. Die Pflegekraft muss in jedem Fall dafür sorgen, dass der Patient seine Sachen zurückerhält und gegebenenfalls die nötigen Dokumente unterschrieben werden.

9.1.10 Atteste und Anträge

[Um eine Entgeltfortzahlung im Krankheitsfall zu erhalten, müssen Arbeitnehmer dem Arbeitgeber die Arbeitsunfähigkeit und deren voraussichtliche Dauer unverzüglich anzeigen. Ist der Patient nicht in der Lage, dies selbstständig zu erledigen, benötigt er die Unterstützung des Pflegepersonals. Dauert die Arbeitsunfähigkeit länger als drei Kalendertage, ist bei Berufstätigen in der Regel ein ärztliches Attest zur Vorlage beim Arbeitgeber auszustellen. Der Arbeitgeber ist berechtigt, die Vorlage der Bescheinigung auch früher zu verlangen. Der gesetzliche Anspruch auf Entgeltfortzahlung beträgt sechs Wochen (Entgeltfortzahlungsgesetz); tarifvertragliche Vereinbarungen können hiervon abweichen. Mitglieder der gesetzlichen Krankenversicherung erhalten nach diesem Zeitraum Krankengeld gemäß der Bestimmungen des SGB V. Anm. d. Bearb.]

In Langzeitpflegeeinrichtungen wird das Pflegepersonal mitunter von Angehörigen gebeten, bestimmte Dokumente zu unterzeichnen bzw. die Unterschrift zu bestätigen. Ein Beispiel wäre die Versicherungspolice einer Lebensversicherung nach dem Tode eines Patienten bzw. des Ehepartners eines Patienten. In solchen Fällen sollten die Betroffenen an die Krankenhausverwaltung verwiesen werden.

Nachdem der Patient das Krankenhaus verlassen hat, wird die Pflegedokumentation abgeschlossen. Zu dokumentieren sind der aktuelle Allgemeinzustand des Patienten, die Entlassungszeit, das benutzte Transportmittel, ob der Patient begleitet wurde, welche Instruktionen Patient und Angehörige erhalten haben, ambulante Behandlungs- oder Nachsorgetermine und besondere Maßnahmen, die ergriffen wurden, z. B. eine Überweisung an die Gemeindeschwester. In manchen Pflegedokumentationssystemen gibt es ein Formblatt für die Entlassung des Patienten.

Die Krankenakten, auch die anderer Krankenhäuser, werden dann ins Krankenblatt-Archiv zurückgeschickt und die Röntgenbilder gehen zurück an die radiologische Abteilung. Darum kümmert sich normalerweise die Stationssekretärin. Falls es eine solche nicht gibt, werden die Dokumente in einen verschlossenen Umschlag gegeben und mit der Hauspost an die entsprechende Abteilung geschickt.

Handelt es sich bei dem entlassenen Patienten um einen Privatpatienten, ist die zuständige Sekretärin einzuschalten. Bei Soldaten wird über die Krankenhausverwaltung die jeweilige Dienststelle benachrichtigt, die den Patienten dann in der Regel auffordert, zu seinem Stützpunkt, seiner Einheit oder seinem Schiff zurückzukehren.

Wenn der Patient Medikamente erhalten hat, die auf der Station nicht üblicherweise verordnet werden, sollten die Restbestände an die Apotheke zurückgegeben werden. Alle Hilfsmittel, die dem Patienten während seines Krankenhausaufenthalts zur Verfügung gestellt worden waren (z. B. von der Physiotherapeutin), werden an die jeweiligen Abteilungen zurückgeschickt.

9.2 Patientenüberleitung

Die Nachricht, auf eine andere Station oder gar ein anderes Krankenhaus verlegt zu werden, löst bei vielen Patienten akute Angst aus. Daher sollte sorgfältig überlegt werden, wie ihm die Neuigkeit am besten überbracht wird und von wem. Am besten ist hierfür meist die Stationsleitung geeignet. In vielen (britischen) Krankenhäusern ist es üblich, Patienten einfach auf eine andere Station «auszulagern», wenn leere Betten gebraucht werden. Dies wird von vielen Pflegekräften als völlig normal angesehen und dabei nicht bedacht, wie frustrierend dies für Patienten und ihre Angehörigen sein kann.

Wird ein Patient verlegt, ist es besonders wichtig, dass die Kommunikation zwischen allen an der Verlegung Beteiligten funktioniert.

9.2.1 Verlegung innerhalb des Krankenhauses

Wird ein Patient von einer Station in eine andere verlegt, sollten die folgenden Schritte ablaufen:

- mit dem Patienten sprechen
- die Angehörigen informieren
- Kontakt mit der neuen Station aufnehmen
- überprüfen, ob der Patient zu Fuß gehen kann, einen Rollstuhl benötigt oder im Bett transportiert werden muss
- den Patiententransportdienst benachrichtigen
- die Pflegedokumentation, falls nötig, vervollständigen und aktualisieren
- dem Patienten beim Zusammenpacken seiner Sachen helfen
- einschätzen, ob eine Pflegekraft den Patienten begleiten muss
- die Patientenaufnahme in Kenntnis setzen
- die (Telefon-)Zentrale informieren, falls diese eine Liste der stationären Patienten führen
- Pflegebericht, Krankenakte, Röntgenbilder, spezielle Medikamente des Patienten, Diätplan und Beobachtungsbögen in einen Umschlag geben oder geben lassen und zusammen mit dem Patienten und seinen Sachen auf die neue Station schicken.

9.2.2 Überleitung in ein anderes Krankenhaus

Wird ein Patient in ein anderes Krankenhaus verlegt, sollten die folgenden Schritte ablaufen:

- mit dem Patienten sprechen
- die Angehörigen über die geplante Verlegung, das neue Krankenhaus, seine Lage und die aufnehmende Station informieren
- Kontakt mit der neuen Station aufnehmen
- den Transport arrangieren
- einschätzen, ob der Patient von einer Pflegekraft begleitet werden muss, und, falls dies der Fall ist, dafür sorgen, dass die begleitende Pflegekraft eine Rückfahrmöglichkeit hat, da der Krankenwagen nicht zwangsläufig wieder zum verlegenden Krankenhaus zurückkommt oder die Pflegekraft eventuell nicht wieder mitnehmen kann
- einen Pflegeüberleitungsbericht für das neue Krankenhaus schreiben
- dafür sorgen, dass die behandelnde Ärztin einen Verlegungsbericht für das neue Krankenhaus schreibt, der alle relevanten medizinischen Informationen enthält
- dem Patienten beim Zusammenpacken seiner Sachen helfen
- eventuell im Safe deponierte Wertsachen auslösen
- alle sonstigen Unterlagen ausfüllen, die der Patient benötigt
- die Patientenaufnahme in Kenntnis setzen
- falls nötig, die (Telefon-)Zentrale informieren.

In manchen Krankenhäusern ist es üblich, die Krankenakte des Patienten und seine Röntgenbilder mitzuschicken. In diesem Falle müssen das Archiv und die radiologische Abteilung darüber informiert werden, dass diese Unterlagen nicht mehr im Hause sind. Mitunter werden auch nur Kopien verschickt.

9.3 Entlassung gegen ärztlichen Rat

Wenn die Pflegekraft sich die Zeit nimmt, um ihrem Patienten wirklich zuzuhören, stellt sich oft heraus, dass dessen Wunsch, auf eigene Verantwortung nach Hause zu gehen, oft von einem ganz konkreten Punkt herrührt, der den Patienten frustriert oder stört. Manche Personen etwa tun sich schwer damit, das Zimmer mit anderen zu teilen, andere haben vielleicht das Gefühl, nicht die Informationen zu bekommen, die sie brauchen, oder sie machen sich Sorgen um ihre Familie. Ihre Reaktion ist, dass sie nur noch nach Hause wollen und ihre Entlassung verlangen.

Oft können die zu Grunde liegenden Probleme gelöst oder beseitigt werden, so dass der Patient schließlich doch bereit und in der Lage ist, im Krankenhaus zu bleiben und die Behandlung fortzusetzen. Manchmal bedarf es auch der Hilfe eines engen Verwandten oder Freundes, um den Patienten zu überzeugen. Hält der Patient trotz allem an seinem Vorsatz fest, das Krankenhaus zu verlassen, wird die behandelnde Ärztin verständigt. Möglicherweise kann sie den Patienten überzeugen und zur Fortsetzung der Therapie bewegen. Scheitert auch dieser Versuch, muss die Ärztin den Patienten darüber informieren, dass das Krankenhaus keinerlei Haftung übernimmt, wenn der Patient gegen den ausdrücklichen ärztlichen Rat nach Hause geht, und sich vom Patienten ein entsprechendes Formular unterschreiben lassen.
[Weigert sich der Patient das Formular zu unterschreiben, ist dies schriftlich zu protokollieren und sollte von einer weiteren Mitarbeiterin mitunterzeichnet werden. Anm. d. Bearb.]

Verlässt ein Patient das Krankenhaus auf eigene Verantwortung, entbindet dies die Einrichtung von der rechtlichen Verpflichtung, die Behandlung fortzusetzen oder Nachuntersuchungen durchzuführen. Jede Situation sollte jedoch für sich beurteilt werden.

9.4 Pflege Sterbender und ihrer Familien

Der Tod ist eine der wenigen Gewissheiten im Leben. (Marks 1988)

Die Einstellung zu Tod und Sterben hat sich mit den Jahren dramatisch gewandelt. Bis zum Anfang dieses Jahrhunderts erwarteten und akzeptierten die Menschen den Tod; er fand nicht im stillen Kämmerlein statt, sondern im Beisein von Freunden und Angehörigen. Im Verlauf dieses Jahrhunderts begann man, teilweise wohl auch aufgrund der enormen medizinischen Fortschritte und der verbesserten Ernährung, Hygiene etc., den Tod als Scheitern des Lebens zu sehen. Der Tod ist zu einem Tabuthema geworden (Gorer 1967) und das Ergebnis ist, dass viele Menschen sich nicht mehr in der Lage fühlen, Sterbende zu Hause zu pflegen. Im Jahre 1984 starben in Großbritannien bereits 68 % aller Todesfälle in Krankenhäusern (Office of Population Censuses and Statistics 1984).

Während der Tod im Krankenhaus oft unpersönlich und technik-orientiert ist, ist der Sterbende zu Hause möglicherweise isoliert und seine Symptome werden nicht genügend gelindert (Marks 1988). Aus diesem Zwiespalt heraus hat sich in den siebziger- und achtziger-Jahren die Hospizbewegung entwickelt, die die jeweiligen Vorteile von häuslicher und Krankenhauspflege in sich vereint. In den letzten Jahren entstanden dann mobile Pflegeteams, die sterbenden Patienten und ihren Angehörigen zu Hause qualifizierte Pflege, Fachwissen zur Symptomlinderung und emotionalen Rückhalt bieten. Auch in Krankenhäusern entstanden spezielle Pflegeteams, die bei der Symptomlinderung und der Begleitung von Sterbenden beraten können, während der Patient im Krankenhaus ist, und diese Dienstleistung mitunter auch weiterführen, wenn der Patient nach Hause entlassen wird.

Die Stationsleitung muss abwägen, wie sie den verschiedenen Personengruppen am besten bei der Bewältigung von Tod und Trauer helfen kann. An erster Stelle steht dabei der Patient selbst. Als nächstes kommt dann die Familie des Patienten, die sowohl vor als auch nach dessen Tod praktische und emotionale Unterstützung braucht. Auch das Pflegepersonal und Mitarbeiterinnen anderer Berufsgruppen, die den Sterbenden begleiten, sind auf Hilfe von außen angewiesen, da die Situation für sie sehr belastend sein kann. Und schließlich sollte die Stationsleitung nicht vergessen, sich selbst aus unterschiedlichen Quellen Beistand zu holen (siehe auch **Abb. 9-2**).

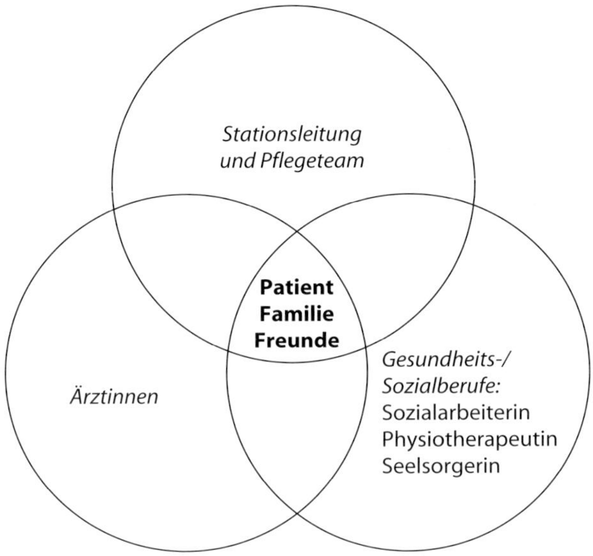

Abbildung 9-2: Das Kommunikations- und Unterstützungsnetzwerk für den sterbenden Patienten und seine Angehörigen und Freunde

9.4.1 Sterbender Patient

Der Mensch fürchtet sich vor dem Tod oder besser: der Mensch fürchtet sich vor dem, was «Sterben» bedeuten könnte. Die meisten sterbenden Patienten (Davidson 1979) bringen ihre Sorge über folgende drei Punkte zum Ausdruck:

1. Angst, die Familie allein zurückzulassen
2. Angst vor dem Verlust der Selbstkontrolle und Unabhängigkeit
3. Angst vor Schmerzen und anderen unausweichlichen Symptomen.

Ebenso wie alle anderen Lebenskrisen kann der Mensch auch seinen bevorstehenden Tod bewältigen, sein Bewältigungsvermögen hängt aber auch davon ab, wie gut oder schlecht seine Beschwerden gelindert werden können.

Viele todkranke Patienten fürchten sich vor Schmerzen, Übelkeit, Erbrechen, Atemnot, Inkontinenz und Schlaflosigkeit. Inzwischen gibt es jedoch viele Möglichkeiten, wie Pflegekraft und Ärztin diese unangenehmen Symptome gemeinsam abmildern können. Schmerzen beispielsweise müssen rechtzeitig vorhergesehen und die entsprechenden Analgetika in der richtigen Menge gegeben werden, bevor die Schmerzen auftreten, damit der Patient schmerzfrei bleibt. Eventuell kann oder will der sterbende Patient nicht über Schmerzen klagen, obwohl diese vorhanden sind. Auf diese Patienten muss die Pflegekraft besonders achten und dafür sorgen, dass sie stets die angemessene Schmerztherapie erhalten. Die Art, Dosis und Häufigkeit der Gabe der Analgetika muss regelmäßig mit Patient und behandelnder Ärztin abgesprochen werden.

Die Kommunikation mit einem Sterbenden kann recht schwierig sein, weil die Pflegekraft nicht ganz sicher sagen kann, inwieweit der Patient seinen bevorstehenden Tod bereits akzeptiert hat. Zunächst haben viele Todkranke gar kein Bewusstsein dafür, dass sie sterben. In dieser Phase können Angehörige und Pflegekräfte zwar noch versuchen, das Thema vom Kranken fernzuhalten, diese Taktik ist jedoch selten lange erfolgreich. Allmählich schöpft der Patient Verdacht, weil die Schwere seiner Krankheit immer offensichtlicher wird, doch meist fragt er auch dann noch nicht nach und sucht nicht die Bestätigung. In der anschließenden Phase machen Patient und Familie sich oft gegenseitig etwas vor. Der Patient hat zwar inzwischen realisiert, dass er im Sterben liegt, und seine Angehörigen ahnen, dass er es «erraten» hat, dennoch wird die Situation noch nicht offen angesprochen. Erst die Phase, in der Patient, Angehörige und Pflegekräfte offen zugeben, dass sie sich des bevorstehenden Todes voll bewusst sind, ermöglicht einen freieren Austausch von Gedanken und Gefühlen. Der Patient hat nun oft den Eindruck, wieder die volle Kontrolle über sein Leben zu haben (Glaser & Strauss 1964). Diese Phase des bewussten Wissens versetzt die Pflegekräfte in die Lage, mit dem Patienten über seine Gefühle, sein Verhalten und seine Ängste zu sprechen, und verlangt ihnen großes Einschätzungs- und Kommunikationsgeschick ab. Beim Assessment des Patienten kann es helfen, wenn man um die verschiedenen Phasen weiß, die der Mensch durchläuft, bis er seinen Tod akzeptiert. Elizabeth Kübler-Ross (1969) beschreibt diese Stadien und viele Emotionen und Ängste, mit denen der Sterbende sich konfrontiert sieht. Die Phasen bilden nicht zwangsläufig ein Kontinuum; eine Person kann eine Phase zu verschiedenen Zeitpunkten mehrfach durchlaufen und andere überspringen, während eine andere mehrere Stadien gleichzeitig erlebt. Kübler-Ross nennt die folgenden Phasen:

1. **Verleugnung**
   - Existenzielle Verleugnung: Der Patient glaubt, sein Tod liege in weiter Ferne.
   - Psychologische Verleugnung: Der Patient denkt: «Es ist nicht wahr». Er vergisst einfach, dass man es ihm gesagt hat, und sucht fortwährend nach Bestätigung.
   - Ignorieren: Der Patient hat seinen bevorstehenden Tod akzeptiert, zieht es jedoch vor, so zu tun, als werde es nicht geschehen. So ist das Leben für ihn weniger schmerzlich, weil er nicht andauernd an den Tod denken muss.
2. **Zorn**
3. **Verhandeln**
4. **Depression:** Es kann schwierig sein, zwischen einer «normalen» Depression, die eine angemessene Reaktion darstellt, und einer klinischen bzw. behandelbaren Depressionen zu unterscheiden.
5. **Vorwegnehmende Trauer:** Wenn die Symptome einigermaßen unter Kontrolle sind, ist der Patient erst frei, darüber nachdenken, was er verliert (Stedeford 1985).
6. **Akzeptanz:** Eine friedliche Akzeptanz kann für manchen Patienten die Endphase des Prozesses sein. In vielen Fällen handelt es sich jedoch eher um eine Art Resignation und den Wunsch, der Erschöpfung und dem Überdruss zu entfliehen. Darüber, wie leicht eine Person ihren nahenden Tod akzeptieren kann, entscheiden ihr Charakter, ihr Alter, ihre Religiosität sowie der Rückhalt, den sie von ihrer Familie und ihren Freunden erhält.
7. **Hoffnung:** Wie bereits unter dem Punkt «Ignorieren» beschrieben, kann der Sterbende zwei eigentlich unvereinbare Gedankenstränge parallel verfolgen. Dies widerspricht der oft vertretenen These, man müsse die Wahrheit vor dem Patienten verbergen, da sie seine Hoffnung zerstören werde. Wer die Wahrheit nicht hören will, wird sie einfach verleugnen. Ohne Hoffnung allerdings ist das Leben sinnlos, daher sollte der Sterbende darin bestärkt werden, seine Hoffnung auf erreichbare Ziele zu richten.

Viele Sterbende leiden wahre Seelenqualen. Sie fürchten sich davor, allein zu sterben, die Trauer ihrer Angehörigen und Freunde erschüttert sie, sie zweifeln an sich, weil sie vielleicht nicht gläubig genug waren oder den Glauben ganz verloren haben, und sie machen sich Sorgen um unerledigte Geschäfte, um finanzielle Probleme und um die Versorgung ihrer Familie. Die Pflegekraft muss in der Lage sein, diese Ängste und Sorgen zu erahnen, denn oft werden diese schon dadurch abgebaut, dass der Patient sie artikulieren kann. Die verantwortliche Pflegekraft muss den Patienten also zeigen, dass sie sich die Zeit nehmen kann, um sich zu ihnen zu setzen und ihnen zuzuhören, und sie muss auch die anderen Teammitgliedern hierzu ermutigen. Pflegekräfte befürchten oft, wenn sie sich auf eine solche Situation einließen, wären sie vielleicht nicht im Stande, dem Patienten Antworten auf seine Fragen zu geben. Meist erwartet dieser jedoch gar keine Antworten, denn sein Hauptbedürfnis besteht darin, dass er reden kann und ihm jemand zuhört. Es reicht also oft schon, dass die Pflegekraft einfach nur da ist.

Manche Patienten werden die Symptome eines schweren Verlusts zeigen – des bevorstehenden Verlusts ihres Lebens – und dies kann die Kommunikation beeinträchtigen. Die Pflegekraft muss daher genau auf Anzeichen dafür achten, dass der Patient sich erleichtern möchte. Ein untrügliches Zeichen ist, dass er sich in sich zurückzieht oder weinerlich wird. Andere Anzeichen sind leider weniger offensichtlich. Die Pflegekraft sollte ihren Patienten dann ermutigen, seine Ängste und Befürchtungen zu artikulieren.

Das Pflegeteam kann dem sterbenden Patienten dadurch ein großer Rückhalt sein, dass es ihn wie einen normalen Menschen behandelt und ihn in Entscheidungen über seine Versorgung einbezieht. Das fängt schon dabei an, dass der Patient gefragt wird, ob er sich einen Moment lang aufsetzen will oder angezogen und gewaschen werden möchte.

Die Pflegekraft muss dem Patienten mit Wärme und Respekt begegnen. Diese Einstellung zeigt sie, wenn sie möglichst viel Zeit mit dem Patienten verbringt, über Alltägliches mit ihm spricht und ihn um seine Meinung fragt. Auch Körperkontakt zeigt dem Patienten, dass seine Pflegekraft echtes Interesse an ihm hat.

Empfindet der Patient Wut, kann sich diese gegen das Pflegepersonal richten. Auf Wutausbrüche und Feindseligkeiten sollte man stets ruhig und gefasst reagieren und niemals selbst wütend werden. Richten sich die Aggressionen des Patienten gegen seine Angehörigen, muss diesen versichert werden, dass dieses Verhalten für sie zwar frustrierend sein mag, in der aktuellen Situation jedoch eine völlig normale Reaktion und keinen persönlichen Angriff darstellt. Der Grund für den Ausbruch ist, dass der Patient Angst hat und seine Familie und Freunde um sich braucht.

Wird ein Sterbender in ein Einzelzimmer verlegt, kann dies seinen Kummer noch verstärken. Eine solche Maßnahme darf keinesfalls zur Stationspraxis werden und sollte nur nach sorgfältiger Überlegung ergriffen werden. Einige Patienten werden die Zurückgezogenheit eines Einzelzimmers bevorzugen, besonders dann, wenn ihre Familie da ist. Der Anblick körperlich hinfälliger Patienten kann die Ängste der anderen Stationspatienten verstärken. Die Wünsche Sterbender sollten jedoch immer respektiert werden und der Kontakt zu anderen Patienten ist extrem wichtig. Der todkranke Patient sollte ermutigt werden, bestehende soziale Kontakte zu pflegen, damit er sich nicht ausgeschlossen fühlt. Das bedeutet auch, dass Freunde auch außerhalb der Besuchszeiten kommen und bleiben dürfen, sofern sich diese Besuche in vernünftigen Grenzen halten.

Auf unnötige Prozeduren wie Fieber- oder Blutdruckmessen sollte verzichtet werden, da sie einem sterbenden Patienten, der vielleicht verwirrt ist oder halb vor sich hindämmert, zusätzliches Unbehagen verursachen können. Andererseits kann es aber auch gerade wichtig sein, mit solchen eigentlich überflüssigen Routinen fortzufahren, weil der Patient psychisch davon profitiert.

Auch andere Mitglieder des interdisziplinären Teams können dem Patienten in dieser Phase seines Lebens von Nutzen sein. Macht der Patient sich beispielsweise Sorgen über die finanziellen Folgen seines Todes, kann ihm die Sozialarbeiterin praktische Hilfen geben. Die Sozialarbeiterin kann auch eine Beraterfunktion übernehmen und dem Patienten bei der Verarbeitung der verschiedenen Emotionen helfen, die er in seinem Sterben durchlebt. Andere Patienten beziehen sehr viel Trost und Unterstützung aus einem Gespräch mit der Krankenhausseelsorgerin. Eine frühzeitige Kontaktaufnahme ist wichtig und oft ist es die Stationsleitung, die die Mitwirkung anderer Berufsgruppen anregen muss.

Für praktizierende Katholiken ist es von großer Bedeutung, dass sie, wenn sie schwer krank sind, von einem Priester die Krankensalbung erhalten; viele Protestanten möchten vor ihrem Tod noch einmal das Abendmahl einnehmen. Stirbt ein orthodoxer Jude, müssen ein Rabbi oder Familienangehörige anwesend sein. Nach seinem Tod darf er nur noch von seinen Glaubensbrüdern berührt werden. Priester, Nonnen und Mönche werden meist von ihresgleichen begleitet, die die verstorbene Person anschließend in ihre Ordensgewänder hüllen werden.

Muslime werden beim Sterben von ihrer Familie, Buddhisten von einem Priester begleitet. Unmittelbar nach dem Tod wird der Kopf des Muslimen mit dem Gesicht gen Mekka auf ein Kissen gebettet, wobei der Leichnam nur von anderen Muslimen berührt werden darf. Auch verstorbene Hindus und Sikhs dürfen nur von ihren Glaubensgenossen angefasst werden.

In Europa leben inzwischen viele Menschen, die nicht den traditionellen Kulturen und Religionen angehören. Es ist daher wichtig, dass die Frage der Religionszugehörigkeit gleich bei der Aufnahme geklärt wird, damit dem Glauben des jeweiligen Patienten Rechnung getragen werden kann.

9.4.2 Betreuung von Angehörigen

Sobald klar ist, dass der Patient in die Endphase seiner Krankheit eingetreten ist, sollte seine Familie davon informiert werden, vorausgesetzt, der Patient gibt sein Einverständnis. Zunächst einmal ist ein Gespräch mit der behandelnden Ärztin zu arrangieren, und die Pflegekraft sollte sich hiernach noch einmal mit den Angehörigen treffen. Die Pflegekraft wird möglicherweise der Familie des Sterbenden viel Zeit widmen müssen, um ihr vorsichtig und geduldig zu erklären, keine Fehldeutungen zu zulassen, ihre vielen Fragen zu beantworten und ihre Angst zu mindern. Das Gesagte muss eventuell mehrfach und immer wieder anders wiederholt werden. Hierzu braucht die Pflegekraft viel Taktgefühl und Geduld, denn nach ihrem ersten Schreck wird die Familie nicht gleich alle relevanten Fakten aufnehmen können. Die Angst vor dem drohenden Verlust schränkt ihr Kommunikationsvermögen ein.

Verwandte und Freunde sind oft erschüttert über die physischen und psychischen Veränderungen des Patienten, daher sollten sie dazu ermutigt werden, über die Zeit zu sprechen, als dieser noch gesund war. Oft finden Angehörige sich nur sehr schwer mit den starken physischen Veränderungen ab, die beispielsweise auftreten können, wenn der Patient große Dosen Steroide eingenommen hat.

Veränderungen, die kurz vor dem Tod des Patienten in dessen Zustand auftreten, sind für geschulte Pflegekräfte zwar offensichtlich, nicht aber für die Angehörigen, die ja medizinische Laien sind. Daher sollten sie detailliert erklärt werden. Die Familie sollte jederzeit am Bett des Sterbenden sitzen dürfen, damit sie beim Eintritt des Todes anwesend sein kann. Verändert sich der Zustand des Patienten abrupt, müssen die Angehörigen daher auch sofort verständigt werden. Dies kann entweder per Telefon, durch einen Anruf bei Nachbarn oder Freunden oder, als letzte Möglichkeit, durch eine polizeiliche Benachrichtigung geschehen. Die Polizei bittet die Familie meist nur, so schnell wie möglich Kontakt zum Krankenhaus aufzunehmen. Den nächsten Angehörigen sollte sinnvollerweise vorgeschlagen werden, dass sie sich von jemandem zum Krankenhaus begleiten lassen. Auch wenn der Kranke plötzlich und unerwartet verstirbt, sollte nach der Familie geschickt werden. Eine solche Nachricht sollte nicht per Telefon überbracht werden.

Entscheidungen, die Angehörige und Pflegekraft gemeinsam treffen, sollten allen anderen Pflegekräften ebenfalls mitgeteilt werden. Mitunter erbitten sich Angehörige, falls der Kranke während der Nacht stirbt, erst am folgenden Morgen informiert zu werden. Wünsche wie dieser müssen respektiert und an die Nachtschicht weitergegeben werden und sind in der Pflegedoumentation einzutragen.

Auch Angehörige brauchen das Gefühl, dass man sich um sie kümmert, sie können es ebenfalls als tröstend empfinden, wenn ihnen beispielsweise eine Hand auf die Schulter gelegt wird. Freunde und Verwandte sollten offen weinen dürfen, ohne sich deswegen schämen zu müssen. Möglicherweise haben sie Ängste in Bezug auf den tatsächlichen Sterbeprozess und fragen sich, wie es wohl sein wird. Diese Ängste können durch Medienberichte oder frühere Erfahrungen geprägt sein. Die Pflegekraft kann helfen, indem sie zuhört und tröstet, offen und ehrlich ist und die Angehörigen ermutigt, ganz sie selbst zu sein.

In dieser Phase werden die Angehörigen auch beginnen, sich Gedanken über die praktischen Angelegenheiten zu machen, die mit einem Sterbefall in der Familie einhergehen. Es hat sich gezeigt, dass die Angehörigen vor dem eigentlichen Tod des Kranken empfänglicher für Ratschläge sind, die sie in der Trauerphase missverstehen könnten.

Mitarbeiterinnen anderer Berufsgruppen können ebenfalls bei der Unterstützung der Familie des Sterbenden mithelfen, insbesondere wenn sie die Familie nach dem Tod des Patienten zu Hause besuchen können. Auch hier ist wieder eine rechtzeitige Überweisung wichtig.

Manche Angehörige entwickeln Schuldgefühle oder Wut, die sich gegen das Krankenhaus, das Pflegepersonal, die Ärztinnen oder Mitarbeiterinnen anderer beteiligter Berufsgruppen richten kann. Möglicherweise müssen sie sich ihre Schuldgefühle von der Seele reden oder ihrem Ärger Luft machen, um mit sich und ihrer Trauer fertigzuwerden. Die Wut der Angehörigen sollte nie persönlich genommen werden.

Angehörige fühlen sich oft hilflos. Dieses Gefühl können sie leichter überwinden, wenn sie eine Gelegenheit bekommen, mitzuentscheiden und bei der Versorgung des Patienten zu helfen. Man kann den Angehörigen beispielsweise zeigen, wie sie den Patienten beim Essen unterstützen oder ihm, falls er nicht mehr essen und trinken kann, die Lippen feucht halten können. Dadurch wird außerdem die Kommunikation zwischen Patient und Familie gefördert und beide Seiten können aus dem Kontakt Rückhalt beziehen. Sitzen Angehörige am Bett des Patienten, schaffen Bettgitter, auch wenn sie manchmal notwendig sind, eine unnötige Barriere. Daher sollten sie heruntergelassen werden, solange der Patient Besuch hat. Ist dieser wieder allein, müssen sie jedoch wieder hochgezogen werden.

Die nächsten Angehörigen bleiben gerne in der Nähe des Patienten, besonders wenn der Tod ganz kurz bevorsteht. Immer mehr Krankenhäuser bieten zu diesem Zwecke Betten für Familienangehörige an, anderenfalls genügt aber meist auch ein bequemer Sessel im Aufenthaltsraum. Manche Angehörige wollen aber direkt am Bett sitzen bleiben.

Je länger die Angehörigen im Krankenhaus bleiben, desto müder und reizbarer werden sie. Reizbarkeit und Übellaunigkeit sollte freundlich, einfühlsam und verständnisvoll begegnet werden. Auch der Patient kann reizbar sein, besonders wenn er Angst oder Schmerzen hat. Für seine Familie ist dies eine weitere Quelle von Frustration und Verwirrung. Die Stationsleitung sollte sich mit den Angehörigen darüber auseinandersetzen und ihnen erklären, dass eine solche Reaktion durchaus zu erwarten ist.

Tritt der Tod dann endlich ein, kann die Trauer der Angehörigen sich auf vielfältige Weise äußern. Ganz gleich, ob sie den Tod bereits erwartet haben oder nicht, werden alle Angehörigen zunächst einmal schockiert und wie betäubt sein. Manche werden ohnmächtig, andere regen sich furchtbar auf, toben und schreien. Wieder andere werden wütend und sind völlig außer Stande, rationale Entscheidungen zu treffen. Die nächsten wirken äußerlich völlig unberührt und scheinen sehr pragmatisch zu denken. Dies ist selten Gleichgültigkeit, sondern ein Zeichen verzögerten Schocks. Ist dann eine Pflegekraft da, die den Angehörigen zuhört und sie tröstet, wird das von diesen meist als sehr hilfreich empfunden. Auch eine Tasse Tee oder Kaffee kann helfen.

Die meisten trauernden Angehörigen brauchen die Möglichkeit, noch einmal ans Bett des Verstorbenen zu treten, um sich selbst davon überzeugen zu können, dass der Patient tot ist. Oft würden sie auch gerne einen Moment lang mit dem Toten allein sein. Ist ein Baby oder Kind gestorben, wollen die Eltern es in der Regel gerne noch einmal im Arm halten. So können sie besser begreifen, dass ihr Kind tot ist. Die Angehörigen sollten sich soviel Zeit nehmen dürfen, wie sie möchten, und sich nicht gehetzt fühlen. Sie brauchen oft noch eine Weile, um ihre Gedanken zu ordnen und sich zu sammeln. Stirbt ein Kranker, sollten seine Mitpatienten im Zimmer so bald wie möglich davon in Kenntnis gesetzt werden.

Nachdem der Patient gestorben ist, brauchen viele Angehörige praktische Hilfe bei folgenden Aktivitäten:

- Meldung des Todesfalles
- Beauftragung des Bestattungsunternehmens
- Einsammeln der persönlichen Gegenstände des Verstorbenen.

9.4.3 Meldung des Todesfalles

In Großbritannien müssen alle Todesfälle innerhalb von fünf Tagen beim Standesamt des Bezirks gemeldet werden, in dem der Tod stattgefunden hat [BRD: spätestens am folgenden Werktag. Anm. d. Bearb.]. Das Amt ist in der Regel montags bis freitags von 9.00 Uhr bis 16.30 Uhr geöffnet; für die Samstagvormittage können Sonderregelungen gelten. Für die Meldung wird der Totenschein gebraucht, der von der Ärztin ausgestellt und vom Krankenhaus ans Standesamt geschickt wird. Der Standesbeamte stellt dann eine Sterbeurkunde aus, die den Bestatter autorisiert, den Leichnam im Krankenhaus abzuholen.

[Zur Beantragung von Sterbegeld, Versicherungsleistungen u.ä. ist in der Regel die Sterbeurkunde vorzulegen. Anm. d. Bearb.]

9.4.4 Bestattung

Am besten rät man den Angehörigen des verstorbenen Patienten, so bald wie möglich ein Bestattungsunternehmen zu beauftragen, da dieses meist alle Formalitäten übernimmt und die Angehörigen beraten kann. Weigern die Angehörigen sich, die Bestattung zu bezahlen, oder sind dazu nicht in der Lage, sollte sofort die Krankenhausverwaltung informiert werden. Dasselbe gilt auch, wenn keine Angehörigen auffindbar sind.

[Für die Kosten der Bestattung kommt der Erbe auf; das Bundessozialhilfegesetz sieht vor, dass Bestattungskosten übernommen werden können, wenn es dem Verpflichteten nicht zuzumuten ist, diese selbst zu tragen. Sind keine Angehörigen vorhanden, ist die Ordnungsbehörde zuständig. Anm. d. Bearb.]

Für eine Feuerbestattung sind spezielle Formulare nötig, um die sich ebenfalls der Bestattungsunternehmer kümmern wird.

[Es gelten die Bestimmungen des Feuerbestattungsgesetzes. Anm. d. Bearb.]

9.4.5 Persönliche Gegenstände

Wünschen die Angehörigen, dass der Verstorbene seinen Schmuck (z.B. Eheringe) anbehält, wird dies gewöhnlich auf dem Namensschild vermerkt, das am Leichnam befestigt wird. Außerdem werden diese Schmuckstücke in der Liste der persönlichen Gegenstände des Toten notiert. Manche Krankenhäuser lassen sich zu ihrer Absicherung vom nächsten Angehörigen eine Bestätigung unterschreiben.

Alle Sachen, die dem Toten gehört haben, auch seine Wertsachen, werden schriftlich festgehalten (Formular, Heft) und dann zur Krankenhausleitung gebracht, die sie dann den Angehörigen aushändigt. In manchen Krankenhäusern ist auch die Stationsleitung oder ihre Vertreterin diejenige, die die Sachen den Angehörigen übergibt. Dabei sollte sorgfältig darauf geachtet werden, dass die Besitztümer des Verstorbenen nur an den juristisch nächsten Angehörigen ausgehändigt werden, der dann auch die Auflistung unterschreiben muss. Gibt es Zweifel darüber, wer der nächste Angehörige des Toten ist, sollte die Krankenhausverwaltung eingeschaltet werden. Genauere Informationen können gegebenenfalls bei der Rechtsabteilung eingeholt werden.

Zwar kann die Sozialarbeiterin die trauernden Angehörigen über Selbsthilfegruppen etc. informieren, aber auch die Stationsleitung sollte wissen, welche Möglichkeiten den Angehörigen offenstehen, für Großbritannien z.B. Cruse, *National Association of Widows oder Compassionate Friends* (siehe Anhang II).

Die Betreuung der trauernden Familie endet nicht mit dem Moment, in dem diese das Krankenhaus verlässt. Die Angehörigen sollten immer eine Telefonnummer mit nach Hause bekommen, unter der sie, falls nötig, weitere Informationen erhalten können. Viele Institutionen bieten inzwischen auch eine Art Trauerberatung an.

Die Adaptation an den Verlust einer geliebten Person ist ein ganz normaler und wichtiger Prozess. Trauer kann zwar ein physisches und psychisches Trauma bedeuten, sie ist für den Weg zurück zu einem normalen und gesunden Leben jedoch unerlässlich. Worden (1983) zu Folge muss der Trauernde:

1. den Verlust akzeptieren,
2. den Trauerschmerz zulassen,
3. sich an ein Umfeld gewöhnen, in dem der Verstorbene fehlt und
4. seine emotionale Energie vom Verstorbenen zurückziehen und in neue Beziehungen investieren.

Erst wenn der Trauernde das geschafft hat, ist die Trauerarbeit abgeschlossen. Pflegekräften, die wissen, wie wichtig es ist, den Schmerz, den Verlust und die Trauer zu artikulieren und herauszulassen, wird es nicht schwer fallen, Trauernde mitfühlend und verständnisvoll zu behandeln. Eigentlich ist es schade, dass die traditionellen Trauerrituale verschwunden sind, denn diese boten Trauernden die ideale Gelegenheit, ihren Gefühlen Luft zu machen und sich zu verabschieden.

9.4.6 Betreuung des Stationsteams

Mit ein bisschen Einfühlungsvermögen wird die Stationsleitung merken, ob Mitarbeiterinnen, die

Sterbende betreuen und mit dem Tod konfrontiert sind, ihren emotionalen Beistand brauchen. Sie muss wissen, dass dies passieren kann, und sie muss ihren Mitarbeiterinnen zeigen, dass sie bereit ist, ihnen diesen seelischen Rückhalt zu geben. Es gibt Pflegekräfte, denen es schwerfällt zu akzeptieren, dass ein Patient nicht mehr geheilt, sondern nur noch bis zu seinem Tode begleitet oder betreut werden kann; deshalb haben sie das Gefühl, versagt zu haben. Sie müssen lernen, dass dies nicht stimmt, sondern der Tod ein normaler Teil des Lebens ist. Die erfahrenen Pflegekräfte im Team sollten mit Mitgefühl und Verständnis auf die Ängste reagieren, die nicht nur Pflegeschülerinnen, sondern auch ausgebildete Pflegekräfte zeigen können.

Das einzige, was dem Team in solchen beängstigenden und frustrierenden Situationen helfen kann, ist eine gute Kommunikation zwischen den Teammitgliedern. Im Rahmen der Schichtübergaben können sowohl die Ängste der Pflegekräfte als auch die physischen und psychischen Bedürfnisse der Patienten sowie von den Pflegekräften an ihren Patienten wahrgenommene Angstanzeichen besprochen werden. Die eigenen Sorgen und Ängste mit anderen Pflegekräften und falls möglich auch mit den anderen Mitgliedern des interdisziplinären Teams besprechen zu können, bedeutet, die Last nicht mehr allein tragen zu müssen und sie so leichter bewältigen zu können. Nur wenn offen über Ängste gesprochen wird, kann allen geholfen werden. Alle an der Versorgung eines Patienten Beteiligten müssen genau wissen, warum eine bestimmte Therapiemethode gewählt, modifiziert oder abgesetzt wird. Wird eine aktive Behandlung fortgesetzt, kann das der Linderung von Symptomen dienen; auch dieser Zusammenhang muss erläutert werden. Ein Sterbender beispielsweise, der unter einer extremen Anämie leidet, fühlt sich nach einer Bluttransfusion oft wieder etwas besser. Die Vorgehensweise der Pflege bei den einzelnen Patienten muss allen klar sein. Wenn einem Patienten Schmerzmittel «bei Bedarf» verordnet wurde, ihm dieses aber in entsprechenden Intervallen verabreicht werden soll, muss das Pflegeteam dies wissen, und ebenso, ob der Patient statt in seinem Bett in einem Sessel sterben darf, wenn er sich dort wohler fühlt.

Alle Pflegekräfte, besonders natürlich die unerfahreneren, müssen sich darüber im Klaren sein, was passieren kann, wenn ein Patient stirbt, und wie dann zu reagieren ist. Ein Patient etwa, der an einem Lungenkarzinom leidet und häufig Blut hustet, kann schließlich eine so schlimme Hämorrhagie bekommen, dass er daran stirbt. Die Pflegekräfte, die ihn versorgen, müssen darüber informiert sein und das richtige Vorgehen kennen.

Die Pflegekräfte sollten wissen, dass sie ihrem Patienten aufmerksam zuhören und seine Fragen wahrheitsgemäß, aber behutsam beantworten sollen, oder dass sie, falls dies nicht möglich ist, eine ältere, erfahrenere Pflegekraft rufen müssen. Vielen Pflegekräften muss erst gesagt werden, dass auch die Angehörigen jemanden brauchen, der ihnen zuhört und mit dem sie, sowohl vor als auch nach dessen Tod, über den Patienten reden können.

Viele junge Pflegekräfte haben noch nie einen Toten gesehen und fürchten sich daher sehr vor ihrer ersten Begegnung mit dem Tod. Dieses erste Mal ist prägend und wenn eine Pflegeanfängerin die Gelegenheit erhält, ihren ersten Toten zusammen mit einer verständnisvollen erfahrenen Pflegekraft versorgen, wird ihr dies dabei helfen, ein gesundes Verhältnis zu Tod und Sterben aufzubauen. Eine einfühlsame Stationsleitung wird diese Möglichkeit arrangieren. Manchmal ist es für eine junge Pflegekraft hilfreich, wenn sie ausdrücklich ermutigt wird, den Leichnam zu berühren.

Die Stationsleitung sollte nicht davor zurückschrecken, ihr Mitgefühl für den Patienten, seine Angehörigen oder ihre Mitarbeiterinnen in solch schwierigen Situationen offen zu zeigen und über ihre eigenen Ängste zu sprechen. Wird eine Pflegekraft mit einer Situation nicht fertig, kann es passieren, dass sie kühl und schroff wird, und das überträgt sich auch auf den Patienten, dessen Familie und den Rest des Pflegeteams. Die Stationsleitung kann dies mit ihrem Einfluss verhindern.

9.4.7 Stress

> Man hat inzwischen erkannt, dass die helfenden und pflegenden Berufe besonders stressgefährdet sind, da bei der Betreuung kranker Menschen früher oder später zwangsläufig eigene emotionale und physische Probleme zu erwarten sind.
>
> Bailey (1985)

Im Bereich der Pflege gibt es zahllose mögliche Ursachen für Stress, der sich dann wiederum auf unterschiedlichste Weise manifestieren kann. Damit die Pflegekräfte ihre Aufgaben überhaupt noch erledigen können, nehmen sie oft Zuflucht zu schädlichen Bewältigungsmechanismen (siehe **Abb. 9-3**).

Ist ein Mensch übermäßigem Stress ausgesetzt, kann es zum «Burnout» kommen (Maslach 1976). Typisch für dieses Phänomen ist, dass sich eine Person, die zuvor sehr starkes berufliches Engagement gezeigt hat, plötzlich von ihrer Arbeit abwendet, weil sie den Frustrationen und Belastungen nicht mehr gewachsen ist. Eine Pflegekraft, die ihren Beruf mit Enthusiasmus und hohen Idealen angetreten hat, wird teilnahmslos. Das Burnout-Syndrom kann sich in Erschöpfung, Gleichgültigkeit und Passivität, häufigem Fehlen und einer Abneigung gegen die Arbeit und den Umgang mit Patienten und Kolleginnen äußern. Zu großer Stress sollte daher, soweit möglich, von vornherein vermieden werden.

9.4.7.1 Stressvermeidung am Arbeitsplatz

Eine gute Stationsleitung wird erkennen, wenn ihre Mitarbeiterinnen Anzeichen von Stress zeigen und rechtzeitig versuchen, diesem entgegenzuwirken, indem sie:

- für eine gute Kommunikation sorgt (siehe Kapitel 2),
- ihren Pflegekräften alle nötigen Informationen über ihre Patienten zukommen lässt,
- ihren Mitarbeiterinnen ermöglicht, ihre Gefühle und Ängste zu artikulieren,

Stressfaktoren

Miterleben menschlichen Leids:
- schwerkranke junge Menschen
- kranke Kinder und Babys
- sterbende Patienten
- verwirrte, aggressive Patienten
- Patienten, die Schmerzen leiden
- verstümmelte Patienten – unfallbedingt
- verstümmelte Patienten – operationsbedingt
- selbstverschuldete Krankheit
- Krebspatienten
- Dialysepatienten
- Unfallopfer
- Fehlgeburten
- trauernde Angehörige

Enge Beziehung zwischen Pflegekraft und Patient
Hilflosigkeit
Medizinische Ziele versus Pflegeziele
Gefühl der Inkompetenz
Mangelnder Rückhalt
Fehlende Ressourcen
Rollenüberlastung durch Arbeit und Lernen (Pflegeschülerinnen)
Rollenüberlastung durch Organisation, praktische Arbeit und Lehrauftrag (Stationsleitung)
Hohe, oft unrealistische Erwartungen
Hochtechnisierte Geräte
Zusammenbruch der Kommunikation
Ständige Veränderung
Andauernde Überbelastung (Pflegezeitbedarf höher als zur Verfügung stehende Arbeitszeit)
Unsicherheit im Umgang mit den Fragen der Patienten

Manifestationen

Müdigkeit
Kopfschmerzen
Muskelverpannungen
Magen-Darmprobleme
Hochdruck
Berufliche Unzufriedenheit
Rollenkonflikte
Unfallneigung
Anorexie
Fressattacken
Starkes Rauchen
Starkes Trinken
Drogenkonsum
Wut
Angst
Depressionen

↓

Bewältigungsmechanismen

Entmenschlichung der Patienten
Gleichgültigkeit
Unpassendes Lachen
Verleugnung
Aufgaben abarbeiten
Ritualismus und Inflexibilität
Regel- und Vorschriftenbesessenheit
Widerstand gegen Veränderungen
tageweises Fehlen

Abbildung 9-3: Stress in der Pflege

- Gespräche untereinander fördert,
- Schulungsbedürfnisse identifiziert und befriedigt,
- neue Pflegekräfte sorgfältig einarbeitet,
- auf Beratungsangebote zurückgreift, wenn diese vorhanden sind (z. B. beim Krankenhauspsychologen),
- für eine gerechte Verteilung der Arbeitslast sorgt und
- faire Dienstpläne erstellt.

Indem sie ihr Pflegeteam jederzeit unterstützt, ermöglicht die Stationsleitung ihren Mitarbeiterinnen, ihren Stress positiv statt negativ zu bewältigen.

Aber auch die Stationsleitung kann davon profitieren, wenn sie ihre Pflegekräfte ermutigt und sich Vachons (1978) Tipps zur Steigerung des Bewältigungsvermögens bei der Arbeit mit Sterbenden zu Eigen macht:

1. Die eigenen Grenzen erkennen und akzeptieren lernen
2. Ein ausgewogenes Gleichgewicht zwischen Arbeit und Freizeit(-aktivitäten) suchen
3. Die Teamarbeit fördern
4. Ein Netzwerk des emotionalen Rückhalts sowohl im Beruf als auch außerhalb des Arbeitsplatzes aufbauen
5. Wenn man allein arbeiten muss, kontinuierlich Rat und Unterstützung bei Kolleginnen und Vorgesetzten suchen.

9.5 Diskussionsthemen

1. Entlassungsplanung
   Stellen Sie eine Liste der Dinge zusammen, die ein Patient brauchen könnte, der mit einer Kolostomie entlassen wird.
   Sie wollen eine Gemeindeschwester veranlassen, den Patienten zu Hause zu besuchen. Füllen Sie die in Ihrem Krankenhaus üblichen Formulare aus und verfassen Sie ein Überweisungsschreiben an die Gemeindeschwester. Schildern Sie darin auch den bisherigen Stand der Patientenschulung und erläutern Sie, welche psychologische Unterstützung der Patient benötigen dürfte.
   Sollte der Patient noch weitere Informationen erhalten?
2. Pflege Sterbender – Betreuung der Angehörigen

   Die 19-jährige Rachel, die an einem Hirntumor litt, lag im Sterben. Ihre Eltern verbrachten den ganzen Tag an ihrem Bett und der Vater blieb auch über Nacht bei seiner Tochter. Eines Morgens war Rachels Mutter sehr wütend und kritisierte das Personal der Station in einem fort.

Diskutieren Sie mögliche Ursachen dieser Wut und wie das Pflegepersonal Rachels Mutter bei der Auseinandersetzung mit ihren Gefühlen helfen könnte.

3. Seelische Unterstützung des Personals

   Es war der erste Arbeitstag der Pflegeschülerin in der Geriatrie – ihre erste Pflegeerfahrung mit älteren Menschen –, als ein sehr kranker Patient, nicht unerwartet, starb. Die Pflegeschülerin war völlig deprimiert. Die Stationsleitung nahm sie mit in ihr Büro, wo sie hemmungslos zu weinen begann.

Wie würden Sie mit dieser Situation umgehen, wenn Sie die Stationsleitung wären? Nennen Sie Gründe dafür, dass die Pflegeschülerin so reagierte. Welche praktischen und emotionalen Hilfen könnten Sie ihr bieten?

Literatur:

Bailey, R. D. (1985): *Coping with Stress in Caring.* Blackwell Scientific Publications, Oxford.

Davidson, G. (1979): ‹Hospice care for the dying› in H. Wass (Hrsg.) *Dying, Facing Facts.* McGraw Hill, New York.

Glaser, B. & Strauss, A. (1966): *Awareness of Dying.* Aldine, Chicago.

Gorer, G. (1976): *Death, Grief and Mourning.* Anchor Books, Doubleday and Co., New York.

Kubler-Ross, E. (1969): *On Death and Dying.* Macmillan, New York.

Marks, M. (1988): Death, Dying Bereavement and Loss' in Tiffany, R. (Serienhrsg.), Webb, P. (Hrsg.) *Oncology for Nurses and Health Care Professionals,* (2. Aufl.) Band 2, Harper and Row, London.

Maslach, C. (1976): ‹Burned-out› *Human Behaviour,* **5**, 16–22.

Office of Population Censuses and Statistics (1984): *Theories,* DH1, Tab. 14, HMSO, London.

Stedeford, A. (1985): *Facing Death.* Heinemann, London.

Vachon, M. (1978): Motivation and stress experienced by staff working with the terminally ill, *Death Education.* **12**, 113–122.

Worden, J.W. (1983): *Grief Counselling and Grief Therapy,* Tavisock Publications, London.

Ainsworth-Smith, I. & Speek, P. (1982) *Caring for the Dying and the Bereaved.* Society for Promoting Christian Knowledge, London.
Charles-Edwards, A. (1983) *The Nursing Care of the Dying Patient.* Beaconsfield Publishers Ltd., Beaconsfield.
Cherniss, C. (1980) *Staff Burn-out: Job Stress in the Human Sevices.* Sage, London.
Gay, P. & Pitkeathley, J. (1979) *When I Went Home – A Study of Patients Discharge from Hospital.* King Edward's Hospital Fund, London.
Gee, J. L. & Gee. R.C. (Hrsg.) (1983) *Handbook of Community Nursing* Asgard Publishing Company, London.
Hockey, L. (1968) *Care in the Balance.* Queen's Institute of District Nursing, London.
McGilloway, O. & Myco, F. (1985) *Nursing and Spiritual Care.* Harper and Row, London.
Murray, Parkes, C. (1972) *Bereavement: Studies of Grief in Adult Life.* Penguin, Harmaondsworth.
Neuberger, J. (1995) *Die Pflege Sterbender unterschiedlicher Glaubensrichtungen.* Ullstein Mosby, Berlin, Wiesbaden.
Pincus, L. (1981) *Death and the family.* Faber & Faber, London.
Roberts, L. (1975) *Discharged from Hospital.* Royal College of Nursing Study of Nursing Care Research Project, London.
Saunders, C. (1972) *Care of the Dying.* Nursing Times Publication, Basingstoke.
Saunders, C. (1978) *The Management of Terminal Disease.* Edward Arnold, London.
Skeet, M. (1978) *Home from Hospital.* Macmillan. London.
Skeet, M. (Comp.) (1981) *Discharge Procedures – Practical Guidelines for Nurses,* Nursing Times Publication, Basingstoke.
Thompson, I. (1980) *Dilemmas of Dying – A Study in the Ethics of Terminal Care.* Edinburgh University Press, Edinburgh.
Tschudin, V. (1991) (3. Aufl.) *Counselling Skills for Nurses.* Baillière Tindall, London.
Wilson-Barnett, J. (1979) *Stress in Hospital – Patients' Psychological Reactions to Illness and Health Care.* Churchill Livingstone, Edinburgh.
Wilson-Barnett, J. (Hrsg.) (1983) Patient teaching. *Recent Advances in Nursing.* 6 Churchill Livingstone, Edinburgh.

Deutschsprachige Literatur:

Pflege Sterbender:

Falkenstein, K.: Die Pflege Sterbender. Brigitte Kunz, Hagen, 2001.
Kübler-Ross, E.: Erfülltes Leben – würdiges Sterben. Gütersloher Verlagsgesellschaft, Gütersloh, 1999.
Kübler-Ross, E.: Interviews mit Sterbenden. Kreuz, Stuttgart, 1999.
Kübler-Ross, E.: Kinder und Tod. Kreuz, Zürich, 1998.
Kübler-Ross, E.: Leben bis wir Abschied nehmen. Kreuz, Stuttgart, 1979
Kübler-Ross, E.: Sterben lernen – Leben lernen. Silberschnur, Güllesheim, 1993.
Neuberger, J.: Die Pflege Sterbender unterschiedlicher Glaubensrichtungen. Urban und Fischer, München, 1995.
v. Schmidt, May, H.: Anders Sterben. Evangelischer Akademie Verlag, Loccum, 1993.

Trauer:

Baumann, H.: Wege aus dem Leid. Brunnen, Gießen, 2001.
Burghardt, J.: Der Tod gehört zum Leben. Steyler, Nettetal, 1990.
Cook, B.: Verlust und Trauer. Urban und Fischer, München, 1995.
Kelley, P.: Trost in der Trauer. Droemer, Knauer, München 1998.
Treichler, M.: Wenn die Seele Trauer trägt. Gesundheitspflege initiativ, Esslingen, 1998.

Selbsthilfegruppen:

Deutsche Arbeitsgemeinschaft für Selbsthilfegrupen e. V.: www.nakos.de

Entlassung – Überleitung:

Joosten, M.: Die Pflegeüberleitung. Thieme, Stuttgart, 1997.

Belastende Pflegesituationen – Burn-out:

Bond, M.: Pflegestress – Stresspflege. Recom, Bad Emstal, 1996.
Buijssen, H.: Wenn der Beruf zum Alptraum wird. Traumatische Erfahrungen in der Krankenpflege. Psychologische Verlagsunion, Weinheim, 1997.
Perrar, K.: Zum Verhältnis von Burn-out und Stress in der Krankenpflege. Shake, Herzogenrath, 1995.
Schlüter, G.: Berufliche Belastungen in der Krankenpflege. Bibliomed, Melsungen, 1992.

10. Für ein gutes Arbeitsklima sorgen

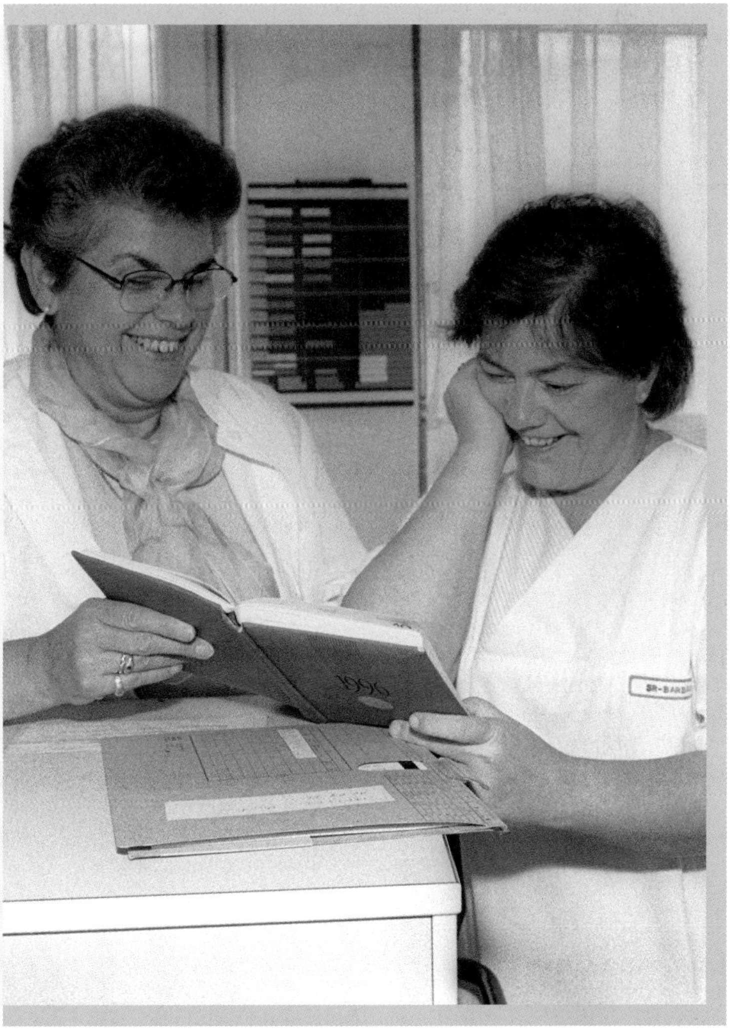

© Irmi Long, Frankfurt/M.

Das Arbeitsklima beeinflusst den Zusammenhalt einer Gruppe, die Art, wie die Mitglieder der Gruppe miteinander zurechtkommen und wie sie ihre Aufgaben durchführen. Soll ein Pflegeteam also effektiv arbeiten, muss das Arbeitsklima stimmen.

Die Stimmung der Patienten hängt sehr stark von jener des Pflegeteams ab, und da die seelische Verfassung des Krankenhauspatienten Einfluss darauf hat, wie schnell er genesen kann, ist ein gesundheitsförderliche Umgebung auf Station wichtig. Als Vorgesetzte des Pflegeteams gibt die Stationsleitung den Ton an, daher muss sie eine gute Führungskraft und Organisatorin sein. Dies wird dadurch erschwert, dass das Stationsumfeld einem ständigen Wandel unterworfen ist. Die Stationsleitung muss also kontinuierlich darauf hinarbeiten, ein gutes Arbeitsklima aufrechtzuerhalten.

Eine gutes Arbeitsklima zu schaffen, ist keine leichte Aufgabe. Es gibt zahllose Faktoren, die hierzu beitragen, aber auch ebenso viele, wenn nicht gar mehr, die diesem schaden können. **Abbildung 10-1** stellt einige der Faktoren dar, die ein positives Arbeitsklima fördern können; **Abbildung 10-2** illustriert die Faktoren, die zu einem schlechten Arbeitsklima innerhalb der Station beitragen können. Die beiden Abbildungen sind grob verallgemeinernd und erheben nicht den Anspruch, alle denkbaren Faktoren zu nennen, sondern greifen nur einige der häufigsten heraus. In jeder einzelnen Situation wirkt ein ganz eigenes Set verursachender Faktoren. Dieses wird von den Charakteren der Beteiligten sowie von den Gruppendynamiken im Pflegeteam und von den übrigen Stationsmitarbeiterinnen beeinflusst. Auch einzelne Patienten oder Patientengruppen können Einfluss auf die Situation haben. Eine gutes Arbeitsklima aufrechtzuerhalten, kann sich daher als schwieriges Unterfangen erweisen; man muss wachsam sein und ständig die Situation erfassen. Um Pflegekräften, die zum ersten Mal eine Station leiten, einen gewissen Überblick zu verschaffen, sollen nun einige der wichtigsten Faktoren näher betrachtet werden, die in puncto Arbeitseinstellung und -klima zu berücksichtigt sind.

Der Empfang, der einem Patienten bei der Aufnahme auf der Station bereitet wird, beeinflusst seine Einstellung erheblich. Wird er freundlich und

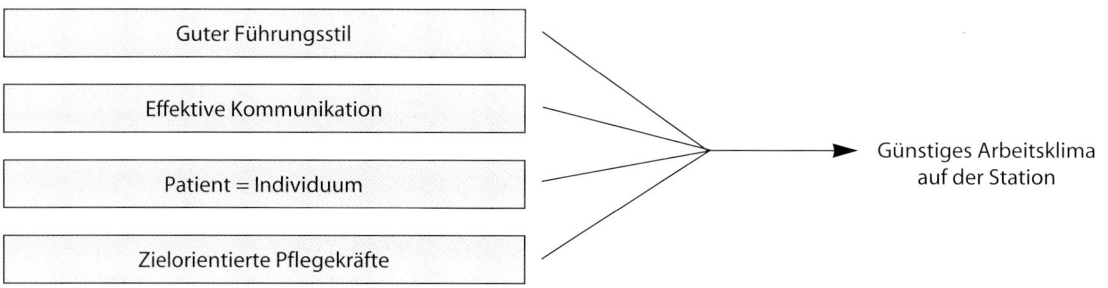

Abbildung 10-1: Faktoren, die zu einem guten Arbeitsklima auf der Station beitragen

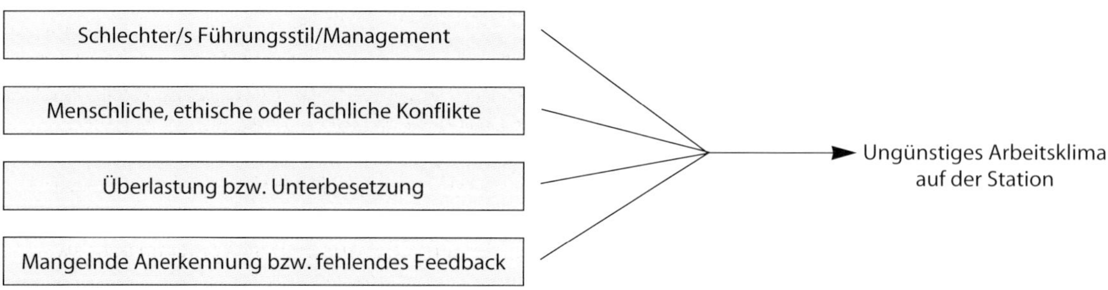

Abbildung 10-2: Faktoren, die zu einem schlechten Arbeitsklima auf der Station führen können

höflich begrüßt und spürt, dass sich die Pflegekräfte um ihn sorgen, wird seine Angst abnehmen und sein Vertrauen steigen. Insgesamt gesehen sind Patienten umgängliche, freundliche und sympathische Menschen, die, wenn man sie korrekt behandelt, eine angenehme Atmosphäre um sich verbreiten und sich gegenseitig moralisch unterstützen. Dieser Sachverhalt, der in Kapitel 7 schon eingehender behandelt wurde, soll hier noch einmal betont werden.

Erkennen die Pflegekräfte einen Sinn in dem, was sie tun, und beziehen Befriedigung aus ihrer Arbeit, müsste ihre Arbeitseinstellung positiv sein. Einen Sinn bekommt die Arbeit der Pflegekraft, wenn die gesamte Versorgung eines Patienten in ihre Verantwortung gegeben wird. Auch wenn es der Stationsleitung manchmal einfacher und schneller erscheint, etwas selbst zu erledigen, statt andere zu schulen und die Aufgabe zu delegieren, darf sie nicht vergessen, dass ihre Mitarbeiterinnen ihre Fähigkeiten nur dann unter Beweis stellen können, wenn sie gefordert werden. Die jeweilige Pflegekraft wird spüren, dass die Stationsleitung sie für fähig hält und ihr vertraut, und das wird ihr Selbstvertrauen stärken. Organisiert und delegiert die Stationsleitung effektiv, wird die Arbeit auf ihrer Station auch dann reibungslos weiterlaufen und alle Patienten gut versorgt werden, wenn sie selbst abwesend ist.

Großen Einfluss auf das Arbeitsklima hat auch die Einstellung, die erfahrenere Mitarbeiterinnen gegenüber den weniger erfahrenen Pflegekräften zeigen. Die «alten Hasen» sollten den Nachwuchskräften stets mit Rat und Tat zur Seite stehen und ihre Erfahrungen mit ihnen teilen. Fühlen sich neue Mitarbeiterinnen gleich in der Station willkommen, trägt dies ebenfalls zu einer guten Atmosphäre bei. Wichtig ist auch, wie die einzelnen Mitarbeiterinnen miteinander kommunizieren und umgehen. Die älteren Pflegekräfte sollten mit gutem Beispiel vorangehen: Der Ton macht oft die Musik und ein Gesichtsausdruck kann ebenso Bände sprechen wie die Tatsache, dass Blickkontakt aufgenommen wird oder nicht. All dies wurde bereits in Kapitel 2 diskutiert.

Zwischen den Teammitgliedern muss ein guter Kontakt bestehen, damit ein freundliches, aber dennoch professionelles Arbeitsklima entstehen kann, in dem alle Beteiligten danach streben, den Patienten eine möglichst hochwertige Pflege zu bieten. Wenn im Team eine positive Arbeitseinstellung herrscht, ist jedes einzelne Mitglied besser gegen Stress und Widrigkeiten gewappnet. Wenn der Pflegebedarf der Patienten einmal weit über dem Normalmaß der Station liegt, akuter Personalmangel herrscht oder die Patienten rascher als sonst wechseln, wird das Pflegeteam dann besser damit fertig werden. Die Teammitglieder werden einander unterstützen und außerdem Rückhalt bei der Stationsleitung finden.

Jede Pflegekraft muss sich der Ziele des Teams bewusst sein und ihren Platz innerhalb des therapeutischen Gesamtplans kennen und akzeptieren. Dies gilt aber nicht nur für die Pflegekräfte aller Stufen, sondern auch für die übrigen Mitglieder des Stationsteams, also z. B. für die Sekretärin und das hauswirtschaftliche Personal. Alle Mitarbeiterinnen müssen sich ihres Werts und Beitrags bewusst sein und wissen, was von ihnen erwartet wird. Maßgeblich hierfür ist auch, wie effektiv die Stationsleitung ihre Führungsrolle ausübt.

Soll die Arbeitseinstellung auf einem hohen Niveau bleiben, müssen alle Beteiligten Fortschritte, sowohl persönlicher als auch genereller Art, sehen können. Ein Mittel hierfür sind die jährlichen Personalbeurteilungen der Mitarbeiterinnen der Station und die Beurteilungen des Stationseinsatzes der Auszubildenden. Aber dabei allein sollte es nicht bleiben, sondern es sollte eine kontinuierliche Leistungsbewertung stattfinden. Anerkennung und Lob sollten immer dann ausgesprochen werden, wenn es einen konkreten Anlass gibt. Hat eine Pflegekraft, gleich welchen Dienstgrad sie innehat, gute Arbeit geleistet, sollte dies gewürdigt werden.

Wie schon in Kapitel 2 betont wurde, ist eine funktionierende Kommunikation und Kooperation zwischen dem Pflegeteam, seinen Patienten und ihren Angehörigen sowie anderen Abteilungen und Berufsgruppen enorm wichtig. Auch sie wirkt sich auf die Arbeitshaltung aus. Die Prinzipien, die in den Pflegeschulen gelehrt werden, sollten auch in der Station erkennbar sein. Anderenfalls wird die Arbeitseinstellung der Pflegeanfängerinnen darunter leiden, die durch den Widerspruch zwischen Theorie und Praxis, d.h. Ausbildung und Berufsrealität verwirrt werden.

Für die Stimmung innerhalb der Station ist sehr wichtig, dass alle Mitarbeiterinnen über die Ereignisse und Neuerungen in der Station, in der Abteilung, im Krankenhaus und im Einzugsgebiet Bescheid wissen. Regelmäßige Stationstreffen, Aushänge an Anschlagtafeln und Info-Bücher für die Neuigkeiten können dazu beitragen, dass alle informiert sind (siehe dazu auch Kapitel 2).

Verfügt die Stationsleitung über gute Führungsqualitäten und sorgt für eine adäquate Supervision und Kommunikation, dürften sich alle Pflegekräfte in ihrer Station bzw. Abteilung wohlfühlen. Eine solche Station zeichnet sich durch ihre effektive Organisation aus, in der jede Mitarbeiterin ihre Aufgaben korrekt und sicher ausführt. Die Führungsaufgaben der Stationsleitung sollen nun einer genaueren Betrachtung unterzogen werden.

10.1 Führung

Argyle (1972) argumentiert, die Führungsperson sei ein Mitglied einer Gruppe oder Organisation, das die Aktivitäten der anderen Mitglieder besonders stark beeinflusse und bei der Definition der Ziele und der Ideologie eine zentrale Rolle spiele. Der Einfluss des Anführers auf die Gruppe sei stärker als der Einfluss der Gruppe auf den Anführer.

Die Führungsqualitäten einer Person lassen sich oft am besten anhand der Endresultate beurteilen. Dementsprechend könnte man rückschließen, dass an der Spitze einer Station, deren Mitarbeiterinnen eine gute Arbeitseinstellung zeigen und deren Patienten zufrieden wirken und gute Fortschritte machen, eine fähige Stationsleitung stehen muss.

Eine gute Führungskraft macht aus, dass sie an die Gruppenziele glaubt, effektive Kommunikationswege schafft, Botschaften aus ihrem Umfeld aufnimmt und in ihren Anweisungen umsetzt und das emotionale Klima trotz wechselnder äußerer Umstände konstant hält. Jede Station ist beispielsweise einer hohen Personalfluktuation ausgesetzt – Pflegeschülerinnen bleiben nur einige Wochen lang und manche Ärztinnen wechseln alle sechs Monate. Jeder Neuling muss zunächst eingeführt werden und die anderen Mitarbeiterinnen kennen lernen und sollte sich von Anfang an willkommen und nicht als Außenseiter fühlen. Personen, die nicht voll integriert werden, können sich zu Störfaktoren entwickeln. Begrüßt die Stationsleitung den Neuankömmling angemessen und vermittelt ihm Sicherheit, kann sie das gute Stationsklima vor negativen Einflüssen schützen.

Kennzeichen einer guten Führungskraft ist auch, dass sie in ihrem Fachgebiet über besondere Kenntnisse und Fähigkeiten verfügt. Die Stationsleitung einer onkologischen Station etwa sollte alle möglichen Nebenwirkungen einer Chemotherapie kennen und wissen, wie sie pflegerisch zu behandeln sind.

Eine gute Führungskraft vertraut in ihre Fähigkeiten, ohne jedoch überheblich zu sein, entscheidet schnell und effektiv und zögert nicht, sich nötigenfalls Hilfe zu holen. Weitere wichtige Eigenschaften sind Konsequenz, Verlässlichkeit und Sensibilität gegenüber den Bedürfnissen anderer, d. h. des Personals und der Patienten. Zu den Führungsqualitäten zählen außerdem:

- Intelligenz und Urteilsvermögen
- Verständnis und Phantasie
- Verantwortungsbewusstsein
- Humor
- Eine ausgewogene Persönlichkeitsstruktur
- Gerechtigkeitssinn.

Diese Eigenschaften wurden bei der Beobachtung tatsächlicher Führungskräfte ermittelt. Alle diese Aspekte sind von gleicher Bedeutung (Smith 1958) und auch heute noch wichtig.

Darüber hinaus muss eine fähige Stationsleitung effektiv kommunizieren können, eine gute Supervisorin, Planerin und Koordinatorin sein und die richtigen Entscheidungen im richtigen Moment fällen. Damit dies möglich ist, muss sie Zuständigkeit und Verantwortung für pflegerische Betreuung an andere delegieren und diese unterstützen und motivieren. Eine gute Führungskraft teilt ihr Wissen und Können und ist in der Lage, Mitarbeiterinnen zu schulen und anzuleiten.

Nicht bei allen Führungskräften sind diese Fähigkeiten und Eigenschaften gleich stark ausgeprägt, eine Stationsleitung benötigt sie jedoch fast alle. Je nach Situation kann sie ihre Autorität formell und informell ausüben.

In Kapitel 1 wurde angesprochen, wie die sozialwissenschaftliche Forschung zu unserem Verständnis von Führungsrollen beigetragen hat. Führungskräfte, die Rücksicht auf ihre Untergebenen und deren Bedürfnisse nehmen, erzielen bessere Ergebnisse. Auch Personen, die die Erledigung der anfallenden Aufgaben in den Vordergrund stellen und für die hierfür nötigen Rahmenbedingungen sorgen, sind bessere Führungskräfte. Häufig werden nach den von Lewin, Lipitt & White (1939) eingeführten Klassifikationen drei Führungsstile unterschieden: autokratisch, demokratisch und Laisser-faire. [Im Deutschen werden für die Lewinsche Einteilung der Führungsstile auch die Begriffe «autoritär, kooperativ und laissez-faire» verwendet.] Es lohnt sich die Charakteristika dieser Führungsstile eingehender zu betrachten und auf die Leitung eines Pflegeteams zu übertragen. So wird deutlich, warum der demokratische Führer am ehesten ein Stationsklima schaffen kann, dass zu einer guten Arbeitseinstellung und -leistung führt.

10.1.1 Autokratischer Führungsstil

Die autokratische Führungskraft ist streng und rigoros. Sie fragt nicht nach den Ideen und Fragen anderer, sondern sagt: «Auf dieser Station kennt jeder seinen Platz. Die Entscheidungen treffe ich, denn ich habe die meiste Erfahrung.» Wenn Vorschläge gemacht werden, werden sie geflissentlich ignoriert. Die autokratische Führerin befiehlt, legt die Regeln für die Gruppe fest, ohne die Gruppe dazu zu hören, und diskutiert nur die unmittelbaren Pläne, nicht jedoch die Zukunft. Sie bleibt auf Distanz zu den anderen Gruppenangehörigen und kritisiert Einzelne im Beisein von anderen. Von ihren Mitarbeiterinnen wird sie gefürchtet.

Für die autokratische Führungskraft ist klar, dass sie alle Entscheidungen fällt; ihre Mitarbeiterinnen haben, was die Patientenbetreuung oder Stationsorganisation angeht, kein Mitspracherecht. Mit anderen Worten: die autokratische Führungskraft delegiert nicht. Sie behauptet von sich, sie mache auf ihrer Station alles allein. Niemand außer ihr darf tiefer greifende Gespräche mit den Patienten oder deren Angehörigen führen, da angeblich nur sie über die nötige Erfahrung verfügt.

Die Arbeitseinstellung des Pflegeteams einer Station, die autokratisch geführt wird, ist meist ungünstig; die Teammitglieder zeigen wenig Interesse an ihrer Arbeit und keine Eigeninitiative. Sie tun nur, was sie tun müssen. Die Pflegekräfte fühlen sich unwichtig, nicht verantwortlich und sind mit ihrer Arbeit unzufrieden. Da ihnen stets genau vorgeschrieben wird, was sie zu tun haben, und kein Raum für eigene Entscheidungen bleibt, neigen sie dazu, völlig abhängig von der Stationsleitung zu werden. Sie wagen es nicht, in Abwesenheit der Stationsleitung Entscheidungen zu treffen, da diese möglicherweise anderer Meinung sein könnte. Andererseits bemühen sie sich sehr um deren Aufmerksamkeit und erwarten für alles, was sie tun, Anerkennung. Es besteht die Tendenz, dass die einzelnen Pflegekräfte um die Gunst der Stationsleitung konkurrieren. Bei Abwesenheit der Stationsleitung lassen viele Mitarbeiterinnen ihren angestauten Gefühlen freien Lauf und verhalten sich unprofessionell. Da es nur wenige Pflegekräfte länger auf einer autokratisch geführten Station aushalten, herrscht im Pflegeteam meist ein reges Kommen und Gehen, was wiederum die Stabilität und das Arbeitsklima in der Gruppe beeinträchtigt. Die Patienten einer solchen Station fühlen sich unwohl und trauen sich nicht, die Stationsleitung um Informationen zu bitten. Leider färbt der autokratische Führungsstil oft auf die Untergebenen ab und die Situation verselbstständigt sich.

10.1.2 Laisser-faire-Führungsstil

Typisch für die Laisser-faire-Führungskraft ist, dass sie überhaupt nicht führt. Das Pflegeteam bleibt mit seiner Arbeit auf sich selbst gestellt und fühlt, dass niemand das Ruder in der Hand hat, den Weg weist, unterstützt und motiviert. Ihm fehlt eine Richtung und es ist frustriert. Die Pflegekräfte haben das Gefühl, dass sich niemand für ihre Leistung interessiert und senken gegebenenfalls ihre Standards.

Die Stationsleitung verteilt die anfallenden Aufgaben völlig unkoordiniert unter ihren Mitarbeiterinnen und tritt dabei auch gleich die Verantwortung mit ab. Sie behauptet sogar: «Ich delegiere an meine Pflegekräfte, damit sie Erfahrungen sammeln können.» Sie selbst beteiligt sich nicht an der Patientenbetreuung und verfolgt auch nicht, ob das, was sie delegiert hat, umgesetzt wird. Ist beispielsweise die Pflegekraft krank, die normalerweise den Dienstplan erstellt, bleibt diese Arbeit einfach liegen; oft gehen die Vorräte aus, weil niemandem eindeutig die Zuständigkeit dafür übertragen wurde; Pflegeberichte werden nicht zeitnah vervollständigt.

Die Kommunikation zwischen den Teammitgliedern funktioniert nicht, weil die Schaltstelle fehlt, und wichtige Informationen werden nicht weitergegeben oder einfach übergangen. Die Mitarbeiterinnen haben das Gefühl, nicht zu wissen, was auf der Station vor sich geht. Sie wurschteln sich durch und sie merken, dass eine führende Hand fehlt.

Die Patienten einer solchen Station fühlen sich schutzlos und vermissen Informationen über ihre Behandlung und die Fortschritte.

10.1.3 Demokratischer Führungsstil

In einer demokratisch geführten Station bespricht die Stationsleitung alle Entscheidungen zunächst mit ihrem Pflegeteam. Die demokratische Führungskraft spricht der Situation entsprechend Anerkennung und Kritik aus, greift sich dabei jedoch keine einzelnen Pflegekräfte heraus. Gibt es wirklich einmal Anlass zu direkter Kritik, nimmt sie die betreffende Person beiseite. Sie bespricht eine solche Angelegenheit nicht im Beisein von anderen Mitarbeiterinnen.

Die demokratische Stationsleitung ist eine Person, die angesprochen werden kann und immer offen für die Vorschläge und konstruktive Kritik ihrer Mitarbeiterinnen ist. Sie sorgt dafür, dass jede neue Pflegekraft weiß, worum es auf der Station geht, welche Besonderheiten zu beachten sind, was von ihr erwartet wird und welche Rolle sie im Stationsteam übernimmt. Jeder Neuling hat sofort das Gefühl, ein Teil der Gruppe zu sein und alle Pflegekräfte kennen die stationsinternen Regeln und Verfahrensweisen.

Auch in Abwesenheit der Stationsleitung läuft der Stationsbetrieb reibungslos und effizient weiter. Jeder nimmt Rücksicht auf den anderen, insbesondere auf seine nachgeordneten Mitarbeiterinnen. Die ausgebildeten Pflegekräfte kümmern sich um die Pflegeschülerinnen und Pflegehilfskräfte und arbeiten mit ihnen zusammen.

Die qualifizierten Pflegekräfte sind stolz darauf, ihr Wissen an die Pflegeschülerinnen weiterzugeben und deren Selbstbewusstsein zu stärken. Die demokratische Stationsleitung schafft ein Klima der emotionalen Sicherheit, fungiert als Katalysator und hält die Gruppe auch dann noch zusammen, wenn sie selbst anwesend ist. Besondere Fähigkeiten einzelner werden als ein Gut betrachtet, von dem alle Teammitglieder profitieren können und sollen. Niemand wird sein Wissen daher zurückhalten oder sich damit brüsten, Informationen über einen Patienten zu haben, die anderen verborgen blieben, sondern seine Erkenntnisse zum Wohl des Patienten weitergeben. Die demokratische Stationsleitung achtet stets aufmerksam auf die Bedürfnisse ihrer Mitarbeiterinnen und fördert und berät sie gezielt, damit sie sich persönlich und beruflich weiterentwickeln können.

In demokratisch geführten Stationen gibt es selten disziplinarische Probleme, da die Teammitglieder einander respektieren und die Beiträge der anderen zu schätzen wissen. Sie sind stolz auf ihre Arbeit und geben sich alle Mühe, für einen glatten und guten Stationsbetrieb zu sorgen. Selbst «schwierige» Pflegekräfte entwickeln sich in einem derartigen Umfeld oft positiv.

Die Patienten einer solchen Station sind gut informiert, fühlen sich wohl und sicher und haben Vertrauen in ihre Pflegekräfte und deren Arbeit.

10.1.4 30 Regeln für einen guten Führungsstil

- Handeln Sie konsequent und vermeiden Sie Stimmungsschwankungen.
- Gehen Sie mit gutem Beispiel voran und verhalten Sie sich professionell.
- Organisieren Sie Ihre Arbeit gut.
- Planen Sie voraus.
- Achten Sie auf eine gute Kommunikation.
- Delegieren Sie richtig.
- Seien Sie immer für Ihre Mitarbeiterinnen da und ansprechbar.
- Zeigen Sie Ihrem Team, dass Sie ihm vertrauen.
- Lernen Sie jedes Teammitglied kennen.
- Lassen Sie zu, dass ihre Mitarbeiterinnen Initiative ergreifen.

- Sprechen Sie Anerkennung und Dank aus.
- Bitten Sie, statt zu befehlen.
- Geben Sie zu, wenn Sie Unrecht hatten.
- Nehmen Sie sich Zeit zum Zuhören.
- Seien Sie anderen Ansichten gegenüber offen.
- Schauen Sie stets auf die Fakten.
- Üben Sie konstruktive, aber niemals destruktive Kritik.
- Informieren Sie jede Mitarbeiterin über deren Fortschritte.
- Schaffen Sie ein Umfeld, in dem Fragen möglich sind.
- Lassen Sie Ihr Team wissen, das es auf Ihre Unterstützung zählen kann.
- Nehmen Sie sich die Zeit, um sich Bericht über die verordnete Pflege erstatten zu lassen und diese zu überprüfen.
- Stellen Sie Ihre Mitarbeiterinnen nicht bloß.
- Kritisieren Sie niemals vor Patienten oder anderen Mitarbeiterinnen.
- Halten Sie die Leistungen Ihrer Mitarbeiterinnen nicht für selbstverständlich.
- Bevorzugen Sie keine Ihrer Mitarbeiterinnen.
- Schnüffeln Sie Ihren Pflegekräften nicht ständig hinterher.
- Unterbrechen Sie Ihre Mitarbeiterinnen nicht bei der Arbeit.
- Beauftragen Sie keine Pflegekraft mit einer Aufgabe, für die sie nicht zuständig ist, sondern wenden Sie sich an die zuständige Pflegekraft.
- Seien Sie nicht zu vertraulich mit Ihrem Personal.
- Führen Sie Aufgaben, die Sie an andere delegiert haben, nicht doch selbst aus.

Es gibt weitere Faktoren, die Einfluss auf die Arbeitseinstellung und das Arbeitsklima auf einer Station haben. Wichtig ist unter anderem, dass allen Teammitgliedern Verantwortung übertragen wird und sie sich mit ihrer Arbeit identifizieren, das Vorgehen bei der Umsetzung von Veränderungen und die Art, wie die Stationsleitung die Disziplin aufrecht hält.

10.2 Verantwortungsbewusstsein und Engagement fördern

Alle Teammitglieder müssen sich der Rolle bewusst sein, die sie innerhalb des therapeutischen Gesamtplans der Station spielen, und wissen, dass sie einen wertvollen Beitrag zur Patientenbetreuung leisten. Wie in Kapitel 11 noch diskutiert werden soll, werden sich die Pflegekräfte nur als Teil des Teams fühlen, wenn sie angemessen orientiert sind.

Eine andere Möglichkeit, um das berufliche Engagement der Mitarbeiterinnen zu fördern, ist, jedem Teammitglied seinen eigenen Zuständigkeitsbereich zu geben, mit dem es zu den Gesamtabläufen der Station beiträgt. Die Stationsleitung kann bestimmte Aspekte der Stationsorganisation an ihre Pflegekräfte delegieren, muss jedoch die nötige Supervision und Koordination dieser Aktivitäten übernehmen und bereit sein, die betreffenden Personen entsprechend zu schulen. Auf diese Weise kann sie viele Aufgaben delegieren.

10.3 Veränderungen umsetzen

Es liegt in der Natur des Menschen, sich Veränderungen zu widersetzen, denn Veränderung bedeutet Unsicherheit. Leider versuchen viele junge Stationsleitungen, sofort alle möglichen Neuerungen umzusetzen. Durch die Ankündigung von Veränderungen verschrecken sie das Stationspersonal, das durch den Führungswechsel schon unsicher genug ist, zusätzlich.

Bevor man versucht, etwas zu verändern, müssen zunächst das Vertrauen und die Unterstützung des gesamten Pflegepersonals gewonnen werden. Das dauert seine Zeit und verlangt der Stationsleitung einige Mühe ab. Wichtig ist auch, die Teammitglieder zu ihren Ideen zu befragen und darauf aufzubauen.

Erwägt die Stationsleitung Veränderungen, gleich welcher Art, sollte sie zunächst ausgiebig mit den Betroffenen diskutieren. Diese sollten Fragen stellen und ihre Ängste artikulieren können. Es muss klar sein, dass jederzeit zum bisherigen System zurückgekehrt werden kann, wenn die vorgeschlagenen Änderungen nicht den gewünschten Erfolg bringen. Bevor Veränderungen implementiert werden, muss das gesamte Team von den dahinter stehenden Prinzipien überzeugt und bereit sein, sich dafür zu engagieren.

Sind die Neuerungen beschlossen, geht die Diskussion trotzdem weiter. Es muss überprüft werden, wie die Dinge vorangehen und ob die Veränderungen den beabsichtigten Nutzen bringen oder nicht. Gelangt man dabei zu der Einschätzung, dass keine Verbesserung erzielt wurde, könnte das Team zu Recht der Meinung sein, dass es besser wäre, wieder so weiterzumachen wie früher.

10.4 Führen und disziplinieren

Auch wenn es eine der schwierigen Aufgaben der Stationsleitung ist, lässt es sich mitunter nicht vermeiden, Mitarbeiterinnen zurechtzuweisen oder gar disziplinarische Maßnahmen zu ergreifen (siehe Kapitel 1). Das ist keine angenehme Sache und die Art und Weise, in der die Stationsleitung die Angelegenheit handhabt, kann für die Arbeitseinstellung auf der Station und der Beteiligten entscheidend sein. Das Gespräch sollte unbedingt unter vier Augen, d.h. niemals vor Kolleginnen oder Patienten, und so bald wie möglich nach dem bewussten Vorfall stattfinden. Es ist wichtig, dass die Stationsleitung alle nötigen Fakten kennt und der betroffenen Pflegekraft nennt. Anschließend sollte die Pflegekraft ihre Sicht der Dinge darlegen dürfen. Denkbar wäre etwa, dass der Pflegekraft vorgeworfen wird, eine Pflegemaßnahme nicht korrekt ausgeführt zu haben. Es könnte allerdings sein, dass die Pflegekraft im Gegenzug zeigen kann, dass ihr das nötige Gerät bzw. Material auf der Station nicht zur Verfügung stand, oder sie nicht die entsprechenden Instruktionen erhalten hatte.

Erfüllen neue Pflegekräfte oder Pflegeschülerinnen die an sie gerichteten Erwartungen nicht, sollte dies möglichst früh mit ihnen besprochen werden und nicht erst Inhalt der jährlichen Beurteilung oder der Einsatzbeurteilung der Schülerin sein. So erhält die betroffene Person noch die Gelegenheit, ihre Leistungen oder ihr Verhalten zu verbessern. Außerdem eröffnet dies die Möglichkeit, über etwaige Probleme zu sprechen, die sich negativ auf die Leistung auswirken. Es ist unfair, wenn eine Pflegekraft erst durch die schriftliche Beurteilung erfährt, dass ihre Arbeitsleistung ungenügend ist.

Muss die Stationsleitung eine Mitarbeiterin zurechtweisen oder disziplinieren, sollte sie gleichzeitig auch auf deren besondere Stärken achten; in der Folgezeit sollte sie der Betroffenen zeigen, dass sie diese Stärken anerkennt und noch immer Vertrauen in die betreffende Pflegekraft hat.

Achtet die Stationsleitung auf gute Kommunikation und zeigt ehrliches Interesse an ihren Mitarbeiterinnen, werden auch Pflegeschülerinnen die angenehme Atmosphäre schätzen lernen und gerne auf diese Station zurückkehren wollen, wenn sie ihre Ausbildung abgeschlossen haben.

10.5 Diskussionsthemen

1. Eine gerade ernannte Stationsleitung merkt, dass das Arbeitsklima im Stationsteam nicht so gut ist, wie es ihrer Meinung nach sein könnte. Zuerst ist es nur ein instinktives Gefühl, aber dann entdeckt sie nach und nach immer mehr Anzeichen dafür, dass sie Recht hat. Zum Beispiel bemerkt sie eine allgemeine Kooperationsunwilligkeit, wenn es darum geht, freie Tage zu tauschen.
   Wie könnte die Stationsleitung weitere Hinweise über die Verfassung des Pflegeteams ihrer Station sammeln?
   Überlegen Sie sich drei Maßnahmen, die sie ergreifen könnte, um das Arbeitsklima zu verbessern.

Literatur:

Argyle, M. (1972): *The Psychology of Interpersonal Behaviour.* Pelican Original, Harmondsworth.

Brown, J. A. C. (1954): *The Social Psychology of Industry.* Pelican Original, Harmondsworth.

Kron, T. (1987): *The Management of Patient Care: Putting Leadership Skills to Work.* W. B. Saunders & Co., London, Toronto, Philadelphia.

Lewin, K.; Lipitt, R. & White, R.K. (1939): ‹Patterns of aggressive behaviour in experimentally created social climates› *Journal of Social Psychology,* **10**, 271–299.

Orton, H.D. (1980): *Ward Learning Climate,* Royal College of Nursing, London.

Revans, R.W. (1964): *Standards for Morale: Cause and Effect in Hospitals.* Oxford University Press, Oxford.

Schurr, M. (1968): *Leadership and the Nurse.* The English Universities Press Lrd., London.

Smith, M. (1958 – Nachdruck): *An Introduction to Industrial Psychology.* (5. Aufl.) Cassell, London.

Deutschsprachige Literatur:

Arbeitsklima:

Donnert, R.: Soziale Kompetenz. Lexika, Würzburg, 1999.

Mobbing:

Kirchner, H.: Mobbing im Pflegeteam. Thieme, Stuttgart, 2000.

Mitarbeiterführung:

Donnert, R.: Coaching. Lexika, Würzburg, 1998.

Gabele, E.: Führungsgrundsätze und Mitarbeiterführung. Gabler, Wiesbaden, 1992.

Ingwersen, R.: Vom «Mädchen für Alles» zur Führungskraft im mittleren Management. Kovac, Hamburg, 1999.

Leuzinger, A.: Mitarbeiterführung im Krankenhaus. Huber, Bern, 2000.

11. Fortbildung des Stationsteams

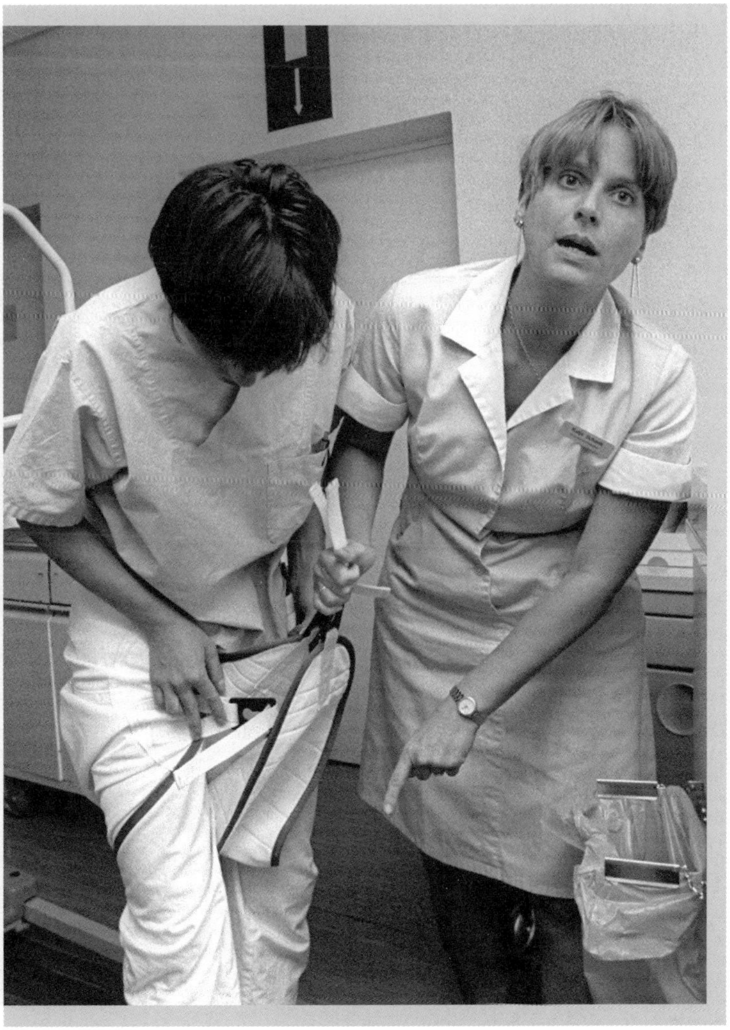

© Irmi Long, Frankfurt/M.

Schulung und Training sind zwei sehr wichtige Aspekte im Berufsbild der Stationsleitung: Es ist ihre Aufgabe, alle Mitglieder des Pflegeteams – Krankenschwestern, Krankenpflegehelferinnen, Pflegeschülerinnen, Hilfspflegekräfte (Support workers) und Pflegehilfen (Nursing auxiliaries) – sowie Patienten und ihre Angehörige zu schulen. Auch sich selbst muss die Stationsleitung kontinuierlich weiterbilden.

11.1 Ein gutes Lernklima schaffen

Es gibt viele Faktoren, die Einfluss auf das Lernklima einer Station haben; die wichtigsten Voraussetzungen für ein gutes Lernklima dürften jedoch die folgenden sein:

- Die Stationsleitung ist in Bezug auf das Lernen auf ihrer Station positiv eingestellt.
- Die ausgebildeten Pflegekräfte sind sich darüber bewusst, dass sie eine Lehrverpflichtung haben.
- Es überwiegt eine positive Arbeitseinstellung.
- Nicht die Stations-, sondern die Patientenbedürfnisse stehen im Vordergrund.
- Das Stellen von Fragen wird aktiv gefördert.

Die Einstellung der Stationsleitung ist für eine das Lernen unterstützende Atmosphäre von entscheidender Bedeutung. In ihrer Forschungsstudie (1980) zeigt Orton, dass Pflegeschülerinnen in solchen Stationen am meisten lernen, in denen die Stationsleitung besonders darauf achtet, dass ihr Schulungsbedarf gedeckt wird, sie ins Stationsteam integriert sind und ihre emotionalen Bedürfnisse erfüllt werden. Sie betont außerdem, dass das Wohlbefinden der Patienten und das der Pflegeschülerinnen untrennbar miteinander verknüpft sind. Die Stationsleitung sollte jedoch generell besonderen Wert auf Schulung und Training ihrer Pflegekräfte (auch höherer Dienstgrade) legen. Mitarbeiterinnen, die merken, dass diesem Aspekt ihres Jobs Priorität gegeben wird, gehen offener und motivierter an die Arbeit, was sich wiederum positiv auf die Qualität der Patientenbetreuung auswirkt. Die eigene Lehrverpflichtung wird stärker empfunden, wodurch sich das generelle Lernklima verbessert. Die Studien von Orton (1980), Ogier (1981) und Fretwell (1982) belegen, dass die Stationsleitung die Schlüsselfigur für die Schaffung eines guten Lernklimas ist. Im Rahmen ihrer Studie stellte Reid (1985) fest, dass weniger als 50 % der Arbeitszeit des Stationspersonals in die direkte Patientenbetreuung floss und die ausgebildeten Pflegekräfte nur wenig Zeit für Schulungszwecke verwendeten, aber diejenigen Stationsleitung die besten Lernbedingungen schufen, die ihre Mitarbeiterinnen am effektivsten einsetzten.

Je stärker der Schulungsauftrag der ausgebildeten Pflegekräfte betont wird, desto mehr wird sich das Personal dafür engagieren, neuen Mitarbeiterinnen bei der Orientierung zu helfen. Es wird auch eher bereit sein, mit Pflegeanfängerinnen zusammenzuarbeiten und sie bei der unmittelbaren Patientenbetreuung zu beaufsichtigen. Denken alle: «Wenn ich es selbst mache, geht es schneller und einfacher», ist das für das Lernklima extrem schädlich. Die Stationsleitung muss daher bereit sein, Zeit mit ihren Mitarbeiterinnen zu verbringen und Aufgaben zu delegieren. Auch die Einstellung des medizinischen Personals wird die Qualität des Lernklimas beeinflussen.

Wenn die Arbeitseinstellung im Team stimmt, wird sich das auch positiv auf das Lernklima auswirken. Die Teammitglieder, besonders Pflegeschülerinnen und Stationsneulinge werden sofort spüren, dass ihnen die erfahreneren Pflegekräfte gerne mit Rat und Tat zur Seite stehen. Die erfahreneren Mitarbeiterinnen sind eher bereit, sich um die unerfahreneren Teammitglieder zu kümmern, mit ihnen zusammenzuarbeiten und ihre Anleitung und Supervision zu übernehmen.

Stehen die Bedürfnisse der Patienten über jenen der Station, bedeutet dies, dass auch die Bedürfnisse der Pflegekräfte eher befriedigt werden. Wo alles darauf abzielt, die Bedürfnisse der Patienten zu stillen, überträgt sich die hierfür nötige zwischenmenschliche Nähe auch auf die Pflegekräfte. Orton (1980) beobachtete, dass in einer Station, die sehr stark auf die Lernbedürfnisse der Pflegeschülerinnen ausgerichtet war, Teamwork und gegenseitige Absprache sowie die Sensibilität der Stationsleitung für die Bedürfnisse ihrer Mitarbeiterinnen im Vordergrund standen.

Werden Fragen aktiv gefördert und bereitwillig beantwortet, so hat dies einen hohen Lerneffekt, da die Pflegekräfte durch Verstehen lernen. Die Pflegekräfte müssen dazu angeregt werden, die Pflegepraxis zu diskutieren und zu hinterfragen, und sollten Gelegenheit haben, ihre (Er-)Kenntnisse zu testen. Dies ist möglich, wenn Fragen willkommen sind. Dabei muss die Stationsleitung nicht zwangsläufig alle Antworten selbst parat haben, sie sollte nur wissen, woher sie die nötigen Informationen bekommen kann. Eine Person allein kann natürlich nicht alles wissen, aber bei einem guten Teamgeist lassen sich fast alle Antworten finden. Haben sie erst einmal das entsprechende Selbstvertrauen gewonnen, können die Pflegekräfte ermutigt werden, direkt bei Mitarbeiterinnen anderer beteiligter Berufsgruppen (z. B. Ärztin, Physiotherapeutin oder Pharmazeutin) nachzufragen.

Die Stationsleitung muss sich darüber bewusst sein, dass viele Pflegekräfte nicht nachzufragen wagen, weil sie Angst haben, vor ihren Kolleginnen als dumm zu erscheinen; sie nehmen in Kauf, Wissenslücken zu haben. Diesen Personen kann sie Brücken bauen, indem sie fragt: «Ist das allen klar geworden? Es ist ganz schön kompliziert. Ich hatte da am Anfang selbst so meine Probleme.» Oder: «Wissen alle, was das bedeutet?» Oder: «Vielleicht haben einige von Ihnen das noch nicht ganz verstanden.» Fragen sollten niemals direkt an eine bestimmte Person gerichtet werden, es sei denn, die Stationsleitung wüsste genau, dass diese Person der Frage voll und ganz gewachsen ist und sich nicht unter Druck gesetzt fühlt.

11.2 Lehren und Lernen auf der Station

Auf einer Station wird auf unterschiedlichste Art und Weise gelehrt und gelernt. Es gibt zahllose Gelegenheiten, in der Praxis Wissen zu vermitteln:

- ausgebildeten Pflegekräften und Pflegeschülerinnen ein Vorbild sein
- alle neuen Mitarbeiterinnen in die Station und ihre Rolle einarbeiten
- Tätigkeiten praktisch vorführen und unter Aufsicht einüben lassen
- eine Atmosphäre schaffen, in der Fragen jederzeit willkommen sind
- Erfahrungen bei Stationstreffen, Diskussionsforen, Seminaren und effektiv genutzten Schichtübergaben austauschen
- gemeinsame Fallbesprechungen mit Pflegekräften, Ärztinnen und Mitarbeiterinnen anderer beteiligter Berufsgruppen
- gezielte Schulungsprogramme organisieren, bei denen erfahrene Pflegekräfte, Ärztinnen und Mitarbeiterinnen anderer Berufsgruppen beteiligt sind
- mit den Pflegeschülerinnen Pflegevisiten durchführen
- Pflegeschülerinnen im letzten Ausbildungsjahr mit der Stationsleitung zusammen arbeiten lassen, damit sie auch etwas über das Stationsmanagement lernen können
- Pflegekräfte bei der Arztvisite einbeziehen
- die Möglichkeit schaffen, dass Pflegekräfte ambulante Abteilungen besuchen können
- die Möglichkeit schaffen, dass Pflegekräfte ihre Patienten in den OP, in die Radiologie usw. und bei Hausbesuchen begleiten können
- praktische Unterweisungen für Pflegekräfte durch andere Mitglieder des interdisziplinären Teams (z. B. Physiotherapeutin, Ergotherapeutin)
- visuelle Hilfsmittel benutzen (z. B. Diagramme, Tabellen, Dias, Videos, Modelle, Grafiken etc.)
- dafür sorgen, dass Bücher, Fachzeitschriften, Artikel und Lehrtexte verfügbar sind.

Stationsleitungen dienen während ihrer gesamten Arbeitszeit als Vorbild für alle Mitglieder ihres Pflegeteams. Da dies eine besonders effektive Art des Lernens bedeutet, muss sich die Stationsleitung jederzeit mustergültig verhalten.

Die Stationsleitung sollte durch ihre Anwesenheit für Stabilität sorgen, daher muss sie versuchen, konsequent zu handeln und nicht launenhaft zu sein. Die Art und Weise, in der mit Patienten und ihren Angehörigen umgegangen und gesprochen wird und ihnen Informationen gegeben werden, ist an sich schon eine Lernerfahrung, besonders wenn die Pflegekraft dabei ist, die für die Pflege des Patienten sorgt. Demonstriert die Stationsleitung, wie wichtig es ist, im Laufe des Tages mit allen Patienten zu reden, um sie einerseits einschätzen zu können und ihnen andererseits Gelegenheit zu Fragen zu geben, werden sich die anderen Pflegekräfte daran orientieren, weil sie merken, dass der direkte Kontakt mit dem Patienten eine hohe Priorität hat. Der Stationsalltag bietet viele Möglichkeiten, um Dinge zu lehren, die im Klassenzimmer nicht vermittelt werden können, z. B. das Gespräch mit dem Patienten, das Assessment seiner Bedürfnisse und die Zerstreuung seiner Ängste, das Verabreichen von Medikamenten, die Unterstützung der Familienangehörigen durch einfaches Zuhören oder die telefonische Kommunikation mit Angehörigen.

Zeit, die darauf verwendet wird, bestimmte Aktivitäten zu besprechen und dann zu demonstrieren oder den richtigen Umgang mit bestimmten Pflegeaspekten (z. B. die Prävention von Druckstellen bei gelähmten Patienten) zu vermitteln, ist gut angelegt. Stationsleitungen müssen bereit sein, die Verantwortung für die gesamte Betreuung von Patienten an Teammitglieder zu delegieren, vorausgesetzt natürlich, diese verfügen über die nötigen Fähigkeiten. Auf diese Weise ermöglicht sie ihren Mitarbeiterinnen eine berufliche Weiterentwicklung, da diese neue Erfahrungen sammeln können. Pflegeschülerinnen jedoch sollten mit den an sie delegierten Aufgaben stets unter der Supervision einer erfahrenen Pflegekraft stehen. So können die jungen Pflegekräfte Vertrauen in ihre eigenen Fähigkeiten gewinnen und durch Erfahrung lernen. Bei der Schichtübergabe können Pflegemaßnahmen diskutiert und evaluiert, Erklärungen gegeben, Fragen gestellt und beantwortet und die Bedeutung der verschiedenen Pflegeaspekte betont werden. Themen wie Schmerzkontrolle, Blasen- und Darmpflege, Patientenreaktionen auf eine Krankenhauseinweisung und den Verlust der Eigenständigkeit, Mobilisation von Patienten, Pflege und Betreuung Todkranker, die ethischen Probleme der Wiederbelebung und andere Punkte, die bei Pflegekräften Ängste auslösen können, sollten unbedingt besprochen werden. Auch die Pläne für die Entlassung von Patienten gehören beim Schichtwechsel auf die Tagesordnung, da das gesamte Team dabei lernen kann.

Wenn es um die Lehraufgabe der ausgebildeten Pflegekraft geht, ist oft nur von der formellen Lernsituation die Rede, die jedoch nur einen Bruchteil des Lernens auf der Station ausmacht. Für viele Pflegekräfte ist die Vorstellung, formellen Unterricht halten zu müssen, entmutigend. Die anfängliche Nervosität lässt sich jedoch meist dadurch abbauen, dass kleine Lerngruppen aus zwei oder drei Pflegeschülerinnen gebildet werden.

Auch wenn es mitunter schwierig sein mag, im hektischen Stationsalltag Raum für diese Art des Lernens zu schaffen, kann dies durch sorgfältige Überlegung und Planung dennoch bewerkstelligt werden. Pflegelehrerinnen, Ärztinnen und andere Vertreterinnen anderer Berufsgruppen können dabei ebenso einbezogen werden wie die ausgebildeten Pflegekräfte des Stationsteams. Eine günstige Gelegenheit kann, so vorhanden, die Schichtüberlappung am Nachmittag sein.

Ebenfalls eine Überlegung wert wäre sicher ein gemeinsam mit einer anderen, fachlich ähnlichen Station oder auf Abteilungsebene durchgeführtes Schulungsprogramm. Nachdem das Programm steht, können entweder ausgewählte Pflegeschülerinnen daran teilnehmen oder es wird den Pflegekräften überlassen, die Veranstaltungen zu besuchen, die ihnen in ihrer momentanen Ausbildungsphase am meisten bringen. Ein Beispiel findet sich in **Tabelle 11-1**. Die Schulung kann an einem ruhigen Ort außerhalb der Station stattfinden oder aber, wenn die Betroffenen einverstanden sind, direkt am Bett des Patienten, der dann auch ins Gespräch einbezogen wird. Je realitätsnaher die Lernsituation ist, desto besser wird der Lernerfolg sein.

Die Pflegekraft, die für die Versorgung eines Patienten zuständig ist, kann gebeten werden, die Pflege zu erläutern, die sie in Anbetracht der physischen und psychischen Bedürfnisse des Patienten geplant hat. Anschließend können die Gründe für einen bestimmten Pflegeplan diskutiert und die Wirkung der Pflege evaluiert werden. Solche Erörterungen werden den Pflegekräften helfen, ihre eigene Leistung analytisch und kritisch zu begutachten und verschiedene Methoden der Patientenbetreuung kennen zu lernen.

Aktuelle Artikel aus Fachzeitschriften, sowohl über die Pflege allgemein als auch über fachspezifische Probleme, und moderne Lehrbücher können wertvolle Informationsquellen sein. Einen ähnlichen Zweck erfüllen auch Grafiken und Diagramme. All diese Materialien müssen jedoch jederzeit zugänglich in der Station bereitliegen, damit sie von Wert sein können. Ein gut strukturiertes

Tabelle 11-1: Beispiel für ein Schulungsprogramm

Stationen 3 und 4: Medizinisch-orientiertes Schulungsprogramm		
So. 03. Juni	Pflegeprobleme bei Bettruhe	Schwester Pearce
Mi. 06. Juni	Rehabilitation nach Apoplexie	Stationsleitung Palmer
So. 10. Juni	Inkontinenz bei älteren Patienten erfolgreich behandeln	Schwester Merril
Mi. 13. Juni	Pflegemaßnahmen bei schwerer Atemnot	Schwester Lynch
So. 17. Juni	Pflegemaßnahmen bei Brustschmerzen	Stationsleitung Jones
Mi. 20. Juni	Pflegemaßnahmen bei schwerer Anämie	Schwester Davies
So. 24. Juni	Effektives Schmerzmanagement	Stationsleitung Palmer
Mi. 27. Juni	Häufig verwendete Medikamente – Wirkungen und Nebenwirkungen	Pfleger Ryan

schwarzes Brett lässt sich ohne viel Aufwand organisieren und leistet dennoch großartige Dienste.

Bücher anzuschaffen, ist vielleicht nicht immer ganz leicht, aber mit Hilfe der Abteilungsleitung müssten sich finanzielle Hindernisse beseitigen lassen; oft gibt es sogar gesonderte Mittel für diesen Zweck. Eventuell helfen motivierte Pflegekräfte bei der Erstellung von Grafiken und Diagrammen mit, die als optische Lernhilfen verwendet werden können.

Die Stationsleitung hat die Aufgabe, ihre Mitarbeiterinnen, unabhängig von deren Qualifikation, aktiv zu schulen und zu trainieren. Darüber hinaus muss sie auch wissen, welche aktuellen Fortbildungsangebote und Kurse verfügbar sind.

11.3 United Kingdom Central Council (UKCC) und seine National Boards

Der «UKCC for Nurses, Midwives and Health Visitors» (Zentralrat für Pflegekräfte, Hebammen und Familienhelferinnen) und seine National Boards (Ausschüsse) für die vier Teile Großbritanniens gehen auf den *Nurses, Midwives and Health Visitors Act* aus dem Jahre 1979 zurück.

11.3.1 UKCC – Zentralrat Pflege

Die Hauptaufgaben des Zentralrates sind:

1. Aufstellung und Verbesserung von Standards für Ausbildung und Fortbildung sowie für das professionelle Verhalten
2. Unterhaltung eines aktuellen Berufsregisters (für praktizierende Pflegekräfte, Hebammen und Familienhelferinnen) und Kontrolle der Zulassungen

Um das Register auf dem aktuellen Stand zu halten, wurde eine periodische Registrierung eingeführt. Bis zum Jahre 1995 sollten für Pflegekräfte, die nach einer Pause wieder in ihren Beruf einsteigen, verpflichtende Kurse eingeführt werden. Für Hebammen ist dies bereits der Fall. Bei der Wiedereintragung in das Register müssen Pflegekräfte Belege dafür bringen, dass sie sich kontinuierlich weitergebildet haben.

11.3.2 National Boards

Die vier National Boards entwickeln Aus- und Weiterbildungskurse und sorgen dafür, dass alle Kurse in Qualität und Inhalten den Anforderungen des

Zentralrats gerecht werden. Außerdem sollen sie neue Fortbildungskonzepte und -methoden fördern, die den sich ständig wandelnden Bedürfnissen der Gesellschaft besser gewachsen sind.

11.3.3 Project 2000

Das so genannte *Project 2000* wurde im Jahre 1986 vom UKCC ins Leben gerufen, um Pflegekräfte, Hebammen und Familienhelferinnen beruflich auf die gesundheitspflegerischen Anforderungen der Gesellschaft in den neunziger Jahren und im nächsten Jahrtausend vorzubereiten. Seitdem gilt es als das neue Konzept der Pflegeausbildung. Das *Project 2000* basiert nicht nur auf den kurativen Aspekten der Pflege, sondern auch auf Gesundheitsförderung, Krankheitsprävention und frühzeitiger Krankheitserkennung. Der Ansatz konzentriert sich auf Individuen, Familien und Gemeinden und wird an Pflege- und Hebammenschulen (Colleges) gelehrt, die an Hochschulen angegliedert sind. Momentan laufen die beiden Ausbildungsprogramme noch parallel, früher oder später soll jedoch das neue Konzept das traditionelle ablösen. Die Hebammenausbildung ist derzeit noch nicht Bestandteil des *Project 2000.*

Das neue Konzept sieht vor, dass es nur noch eine Stufe von registrierten Pflegekräften geben wird, die ihre Ausbildung mit einem Diplom abschließen. Die Inhaberinnen dieses Zeugnisses sollen als analytisch denkende, sachkundige und selbstständig arbeitende Pflegekräfte in Krankenhäusern und auf der Gemeindeebene praktizieren können. Die Position Krankenpflegehelferin (Enrolled nurse bzw. Second-level nurse) bleibt zwar geschützt, die Krankenpflegehelferinnen sollen jedoch aktiv dazu ermutigt werden, sich für die nächsthöhere Stufe (First-level Nurse) zu qualifizieren. Es bestehen mehrere Möglichkeiten dies zu erreichen.

Die Ausbildung, die insgesamt drei Jahre dauert, basiert auf einem pädagogischen Lehrplan. Die ersten 18 Monate (Common Foundation Programme) sind auf die grundlegende Einführung in die Pflege ausgerichtet und geben Einblick in Biologie, Soziologie und Verhaltenswissenschaft. Daneben werden ethische, Umwelt-, rechtliche und politische Fragen behandelt. Einen hohen Stellenwert genießen auch Gesundheitsförderung und Krankheitsprävention.

Während der zweiten 18 Monate (Branch Programme) spezialisiert sich die angehende Pflegekraft auf ein Gebiet der Pflege (psychisch Kranke, geistig Behinderte, Erwachsene oder Kinder) (siehe auch **Abb. 11-1**). Es wird von ihr erwartet, dass sie die Prinzipien und Fähigkeiten, die sie in den vergangenen 1 ½ Jahren erworben hat, im Assessment, in der Planung, Implementation und Evaluation der Pflege ihrer Patienten praktisch umsetzt und ihre Kenntnisse und Fähigkeiten in ihrem Spezialgebiet erweitert. Innerhalb dieser Phase fertigt sie eine Studienarbeit über ein bestimmtes Phänomen aus ihrem Fachgebiet an.

Um Pflegeschülerinnen im Rahmen des *Project 2000* ausbilden zu dürfen, muss eine Station bzw. Abteilung strenge Kriterien erfüllen. Unter anderem wird Folgendes erwartet:

- Alle ausgebildeten Pflegekräfte der Station müssen bereit und in der Lage sein, die Supervision und das Assessment der zugeteilten Pflegeschülerinnen zu übernehmen, und deren Sonderstatus als außerordentliche Mitglieder des Pflegepersonals akzeptieren.
- Das Stationsumfeld muss fortschrittlich und innovativ sein.
- Die Pflegepraxis der Station muss einer kontinuierlichen Evaluation unterliegen.
- Die Pflegepraxis muss nachweislich auf den neuesten Forschungsergebnissen basieren.
- Die adäquate Supervision und Unterstützung der Pflegeschülerinnen muss dadurch sichergestellt sein, dass die Station ausreichend besetzt ist.
- Die Station muss effektive Lehr- und Lernstrategien aufweisen und das Pflegepersonal muss sich aktiv für die Schulung anderer und die eigene Weiterbildung engagieren.
- Die Station muss effektiv geführt sein.
- Die stationsinterne Kommunikation muss funktionieren.

11.3.3.1 Sonderstatus der Pflegeschülerinnen

Die *Project 2000*-Schülerinnen sollen zusätzlich zu ihrer theoretischen Ausbildung praktische Erfah-

Abbildung 11-1: Der Aufbau des Project 2000

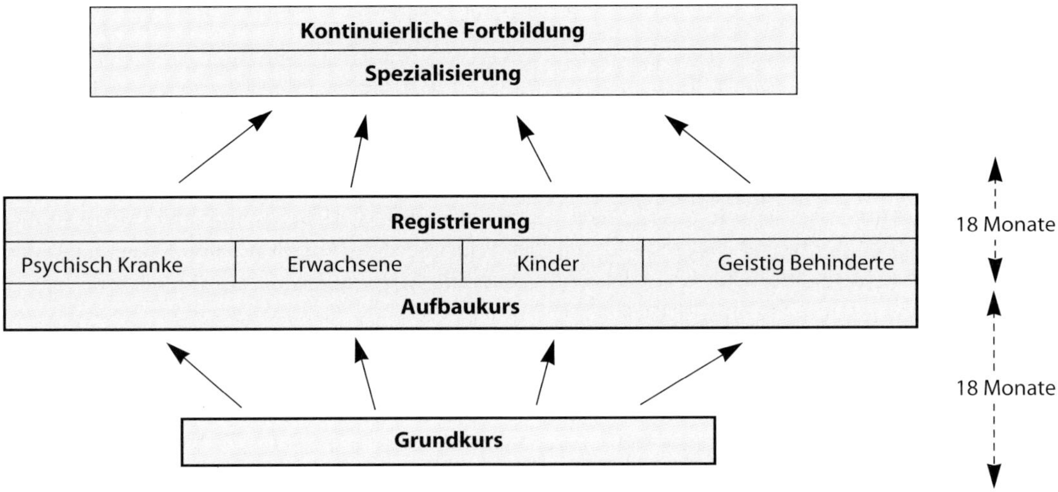

rungen sammeln. Während ihrer Krankenhaus- oder Gemeindeeinsätze haben sie insofern einen Sonderstatus, als sie erst ab der zweiten Hälfte des dritten Ausbildungsjahres auf dem Stellenplan angerechnet werden. Bis zu diesem Zeitpunkt werden sie in der Regel als «überzählige» Mitglieder des Stationsteams eingeplant (supernumerary status). Sie sollen jederzeit die Möglichkeit haben, bei der pflegerischen Betreuung zuzusehen und Pflegemaßnahmen unter der Aufsicht einer erfahrenen Pflegekraft selbst durchzuführen, und so unter kontinuierlicher Anleitung und Supervision lernen, die Prinzipien, die sie in ihrer theoretischen Ausbildung erlernt haben, in die Praxis umzusetzen. Mindestens 50 % ihrer Zeit verbringen die Pflegeschülerinnen im klinischen Bereich. Später, wenn sie als Arbeitskräfte auf dem Dienstplan angerechnet werden, wird von den Pflegeschülerinnen erwartet, dass sie sich auch aktiv an pflegerischen Entscheidungen und der Versorgung von Patienten beteiligen. Allerdings stehen sie auch dann noch unter Supervision. Als Ausbildungsvergütung erhalten die Pflegeschülerinnen während des dreijährigen Kurses ein festes Stipendium.

Wir haben bereits erklärt, dass die Stationsleitung die Verpflichtung hat, ihre Mitarbeiterinnen, Krankenschwestern, Krankenpflegehelferinnen, Pflegeschülerinnen, Pflegehilfen und Hilfspflegekräfte, zu schulen und zu trainieren. Jede Gruppe soll nun gesondert betrachtet werden, da jeweils andere Bedürfnisse und Erwartungen relevant sind.

11.3.4 Krankenschwestern und Krankenpflegehelferinnen

Nimmt die Stationsleitung sich die Zeit, für alle neu eingestellten Pflegekräfte ein Orientierungsprogramm zu entwickeln, sollte dies helfen, diese zu pflichtbewussten und verlässlichen Teammitgliedern zu machen, die auch in Abwesenheit der Stationsleitung dafür sorgen, dass der Stationsbetrieb problemlos weiterläuft. Dies wird aber nur geschehen, wenn die Stationsleitung ihren Mitarbeiterinnen auch im Alltag Rückhalt und Anleitung gibt. Ein gut aufgebautes Orientierungsprogramm sollte die in Kapitel 3 behandelten Themen beinhalten.

Alle ausgebildeten Pflegekräfte sollten zwei Hauptziele verfolgen: erstens ihren Beruf sicher und routiniert auszuüben und zweitens die Ausbildung von Pflegeschülerinnen zu unterstützen. Während ihrer eigenen Ausbildung werden die Pflegekräfte gelernt haben, eine qualitativ hochwertige Pflege zu leisten. Nun muss ihnen vermittelt werden, wie wichtig es ist, diese hohen Standards auch weiterhin beizubehalten. Alle ausgebildeten Pflegekräfte sollten angehalten werden, jede Weiterbildungsmöglichkeit zu nutzen, die sich ihnen bietet. Die

Stationsleitung sollte darauf bestehen, dass nach Möglichkeit eine ausgebildete Pflegekraft mit einer Pflegeschülerin zusammenarbeitet, damit die Pflegeschülerin in der konkreten Pflegesituation lernen kann. Es ist wenig wünschenswert und oft auch gefährlich, dass Pflegeschülerinnen sich gegenseitig schulen.

Bei Eintritt in das Pflegeteam müssen sich alle ausgebildeten Pflegekräfte darüber im Klaren sein, was von ihnen erwartet wird. Sie müssen wissen, was sie zu tun haben, wenn sie während einer Schicht die Schichtleitung übernehmen, und sie müssen auch wissen, was sie zu tun und zu lassen haben, wenn jemand anderes die Leitung übernimmt. Nur so können Konflikte zwischen den einzelnen ausgebildeten Teammitgliedern vermieden werden. Solche Rollenverteilungen zu klären, ist Aufgabe der Stationsleitung. Außerdem muss die Stationsleitung klären, ob eine Pflegekraft in der Station oder im jeweiligen Fachgebiet neu ist oder ob sie ihre Ausbildung erst kürzlich abgeschlossen hat. Dann kann sie veranlassen, dass die übrigen ausgebildeten Pflegekräfte diese unterstützen und Hilfestellung geben.

Damit Pflegekräfte, die gerade ihre Ausbildung abgeschlossen haben, auch Erfahrungen in der Organisation einer Station sammeln können, muss die Stationsleitung bereit sein, sie in Managementaufgaben einzubeziehen. Dies ist nur effektiv, wenn sie entsprechende Aufgaben delegiert und ihnen die Verantwortung für bestimmte Entscheidungen und Maßnahmen überträgt. Mit diesen Erfahrungen wird auch das Selbstvertrauen der betroffenen Pflegekräfte zunehmen. Die Pflegekräfte sollten unter anderem Gelegenheit bekommen, mit den Angehörigen von Patienten zu sprechen, an den Arztvisiten teilzunehmen, mit anderen Abteilungen zu kooperieren, Material nachzubestellen und Dienstpläne zu erstellen. Auch das Formulieren von Beurteilungen über Pflegeschülerinnen, Hilfspflegekräfte oder Pflegehilfen will gelernt sein.

Viele der Informationen, die eine neu ernannte Stationsleitung benötigt und die in Kapitel 3 genannt wurden, sind auch für junge Pflegekräfte wichtig, aber das kann von Krankenhaus zu Krankenhaus und von Station zu Station unterschiedlich sein. Eine Checkliste, die als Gedächtnisstütze herangezogen werden kann, ist oft eine wertvolle Hilfe.

Nachdem sie in die wichtigen Aspekte des Stationsmanagements eingeführt wurde, muss die junge Pflegekraft mit ihrer eigenen Lehrverantwortung vertraut gemacht werden. Oft hat die neue Pflegekraft auch noch einen gewissen Nachholbedarf, was das jeweilige Pflegespezialgebiet angeht, besonders wenn sie zum ersten Mal in diesem Fachgebiet arbeitet. Beispielsweise müssen viele Pflegekräfte sich erst mit den auf der Station üblichen medizinischen, chirurgischen oder sonstigen Prozeduren, den damit verbundenen Pflegemaßnahmen und dem Pflegesystem vertraut machen.

11.3.5 Pflegeschülerinnen

Pflegeschülerinnen befinden sich in vielen Stationen und Abteilungen in einem gewissen Konflikt, auch wenn das *Project 2000* hier bereits Entlastung schafft. Einerseits sind sie als Pflegekräfte ein Teil des Pflegeteams und dazu verpflichtet, die Patienten zu versorgen, andererseits stecken sie als Pflegeschülerinnen noch mitten in ihrer Ausbildung. Sie sind darauf angewiesen, unter der Anleitung erfahrener Pflegekräfte die nötigen praktischen Erfahrungen sammeln zu können. Nur dann können sie sich zu fürsorglichen, gewissenhaften und zuverlässigen Pflegekräften entwickeln. Sie treten als Jugendliche mit einem meist noch recht geringen Selbstbewusstsein in die Arbeitswelt der Erwachsenen ein und müssen erst noch lernen, selbst die Initiative zu ergreifen und zu denken und zu handeln wie Erwachsene. Gerade deshalb ist es wichtig, dass die Stationsleitung sie wie Erwachsene behandelt. Dann werden die jungen Pflegeschülerinnen auch positiv reagieren. Geht die Stationsleitung mit gutem Beispiel voran, werden ihnen auch die anderen Teammitglieder mit Respekt begegnen.

Fast alle Pflegekräfte sind sich darin einig, dass man in der Station intensiver lernt als in der Pflegeschule, weil es in der konkreten Pflegesituation eher gelingt, Theorie und Praxis zu verknüpfen. Während jedes Praxiseinsatzes sollten Pflegeschülerinnen soviel Wissen und Erfahrungen sammeln wie nur irgend möglich, damit sie ihr Selbstvertrauen ausbauen und später einmal fähige Pflegepraktikerinnen werden können. Hierfür benötigen sie sowohl vielfältige praktische Erfahrungen als auch fundiertes theoretisches Wissen.

Praktische Erfahrungen sind auch dafür wichtig, dass die Pflegeschülerin das Gefühl entwickeln kann, wirklich etwas geleistet zu haben; entscheidend ist jedoch die Art und Weise, in der die Erfahrungen gewonnen werden. Wird der Pflegeschülerin die Aufgabe übertragen, gemeinsam mit einer ausgebildeten Pflegekraft für eine bestimmte Patientengruppe zu sorgen, wird sie sich sicher fühlen, neue Fähigkeiten ausbilden und an Selbstvertrauen gewinnen, lernen, Pflegeprioritäten zu setzen und die Pflege individueller Patienten zu planen und umzusetzen. Sie wird außerdem merken, dass sie selbst die Initiative ergreifen kann und darf. Wenn die Pflegeschülerin bei Rehabilitationsmaßnahmen hilft, Schmerzen stillt, einen Patienten erfolgreich wiederbelebt oder ihn zu einem friedlichen Tod begleitet, wird sie begreifen, dass ihr Tun einen Sinn hat. Mit der nötigen Unterstützung und Anleitung im Hintergrund können die richtigen praktischen Erfahrungen der Pflegeschülerin helfen, reife und objektive Entscheidungen zu fällen und gleichzeitig einfühlsam, fürsorglich und sensibel für die Bedürfnisse der Patienten und ihrer Angehörigen zu bleiben.

Werden den Pflegekräften Patienten zugewiesen und arbeiten die Pflegeschülerinnen unter der Aufsicht einer ausgebildeten Pflegekraft, sollten die weniger Erfahrenen die Chance bekommen, die Aufgaben auszuführen, die im Rahmen der Zuweisung von Einzelaufgaben eigentlich den erfahreneren Teammitgliedern zufallen würden. So können sie ihre Fähigkeiten erweitern. Die Pflegeschülerinnen sollten bei der Medikamentenversorgung Lumbalpunktion, Lungenbiopsie, Verbandswechsel, Anlegen von Infusionen usw. zusehen und assistieren dürfen. Haben sie das Gesehene verinnerlicht, sollten sie Gelegenheit bekommen, Tätigkeiten unter der Aufsicht einer erfahrenen Pflegekraft selbstständig auszuführen, bis sie es wirklich beherrschen. Übung macht schließlich den Meister. Schaut die Pflegeschülerin immer nur zu, wie andere z.B. Medikamente stellen und vorbereiten, ohne selbst mit Ampullen und Infusionsflaschen zu hantieren, wird sie kein Geschick entwickeln können.

Während die Pflegeanfängerinnen ihre praktischen Fertigkeiten ausbauen, müssen die erfahreneren Pflegekräfte, die für die unmittelbare Versorgung des Patienten zuständig sind, sie ermutigen, auch ihre pflegerischen Fähigkeiten zu erweitern. Die erfahrenen Pflegekräfte haben die Möglichkeit, den weniger erfahrenen Teammitgliedern sowohl die theoretischen als auch die praktischen Aspekte einer ganzheitlichen Pflege nahezubringen.

Schon kurz nach ihrer Ankunft auf einer neuen Station wird die Pflegeschülerin spüren, ob dort ein gutes Lernklima herrscht. Ein wichtiger Faktor hierfür ist ihr Empfang in der Station: Hat man sie erwartet? Wird sie willkommen geheißen und den anderen Mitarbeiterinnen vorgestellt? Zeigt man ihr die Station und erklärt ihr ihre Aufgaben? Ein Begrüßungsbrief, den die Pflegeschülerin schon vor ihrem Arbeitsantritt erhält, kann ihr zeigen, dass man ihr Kommen erwartet (siehe **Abb. 11-2** auf S. 200) Damit die Pflegeschülerin den nötigen Rückhalt hat, sollte ihr zumindest für die ersten Wochen eine feste Betreuerin zugeteilt werden, mit der sie zusammenarbeitet. Dies bedeutet, dass auf die entsprechende Dienstplanung geachtet werden muss; allerdings sollte dies kein Problem sein, weil sie «zusätzlich» zur normalen Stationsbesetzung kommt. Die ausgebildete Pflegekraft, die als klinische Supervisorin oder Mentorin der Pflegeschülerin fungiert, kann diese in ihr neues Ausbildungsumfeld einweisen, sie mit den Kolleginnen und Patienten bekannt machen und ihr erklären, nach welchem Muster der Tag der Patienten und der Pflegekräfte abläuft und was von ihr erwartet wird.

Die Mentorin führt nach Möglichkeit alle Interviews mit der Pflegeschülerin, wobei das erste gleich in der ersten Woche des Einsatzes stattfinden sollte. Dabei sollte(n):

- geklärt werden, auf welchem Ausbildungsstand die Pflegeschülerin steht.
- festgestellt werden, welche Pflegeeinsätze sie in welchen Arbeitsfeldern bereits absolviert hat.
- eingeschätzt werden, wo ihr Schulungsbedarf liegt und was sie von ihrem Praxiseinsatz erwartet.
- mögliche Ängste und Befürchtungen identifiziert und Möglichkeiten zu deren Überwindung gesucht werden.
- Pläne zur Erfüllung des identifizierten Schulungsbedarfs (Wissen und Fertigkeiten) gemacht werden.

Blackwell General Hospital
Station 30

30. Juni 1992

Liebe Jane,

Sie werden im Rahmen Ihres Ausbildungsprogramms bald auf unserer Station anfangen. Wir hoffen, dass Ihnen die Arbeit bei uns Spaß machen wird und Sie viele wichtige und wertvolle Erfahrungen sammeln können.

Sie werden bei uns viel lernen können und wir werden uns alle erdenkliche Mühe geben, damit Sie die Erfahrungen, Kenntnisse und Fähigkeiten erwerben können, die Sie sich von Ihrer Zeit bei uns erhoffen.

Wir freuen uns darauf, Sie als temporäres Mitglied unseres Teams begrüßen zu können, und möchten Sie bitten, sich an Diskussionen aktiv zu beteiligen und jederzeit konstruktive Vorschläge zur Verbesserung der Patientenbetreuung oder der Pflegeausbildung zu machen. Zögern Sie nicht nachzufragen, wenn Ihnen etwas unklar ist.

Die Philosophie unserer Station ist:

Die bestmögliche Pflege zu leisten und dabei jeden Patienten holistisch zu betrachten
– als ein Individuum mit seinen ganz eigenen Bedürfnissen.

Die Pflegekraft arbeitet mit dem Patienten bzw. dessen Familie zusammen und hilft ihm, seine Krankheit zu überstehen und Einschränkungen und Behinderungen zu akzeptieren. Dazu gehört es auch, seine Unabhängigkeit zu fördern, soweit dies möglich ist, oder ihn zu einem friedlichen und würdevollen Tod zu begleiten. Wichtig ist dabei, die Pflegekontinuität zu wahren und dem Patienten und/oder seinen Angehörigen alle nötigen Informationen in verständlicher Form zu geben.

Während Sie in unserer Station arbeiten, wird .... Ihre Mentorin sein und Ihre Supervision, Anleitung und Unterstützung sowie die nötigen Interviews und Beurteilungen übernehmen. Auch die anderen Teammitglieder werden Sie gerne unterstützen, wenn Sie sie um Rat oder Hilfe bitten.

Mit freundlichen Grüßen
Die Mitarbeiter(innen) von Station 30

i. A.

.... (Unterschrift)

Abbildung 11-2: Beispiel für einen Begrüßungsbrief an eine Pflegeschülerin

- Lerninhalte diskutiert werden.
- der Pflegeschülerin die Grenzen ihrer Handlungsbefugnis erläutert werden.

Spätere Interviews zielen darauf ab,

- die Fortschritte der Pflegekraft einzuschätzen.
- die Lerngelegenheiten detaillierter zu besprechen.
- aufgetretene Probleme zu erörtern.
- die Pflegekraft für ihre Leistungen zu loben.

Das Abschlussgespräch dient dazu,

- die Gesamtleistung der Pflegeschülerin zu beurteilen.
- die schriftliche Leistungsbeurteilung zu besprechen.

All diese Punkte sollten jedoch Bestandteil eines kontinuierlichen Dialogs zwischen Pflegeschülerin und Mentorin sein.

Da sie sich mit Fragen und Problemen jederzeit an die zugeordnete Pflegekraft wenden kann, sollte die Pflegeschülerin sich weniger verloren und überfordert fühlen und sinnvolle Lernerfahrungen ermöglicht werden. Ist die Mentorin einmal nicht da, können andere ausgebildete Pflegekräfte in das Ausbildungsprogramm einbezogen werden und an ihrer Stelle Hilfen, Supervision, Anleitung und Rückhalt geben. Die Mentorinnenaufgabe sollte die berufliche Zufriedenheit der ausgebildeten Pflegekräfte erhöhen, ihr Bewusstsein für die Verantwortung als registrierte Pflegekraft steigern und dafür sorgen, dass sie selbst immer auf dem neuesten Erkenntnisstand bleiben. Die Mentorin sorgt dafür, dass die Pflegeschülerin sich weiterentwickeln kann; ihre Rolle wird in **Abbildung 11-3** zusammengefasst. Im Idealfall arbeitet jede Pflegeschülerin mit einer ausgebildeten Pflegekraft zusammen. Da dies nicht immer möglich ist, muss die Stationsleitung ihre Arbeit kontrollieren. Die Pflegeschülerinnen müssen sich darüber bewusst sein, dass von ihnen erwartet wird, dass sie Rechenschaft über die von ihnen erbrachte Pflege ablegen können, dass ihre Arbeit kontrolliert wird und dass die Pflege zu einer bestimmten Tageszeit evaluiert und nötigenfalls neu geplant wird. Eventuell muss betont werden, dass die Arbeit nicht bis zur Mittagspause erledigt sein muss – viele Pflegekräfte nehmen das fälschlicherweise an.

11.3.5.1 Lernangebote

Lernangebote sind schriftliche Aufstellungen von Lernerfahrungen, die Pflegeschülerinnen auf der jeweiligen Station sammeln können. Sie basieren auf den Inhalten und Zielen des Kurslehrplans, d. h. auf Biologie, Soziologie, Verhaltenswissenschaft sowie Gesundheitsförderung, Krankheitsprävention und -heilung. Auch ethische, Umwelt-, rechtliche und politische Aspekte finden Berücksichtigung. Die Lernangebote werden in der Regel von Mitgliedern des Stationsteams in Zusammenarbeit mit der schulischen Supervisorin oder der Verbindungslehrerin des Colleges formuliert. Sie sind in einfach verständlicher Terminologie gehalten und müssen realistisch und erfüllbar sein (siehe **Tabellen 11-2, 11-3, 11-4** auf S. 202).

Weiß die einer Station zugeteilte Pflegeschülerin, welche Lernangebote es dort für sie gibt, kann ihr diese Information in Kombination mit dem Stationsprofil helfen, sich zu verdeutlichen, was sie von ihrem Praxiseinsatz erwarten kann. Dadurch wiederum kann sie das Beste aus ihrem Stationsaufenthalt machen und alle verfügbaren Erfahrungen – Fertigkeiten, Denkweisen und Kenntnisse – nutzen.

Welche Voraussetzungen eine Pflegeschülerin für den Praxiseinsatz mitbringen muss, ist von Einsatzort zu Einsatzort verschieden und richtet sich nach der jeweiligen Ausbildungsstufe.

Stationsprofil

Das Stationsprofil beschreibt die allgemeinen Charakteristika der Station, die Zusammensetzung des Stationsteams (Pflege und andere Berufsgruppen auf der Station) und den typischen Patienten der Station. Es soll der Pflegeschülerin, die in der Station neu ist, einen groben Überblick über die Station vermitteln, der sie zugeteilt wurde. Meist wer-

Einarbeitung der Pflegeschülerin
Durchführung des Initial-, des Zwischen- und des Abschlussinterviews
Identifikation des Lernbedarfs
Identifikation von Ängsten und Möglichkeiten zum Angstabbau
Unterstützung und Motivation
Lehrerin
- sorgt für Lernangebote
- gibt Antworten
- ist Vorbild
- vermittelt praktische Fähigkeiten
- kontrolliert das praktische Können

Supervision
Beurteilung
Beratung
Anleitung

Abbildug 11-3: Die Aufgaben der Mentorin

Tabelle 11-2: Lernangebote (Alltagsaktivitäten)

Persönliche Sicherheit und Wohlbefinden
z. B. die Prinzipien der Asepsis anwenden
Kommunikation
z. B. Patienten mit Sprachstörungen helfen
Atmen
z. B. Patienten beim Einnehmen einer günstigen Position helfen und Sauerstoff verabreichen
Essen und Trinken
z. B. Patienten beim Essen unterstützen
Körperpflege und Kleiden
z. B. Patienten beim An- und Ausziehen helfen
Mobilisation
z. B. Patienten sicher heben und bewegen
Ausscheidung
z. B. Patienten auf die Bettpfanne/den Nachtstuhl/die Toilette helfen
Körpertemperatur
z. B. Fieber senkende Maßnahmen durchführen
Würde und Sexualität
z. B. Patienten nach eigenen Wünschen kleiden lassen
Arbeiten und Spielen
z. B. dafür sorgen, dass Patienten ihre Hobbys pflegen können, soweit ihre Krankheit und die Stationsroutinen dies erlauben
Schlafen
z. B. für ruhige Atmosphäre sorgen
Sterben
z. B. Patienten zu einem friedlichen und würdevollen Tod begleiten

Tabelle 11-3: Beispiele für Lernangebote, die auf den meisten Stationen möglich sind

Während Sie auf Station 30 eingesetzt sind, werden Sie die Gelegenheit haben, Patienten zu betreuen

- aus unterschiedlichen Ländern, Rassen und ethnischen Gruppen
- aus unterschiedlichen Kulturen und Religionen
- aus verschiedenen Altersgruppen (16–85 Jahre und älter)
- aus beiden Geschlechtern
- mit unterschiedlich hoher Pflegebedürftigkeit (von totaler Abhängigkeit bis hin zur vollen Selbstversorgung).

Außerdem Patienten,
- die unter plötzlichen, akuten Erkrankungen leiden.
- die mit unterschiedlichen Behinderungen fertig werden müssen.
- die ein Reha-Programm durchlaufen.
- die rund um die Uhr oder über mehrere Wochen gepflegt werden müssen.
- die zum ersten Mal im Krankenhaus sind.

Die folgenden Fähigkeiten im Umgang mit kranken Menschen werden Sie zunächst bei anderen Pflegekräften beobachten und dann selbst entwickeln können:

- Soziales Verhalten, z. B. Empathie
- Beobachtungen und Messungen, z. B. Dokumentation der Körpertemperatur
- Kommunikation, z. B. aktives Zuhören
- Assessment, z. B. Bedürfnisse einschätzen
- Zwischenmenschliches Verhalten, z. B. individuell angepasste Kontaktaufnahme mit Patienten
- Organisation, z. B. Pflege planen und Prioritäten setzen
- Analytisches Denken, z. B. Pflege evaluieren

Tabelle 11-4: Beispiele für Lernangebote im Bereich Kommunikation

Während Ihres Einsatzes werden Sie beobachten können, wie die ausgebildeten Pflegekräfte ihre Patienten und deren Angehörige in Bezug auf ihre Krankheit schulen, und diese Aktivitäten später selbst übernehmen. Einige Beispiele:
■ Neue Fähigkeiten vermitteln – eine Injektion durchführen; Blutzuckerspiegel überwachen ■ Ernährungsvorschriften erläutern ■ Methoden zum Stressabbau besprechen ■ Mögliche generelle Verhaltensänderungen besprechen ■ Selbsthilfegruppen hinzuziehen.
Während Ihres Einsatzes werden Sie beobachten können, wie die ausgebildeten Pflegekräfte mit Mitarbeiterinnen der verschiedenen, an der Versorgung des Patienten beteiligten Berufsgruppen kommunizieren, und Gelegenheit erhalten, Ihr eigenes Kommunikationsvermögen weiterzuentwickeln. Einige Beispiele:
■ Stationspflegeteam ■ Medizinisches Team ■ Physiotherapeutinnen ■ Ergotherapeutinnen ■ Logopädinnen ■ Sozialarbeiterinnen ■ Pharmazeutinnen.

den auch die Räumlichkeiten für Patienten, Pflegekräfte und Pflegeschülerinnen genannt (siehe **Tab. 11-5** auf S. 204).

Damit die Pflegeschülerin während ihres Stationseinsatzes wirklich etwas lernt, müssen die qualifizierten Pflegekräfte jede der zahlreichen Gelegenheiten nutzen, um ihr Wissen und Können weiterzuvermitteln und Rückhalt, Anleitung und Supervision zu geben. Wesentlich ist hierbei, dass die Lernenden ermutigt werden, ihre neuen Erfahrungen zu diskutieren, und dass Unklarheiten sofort beseitigt werden. Damit dies überhaupt funktionieren kann, müssen die qualifizierten Pflegekräfte wissen, welche Erfahrungen die einzelnen Pflegeschülerinnen bereits gesammelt haben und welches ihre Erwartungen sind.

Die ausgebildeten Pflegekräfte müssen unbedingt einschätzen, ob die Lernangebote von den Pflegeschülerinnen genutzt werden. Dies kann auf unterschiedliche Weise geschehen. Einerseits kann die qualifizierte Pflegekraft die Pflegeschülerin beobachten und mit ihr sprechen, während sie im Alltag mit ihr zusammenarbeitet. Neben dieser kontinuierlichen Beobachtung müssen aber auch ganz konkrete Pflegeaspekte geprüft werden. So kann sich die Pflegekraft eine bestimmte Fähigkeit demonstrieren lassen oder die Pflegeschülerin bitten, das Assessment der Bedürfnisse eines Patienten zu übernehmen. Darüber hinaus sollte die Pflegeschülerin gezielt danach gefragt werden, ob sie die Lernangebote für realistisch hält. Im Verlauf des Stationseinsatzes werden immer wieder eingehende Gespräche notwendig sein, um die Kenntnisse und Einstellungen der Pflegeschülerin einzuschätzen. Die Einstellungen der Pflegeschülerin werden sich aber auch im täglichen Umgang mit Patienten, deren Angehörigen, Kolleginnen und Mitarbeiterinnen anderer Berufsgruppen offenbaren oder wenn die Pflegekraft sich beim Stationsbericht bzw. bei der Schichtübergabe an der Diskussion beteiligt. Diese Einschätzungen sind Teil des kontinuierlichen Assessments der Pflegeschülerin.

Lernangebote (siehe **Tabellen 11-2, 11-3, 11-4**) können entweder zentral ausgelegt oder der einzelnen Pflegeschülerin während des Vorgesprächs ausgehändigt werden. Während des Stationseinsatzes ist eine gute Zusammenarbeit mit der Ausbildungsstätte (College) wichtig. Die Stationsleitung muss sich darüber auf dem Laufenden halten, was an der Schule wann gelehrt wird, damit sie abschätzen kann, was sie von den jeweiligen Pflegeschülerinnen erwarten darf. Man kann gar nicht genug betonen, wie wichtig es ist, dass die im theoretischen Unterricht behandelten Methoden und Prinzipien

Tabelle 11-5: Beispiel eines Stationsprofils

Station 30	
Station 30 ist eine Station mit 28 Betten, in der Patienten beiderlei Geschlechts und unterschiedlicher Krankheitsintensität untergebracht sind, die ärztlich behandelt werden müssen. Die Station hat sechs 4-Bett-Zimmer, ein 2-Bett-Zimmer und zwei Einzelzimmer. Es gibt 10 Toiletten, eine Dusche, drei Badezimmer und einen Lifter. Der Aufenthaltsraum für Patienten ist mit Fernseher und Videorecorder ausgestattet. Es gibt einen Aufenthaltsraum für das Pflegepersonal und dort eine Sammlung von Medizin- und Pflegeliteratur. Das Stationsteam besteht aus:	
2 Stationsleitungen	3 Chefärzten
12 Pflegekräften	5 Oberärzten
8 Hilfskräften	1 Stationsarzt
1 Stationssekretärin	3 Ärzten im praktischen Jahr
Pflegeteam und medizinisches Team können auf die Dienste von Sozialarbeiterin, Physiotherapeutin, Ergotherapeutin, Logopädin, Diätassistentin und Überleitungsschwester zurückgreifen. Assessment, Planung, Durchführung und Evaluation der Pflege richten sich nach Roper, Logan und Tierneys Lebensaktivitäten. Ziel der Pflege ist es, die physischen, psychischen, spirituellen und sozialen Bedürfnisse der Patienten mit Hilfe eines individualisierten Ansatzes zu erfüllen.	

während des Stationseinsatzes praktisch demonstriert werden. Die Prinzipien sollten in der Praxis nicht verwässert werden, weil dies das Lernklima auf der Station beeinflusst und dazu führt, dass die Pflegestandards abgesenkt werden und die auszubildenden Pflegekräfte in einen Konflikt zwischen Theorie und Praxis geraten.

11.3.5.2 Kontinuierliche Leistungseinschätzung (Continous Assessment)

Die National Boards des UKCC haben den Pflegelehreinrichtungen bei der Erstellung der Lehrpläne und der Konzeption schriftlicher Prüfungen eine größere Autonomie eingeräumt. Sogar die Abschlussprüfung ist inzwischen Sache der einzelnen Schulen. Eine kontinuierliche Überprüfung des theoretischen Wissens der Pflegeschülerinnen findet dort in Form von Aufsätzen, Projekten, Studienarbeiten und schriftlichen Prüfungen statt.

Die klinische Beurteilung während der Stations- und Gemeindeeinsätze wird von entsprechend geschulten registrierten Pflegekräften durchgeführt. Die Beurteilerin – meist die Mentorin oder Supervisorin der Pflegeschülerin – schätzt die Fähigkeiten, Kenntnisse und Einstellungen ihrer Schülerin ein, während sich diese an den Pflegeaktivitäten beteiligt. Die Leistungen werden im Verlauf der Ausbildung anhand von schriftlich festgelegten Kriterien beurteilt, die sich aus dem Ausbildungslehrplan ergeben. Für jedes Ausbildungsstadium steht eindeutig fest, was die angehende Pflegekraft können muss, um den Kurs zu bestehen. Hinzu kommt ein Selbstbeurteilung der Pflegeschülerin; sie beurteilt für sich, inwieweit sie die gesetzten Ziele erreicht hat.

Während des ersten Praxiseinsatzes in der Grundausbildung sind die Anforderungen noch recht gering. Im Verlauf der 18 Monate steigt die Komplexität der Leistungsziele, entsprechend der erlangten Fertigkeiten und Kenntnisse, jedoch beständig an. Alle Leistungen der Pflegeschülerin werden beurteilt, daher muss diese genau darüber informiert sein, welche Erwartungen im Rahmen des Praxiseinsatzes an sie gerichtet werden. Hierbei helfen ihr die Lernangebote, die für jede ausbildende Station bzw. Abteilung schriftlich verfügbar sind, und die für den jeweiligen Praxiseinsatz identifizierten, individuellen Ziele, die im persönlichen Entwicklungsbuch (personal progressive assessment booklet) festgehalten wurden.

Während ihrer praktischen Ausbildung wird von der Pflegekraft erwartet, dass sie zur Zufriedenheit ihrer Supervisorinnen arbeitet. Der Hauptvorteil einer kontinuierlichen Einschätzung liegt darin, dass die Beurteilung nicht von einer einzelnen Leistung an einem bestimmten Stichtag abhängt, sondern vielmehr die Gesamtleistung bewertet wird, so dass ein umfassenderes Bild von den Fähigkeiten der Pflegeschülerin entsteht. Oft ergibt sich so ein übereinstimmenderes Leistungsbild. Im Idealfall laufen Lernen und Beurteilen fast unbemerkt parallel ab, so dass keine Prüfungssituation entsteht, vor der man sich fürchten müsste.

11.3.6 Hilfspflegekräfte (Support workers)

Um den durch die demographischen Veränderungen der neunziger Jahre gestiegenen Dienstleistungsbedarf abdecken zu können, wurde in der Pflege und in verwandten Bereichen wie Physiotherapie, Ergotherapie, Logopädie und Fußpflege eine neue Position geschaffen – die der Hilfspflegekraft. Als dann, bedingt durch die Einführung des *Project 2000*, auch die Pflegeschülerinnen als fest eingeplante Arbeitskräfte wegfielen (supernumerary status), musste schnell Ersatz gefunden werden und der Bedarf nach dieser Hilfskraft wurde dringlicher.

Im Zuge dieser Veränderung bekamen viele Pflegehilfen (Nursing auxiliaries) die Möglichkeit, überprüfen zu lassen, ob ihre Fähigkeiten den Anforderungen an die Hilfspflegekraft entsprachen; zudem wurde ein große Zahl neuer Kräfte rekrutiert. Die Qualifizierung zur Hilfspflegekraft setzt sich aus einem theoretischen und einem praktischen Teil zusammen und unterliegt den NVQ-Regelungen (National Framework of Vocational Qualifications); es gelten keine Beschränkungen hinsichtlich des Alters, des Geschlechts oder der Schulbildung. Jede angehende Hilfspflegekraft bestimmt selbst, in welcher Reihenfolge und mit welchem Tempo sie sich ihre Fertigkeiten, Kenntnisse, und die festgelegten Fähigkeiten und Leistungsstandards aneignet. NVQ-Qualifizierungen haben fünf Qualifikationsstufen und die Kursabsolventen können unter Umständen eine reguläre Pflegeausbildung anschließen.

Die Bezeichnung dieser Personalgruppe kann von Einrichtung zu Einrichtung variieren. Auch die Aufgaben unterscheiden sich von Station zu Station, nach Fachgebiet und den Wünschen der Stations- oder Abteilungsleitungen. Die Rolle der Hilfspflegekraft besteht darin, die registrierten Pflegekräfte so zu unterstützen, dass diese eine qualitativ hochwertige Pflege leisten können. Sie ist der jeweiligen Pflegekraft gegenüber verantwortlich und steht unter ihrer Aufsicht. Die registrierte Pflegekraft delegiert Teile der Pflege an die Hilfspflegekraft, behält jedoch die Verantwortung für deren Ausführung und Folgen. Die Pflegekraft ist außerdem für die praktische Fortbildung der Hilfspflegekraft zuständig und, nach einer entsprechenden Schulung, auch für die Beurteilung ihrer Kompetenz. Auch die Aufgaben, die eigentlich von Stationssekretärinnen, Rezeptionistinnen und Schreibkräften ausgeübt werden, können Hilfspflegekräften zugewiesen werden.

Durch die Einführung der Position der Hilfspflegekraft muss in vielen Stationen und Abteilungen die Kompetenzenverteilung überdacht und modifiziert werden. Bei diesen Bemühungen spielt die Stationsleitung eine besondere Rolle: sie muss darauf achten, dass die Professionalität und Qualität der an den Patienten erbrachten Pflegemaßnahmen nicht unter den Umstrukturierungen leidet.

11.3.7 Pflegehilfen (Nursing auxiliaries)

Oft leisten Pflegehilfen, die einer Krankenhausstation oder -abteilung zugewiesen wurden, dort viele Jahre zuverlässige Arbeit und helfen, die Stabilität aufrechtzuerhalten. Aus diesem Grunde sollten Pflegehilfen unbedingt systematisch in ihre Tätigkeiten eingewiesen werden, damit sie genau wissen, worin ihre Aufgaben bestehen und was von ihnen erwartet wird. Eine gründliche Einarbeitung sollte dafür sorgen, dass Pflegehilfen sich zu soliden Stützen des Stationspflegeteams entwickeln können.

Leider ist es auf einigen Stationen üblich, Pflegehilfen Aufgaben ausführen zu lassen, die sie eigentlich nicht ausführen dürfen. Geht dann etwas schief, ist keinerlei rechtliche Absicherung gegeben und die Stationsleitung wird persönlich die Verantwortung für den Fehler tragen müssen. Schon aus diesem Grunde sollte die Stationsleitung darauf achten, dass neue Pflegehilfen ihre Grenzen kennen und wissen, was passieren kann, wenn sie Aufgaben übernehmen, für die sie nicht ausgebildet sind.

Im Prinzip darf eine Pflegehilfe nur solche Pflegeaufgaben übernehmen, die, würde der Patient zu Hause gepflegt, seinen Angehörigen zufallen würden. Es ist sicher sinnvoll, Pflegehilfen eine Stellenbeschreibung an die Hand zu geben, in der die Aufgaben aufgeführt sind, die sie wahrnehmen dürfen (z. B. Betten machen oder Patienten waschen).

Oft durchlaufen Pflegehilfen eine kurze Schulungsphase, bevor sie ihre Arbeit im klinischen Bereich aufnehmen. Während dieser Einführung werden elementare Pflegetätigkeiten unterrichtet und praktisch geübt. Die Rolle der Pflegehilfe und ihr Verhältnis zu den anderen Mitgliedern des Stationsteams werden besprochen und die Sicherheitsvorkehrungen wie Verhalten bei Feuer, Unfallverhütung und Arbeitsschutz (z. B. richtiges Heben von immobilen Patienten, Umgang mit Exkrementen, Pflege infektiöser Patienten) erläutert. Ein weiteres wichtiges Thema, das behandelt wird, ist das Verhalten gegenüber Patienten und ihren Angehörigen sowie gegenüber Kolleginnen.

Hat die Pflegehilfe ihre Tätigkeit erst einmal aufgenommen, lernt sie hauptsächlich, indem sie die anderen Mitglieder des Pflegeteams beobachtet. Sie übt die Verrichtungen, die sie in der Schulungsphase gelernt hat, und baut ihre Fähigkeiten nach und nach aus. In den ersten Monaten sollten Pflegehilfen am besten eng mit einer erfahrenen Pflegekraft zusammenarbeiten, die ihr Tun überwachen und, wenn nötig, korrigieren kann. Neue Pflegehilfen bei der Arbeit einfach sich selbst zu überlassen, kann sehr gefährlich sein. Auch sollten, soweit möglich, zwei Pflegehilfen nie ein Team bilden. In manchen Stationen und Abteilungen bietet es sich an, Pflegehilfen feste Aufgaben zu übertragen, z. B. die Betreuung in der Genesung fortgeschrittener bzw. weitgehend selbstständiger Patienten. Aber auch dann muss eine angemessene Supervision durch eine qualifizierte Pflegekraft gegeben sein.

Findet keine Schulung der Pflegehilfen statt, sondern werden diese sofort nach der Einstellung auf der Station eingesetzt, sollte die Stationsleitung einen Einarbeitungsplan festlegen, damit die neue Pflegehilfe die Möglichkeit hat, ein Bewusstsein für ihre Rolle und die an sie gestellten Erwartungen zu entwickeln. Nur dann wird sie sicher und adäquat arbeiten können. Während der Einarbeitungsphase sollte die Pflegehilfe unter der Aufsicht einer erfahrenen Pflegekraft arbeiten. Liegt ein geeignetes Einarbeitungsprogramm vor, kann einer bestimmten Pflegekraft die Aufgabe zugewiesen werden, eine bestimmte Pflegehilfe einzuarbeiten. Die mit der Einweisung beauftrage Pflegekraft erklärt und demonstriert der Pflegehilfe elementare Pflegetätigkeiten, die diese dann unter ihrer Aufsicht übt, erläutert, was von einer Pflegehilfe erwartet wird und wie sich diese in die Struktur des Pflegeteams eingliedert, vermittelt ihr, wie sie sich Patienten, Angehörigen und Kolleginnen gegenüber verhalten soll, und macht sie mit der Verhütung von Unfällen (an Patienten, sich selbst und anderen Personen) vertraut.

Auch Pflegehilfen haben einen kontinuierlichen Schulungsbedarf. Sie lernen sowohl am Beispiel anderer als auch aus den eingehenden Besprechungen bei der Schichtübergabe, wenn sie sich daran beteiligen dürfen. So werden sie Einblicke in die Bedürfnisse der verschiedenen Stationspatienten gewinnen und die Gründe verstehen lernen, die hinter bestimmten Entscheidungen stehen.

Durch die Einführung der Hilfspflegekraft wird die Zahl der Pflegehilfen im Team abnehmen. Manche Pflegehilfen werden sich der Qualifizierung zur Hilfspflegekraft unterziehen, andere werden mit der Zeit aus dem Dienst ausscheiden und nicht mehr ersetzt werden. Ist das Qualifizierungsprogramm zur Hilfspflegekraft erst einmal voll etabliert, wird der Anlernberuf Pflegehilfe ganz verschwinden. Bis dahin sollten sich Pflegehilfen auch weiterhin als nützliche Mitglieder des Pflegeteams fühlen dürfen, die sie sind.

11.3.8 Berufliche Fort- und Weiterbildung

Stationsleitungen sind verpflichtet, sich kontinuierlich fortzubilden. Das bedeutet auch, dass sie sich über alle Neuerungen in der klinischen Praxis und der Pflege allgemein auf dem Laufenden halten müssen. Auch Veränderungen in den Bereichen

Organisation und Management müssen sie ständig verfolgen. Hierzu können sie Fachzeitschriften und Forschungspublikationen studieren, Treffen von Berufsorganisationen und -gruppen besuchen und an Abteilungskonferenzen teilnehmen. Viele Krankenhäuser betreiben exzellente Fachbibliotheken, in denen aktuellen Bücher und Zeitschriften aus Pflege und Medizin ausliegen und die somit eine enorme Wissensquelle darstellen. Die Pflegeforschung macht beständig Fortschritte und Stationsleitungen sollten bereit sein, Forschungsstudien zu lesen, die für ihr Fachgebiet oder das Pflegemanagement relevant sind. Sie sollten sich alle Mühe geben, die Forschungsergebnisse nachzuvollziehen und in die Praxis umzusetzen, wenn sie zu einer Verbesserung der Patientenbetreuung beitragen können (siehe auch Kapitel 4).

Es gibt aber noch eine weitere Möglichkeit, um sich über pflegerische und klinische Neuheiten zu informieren, und das ist die Teilnahme an lokalen und überregionalen Kursen, Fortbildungstagen und Kongressen. Es sollte nicht Aufgabe der Pflegedienstleitung sein, an die Stationsleitung heranzutreten und sie zur Bewerbung für Fortbildungen und Kongressen einzuladen, sondern die Stationsleitungen sollten von sich aus aktiv werden, wenn sie glauben, eine bestimmte Veranstaltung sei für sie von Interesse. Im Anschluss an die Registrierung beim UKCC stehen Pflegekräften viele Kurse offen, die sie beruflich und fachlich weiterbringen könnten. Natürlich können auch Kurse besucht werden, die mit einem weiteren Titel abschließen, und es gibt ein ganzes Spektrum von offiziellen, d. h. durch die National Boards des UKCC anerkannten Kurzveranstaltungen und sechsmonatigen Kursen, in denen ausgebildete Pflegekräfte ihre Kenntnisse und Erfahrungen in einem ausgewählten Fachgebiet vertiefen können.

Andere anerkannte Kurse zielen darauf ab, die Berufspraxis zu verbessern, indem sie ihren Teilnehmerinnen Themen wie: «Verstehen und praktisches Umsetzen von Forschungsstudien», «Schulung und Beurteilung in der klinischen Praxis» oder: «Begleitung sterbender Patienten und ihrer Familien» nahebringen.

Registrierte Pflegekräfte können im Rahmen eines Voll- oder Teilzeitstudiums (part time basis) das Pflegediplom der University of London, das Diplom für Advanced Nursing Studies oder einen sonstigen gesundheitspflegerischen Abschluss anstreben. Auch Berufsorganisationen und Gewerkschaften veranstalten Kurse.

Neben den Kursen der britischen Open University gibt es weitere Fernstudiengänge für Pflegekräfte. Dazu gehören Weiterbildungen für Krankenpflegehelferinnen zur Krankenschwester (conversion courses), Kurse im Betreuungsmanagement (managing care) und das Pflegediplom (diploma in nursing).

In der Regel wird erwartet, dass angehende Stationsleitungen vor ihrer Beförderung entweder einen anerkannten Managementlehrgang oder aber einen Kursus besuchen, der sie konkret auf die Anforderungen ihrer neuen Rolle vorbereitet.
[Das Angebot an offiziell anerkannten und einheitlichen Fort- und Weiterbildungen für Pflegekräfte ist in England wesentlich breiter als in der BRD. Das Gleiche gilt für die flexibleren Formen, in denen zusätzliche Qualifikationen erlangt werden können. Anm. d. Bearb.]

11.3.9 Programm zur kontinuierlichen Fortbildung (Post-Registration Education and Practice Project)

Der UKCC ist daran interessiert, dass Pflegekräfte auch nach Abschluss ihrer Ausbildung den beruflichen Entwicklungsprozess fortsetzen, der in ihrer Grundausbildung begonnen wurde. Aus diesem Grunde wurde das *Post-Registration Education and Practice Project* (PREPP) ins Leben gerufen. Ziel des Programms ist es, alle qualifizierten Pflegekräfte dazu zu verpflichten, sich kontinuierlich fortzubilden, um den sich wandelnden Bedürfnissen von Klienten und Patienten gerecht werden zu können.

Es ist von grundlegender Bedeutung, dass kontinuierliche Fortbildung einen hohen Praxisbezug hat, damit sich die im klinischen Bereich praktizierenden Teilnehmerinnen einen Kompetenzgrad und Pflegestandard bewahren können, der als professionell gelten kann. Alle Pflegekräfte – von der Anfängerin bis hin zur altgedienten Krankenschwester – müssen sich daher fortbilden. In naher Zukunft wird es gängige Praxis sein, dass Pflegekräfte vor der fälligen Erneuerung ihrer Registrierung belegen, was sie für ihre berufliche, praxisbezogene und theoretische Fortbildung erbracht haben. Um ihre berufliche Qualifikation nachweisen zu können, sollen alle praktizierenden Pflegekräfte ein persönliches und fachliches Entwicklungsprofil führen müssen. Es ist schon heute abzusehen, dass sich diese Regelung durchsetzen dürfte. [Die Anforderungen des PREP sind ab 2001 für die Erneuerung der Registrierung verpflichtend. Anm. d. Bearb.]

11.3.10 Fortbildungspunkte sammeln (Credit Accumulation and Transfer Scheme)

Die Teilnahme an Fortbildungskursen und Ausbildungsqualifikationen, die vor und nach der eigentlichen Pflegeausbildung erworben werden, können mit so genannten CATS-Punkten (Credit Accumulation and Transfer Scheme) vergütet werden. Diese Punkte können angesammelt und zur Zulassung zu weiterführenden Studiengängen (also Diplom- und sonstigen Abschlüssen) verwendet werden.

Für die verschiedenen Kurse gibt es unterschiedliche Punkte, z.B. erhalten Pflegekräfte, die seit einem bestimmten Datum registriert sind, 120 Punkte, während vor diesem Datum 60 Punkte angerechnet werden. Hat sie 120 Punkte zusammen, kann die Pflegekraft akademische Kurse der ersten Stufe belegen. Auch für andere Kurse und eventuell auch für Fortbildungstage können Punkte vergeben werden, ebenso für frühere theoretische und praktische Leistungen.

Die praktische Erfahrung lässt sich zwar oft nur schwer evaluieren, dennoch ist allgemein anerkannt, dass klinische Erfahrungen eine sehr wichtige Rolle spielen, wenn eingeschätzt werden soll, ob eine Pflegekraft für weiterführende Studien geeignet ist.

Zwischen praktischen Erfahrungen und theoretischen Erkenntnissen muss ein ausgewogenes Gleichgewicht gewahrt werden. Die praktische Erfahrung darf dabei keinesfalls unterbewertet werden. Für Kurzkurse werden Teilnahmebescheinigungen ausgestellt, mit denen sich belegen lässt, dass die Pflegekraft an einer beruflichen Fortbildung teilgenommen hat. Nach Absolvierung eines längeren Kurses erhält die Teilnehmerin ein Zertifikat. Inzwischen bereiten die meisten Kurse ausgebildete Pflegekräfte auch darauf vor, Pflegeschülerinnen, Hilfspflegekräfte und junge Pflegekräfte in der klinischen Praxis zu schulen und zu beurteilen. [In der BRD besteht diese Möglichkeit, über ein Punktesystem die Voraussetzungen für die Teilnahme an weiterführenden Studiengängen zu erwerben, bisher nicht. Anm. d. Bearb.]

11.4 Beurteilung der Leistungen aller Mitarbeiterinnen

Zu festgesetzten Zeitpunkten beurteilen die Stationsleitungen oder die Pflegedienstleiterin die Leistungen aller Stations- oder Abteilungspflegekräfte. Für Pflegeschülerinnen formuliert die Mentorin eine schriftliche Beurteilung der Leistungen während des jeweiligen Praxiseinsatzes. Diese Bewertungen werden in ein eigens dafür angelegtes Entwicklungsbuch (progressive assessment booklet) eingetragen. Eine Einschätzung der ausgebildeten Pflegekräfte führt die Stationsleitung in der Regel einmal im Jahr durch; Hilfspflegekräfte und Pflegehilfen erhalten eine jährliche schriftliche Beurteilung. Bei ausgebildeten Pflegekräften werden sowohl die berufliche Weiterentwicklung als auch die praktischen Leistungen eingeschätzt, wobei Bewerterin und Bewertete gemeinsam überlegen, in welchen Bereichen Entwicklungsbedarf besteht. Über den Sinn von Personalbeurteilungen wurde bereits in Kapitel 1 diskutiert, nun wollen wir Ihnen noch einige wertvolle Tipps zur Durchführung einer Beurteilung geben.

Die Beurteilung einer Mitarbeiterin sollte stets objektiv formuliert und als Gelegenheit gesehen werden, die betreffende Person nicht zu kritisieren, sondern ihr eine Weiterentwicklung zu ermöglichen. Die Stationsleitung sollte sich die Zeit nehmen, ihre Einschätzung eingehend mit der jeweiligen Pflegekraft zu besprechen. Diese Unterredung sollte an einem ruhigen Ort stattfinden, an dem keine Unterbrechungen zu erwarten sind. Gibt es auf der Station keinen solchen Ort, kann das Gespräch auch außerhalb des Arbeitsbereiches geführt werden.

Im Rahmen eines Assessments sollten sowohl die Stärken der beurteilten Person betont als auch diejenigen Bereiche identifiziert werden, die einer Verbesserung bedürfen. Es ist ein Zeichen eines guten Personalmanagements, wenn Schwächen und Problembereiche von Mitarbeiterinnen möglichst bald nach deren Einstellung oder ihres Einsatzes auf der Station angesprochen werden, damit die Betroffenen die Chance haben, sich frühzeitig zu verbessern. Bevor Fehler in einer Beurteilung schriftlich kritisiert werden, sollte die jeweilige Pflegekraft bereits mündlich darauf aufmerksam gemacht worden sein.

Pflegeschülerinnen sollten ihre Bewertungen schon im Verlauf der letzten Wochen ihres Praktikums erhalten, und nicht erwartet werden, dass diese nach ihrem Einsatz nochmals auf die Station kommen. Auch hier sollte Zeit für ein klärendes Gespräch sein und die Pflegeschülerin sollte Gelegenheit bekommen, im Bericht schriftlich Stellung zu nehmen.

In vielen britischen Krankenhäusern wird inzwischen mit einem festen Personalentwicklungs- und Leistungsbeurteilungssystem gearbeitet. Mindestens einmal pro Jahr bespricht die Stationsleitung mit den einzelnen qualifizierten Pflegekräften und Krankenpflegehelferinnen, wie sie auf der Station zurechtkommen, und gibt ihnen Gelegenheit, über ihren Job, ihre Leistungen und ihre Stärken und Schwächen zu reden. Es ist eine offenes und konstruktives Gespräch über die Entwicklung des Einzelnen. So können die Leistungen der Pflegekräfte verbessert und die Entfaltung ihrer Potenziale gefördert werden. Probleme werden besprochen, Schulungsbedürfnisse identifiziert und Aktionspläne beschlossen. Fehlt beispielsweise einer Krankenschwester, die in der inneren Medizin arbeitet, Selbstvertrauen bei der Betreuung von Herzinfarktpatienten, kann die Stationsleitung vielleicht über die Pflegedienstleitung veranlassen, dass sie für eine befristete Zeit auf eine Koronarstation versetzt wird, wo sie die ihr fehlenden Erfahrungen sammeln kann. Hat eine Pflegekraft besonderes Geschick für die Anleitung von Pflegeanfängerinnen bewiesen, sollte ihr Potenzial voll ausgeschöpft werden, indem sie verstärkt in der Schulung von Pflegeschülerinnen eingesetzt wird. Dies ist ein Beispiel für einen Fall, in dem auf einer vorhandenen Stärke aufgebaut wird.

Die Termine für Beurteilungsgespräche müssen rechtzeitig mit dem zu Beurteilenden abgesprochen werden, damit ein für beide Seiten akzeptabler Zeitpunkt gefunden wird.

Für das Interview, das in einer ruhigen und störungsfreien Atmosphäre stattfinden sollte, ist wichtig, dass beide Gesprächspartnerinnen offen und ehrlich miteinander kommunizieren. Ein Beurteilungsgespräch sollte stets als konstruktive Kritik und nie als destruktive Bemängelung gesehen werden. Im Anschluss an das Interview muss die Stationsleitung ein spezielles Formular ausfüllen, in dem das gemeinsam beschlossene weitere Vorgehen festgehalten ist und vom Beurteilten unterschrieben wird, nachdem dieser Gelegenheit hatte, es noch einmal durchzulesen und zu besprechen. Anschließend wird das Dokument von der Pflegedienstleitung gegengezeichnet.

11.5 Sonstige Schulungsbedürfnisse

Außer ihren Mitarbeiterinnen muss die Stationsleitung mitunter auch noch andere Personen schulen, z. B. Patienten und ihre Angehörigen. Viele Patienten müssen beispielsweise lernen, mit einer Behinderung zu leben, bevor sie wieder nach Hause entlassen werden können (siehe Kapitel 9). Dies geschieht im Rahmen eines Rehabilitationsprogramms, das entweder gemeinsam mit Mitarbeiterinnen anderer Berufsgruppen auf der Station selbst oder aber in einer speziellen Reha-Einrichtung durchgeführt wird. Häufige Gründe für Reha-Maßnahmen sind Verletzungen der Wirbelsäule, des Gehirns, der Augen, Hände bzw. Arme oder Füße bzw. Beine, Zustand nach Apoplexie, Verbrennungen oder Amputationen, um nur einige zu nennen. Oder Patienten und Angehörige müssen neue Fähigkeiten erlernen wie z. B. Medikamente aufziehen und injizieren, Blutzuckerspiegel messen und dokumentieren oder mit parenteraler Ernährung umgehen. Den Betroffenen muss ausreichend Zeit gelassen werden, um die nötigen Handgriffe zunächst zu beobachten und dann unter Aufsicht selbst zu üben.

Auch junge Ärztinnen sind oft hochgradig auf die Hilfe der Stationsleitung angewiesen, um sich in ihre täglichen Aufgaben einzufinden und um die Aufbewahrungsorte der verschiedenen Geräte und

Materialien kennen zu lernen. Es ist wichtig, sie über die geltenden Stations- und Krankenhausregelungen und -abläufe zu informieren.

11.6 Diskussionsthemen

1. Geht es um den Lernbedarf in einer Station, denkt man dabei in erster Linie an die Pflegeschülerinnen, während die Schulungsbedürfnisse des festen Personals leicht in Vergessenheit geraten, nachdem die Einarbeitungsphase abgeschlossen ist und die Pflegekräfte sich die erforderlichen Fertigkeiten angeeignet haben.
   Beurteilen Sie für sich selbst oder für zwei andere feste Mitarbeiterinnen der Station, welche Lernerfahrungen während der letzten beiden Monate verfügbar waren. Können Sie/sie die Quantität, die Qualität oder das Spektrum Ihrer/ihrer Lernmöglichkeiten steigern?
2. Überlegen Sie, welche Fragen Sie in einen kleinen Fragebogen aufnehmen würden, mit dem Sie herausfinden wollen, wie Pflegeschülerinnen und andere temporäre Mitglieder des Stationsteams die Erfahrungen beurteilen, die sie auf ihrer Station sammeln können bzw. konnten. Für wen hätten derartige Informationen einen Wert und könnte eine solche Befragung Veränderungen nach sich ziehen?

Literatur:

Burnard, P. & Chapman, C.M. (1990) *Learning Nursing – Aspects of Nurse Education: the way forward.* Scutari, London.

Butterworth, T. & Faugier, J. (Hrsg.) (1992) *Clinical Supervision and Mentorship in Nursing.* Chapman ans Hall Medical, London.

Fretwell, J. E. (1982) *Ward Teaching and Learning,* Royal College of Nursing, London.

Hinchcliffe, S. M. (Hrsg.) (1986) *Teaching Clinical Nursing.* Churchill Livingstone, London.

Horne, E. M. (Hrsg.) (1990) *Patient Education Plus.* Austen Cornih, London.

Kenworthy, N. & Nicklin, P. (1988) *Teaching and Assessing in Nursing Practice: an experimental approach.* Scutari, London.

Morton-Cooper, A. (1985) *The Nursing Student's Handbook.* Blackwell Scientific Publications, Oxford.

Ogier, M. E. (1981) *Ward Sisters and their influence upon Nurse Learners.* Occasional Paper, NursingTimes 77 11 (02. April 1981).

Ogier, M. E. (1989) *Working and Learning: the Learning Environment in Nursing.* Scutari, London.

Orton, H. D. (1980) *Ward Learning Climate,* Royal College of Nursing, London.

Reid, N.G. (1985) *Wards in Chancery.* Royal College of Nursing, London.

Thompson, B. & Bridge, W. (1979) *Teaching Patient Care – A Handbook for the Practising Nurse.* Education for Care Series, H.M. & M. Publishers, Aylesbury.

UKCC (1986) *Project 2000: A New Preparation for Practice.* UKCC, London.

UKCC (1990) *Report of the Post Registration Education and Practice Project* (PREPP) UKCC, London.

Deutschsprachige Literatur:

Praktische Ausbildung Krankenpflege:

Ruschmeyer,O.: Schüler, K.: Praxisbegleitbuch für die Krankenpflegeausbildung. Lau-Verlag, Reinbek, 2000.

Wolf, K., Kriesten, U.: Netzwerke Krankenpflegeausbildung. Recom, Bad Emstal, 1995.

Mentoren/Praxisanleiter:

Engelhart, H.: Der Schülerleitfaden im Statonseinsatz. Recom, Bad Emstal, 2000.

Krankenpflege Mentoren Handbuch. Tietsch, W., Meßlatten, 1994.

12. Gesetze, Rechte, Ethik

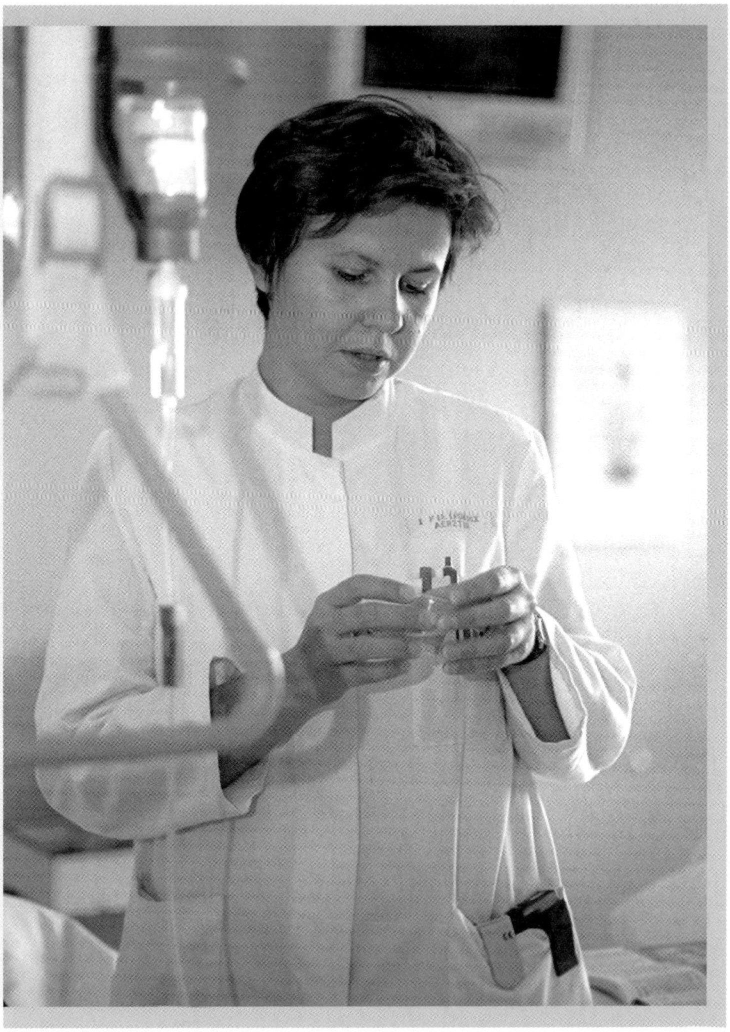

> Eine Pflegekraft ist eine Person, die eine Pflegegrundausbildung absolviert hat und in ihrem Heimatland qualifiziert und autorisiert ist, Pflege auszuüben. Ein Pflegegrundgrundausbildung ist ein offiziell anerkannter Ausbildungsgang, der eine umfassende und fundierte Grundlage für die Pflegepraxis vermittelt und zur Teilnahme an Weiterbildungen berechtigt, die die Fachkompetenz in Spezialgebieten vertiefen.
>
> International Council of Nurses, Mexico, 1973

12.1 Veränderungen der Pflegerolle

Angesichts veränderter Einstellungen bei Pflegekräften und in der Öffentlichkeit, medizinischer und chirurgischer Spezialisierungen und technologischer Fortschritte muss sich auch die Rolle der Pflegekraft wandeln, um mit diesen Veränderungen Schritt halten zu können. Auch Pflegeausbildung und -praxis müssen verändert werden, um den aktuellen Trends und neuen Techniken in der Pflege gerecht werden zu können. Diese Neuerungen wirken sich auf die Rolle und Aufgaben der registrierten Pflegekraft aus.

Der Pflegeberuf durchlebt derzeit eine umwälzende Veränderung – Pflegekräfte übernehmen nun die volle Verantwortung für ihr berufliches Tun und ihre Leistungsstandards und lassen sich nicht länger von Ärztinnen dominieren. Kennzeichen für den Pflegeberuf sind: alle praktizierenden Pflegekräfte werden in einem Register geführt, es gibt ein zentrales leitendes Organ, das seine Mitglieder kontrolliert und diszipliniert, alle ausgebildeten Pflegekräfte sind für die Pflege, die sie geben – oder nicht geben – voll verantwortlich, sie haben die Freiheit, autonome Entscheidungen zu treffen, Pflege verfügt über einen spezifischen Wissensschatz und einen eigenen Berufskodex. Pflegekräfte haben die Pflicht, ihr Wissen und Können immer auf dem neuesten Stand zu halten (siehe Kapitel 11); die wachsenden beruflichen Anforderungen betonen die Notwendigkeit von akademischen Qualifikationen (z. B. Pflegediplom) und Spezialisierung. Im Jahre 1978 postulierte eine Arbeitsgruppe des Royal College of Nursing, die sich mit der Formulierung von Pflegestandards beschäftigte, das durch medizinische Fortschritte in Diagnose und Therapie bedingte Dilemma zwischen zwei Aspekten der Pflege, dem Heilen auf der einen und dem reinen Betreuen auf der anderen Seite. Dieser Zwiespalt wirkte sich natürlich auch auf die Pflegestandards aus. Die Gruppe kam zu dem Schluss, dass die Pflege eigenverantwortlich beurteilen muss, wo die Aktivitäten im Interesse der Patienten konzentriert werden sollten, und dass sie ihren eigenen Zuständigkeitsbereich definieren und kontrollieren muss.

Pflegekräfte müssen in der Lage sein, entsprechend den Pflegebedürnissen – im Gegensatz zu medizinischen Bedürfnissen – Pflege zu verordnen, um die erbrachte Pflege kontrollieren und ihre Standards bestimmen zu können. Hierzu muss die Pflegekraft alle gesundheitlichen Bedürfnisse des Patienten als Individuum ebenso wie als Mitglied einer Familie und als Mitglied einer Gemeinde identifizieren und in der Lage sein, dementsprechend pflegerisch zu planen und zu arbeiten.

Aus diesem Grunde ist es wichtig, dass das Krankenhauspflegepersonal seinen Horizont erweitert und über die Mauern des Krankenhauses hinausblickt. Es zählt nicht nur das, was dem Patienten im Krankenhaus selbst widerfährt, sondern auch das, was in seinem sozialen Umfeld geschieht, und das, was bei seiner Heimkehr beachtet werden muss. Die Bedeutung der Gemeindepflege tritt immer stärker in den Vordergrund; alle Bemühungen gehen dahin, den Patienten so lange wie möglich in der Gemeinde zu belassen und zu versorgen.

Die gesamte Betreuung ist auf den Patienten und seine Familie ausgerichtet. Um eine ganzheitliche Versorgung zu erreichen, bedarf es eines multidisziplinären Teamansatzes und nicht nur der Anstrengungen einer einzelnen Berufsgruppe.

Pflegekräfte müssen bereit sein, ihre Fähigkeiten zu erweitern, wenn dies der Patientenbetreuung zugute kommt, und sich an den generellen Aktivitäten ihre Berufsgruppe zu beteiligen, d. h. Mitglied bei ihrer Berufsorganisation zu werden. Angesichts der gewachsenen Kompetenzen der Pflegekraft und zum Schutz der Gesellschaft wird es nun für nötig erachtet, dass nicht nur Hebammen, sondern auch Pflegekräfte regelmäßige Auffrischungskurse besuchen und sich in periodischen Abständen erneut registrieren lassen müssen (siehe Kapitel 11).

12.1.1 Erweiterung der Pflegerolle

Die zunehmende Technisierung der Medizin und (in Großbritannien) die Reduzierung der Arbeitsstunden junger Ärztinnen wirkt sich auch auf den Bereich der Pflege aus. Die Hauptfunktion der Pflegekraft besteht darin, den Patienten zu pflegen. Was genau dieses Pflegen jedoch bedeutet, hängt von den jeweiligen Bedürfnissen des Patienten ab. Beispielsweise ist ein Apoplexiepatient zumindest anfangs in hohem Maße auf die Hilfe der Pflegekräfte angewiesen, da er nicht selbst für die Erfüllung seiner Grundbedürfnisse sorgen kann. Je besser es ihm jedoch geht und je weiter seine Rehabilitation voranschreitet, desto stärker soll er diese Aufgabe wieder selbst übernehmen, während die Pflegekräfte ihn anleitet, ermutigt und unterstützt. Auch Verbrennungsopfer sind zunächst einmal hochgradig von Pflegekräften und Ärztinnen abhängig und benötigen bis zur Rehabilitationsphase sowohl elementarer als auch spezieller Pflege- und Therapiemaßnahmen.

In der Pflege vermischt sich die primäre Aufgabe der rein pflegerischen Betreuung von Patienten mit einigen Funktionen anderer, an der Versorgung beteiligter Berufsgruppen (z. B. Ärztinnen, Sozialarbeiterinnen, Physiotherapeutinnen). Je komplexer die medizinische Versorgung des Krankenhauspatienten wird, desto mehr sind qualifizierte Pflegekräfte gefordert weitere fachliche Tätigkeiten zu übernehmen wie Blutabnahme, i. v.-Injektionen, Defibrillieren von Patienten.

Rechtlich gesehen sind Pflegekräfte sowohl für ihre beruflichen Leistungen als auch für die Weiterentwicklung ihrer Kenntnisse, Fähigkeiten und Kompetenzen verantwortlich. Das bedeutet, dass sie die unmittelbare Verantwortung für ihre klinischen Entscheidungen und Handlungen tragen. Da sich die Bedürfnisse von Patienten und ihren Angehörigen aufgrund neuer Entwicklungen in Forschung und Technik kontinuierlich wandeln, ist es unerlässlich, die Pflegepraxis aktiv zu erweitern, um diesen Veränderungen gerecht werden zu können.

Das britische Gesundheitsministerium hat sich zur erweiterten Rolle der Pflegekraft bislang zurückhaltend geäußert und Pflegekräften lediglich empfohlen, bei der Anpassung der praktischen Arbeit bzw. des Arbeitsfeldes sich an den vom UKCC formulierten Prinzipien für die Pflegepraxis zu orientieren statt an Zertifikaten für bestimmte Aufgaben. Als Rahmen für die weitere Entwicklung der Rolle der Pflege sollen drei Dokumente dienen, die der UKCC an alle ausgebildeten Pflegekräfte aushändigt: Code of Professional Conduct, Exercising Accountability, The Scope of Professional Practice.

Wann immer darüber nachgedacht wird, wie sich die Rolle der Pflegekraft entwickeln kann, müssen auch die verfügbaren Ressourcen berücksichtigt werden. Die Pflegepraxis sollte nur um solche Aktivitäten und Fähigkeiten erweitert werden, die die Qualität der Pflege tatsächlich erhöhen. Es hat wenig Sinn, wenn Pflegekräfte Aufgaben übernehmen, auf die andere Berufsgruppen verzichten wollen oder die Pflegekräfte als Statussymbol empfinden, weil sie sich durch sie als kleine Ärzte oder Techniker darstellen können. Baut eine Pflegekraft ihre Rolle aus und vernachlässigt dabei ihre eigentlichen Aufgaben oder delegiert diese unkorrekt an andere, wird dies der Pflegequalität schaden und die Pflegekraft muss die Folgen verantworten.

Übernimmt eine ausgebildete Pflegekraft Pflichten, zu deren Ausübung sie nicht qualifiziert und autorisiert ist, und macht dabei einen Fehler, kann sie dafür haftbar gemacht werden. Um eine solche Situation von vornherein zu verhindern, muss die Stationsleitung darauf bestehen, dass vor der Einführung medizinischer Neuerungen auf ihrer Station (z. B. Einsatz neuer Geräte, Anwendung neuer Techniken oder Durchführung von Forschungsaktivitäten), in die Entscheidung einbezogen und mit der Ärzteschaft und der Pflegedienstleitung besprochen wird, ob und in welcher Form das Pflegeteam zusätzliche Aufgaben übernehmen wird. Dies gilt auch für alle Aktivitäten, die, in welchem Umfang auch immer, Auswirkungen auf die Personalplanung haben könnten. Beispiele hierfür wären der Ausbau des ambulanten Bereichs oder die stationäre Aufnahme von Tagespatienten.

Um Patienten, Mitarbeiterinnen und Institution zu schützen, erlässt der Arbeitgeber Vorschriften und Verfahrensregeln. Der Stationsleitung obliegt es, ihre Mitarbeiterinnen, insbesondere natürlich neue Kräfte, über diese Regelungen zu informieren und für ihre Einhaltung zu sorgen. Kopien der Vorschriften (Organisationshandbücher, Rundschreiben etc.) sollten auf jeder Station oder Abteilung ausliegen. Jegliche Änderungen oder Ergänzungen müssen ebenfalls sofort an das Personal weitergegeben werden. Die Stationsleitung ist verpflichtet, ihre Vorgesetzten in Kenntnis zu setzen, wenn eine Regelung ihre Gültigkeit verloren hat oder aus anderen Gründen nicht mehr befolgt werden kann.

12.2 Patientenrechte

12.2.1 Einwilligung zu Eingriffen

Das britische Gesetz schreibt vor, dass niemand die körperliche Unversehrtheit einer anderen Person verletzen darf, ohne dass diese damit einverstanden ist. Dies gilt auch für medizinische, chirurgische oder zahnmedizinische Eingriffe, exploratorische Maßnahmen und für Untersuchungen.

In Großbritannien können Jugendliche bereits ab 16 Jahren ihre Einwilligung geben, bei Kindern jedoch ist die Einwilligung eines Erziehungsberechtigten oder Vormunds einzuholen. Lebt ein Minderjähriger über 16 Jahren noch zu Hause, sollte der Eingriff sinnvollerweise trotzdem mit den Eltern abgesprochen werden, auch wenn diese keine Möglichkeit haben, die Entscheidung ihres Kindes zu widerrufen.
[Das Recht der körperlichen Unversehrtheit des Individuums ist auch im deutschen Grundgesetz verankert; in Verbindung mit dem Behandlungsvertrag (nach BGB) leiten sich entsprechende Konsequenzen für die Krankenbehandlung ab. In Deutschland hängt bei Minderjährigen die Möglichkeit zur Einwilligung in Behandlungs- und Pflegemaßnahmen von deren Einsichts- und Steuerungsfähigkeit ab; eine starre Altersgrenze gibt es nicht. Der behandelnde Arzt muss einschätzen, ob die Voraussetzung für die Einwilligung des Minderjährigen erfüllt sind; in der Regel werden aber die Eltern bzw. Sorgeberechigten eingeschaltet. Für Erwachsene, denen langfristig die nötigen Fähigkeiten zur Einwilligung fehlen, muss die Einrichtung einer Betreuung mit dem Aufgabengebiet Gesundheitsfürsorge bei Gericht beantragt werden. In Notfällen kann das Gericht die Entscheidung des Betreuers ersetzen. Anm. d. Bearb.]

Der Patient kann sein Einverständnis mündlich oder schriftlich erklären; in Notfällen darf es auch vorausgesetzt werden. In Krankenhäusern ist es üblich, dass der Patient eine schriftliche Einverständniserklärung für eine bestimmte Operation, Untersuchung oder Behandlungsmaßnahme unterschreibt. Bevor dem Patienten das entsprechende Formular zur Unterschrift vorgelegt wird, muss die behandelnde Ärztin den Eingriff für den Patienten, seine Angehörigen oder seinen Vormund verständlich erklären und außerdem Alternativen zur Therapie des Problems nennen, aufgrund dessen sich der Patient ursprünglich in Behandlung begeben hat. Falls Anästhetika eingesetzt werden sollen, muss der Patient über deren Art und Wirkung aufgeklärt werden. Die Pflegekraft muss darauf achten, dass diese Aufklärung stattfindet. Für den unwahrscheinlichen Fall, dass die Stationsleitung die Unterschrift des Patienten einholt, müssen alle Fragen, die der Patient vielleicht noch hat, vor der Unterzeichnung des Formulars von einer Ärztin beantwortet werden.

Der Patient hat das Recht, seine Einwilligung zu verweigern. Diese Weigerung muss dokumentiert werden. Ist der Patient ohne Bewusstsein oder leidet an einer Geistesstörung, so dass er seine Einwilligung nicht oder keine gültige Einwilligung geben kann, muss der geplante Eingriff bzw. die Behandlung von der Ärztin zuerst mit dem nächsten Angehörigen des Patienten [bzw. mit seinem Betreuer. Anm. d. Bearb.] besprochen werden. In derartigen Fällen ist eine schriftliche Einwilligung zwar nicht unbedingt nötig, wird aber meistens dennoch eingeholt. Bei Sterilisationen oder künstlichen Befruchtungen lässt die Ärztin sich gewöhnlich die Zustimmung beider Partner geben; hierfür wird ein besonderes Einwilligungsformular verwendet. Spezielle Formulare gibt es auch für den Fall, dass ein Patient medizinisch oder zahnmedizinisch behandelt werden soll, der seine Einwilligung aufgrund einer Geistesstörung nicht geben kann, und wenn die Behandlung nicht von einer Ärztin oder Zahnärztin vorgenommen wird. In allen Ausnahmefällen ist es ratsam, die geltenden Vorschriften und Verfahrensregeln einzusehen, um die nötige Verfahrensweise zu klären.

12.2.2 Testamente und Schenkungen

Nur wer bei klarem Verstand ist, kann ein gültiges Testament formulieren. Jedes Testament muss vom

Erblasser (d.h. von der Person, die das Testament verfasst hat) unterschrieben sein. Diese Unterschrift muss im Beisein von mindestens zwei Zeugen geleistet werden, die anschließend in Anwesenheit des Erblassers gegenzeichnen.

Möchte ein Patient sein Testament machen, sollte die Stationsleitung es möglichst vermeiden, die Zeugenfunktion zu übernehmen, und auch all ihren Mitarbeiterinnen dringend davon abraten. Rein rechtlich kann zwar jedermann Zeuge eines Testaments sein, in der Krankenhaussituation könnte es jedoch passieren, dass die Pflegekraft gerade im Moment der Testamentsunterzeichnung zu einem Notfall gerufen wird. Das Pflegepersonal sollte sich in solchen Angelegenheiten daher besser zurückhalten. Scheint es nötig zu sein, dass ein Testament sofort verfasst wird, muss eine zuständige Mitarbeiterin der Krankenhausverwaltung informiert werden, die dann dafür sorgt, dass der letzte Wille des Patienten schriftlich fixiert und bezeugt werden kann.

Äußert ein Patient den Wunsch, sein Testament zu machen, ohne dass besondere Dringlichkeit besteht, ist es ratsam, dass Kontakt zum Rechtsanwalt (bzw. Notar) des Patienten aufgenommen und ein Termin mit diesem vereinbart wird. Werden Zeugen benötigt, so sollte das von der Krankenhausverwaltung arrangiert werden.

Berücksichtigt ein Patient eine Pflegekraft oder eine Ärztin in seinem Testament oder macht ihr ein Geschenk und stirbt dann, könnten die Erben die Rückgabe des Gegenstandes fordern, besonders wenn dieser von größerem Wert ist. Dieses Vorgehen ist rechtlich abgesichert, da davon ausgegangen werden darf, dass die Beschenkte Druck auf den betreffenden Patienten ausgeübt und dieser das Geschenk nicht freiwillig gemacht hat. Um spätere Probleme zu vermeiden, sollten Pflegekräfte erst gar keine Geschenke von ihren Patienten oder deren Angehörigen annehmen (siehe Berufskodex, Anhang I).

[Die beschriebenen britischen Regelungen entsprechen weitgehend den deutschen Verfahrensweisen. Ein Testament sollte notariell aufgenommen sein. Grundsätzlich besteht aber die Möglichkeit, ein Testament eigenhändig zu verfassen. In diesem Fall ist u.a. zu beachten, dass das Testament eigenhändig geschrieben und unterschrieben wurde; die Anwesenheit von Zeugen ist hier nicht zwingend. Von besonderer Bedeutung im Krankenhausbereich sind Nottestamente (Dreizeugentestament): Bei Testierunfähigkeit kann der Betroffene durch mündliche Erklärung vor drei Zeugen das Testament errichten oder ein Testament widerrufen. Voraussetzung ist, dass z.B. ein Notar das Testament nicht mehr aufnehmen kann. Anm. d. Bearb.]

12.2.3 Beschwerdeverfahren für Patienten und deren Angehörige

Gelegentlich kommt es vor, dass ein Patient oder seine Angehörigen einen Vorwurf gegen eine Pflegekraft oder das Krankenhaus erheben. Daher sollte jede Pflegekraft wissen, was in diesem Fall zu tun ist. Viele Patienten und Familienangehörige schrecken vor berechtigten Klagen zurück, weil sie befürchten, anderenfalls Nachteile in Kauf nehmen zu müssen. In Großbritannien legt die *Patient's Charter* (1991) eindeutig fest, dass Beschwerden über Dienstleistungen des öffentlichen Gesundheitswesens sofort von einem Krankenhausbeauftragten oder einem Beamten der Gesundheitsbehörde zu untersuchen und schriftlich zu beantworten sind. Wie im Falle einer Beschwerde oder Klage zu verfahren ist, regeln die Bestimmungen des Gesundheitsministeriums bzw. der jeweiligen Gesundheitsbehörde (Hospital Complaints Procedure Act 1985 DA (98) 14). [Es gibt keine bundeseinheitliche Regelung für Patientenbeschwerden. In vielen Landeskrankenhausgesetzen werden jedoch die Wahl von «Patientenfürsprechern» bzw. die Einrichtung von «Patientenbeschwerdestellen» und deren Aufgaben festgelegt. Anm. d. Bearb.]

Viele der Beschwerden von Patienten oder ihren Angehörigen, z.B. wegen Problemen mit einer verordneten Diät oder über das Verlegen eines Kleidungsstücks, können von der Stationsleitung im Vorfeld ausgeräumt werden. Jede noch so geringfügige Reklamation sollte ernst genommen werden, da sie eine weitere Beschwerde nach sich ziehen könnte. Kann die Stationsleitung die Situation nicht allein regeln, sollte sie sich an die Pflegedienstleitung wenden. Schwerwiegende Anschuldigungen, z.B. wegen einer Misshandlung eines Patienten oder Diebstahls, sollten sofort der Pflegedienstleitung gemeldet werden, damit ein offizielles Verfahren eingeleitet werden kann. Von dieser Meldung wiederum müssen der Patient und die behandelnde Ärztin in Kenntnis gesetzt werden. Jede Beschwerde sollte in der Pflegedokumentation des Patienten festgehalten werden, damit diese aktenkundig ist, falls es noch einmal zu einer Beanstandung kommen sollte. Bei ernsten Vorwürfen müssen die betroffenen Mitarbeiterinnen zur Angelegenheit gehört werden; die Aussagen sollten nur faktische Informationen beinhalten.

Möchte ein Patient oder ein Angehöriger eine schriftliche Beschwerde einreichen, sollte diese an die Krankenhausleitung gerichtet werden. Alle schriftlichen Beschwerden werden eingehend überprüft. Unter Umständen sollte die Stationsleitung sogar dazu raten, eine ursprünglich mündliche Beschwerde schriftlich festzuhalten. Hat die Stationsleitung im Namen eines Patienten Beschwerde eingelegt und dabei die richtigen Kommunikationswege zur Pflegedienstleitung benutzt und trotzdem nichts erreicht, sollte die nächsthöhere Instanz angesprochen werden. Bringt auch das keinen Erfolg, können die zuständige Gesundheitsbehörde oder der Ombudsmann eingeschaltet werden.

12.3 Unfälle

Die Stationsleitung trägt die Verantwortung für ihre eigene Sicherheit, die ihres Stationsteams und die der Patienten und Angehörigen. Dies ist auch ein wichtiger Bestandteil der Einarbeitung neuer Mitarbeiterinnen, bei der die Stationsleitung die Aufgabe hat, neue Stationsmitglieder zu schulen und zu beaufsichtigen. Alle Krankenhausmitarbeiterinnen müssen für ein sicheres Arbeitsumfeld sorgen, ihre eigene Sicherheit und die anderer schützen, indem sie stets Vorsicht walten lassen, die geltenden Regeln befolgen und Geräte und Materialien richtig benutzen. Die Sicherheitsvorschriften müssen in jeder Station oder Abteilung ausliegen und neu eingestellten Mitarbeiterinnen besonders ans Herz gelegt werden.

12.3.1 Unfallverhütung

Alle Pflegekräfte müssen ein Bewusstsein für akute bzw. potenzielle Gefährdungen der Patienten, Stationsbesucher und Mitarbeiterinnen entwickeln und gegebenenfalls die nötigen Gegenmaßnahmen ergreifen. Manche Gefahren lassen sich ganz einfach beseitigen, z. B. indem Gegenstände, die Ausgänge blockieren, sofort entfernt werden, andere, wie z. B. defekte Geräte etc., sollten unverzüglich der zuständigen Abteilung gemeldet werden. Anschließend sollte noch überprüft werden, ob tatsächlich Maßnahmen ergriffen werden. Die Stationsleitung muss alle neuen Mitarbeiterinnen auf potenzielle Gefährdungen (z. B. Strahlung in der onkologischen Abteilung) und die diesbezüglichen Regeln und Vorgehensweisen aufmerksam machen. Zwei weitere Beispiele für mögliche Gefahren, die genannt werden sollten, sind das Heben und die Lagerung von Patienten sowie der Umgang mit zytotoxischen oder anderen potenziell schädlichen Medikamenten. Der *Health and Safety at Work Act aus dem Jahre* 1974 verlangt vom Arbeitgeber, dafür zu sorgen, dass Mitarbeiterinnen, die direkt mit den Patienten zu tun haben, keinen Gefahren ausgesetzt sind, die zu Verletzungen führen könnten. [In Deutschland sind die Unfallversicherungsträger nach § 15 SGB VII berechtigt Unfallverhütungsvorschriften (UVV) zu erlassen (Autonomes Arbeitschutzrecht). Für den Krankenhaussektor ist die Berufsgenossenschaft für Gesundheitsdienst und Wohlfahrtspflege (BGW) zuständig. Staatliche Arbeitsschutzrechte und Arbeitssicherheitsvorschriften sind in unterschiedlichen Gesetzen und Verordnungen geregelt. Innerhalb der EU orientieren sich die nationalen Arbeitsschutzvorschriften im wesentlichen an deren Richtlinien. Anm. d. Bearb.] Daher ist es wichtig, dass alle Mitarbeiterinnen die Sicherheitsvorschriften und -vorkehrungen kennen, die beim Heben von Patienten zu beachten sind, und regelmäßige Schulungen und Kontrollen durchgeführt werden.

Um das Unfallrisiko bei den Patienten gering zu halten, sollten diese gut beaufsichtigt werden. Allerdings darf man es damit auch nicht übertreiben, denn selbstständige Patienten oder solche, die gerade aktiv rehabilitiert werden, sollten nicht überbehütet werden. Jeder Patient braucht, abhängig von seinem körperlichen und seelischen Gesundheitszustand, ein gewisses Maß an Unabhängigkeit. Dieses kann ihm die Stationsleitung am besten verschaffen, indem sie ihre Pflegekräfte die jeweiligen Pflegemaßnahmen unter diesem Gesichtspunkt häufig überprüfen lässt.

12.3.2 Maßnahmen nach einem Unfall

Jeder Unfall, so unbedeutend klein er auch sein mag, sollte gemeldet werden. Kommt es später zu einer Beschwerde oder gar einer offiziellen Untersuchung, ist eine lückenlose Dokumentation wichtig; daher sollten die nötigen Dokumente bei nächster Gelegenheit angelegt werden. Je nachdem ob ein Patient, ein Besucher oder eine Pflegekraft von dem Unfall betroffen ist, füllt die zuständige Pflegekraft das entsprechende Unfallmeldungsformular aus. Zu nennen sind, möglichst knapp und präzise, alle relevanten Informationen über den Unfall, die Anzahl und der Aufenthaltsort der Dienst habenden Pflegekräfte, der Unfallort, die Unfallursachen und, wenn ein Patient geschädigt wurde, dessen physischer und psychischer Zustand vor und nach dem Unfall. Die Unfallmeldung sollte außerdem Auskunft über die Art der Verletzung, die persönlichen Daten aller Beteiligten und gegebenenfalls eine Beschreibung involvierter Geräte etc. geben. Die diensthabende Ärztin trägt die Details der erlittenen Verletzung ein und unterschreibt das Formular zusammen mit der Pflegekraft, die den Unfall meldet. Hinzu kommen die Namen und Adressen etwaiger Zeugen (nach Möglichkeit keine Mitpatienten). Sind Zeugenaussagen erforderlich, werden diese auf gesonderten Blättern an die Unfallmeldung angeheftet. [In Deutschland muss eine Mitarbeiterin, die einen Arbeitsunfall hatte, einem sogenannten «Durchgangsarzt» vorgestellt werden. Dies sind in der Regel Chirurgen oder Orthopäden, die eine entsprechende Zulassung von einem Landesverband der gewerblichen Berufsgenossenschaften erhalten haben. Anm. d. Bearb.]

Da sich Monate oder gar Jahre nach dem Unfall sicher niemand mehr an die genauen Details erinnern wird, ist eine gute Dokumentation wichtig. Schadensersatzansprüche [aus einer unerlaubten Handlung. Anm. d. Bearb.] verjähren in der Regel innerhalb von drei Jahren. Kommt ein Patient bei einem Unfall ums Leben, wird der Fall an den Coroner [in Großbritannien und den USA Beamter, der gewaltsame bzw. unnatürliche Todesfälle untersucht; in der BRD ist die Staatsanwaltschaft zuständig. Anm. d. Bearb.] weitergegeben. Dieser hat die Aufgabe, sämtliche Fakten zu bestimmen, und wird im Rahmen seiner Untersuchung meist auch das Pflegepersonal befragen. Dies muss aber nicht zwangsläufig bedeuten, dass eine Unterlassung bzw. Aufsichtspflichtverletzung vermutet wird. Der Coroner benötigt lediglich alle Fakten über den Fall und diese bezieht er vorwiegend aus Zeugenaussagen und Meldeformularen, daher die große Bedeutung einer genauen Dokumentation. Alle Unfälle sollten so rasch wie möglich der Pflegedienstleitung gemeldet werden. Ist ein Patient an einem Unfall beteiligt, werden die Details in der Pflegedokumentation eingetragen und die nächsten Angehörigen informiert. Involvierte Geräte etc. werden bis zur Untersuchung aus dem Betrieb gezogen. Ist das Unfallopfer keine Pflegekraft, sondern eine andere Krankenhausmitarbeiterin, wird die Leiterin der entsprechenden Abteilung verständigt, die dann den erforderlichen Bericht schreiben muss.

12.3.3 Arbeitssicherheitsgesetz (Health and Safety at Work Act)

Der *Health and Safety at Work Act* sollte ein generelles Mittel gegen Gesundheits- und Sicherheitsgefährdungen am Arbeitsplatz schaffen. Er ermöglichte es Gewerkschaften, Sicherheitsbeauftragte einzusetzen, die Arbeitsplätze (also auch Krankenhausabteilungen und -stationen) kontrollieren und Unfälle und potenzielle Gefährdungen untersuchen.

[In Deutschland ist im § 22 des SGB VII (Gesetzliche Unfallversicherung) verankert, dass Unternehmen mit regelmäßig mehr als 20 Beschäftigten unter Beteiligung des Betriebs- oder Personalrates Sicherheitsbeauftragte zu bestellen haben. Die Sicherheitsbeauftragten haben den Unternehmer bei der Durchführung der Maßnahmen zur Verhütung von Arbeitsunfällen und Berufskrankheiten zu unterstützen. Sie sollen sich insbesondere von dem Vorhandensein und der ordnungsgemäßen Benutzung der vorgeschriebenen Schutzeinrichtungen und persönlichen Schutzausrüstungen zu überzeugen und auf Unfall- und Gesundheitsgefahren für die Versicherten aufmerksam zu machen. Anm. d. Bearb.]

Auch außergewöhnliche Vorfälle müssen schriftlich festgehalten und der Pflegedienstleitung gemeldet werden, die dann ihrerseits die Krankenhausleitung informiert. Hierzu zählen der Verlust von Zahnprothesen oder anderem Eigentum eines Patienten, Schäden am Eigentum von Patienten oder das Verschwinden von Patienten. Solche Ereignisse müssen vollständig dokumentiert werden, damit eine genaue Untersuchung möglich ist und gegebenenfalls Entschädigungsmaßnahmen ergriffen werden können. Es ist sinnvoll, zu jedem derartigen Vorfall eine datierte und unterschriebene Aktennotiz anzulegen, auch wenn die Pflegedienstleitung dies nicht ausdrücklich verlangt, und diese an einem sicheren Ort zu verwahren. Es könnte sein, dass die Stationsleitung oder die beteiligten Pflegekräfte später eine Aussage zum Ereignis machen müssen, und es ist unmöglich, alle Details im Gedächtnis zu behalten.

12.4 Rechtliche Implikationen für die ausgebildete Pflegekraft

Je umfangreicher die Verantwortlichkeiten der ausgebildeten Pflegekraft werden und je stärker das Rechtsbewusstsein in der Öffentlichkeit wächst, desto wichtiger wird es, dass Pflegekräfte sich der rechtlichen Folgen bewusst sind, die ihr Handeln haben kann. Als Vertreterinnen eines Berufs im Gesundheitswesen tragen Pflegekräfte Verantwortung gegenüber ihren Patienten und deren Angehörigen, ihrer Berufsgruppe und ihren Kolleginnen, der Gesellschaft und sich selbst und sind rechenschaftspflichtig.

Alle Pflegekräfte haben ihren Patienten gegenüber die Pflicht, sie gut zu pflegen, daher müssen sie berufliche Standards und den Berufskodex einhalten. Das bedeutet, dass jede Pflegekraft bei ihrer Arbeit eine Leistung bringen muss, die von einer ausgebildeten Pflegekraft erwartet werden darf.

Erfüllt eine Pflegekraft diese Standards nicht und ihr Patient nimmt dadurch Schaden, wird dies als Unterlassung oder Fahrlässigkeit angesehen, für die die Pflegekraft juristisch belangt werden kann. Dasselbe gilt, wenn eine Pflegekraft Arbeiten verrichtet, für die sie (noch) nicht qualifiziert ist. Das britische Gesetz sieht vor, dass eine Pflegekraft, die einem Patienten durch ihr Fehlverhalten Schaden zufügt, oder der Arbeitgeber der Pflegekraft bis zu drei Jahren nach Feststellung der Schädigung vom geschädigten Patienten oder dessen Familie rechtlich belangt werden kann. [Diese Verjährungsregelung besteht auch in der BRD. Anm. d. Bearb.]

12.4.1 Rechtssicherheit für ausgebildete Pflegekräfte

Man kann einiges tun, um solche Situationen gar nicht erst entstehen zu lassen. Zunächst einmal gibt es für jeden Arbeitsplatz eine Stellenbeschreibung, in der erläutert ist, wofür und wem gegenüber die jeweilige Pflegekraft verantwortlich ist, welche Aufgaben sie hat und wie weit ihre Befugnisse reichen. Eine solche Stellenbeschreibung dürfte keinen Zweifel daran lassen, wo die Zuständigkeiten der einzelnen Pflegekraft liegen, und jede Mitarbeiterin sollte dazu angehalten werden, sie auch zu lesen. [Stellenbeschreibungen für Pflegepersonal sind nicht in allen deutschen Krankenhäusern üblich. Anm. d. Bearb.]

Qualifizierte Pflegekräfte tragen auch die Verantwortung für das Tun der unqualifizierten Teammitglieder. Daher ist es ungeheuer wichtig, dass die ausgebildete Pflegekraft vor der Delegation einer Aufgabe überprüft, ob die Person, die diese ausführen soll, auch tatsächlich über die nötige Kompetenz verfügt. Andernfalls könnte die Gesundheit oder Sicherheit des betreffenden Patienten gefährdet sein.

Die Stationsleitung hat die Pflicht, dafür zu sorgen, dass alle Pflegekräfte ihrer Station die gültigen Richtlinien und Vorschriften einhalten. Verstößt eine Mitarbeiterin beispielsweise bei der Verabreichung von Medikamenten oder den Infektionsschutz gegen Regeln, muss die Stationsleitung sofort herausfinden, welche Gründe hinter diesem Fehlverhalten stecken. Wenn eine Pflegekraft wiederholt die Bestimmungen missachtet, müssen eventuell Disziplinarmaßnahmen ergriffen werden. Befolgen jedoch alle Pflegekräfte der Station die Vorschriften, dürfte es eigentlich nicht zu Sicherheitsproblemen kommen und die Patienten bleiben von Schaden verschont.

Jede ausgebildete Pflegekraft ist es sich selbst, ihren Patienten und ihren Kolleginnen schuldig, beruflich immer auf dem neuesten Stand zu sein und ihr Wissen und Können kontinuierlich auszuweiten. Wer über Veränderungen, neue Methoden und Techniken informiert ist, kann sicherer und kompetenter arbeiten.

Kehrt eine Pflegekraft nach einer Pause in ihren Beruf zurück, braucht sie unbedingt eine eingehende Einführung und Einarbeitung. Dazu gehört auch, dass sie mit sämtlichen Richtlinien und Vorschriften sowie allen anderen rechtlich relevanten Dokumenten vertraut gemacht wird. Nachdem die Pflegekraft dann ihren Dienst auf der Station angetreten hat, muss die Stationsleitung diese theoretischen Informationen verstärken. In manchen Krankenhäusern gibt es kein offizielles Einführungsprogramm, so dass die Orientierung neuer Mitarbeiterinnen ganz der Stationsleitung zufällt. Keine Pflegekraft darf bewusst einer Situation ausgesetzt werden, für die sie nicht entsprechend ausgebildet und informiert wurde. Diese Maxime sollte die Stationsleitung im Umgang mit ihrem Pflegepersonal stets beherzigen.

12.5 Aufbewahrung von Medikamenten

Alle Pharmaka sollten in einem verschlossenen Schrank aufbewahrt und nur auf ärztliche Anordnung ausgegeben werden. Es wäre unklug, einem Patienten ein Medikament zu verabreichen, das ihm nicht ärztlich verordnet wurde, es sei denn, es gibt vor Ort Ausnahmeregelungen beispielsweise für Laxantien oder Antazida etc. Die Stationsleitung trägt die Verantwortung dafür, dass Pharmaka auf ihrer Station oder Abteilung sicher aufbewahrt werden und stets alle benötigten Medikamente zur Verfügung stehen. Den Schlüssel für den Apothekenschrank verwahrt jeweils die Schichtleitung.

12.5.1 Betäubungsmittel

Die Belieferung, Aufbewahrung und Verabreichung potenziell Sucht erzeugender Arzneimittel bzw. Drogen fällt unter den *Misuse of Drugs* Act (1971) und die dazu gehörenden *Misuse of Drugs Regulations* (1985). [BRD: Betäubungsmittelgesetz und Verordnungen (BtMG und BtMVV). Anm. d. Bearb.]

Auf der Station hat die Stationsleitung die Verantwortung für die Verwahrung von Betäubungsmitteln. Ist die Stationsleitung nicht anwesend, übernimmt ihre Stellvertreterin diese Aufgabe. Die Stationsleitung muss jedoch dafür sorgen, dass der Stationsvorrat immer korrekt ist und Zu- und Abgänge übereinstimmen, und etwaige Differenzen sofort melden. Es ist ratsam, dass die Stationsleitung die Vorräte regelmäßig kontrolliert; meist gibt es auch eine entsprechende interne Regelung. Außerdem sieht das Gesetz vor, dass die Krankenhausapothekerin die Stationsvorräte mindestens alle drei Monate überprüft und die Mengen mit den Angaben in ihren Büchern abgleicht. Betäubungsmittel dürfen nur auf spezielle Rezepte ausgegeben werden. [BRD: Der Stationsbedarf an Betäubungsmitteln muss von einem leitenden Arzt (Krankenhaus oder Teileinheit) oder in Abwesenheit von einem Vertreter auf einem Betäubungsmittelanforderungsschein verschrieben werden. Dieser hat auch am Ende eines jeden Kalendermonats die vorschriftsgemäße Führung der Karteikarten oder Betäubungsmittelbücher bzw. die Nachweisführung mittels EDV zu überprüfen. Anm. d. Bearb.]

Ist eine Dosis oder ein Teil einer Dosis unbrauchbar geworden, kann sie auf der Station entsorgt werden; werden eine Packung oder Teile einer Packung nicht mehr benötigt oder ist das Verfallsdatum abgelaufen, müssen diese an die Hausapotheke zurückgegeben werden und werden dort gelagert oder entsorgt. Dies ist entsprechend im Betäubungsmittelbuch einzutragen.

Nach Möglichkeit sollte es vermieden werden, Betäubungsmittel zwischen den einzelnen Stationen auszutauschen. Geht es jedoch trotzdem einmal nicht anders, muss ein entsprechender Eintrag in den Betäubungsmittelbüchern beider Stationen vorgenommen werden. Die Bücher über sämtliche Medikamentenzu- und -abgänge müssen zwei Jahre

[BRD: 3 Jahre. Anm. d. Bearb.] nach dem letzten Eintrag aufbewahrt werden.

12.6 Pflegeentscheidungen und Pflegedokumentation

Betreut die qualifizierte Pflegekraft einen Patienten, muss sie alle vernünftigen Möglichkeiten ausschöpfen, um diesen zu schützen. Ihre Entscheidungen müssen auf einer fundierten Pflegepraxis gründen. Wird beispielsweise ein Patient, von dem bekannt ist, dass er Suizidabsichten hat, dennoch in einem schlecht zu überwachenden Bereich der Station untergebracht, kann auch die Stationsleitung zur Verantwortung gezogen werden, falls dieser Patient dann tatsächlich Selbstmord begeht. Beobachten die Pflegekräfte, dass ein Patient depressiv ist und Selbstmordabsichten äußert, und dieser Patient verletzt sich dann selbst, werden die Pflegekräfte kritisiert werden, wenn die neuen Symptome nicht der behandelnden Ärztin gemeldet wurden. Bettgitter stellen für Patienten, die verwirrt sind und daher immer wieder aufstehen und hinfallen, nicht immer einen Schutz dar, weil sie den ohnehin schon unruhigen Patienten noch weiter aufregen können. Unter Umständen kann es dann zu noch schlimmeren Unfällen kommen, wenn der Patient über die Gitter aus dem Bett klettert. Im Allgemeinen können Bettgitter jedoch helfen, Verletzungen zu vermeiden. Die Pflegekräfte müssen von Fall zu Fall vorsichtig abwägen, ob der Patient in einem Bett ohne Gitter sicherer ist, wenn das Bett in die niedrigste Stellung gebracht wird, oder ob er vielleicht sogar in einem Sessel besser aufgehoben wäre. Der Patient bedarf eines kontinuierlichen Assessments und sein Pflegeplan muss gegebenenfalls wiederholt modifiziert werden.

Solche Situationen und Entscheidungen müssen sorgfältig in der Pflegedokumentation festgehalten werden (siehe Kapitel 2), da im Falle einer Klage gegen die Pflegekraft oder die Einrichtung noch mehrere Jahre nach dem Krankenhausaufenthalt des Patienten eine Untersuchung notwendig werden kann. Ausgebildete Pflegekräfte sind für die Pflege, die sie an ihren Patienten erbringen, verantwortlich und rechenschaftspflichtig; dies beinhaltet auch genaue und leserlich geschriebene Pflegeberichte, die von der dokumentierenden Pflegekraft mit Datum, Uhrzeit und Unterschrift versehen werden müssen. Wird eine durchgeführte Pflegemaßnahme nicht in der Pflegedokumentation des Patienten eingetragen, könnte später daraus geschlossen werden, dass sie nicht stattgefunden hat. Bei jeder Eintragung sollte bedacht werden, dass auch der Patient Einblick in die Pflegedokumentation nehmen darf, wodurch es noch wichtiger ist, sachlich und verständlich zu schreiben. Sind Änderungen in der Pflegedokumentation nötig, so sollte dies in einer eindeutigen Art und Weise geschehen, damit deutlich ist, dass sie nicht erst vorgenommen wurden, nachdem eine Beschwerde eingegangen ist. Fehler sollten mit einer einfachen Linie durchgestrichen und die Änderung datiert und signiert werden. Sie dürfen nicht geschwärzt oder mit Korrekturstiften etc. gelöscht werden. Für Arzneibücher und Medikationsbögen gelten dieselben Regeln.

Alle Beobachtungen der psychischen Verfassung des Patienten, die der Ärztin gemeldet wurden, müssen ebenso dokumentiert werden wie empfohlene oder ergriffene Maßnahmen. Je informativer die Pflegedokumentation eines Patienten geführt wird, desto sicherer ist dies auch für die Pflegekräfte.

Ist eine Station unterbesetzt oder setzen andere Widrigkeiten die Patienten einer Gefahr aus, muss die Stationsleitung dies sofort der Pflegedienstleitung melden – falls nötig in schriftlicher Form. Geschieht daraufhin nichts, muss die Beschwerde an die nächsthöhere Instanz gerichtet werden.

12.6.1 Vertraulichkeit von Kranken- und Pflegeakten

Alle Informationen, sowohl mündlicher als auch schriftlicher Art, die einer Pflegekraft über ihren Patienten zur Verfügung stehen, müssen vertraulich behandelt werden und dürfen daher nur an andere Pflegekräfte. Ärztinnen und Mitarbeiterinnen bestimmter anderer Gesundheitsberufe weitergegeben werden. Zwischen der Pflegekraft und ihrem Patienten besteht ein Vertrauensverhältnis und die Pflegekraft ist verpflichtet, das Vertrauen ihres Patienten zu wahren. Ist die Pflegekraft sich unsicher, ob sie eine bestimmte Information weitergeben darf oder nicht, sollte sie diese besser für sich behalten. Gerade im Gespräch mit Angehörigen lässt sich oft nur schwer entscheiden, was gesagt werden darf und was nicht. Im Zweifelsfall ist es vernünftig, den Patienten um Erlaubnis zu fragen. Möchte ein Patient nicht, dass seine Angehörigen über seine Krankheit informiert werden, so ist dieser Wunsch zu respektieren. Auch die anderen Stationsmitarbeiterinnen, z. B. die Stationssekretärin, müssen sich der Vertraulichkeit der Patientendaten bewusst sein.

Mitunter gibt es Anfragen von der Polizei, von der Presse oder von Anwälten. Diese sollten an die Krankenhausverwaltung weiterverwiesen werden. Klinische Informationen dürfen nur mit Zustimmung der behandelnden Ärztin an die Polizei weitergegeben werden. Am besten übernimmt dies die Ärztin selbst, die auch entscheiden muss, ob es moralisch vertretbar ist, Daten ohne das Wissen des betroffenen Patienten herauszugeben.

Unter bestimmten Umständen ist die Pflegekraft gesetzlich verpflichtet, vertrauliche Informationen zu enthüllen. Dies gilt, wenn der Patient seine Einwilligung gegeben hat, wenn die Pflegekraft eine Zeugenaussage bei Gericht machen muss oder wenn sie bei der Aufklärung eines Verbrechens helfen kann. In all diesen Fällen sollte die Stationsleitung jedoch Hilfe bei ihren Vorgesetzten suchen.

Der Patient kann die Genehmigung dafür erteilen, dass ein Angehöriger oder Freund, der weiter entfernt lebt, am Telefon informiert werden darf. Ruft diese Person dann an und erkundigt sich nach dem Patienten, sollte die Pflegekraft, die das Gespräch annimmt, um ihre Telefonnummer bitten, damit sie zurückrufen und so sicherstellen kann, dass auch wirklich die richtige Person am Apparat ist. Die Stationsleitung darf die Familie des Patienten per Telefon informieren, wenn sich dessen Zustand verändert.

Sämtliche Patientenakten (Krankenakte einschl. Pflegedokumentation) müssen an einem sicheren Ort der Station aufbewahrt werden, an dem sie für die Patienten und Besucher der Station nicht zugänglich sind, vorzugsweise in einem speziell dafür vorgesehenen Aktenschrank oder Rollwagen.

12.6.1.1 Einsichtsrecht und Archivierung der Krankenunterlagen, Datenschutz

In Großbritannien haben Patienten das Recht, alle Akten einzusehen, die nach dem 01.11.1991, nicht jedoch davor, per Hand über sie angelegt wurden. Das Zugangsrecht beschränkt sich auf den Patienten selbst, eine von ihm beauftragte und bevollmächtigte Person, die Eltern bzw. Erziehungsberechtigten minderjähriger Patienten, den gerichtlichen Vormund des Patienten oder – nach dem Tode des Patienten – seinen gesetzlichen Vertreter. Der *Access to Health Records Act* gilt für Krankenhausakten und Unterlagen aus Arztpraxen gleichermaßen.

[In der BRD gibt es kein Bundesgesetz, dass explizit die Einsicht in die Krankendokumentation regelt. Laut Urteil des BGH hat ein Patient grundsätzlich ein Einsichtsrecht in die ihn betreffenden *objektiven* Befunde und in die Behandlungsberichte. Dazu gehören nicht die Aufzeichnungen von persönlichen Eindrücken oder Wertungen des Behandelnden. Da die Krankendokumentation Eigentum des Krankenhauses ist, hat der Patient nur Anspruch auf die Herausgabe von Fotokopien der Krankenunterlagen; die subjektiven Aufzeichnungen können dabei vom Krankenhaus abgedeckt werden bzw. unkenntlich gemacht werden. Unter bestimmten Voraussetzungen sind dem Patienten Röntgenaufnahmen auszuhändigen.

Die Aufbewahrungszeit der Krankenunterlagen wird maßgeblich von der Verjährung von Schadensersatzansprüchen bestimmt. Die Berufsordnung der deutschen Ärztinnen und Ärzte sieht eine Aufbewahrungszeit von mindestens 10 Jahren nach Abschluss der Behandlung vor. Laut Röntgenverordnung müssen Aufzeichnungen über eine Röntgenbehandlung 30 Jahre aufbewahrt werden.

Der öffentlich-rechtliche Datenschutz wird durch das Bundesdatenschutzgesetz (BDSG) geregelt. Es richtet sich an öffentliche und private Einrichtungen – also auch Krankenhäuser –, die personenbezogene Daten erheben, verarbeiten und nutzen. Das BDSG soll den einzelnen Bürger davor schützen, dass er durch den Umgang mit seinen personenbezogenen Daten in seinem Persönlichkeitsrecht beeinträchtigt wird (informationelles Selbstbestimmungsrecht). So wird u. a. der Umfang von personenbezogenen Datensammlungen beschränkt, dürfen Daten nur für den zur rechtmäßigen Aufgabenerfüllung dienenden Zweck verwendet werden, für den sie erhoben wurden, und muss der Schutz der personenbezogenen Daten durch technische und organisatorische Maßnahmen gewährleistet werden (z.B. Passwörter). Datenschutzbeauftragte sollen die Ausführung des BDSG sicherstellen. Anm. d. Bearb.]

12.7 Rechte der Mitarbeiterinnen

12.7.1 Beschwerdeverfahren

Das interne Beschwerdeverfahren sollte schriftlich festgeschrieben und allen neuen Mitarbeiterinnen zur Kenntnisnahme vorgelegt werden. Dieses Verfahren sollte von Stationsleitungen mit Vorsicht benutzt werden. Hat eine Pflegekraft auf der Station Grund zu einer Beschwerde, sollte sie diese zunächst mit der Stationsleitung besprechen. Hat die Stationsleitung selbst eine Beschwerde, muss sie sich damit an die Pflegedienstleitung wenden. Wann immer Beschwerden oder Probleme auftreten, sollte die betroffene Person zuerst einmal mit ihrer Supervisorin oder ihrer nächsten Vorgesetzten sprechen, da viele Probleme unmittelbar beseitigt werden können. Ist die Stationsleitung umgänglich und verständnisvoll, können viele Probleme, mit denen sich einzelne Pflegekräfte konfrontiert sehen, noch auf Stationsebene gelöst werden. Gelingt dies nicht, tritt die interne Regelung in Kraft, nach der üblicherweise die betroffene Person die nächsthöhere Vorgesetzte einschalten muss. Eine Beschwerde darf nicht einfach direkt bei der obersten Instanz eingereicht werden, sondern es muss der korrekte Kommunikationsweg eingehalten werden.

Beschwerdeverfahren dienen vorwiegend der Beseitigung von Problemen, die einzelne Mitarbeiterinnen oder kleine Personalgruppen betreffen. Geht ein Problem (Personalfragen ausgenommen) eine größere Gruppe von Mitarbeiterinnen an, kann es dem Staff Consultative Committee vorgelegt werden. Dieses Komitee kommt im Krankenhaus zusammen und besteht aus Vertreterinnen des Managements einerseits und Repräsentantinnen von Berufsorganisationen und Gewerkschaften andererseits. [Das Betriebsverfassungsgesetz bzw. die Personalvertretungsgesetze regeln u.a. die Bildung von Betriebs-/Personalvertretungen. Diese können bei Beschwerden und Disziplinarfragen eingeschaltet werden und Verhandlungen mit der Krankenhausleitung führen. Beschwerdeverfahrensregeln werden meist in Betriebsvereinbarungen festgehalten. Anm. d. Bearb.]

12.7.2 Disziplinarmaßnahmen

Verhält die Stationsleitung sich professionell, werden sich ihre Mitarbeiterinnen ein Beispiel daran nehmen und die Erwartungen der Gesellschaft ebenfalls erfüllen.

Muss eine ihrer Mitarbeiterinnen diszipliniert werden, sollte dies beim ersten Vorfall in einer konstruktiven, fairen und förderlichen Art und Weise durch die Stationsleitung erfolgen (siehe Kapitel 1 und 10). Offizielle Disziplinarverfahren dienen eher dazu, wiederholte Regelverstöße und grobe Entgleisungen wie Trunkenheit am Arbeitsplatz, Drogenmissbrauch oder Misshandlungen bzw. Missbrauch von Patienten zu ahnden.

Eine Beschreibung der Verfahrensregeln sollte in allen Stationen und Abteilungen ausliegen und alle neuen Pflegekräfte sollten darauf hingewiesen werden. In manchen Krankenhäusern wird neuen Mitarbeiterinnen bei ihrer Einstellung sogar eine eigene Kopie der Regelungen ausgehändigt. Einer Pflegekraft, die in ein Disziplinarverfahren verwickelt ist, sollte empfohlen werden, sich an eine örtliche Vertreterin ihrer Gewerkschaft oder Berufsorganisation zu wenden. Diese rekrutiert nicht nur neue Mitglieder und organisiert Treffen, sondern vertritt ihre Mitglieder auch in Beschwerde- oder Disziplinarverfahren. Beschwerdefälle können bis vor das Disziplinarkomitee des UKCC gebracht werden.

12.7.3 UKCC Professional Conduct Committee

Der UKCC hat u.a. die Aufgabe, Regeln zu erlassen, die für alle Pflegekräfte in Großbritannien bindend sind. Der Zentralrat hat außerdem disziplinarische Macht und ist per Gesetz dazu verpflichtet, diese Funktion mittels eines Disziplinarkomitees auszuüben, das versucht,

1. die Gesellschaft vor Schaden zu schützen,
2. die Berufsstandards zu wahren und
3. die betroffenen Pflegekräfte falls möglich zu rehabilitieren.

Alle mutmaßlichen Fälle beruflichen Fehlverhaltens, die vor einem Gericht verhandelt oder aus dem Berufsalltag heraus angezeigt werden, werden von der Polizei oder dem Arbeitgeber an das zuständige National Board überwiesen. Dessen Untersuchungsausschuss (National Board Investigating Committee) sammelt weitere Informationen und schließt den Fall dann entweder ab oder gibt ihn an das Health Committee oder das Professional Conduct Committee des UKCC weiter. Die Messlatte für mutmaßliche Verfehlungen ist der Berufskodex des UKCC. Die verhandelten Vergehen reichen von Drogen- und Alkoholmissbrauch über schweres Fehlverhalten gegenüber Patienten wie Misshandlungen oder Missbrauch, Diebstahl und Täuschung, Tätlichkeiten bis hin zu Verstößen gegen Pflegeprinzipien. Der UKCC hat die Macht, Pflegekräfte aus dem Berufsregister auszuschließen, wenn diese Maßnahme gerechtfertigt scheint. Eine ausgebildete Pflegekraft, die aus dem Register gestrichen wurde, darf nicht mehr praktizieren. Unter bestimmten Umständen kann die ausgeschlossene Pflegekraft jedoch später wieder in das Register aufgenommen werden. Ebenfalls denkbar ist, dass eine Pflegekraft eine Zeit lang bei ihrer Arbeit unter Aufsicht gestellt wird.

Das Health Committee des UKCC ist für Fälle zuständig, in denen das berufliche Fehlverhalten einer Pflegekraft krankheitsbedingt zu sein scheint, z. B. bei einer depressiven Pflegekraft, die unter einer hohen beruflichen Belastung arbeitete.

12.7.4 Gesundheit und Sicherheit am Arbeitsplatz

Der *Health and Safety at Work Act,* der erlassen wurde, um Arbeitnehmerinnen einen sicheren Arbeitsplatz zu verschaffen, wurde an anderer Stelle dieses Kapitels bereits besprochen. Jede Pflegekraft, die sich während ihres Dienstes eine Verletzung, und sei sie auch noch so klein, zuzieht, sollte dies der Stationsleitung melden, die dann für eine ärztliche Untersuchung sorgt und eine Unfallmeldung ausfüllt. Weigert sich die verletzte Pflegekraft, sich untersuchen bzw. behandeln zu lassen, sollte dies auf dem Formular vermerkt werden.

12.8 Ethische Auffassungen

Die fortschreitenden Entwicklungen in der medizinischen Diagnostik und Therapie vergrößern erheblich den Konflikt zwischen den Aspekten Heilung und menschenwürdiger Betreuung, mit dem Pflegekräfte konfrontiert sind. Dies wird noch verstärkt durch die Betonung der heilenden Rolle der Ärzte, insbesondere in Akutkrankenhäusern mit Lehrauftrag. Hieraus ergeben sich oft ethische Fragen, z. B. darüber, wann ein Patient reanimiert werden sollte und wann nicht. Es gibt viele andere Situationen, die ähnliche Fragestellungen aufwerfen.

Weitere Konflikte können entstehen, wenn ein Patient die Pflegekraft nach seiner Diagnose fragt und diese weiß, dass ihm die Ärztin nicht die ganze Wahrheit gesagt hat, wenn ein Patient keine weitere Behandlung mehr möchte, oder wenn die Angehörigen eines Patienten darauf bestehen, die lebenserhaltenden Maßnahmen um jeden Preis fortzusetzen, obwohl es keine Hoffnung mehr auf eine Verbesserung seines Zustands gibt. Es ist wichtig, dass die Stationsleitungen die Konfliktthemen identifizieren, die auf ihrer Station oder Abteilung akut werden können, und bereit und in der Lage sind, ihre Mitarbeiterinnen, ihre Patienten und deren Angehörige durch Gespräche und behutsame Erklärungen zu unterstützen. Es wäre sicher ratsam, auch die behandelnde Ärztin einzubeziehen.

Der UKCC-Berufskodex (siehe Anhang I) beschreibt, welche grundlegenden beruflichen Normen gelten und bringt so zum Ausdruck, was die Pflege von ihren Vertreterinnen erwartet. Diese Standards können Pflegekräften auch helfen, in der Patientenbetreuung ethische Entscheidungen zu treffen. Gelingt es einer Pflegekraft nicht, die gängigen Standards zu erfüllen, macht es gegebenenfalls berufliches Fehlverhalten deutlich. Der ICN hat außerdem einen Katalog ethischer Konzepte zusammengestellt, die in der Pflege angewendet werden sollten (siehe Anhang III).

Einen eigenen Berufskodex zu haben, ermutigt Pflegekräfte, gefährliche Praktiken und alles, was dem Wohlbefinden des Patienten schaden könnte, zu hinterfragen und zu bekämpfen. Solche Verstöße sollten sofort der Pflegedienstleitung oder gegebenenfalls der Berufsorganisation gemeldet werden.

Sinn des Berufskodex ist es, sowohl die Gesellschaft als auch die einzelne Pflegekraft zu schützen. Die Pflegekraft kann, falls nötig, über ihr pflegerisches Tun und Lassen zur Rechenschaft gebeten werden. Der Berufskodex ist allen Pflegekräften zugänglich und wird regelmäßig überprüft und modifiziert.

12.8.1 Interessenvertretung für den Patienten

Die *Patient's Charter* (1991) räumt dem Patienten das Recht ein, eingehend und verständlich über die vorgeschlagene Behandlungsmaßnahme, einschließlich aller Risiken und Alternativen, aufgeklärt zu werden, bevor er sein Einverständnis gibt. Damit dieses Ziel realisiert werden kann, muss die registrierte Pflegekraft eventuell als Fürsprecherin ihres Patienten eintreten, wie es auch in anderen Situationen der Fall ist. Der UKCC-Berufskodex (1992) geht darauf in mehreren seiner Paragraphen ein (siehe Anhang I).

Als Fürsprecherin ihres Patienten muss die Pflegekraft diesen verteidigen bzw. für ihn sprechen; sie muss ihm helfen, eine informierte Entscheidung zu treffen, indem sie dafür sorgt, dass er alle verfügbaren Informationen erhält. Die endgültige Entscheidung des Patienten muss sie unterstützen, auch wenn diese den Ratschlägen der Expertinnen entgegensteht. Die Pflegekraft hat als Fürsprecherin vorrangig die Aufgabe, das Wohlbefinden des Patienten zu fördern und seine Interessen zu sichern. Hierdurch kommt es zwangsläufig auch zu Konflikten mit Pflegekolleginnen und Mitarbeiterinnen anderer Berufsgruppen. Patienten, die aus unterschiedlichen Gründen keine informierte Entscheidung treffen können, sind besonders auf den Beistand einer Fürsprecherin angewiesen.

Die *Patient's Charter* unterstreicht außerdem, dass jeder Patient das Recht hat, seine Beteiligung an Forschungsstudien oder der Ausbildung von Medizinstudentinnen zu versagen, ohne dass dies nachteilige Auswirkung auf seine Behandlung hat. Auch hier muss die registrierte Pflegekraft zuweilen als Fürsprecherin des Patienten einspringen, seine Entscheidung verteidigen und dafür sorgen, dass sie respektiert wird.

Um Konflikte und Verwirrung möglichst zu vermeiden, sollten alle Teammitglieder auf die krankenhausinternen Bestimmungen über Patientenbetreuung und Management aufmerksam gemacht und über sämtliche Veränderungen informiert werden. Hierfür ist die Stationsleitung zuständig. Jede Pflegekraft, die Schwierigkeiten hat, eine bestimmte Entscheidung zu akzeptieren, sollte Gelegenheit erhalten, diese mit der Stationsleitung, der behandelnden Ärztin und in manchen Situationen auch mit der Krankenhausseelsorgerin zu besprechen. Wichtige Entscheidungen gemeinsam zu treffen (siehe Kapitel 8) kann ebenfalls helfen, Unstimmigkeiten im Pflegeteam gering zu halten.

12.9 Diskussionsthemen

1. Ein Teil der stark belastenden Situationen ergeben sich für Pflegekräfte daraus, dass sie vor ethischen Problemen oder Konflikten stehen. Versuchen Sie, sich an drei belastende Situationen zu erinnern, mit denen Sie in Ihrer klinischen Praxis konfrontiert waren, und überlegen Sie, warum diese belastend waren und wie die Belastung hätte verringert werden können.

2. Auf manchen Stationen werden Pflegeanamnese, Assessmentbögen und Pflegepläne an den Betten der Patienten und nicht im Stationsbüro aufbewahrt. Welche Auswirkungen könnte diese Verfahrensweise auf die Inhalte der Pflegedokumentation haben? Wäre dies für den Patienten eher ein Vorteil oder ein Nachteil?

Literatur:

Access to Health Records Act (1990): HMSO, London.
Baly, M. (1984): *Professional Responsibility* (2. Aufl.) Scutari Press, London.
Booth, J. A. (1983): *Handbook of Investigations.* Harper & Row, London.
Control of Dangerous Drugs and Poisons in Hospitals. (Aitken Report) (1958): HM 58, 17.
Data Protection Act (1984): HMSO, London.
Graham, A. (1992): Advocacy: What the future holds. *British Journal of Nursing.*
Guidance on the preservation and destruction of NHS records. HM1673 and HM802.
Guidelines on confidentiality in Nursing (1980) Royal College of Nursing, London.
A handbook for nurse to nurse reporting. King's Fund Project Paper 21 (March 1979)

Health and safety at Work, etc. Act (1974) HMSO, London.

Health Services Management: *Health Service Complaint Procedure.* Health Circular HM6615 and HC185, (Aptil 1981).

The Misuse of Drugs regulations. (1985) DA 86 09.

Murphy, C. P. & Hunter, H. (1983): *Ethical Problems in the Nurse- Patient Relationship.* Allyn and Bacon, Massachusetts.

Patient's Charter (prepared by the Department of Health) (1992). HMSO, London.

Pyne, R.H. (1992): *Professional Discipline in Nursing* (2. Aufl.) Blackwell Scientific Publications, Oxford.

Rowden, R. (1984): *Managing Nursing.* Ballière Tindall, London.

Spellar, S.R. (1976): *Law Notes for Nurses.* Royal College of Nursing, London.

Standards of Nursing Care: A Discussion Document (1981) Royal College of Nursing, London.

Towards Standards: A Discussion Document (1981) Royal College of Nursing, London.

UKCC (1992): *Code of Professional Conduct for the Nurse, Midwife and Health Visitor* (3. Aufl.) UKCC, London.

UKCC (1989): *Exercising Accountability.* UKCC, London.

UKCC (1992): *The Scope of Professional Practice.* UKCC, London.

UKCC (1991):‹ ... with a view to removal from the register ... an explanation of the system for considering complaints against registered nurses, midwives and health visitors which call into question their appropriateness to practice›. UKCC, London.

The Ward Sister's Survival Guide (1990):. The Professional Development Series, The Professional Nurse. Austen Cornish Publishers Ltd., London.

Young, A. (1981): *Legal Problems in Nursing Practice.* Harper & Row, London.

Deutschsprachige Literatur:

Recht:

Brenner, G.: Rechtskunde für Krankenpflegepersonal. Urban und Fischer, München, 1997.

Braußе, W.: Rechtskund kompakt. Urban und Fischer, München, 1996.

Böhme, H.: Haftungsfragen und Pflegeversicherungsgesetz. Forum 35, KDA, Kölm, 1997.

Gasinsky, C.: Arbeitszeugnisse in der Krankenpflege. Willems, Rhanderfehn, 1997.

Grosskopf, V., Klein, H.: Krankenpflege und Recht. Spitta, Ballingen, 2000.

Harsdorf, H.: Krankenpflegegesetz. Heymanns, Köln, 1991.

Jacobs, P.: i. v. Injektionen durch das Krankenpflegepersonal – erlaubt oder verboten? Bibliomed, Melsungen, 1990.

Kohlhammer Pflege und Recht. Kohlhammer, Stuttgart, 1998.

Rossbruch, R.: Handbuch des Pflegerechts. Luchterhand, Neuwied, 1996.

Schell, W. Recht und Pflege. Brigitte Kunz, Hagen, 1995.

Strässner, H., Ill-Goss, M.: Das Recht der Stationsleitung. Kohlhammer, Stuttgart, 2000.

Ethik:

Arndt, M.: Ethik denken. Thieme, Stuttgart, 1996.

Van der Arend, A., Gastmann, C.: Ethik für Pflegende. Huber, Bern, 1996.

Douma, J.: Ethik und Pflege. Neukirchner Verlagshaus, Neukirchen-Vlyn, 2001.

Remmers, H.: Pflegerisches Handeln. Huber, Bern, 2000.

Schwerdt, R.: Eine Ethik für die Altenpflege. Huber, Bern, 1998.

Anhang I: Berufskodex für Pflegekräfte, Hebammen und Gesundheitsfürsorgerinnen (3. Auflage, 1992)

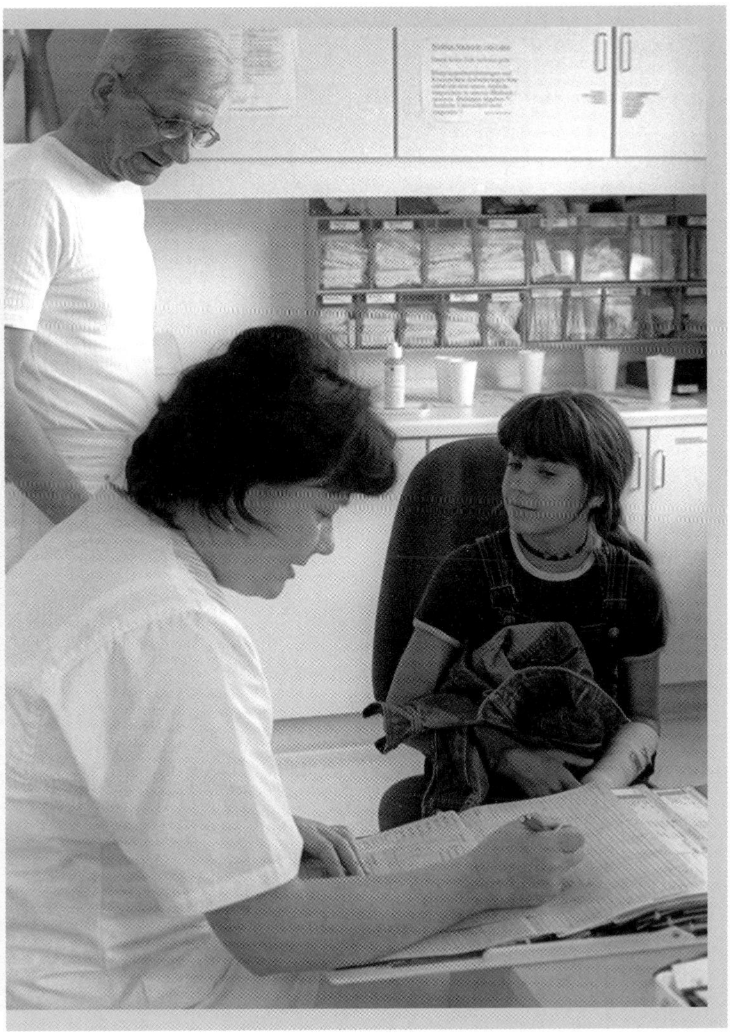

Jede registrierte Pflegekraft, Hebamme oder Gesundheitsfürsorgerin (health visitor) sollte sich jederzeit so verhalten,

- dass die Interessen ihrer Patienten bzw. Klienten geschützt und gefördert werden,
- dass die Interessen der Gesellschaft gewahrt bleiben,
- dass sie das Vertrauen der Öffentlichkeit erfüllt,
- dass sie den guten Ruf ihrer Berufsgruppe schützt.

Als registrierte Pflegekraft, Hebamme oder Gesundheitsfürsorgerin sind Sie persönlich für Ihr berufliches Tun verantwortlich und haftbar und müssen bei der Ausübung Ihres Berufs folgende Prinzipien befolgen:

1. Es ist stets so handeln, dass die Interessen und das Wohlbefinden Ihrer Patienten bzw. Klienten geschützt und gefördert werden.
2. Die Interessen, die Gesundheit und die Sicherheit von Patienten bzw. Klienten dürfen nicht dadurch Schaden nehmen, dass Sie selbst oder eine andere unter Ihrer Verantwortung tätige Person eine bestimmte Maßnahme durchführt bzw. eine nötige Maßnahme unterlässt.
3. Sie sind verpflichtet, Ihr Fachwissen und Ihre berufliche Kompetenz aufrechtzuerhalten bzw. auszuweiten.
4. Die Grenzen Ihrer Fähigkeiten und Kenntnisse müssen erkannt und akzeptiert und alle Aufgaben abgelehnt werden, die Sie nicht sicher und kompetent erledigen können.
5. Patienten bzw. Klienten und ihren Angehörigen ist offen und kooperativ entgegenzutreten, ihre Selbstständigkeit zu fördern und ihr Recht anzuerkennen, bei der Planung und Implementation ihrer Pflege mitzureden.
6. Sie müssen mit den Mitgliedern des Versorgungsteams und anderen an der Betreuung Beteiligten kooperieren und die spezifischen Beiträge (an)erkennen, die diese im Team leisten.
7. Die Individualität und Würde jedes einzelnen Patienten bzw. Klienten muss respektiert und sein Pflegebedarf ungeachtet seiner ethnischen Zugehörigkeit, seines Glaubens, seiner Persönlichkeit, seiner Gesundheitsprobleme und anderer Faktoren erfüllt werden.
8. Alle Bedenken, die für Ihre Berufspraxis relevant sein könnten, sind unverzüglich den zuständigen Personen oder Stellen zu melden.
9. Die besondere Beziehung zum Patienten bzw. Klienten darf nicht ausgenutzt werden, um sich Zugang zu dessen Person, Eigentum, Wohnung oder Arbeitsplatz zu verschaffen.
10. Informationen, die Sie in Ausübung Ihres Berufs über einen Patienten bzw. Klienten erfahren, sind vertraulich zu behandeln und dürfen nur mit dessen Genehmigung, im Rahmen eines ordentlichen Gerichtsverfahrens oder im Sinne des übergeordneten öffentlichen Interesses weitergegeben werden.
11. Umstände, die innerhalb des Pflegebereichs auftreten und einem Patienten bzw. Klienten auf physischer, psychischer oder sozialer Ebene schaden und die Pflegestandards verletzen könnten, sind bei den zuständigen Personen oder Stellen anzuzeigen.
12. Verhältnisse, die einer angemessenen und sicheren Versorgung des Patienten bzw. Klienten entgegenstehen, sind den entsprechenden Personen oder Stellen zu melden.
13. Potenzielle Sicherheits- und Gesundheitsgefährdungen für Kolleginnen müssen den zuständigen Personen oder Stellen gemeldet werden, um die Pflegestandards zu wahren.
14. Sie haben die Pflicht, Ihre Berufskolleginnen im Rahmen Ihrer eigenen Kenntnisse, Fähigkeiten, Erfahrungen und Zuständigkeiten beim Ausbau ihrer beruflichen Kompetenz zu unterstützen und anderen Mitgliedern des Pflegeteams (auch inoffiziellen Helferinnen) dabei zu helfen, ihre Aufgaben sicher und ihren jeweiligen Rollen angemessen auszuüben.
15. Geschenke und Begünstigungen von Patienten bzw. Klienten, die sich unter Ihrer Obhut befinden, sind abzulehnen, wenn diese den Eindruck erwecken könnten, Sie wollten Ihren Einfluss zu Ihrem eigenen Vorteil ausnutzen.
16. Ihr beruflicher Status darf nicht zu Werbezwecken missbraucht werden, es dürfen keine finanziellen oder sonstigen Vorteile aus einer unrechtmäßigen Verwendung dieses Status gezogen werden und Ihr professionelles Urteilsvermögen darf nicht durch wirtschaftliche Überlegungen beeinflusst werden.

Hinweis an alle registrierten Pflegekräfte, Hebammen und Gesundheitsfürsorgerinnen

Dieser Berufskodex wurde vom britischen Zentralrat für Pflege, Geburtshilfe und Gesundheitsfürsorge (UKCC) herausgegeben und richtet sich an alle registrierten Pflegekräfte, Hebammen und Gesundheitsfürsorgerinnen. Der UKCC ist das zentrale Organ dieser Berufsgruppen und legt als solches die Praxisstandards fest. Die Vertreter(innen) der drei Berufsgruppen sind verpflichtet, die Prinzipien des Kodex einzuhalten.

Der Kodex wird regelmäßig überarbeitet und Änderungs- bzw. Verbesserungsvorschläge sind jederzeit willkommen. Die Kontaktadresse lautet:

> Registrar and Chief Executive, United Kingdom Central Council for Nursing, Midwifery and Health Visiting, 23 Portland Place, London, W1N 3AF

Mit freundlicher Genehmigung des UKCC

Anhang II: Kodex für Pflegekräfte – ethische Konzepte in der Pflege

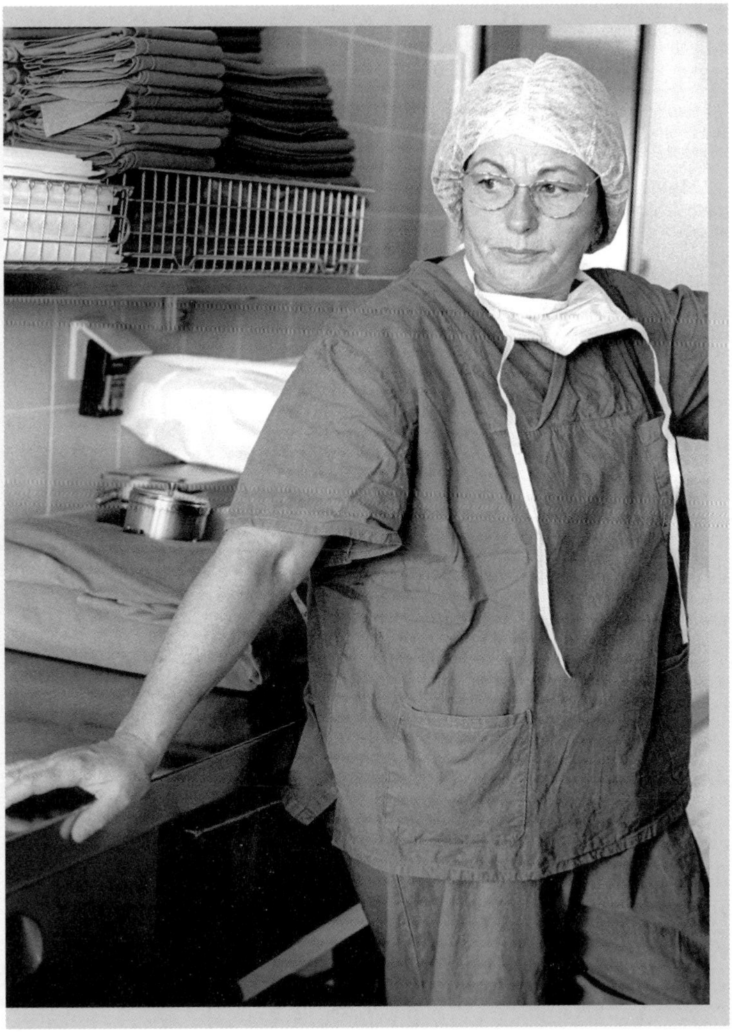

Der International Council of Nurses (ICN) formuliert die Ethik der Pflege wie folgt:

> Die grundlegende Aufgabe der Pflegekraft hat vier Komponenten: Gesundheitsförderung, Krankheitsprävention, Wiederherstellung der Gesundheit und Linderung von Leid.

Jeder Mensch braucht Pflege. Pflege beinhaltet Respekt vor dem Leben und Achtung der Würde und Rechte des Menschen, unabhängig von dessen Nationalität, Rasse, Glauben, Hautfarbe, Alter, Geschlecht, politischen Ansichten und sozialen Status.

Pflegekräfte erbringen Gesundheitsdienstleistungen an Individuen, Familien und Gemeinden und stimmen ihre Dienste mit jenen anderer, verwandter Berufsgruppen ab.

Pflegekräfte und ihre Patienten

Die primäre Verantwortung der Pflegekraft gilt den Menschen, die pflegerische Betreuung benötigen.

Die Pflegekraft schafft für ihre Dienstleistungen ein Umfeld, in dem die Werte, Gewohnheiten und Überzeugungen des einzelnen Patienten respektiert werden.

Die Pflegekraft behandelt die Daten ihrer Patienten vertraulich und gibt diese nur nach reiflicher Überlegung weiter.

Pflegekräfte und ihre Berufspraxis

Die Pflegekraft ist persönlich für ihr berufliches Tun verantwortlich sowie dafür, dass sie sich ihre Kompetenz bewahrt, indem sie sich kontinuierlich weiterbildet.

Die Pflegekraft leistet stets die in einer konkreten Situation bestmögliche Pflege.

Die Pflegekraft berücksichtigt die jeweiligen persönlichen Fähigkeiten, wenn sie Aufgaben delegiert bzw. übernimmt.

Die Pflegekraft sollte sich bei der Ausübung ihres Berufs stets so verhalten, dass sie dem guten Ruf ihrer Berufsgruppe gerecht wird.

Pflegekräfte und die Gesellschaft

Die Pflegekraft teilt sich mit ihren Mitbürger(inne)n die Aufgabe, die gesundheitlichen und sozialen Bedürfnisse der Gesellschaft zu erfüllen.

Pflegekräfte und ihre Kolleginnen

Die Pflegekraft kooperiert mit ihren Kolleginnen aus Pflege und anderen Disziplinen des Gesundheitssektors.

Die Pflegekraft ergreift alle nötigen Maßnahmen, um das Individuum zu schützen, wenn dessen Pflege von einer Kollegin oder einer anderen Person gefährdet wird.

Pflegekräfte und ihre Berufsgruppe

Die Pflegekraft spielt eine wichtige Rolle bei der Aufstellung und Umsetzung wünschenswerter Standards für Pflegepraxis und Pflegeausbildung.

Die Pflegekraft wirkt aktiv beim Ausbau des pflegerischen Wissensschatzes mit.

Die Pflegekraft beteiligt sich, mit Hilfe ihrer Berufsorganisation, an der Schaffung und Aufrechterhaltung fairer, sozialer und wirtschaftlicher Arbeitsbedingungen in der Pflege. (ICN, Mexico 1973; bestätigt durch den Council of National Representatives im Jahre 1989)

Mit freundlicher Genehmigung des ICN, 3, Jean-Marteau-Platz, 1201 Genf, Schweiz

Anhang III: Nützliche Adressen

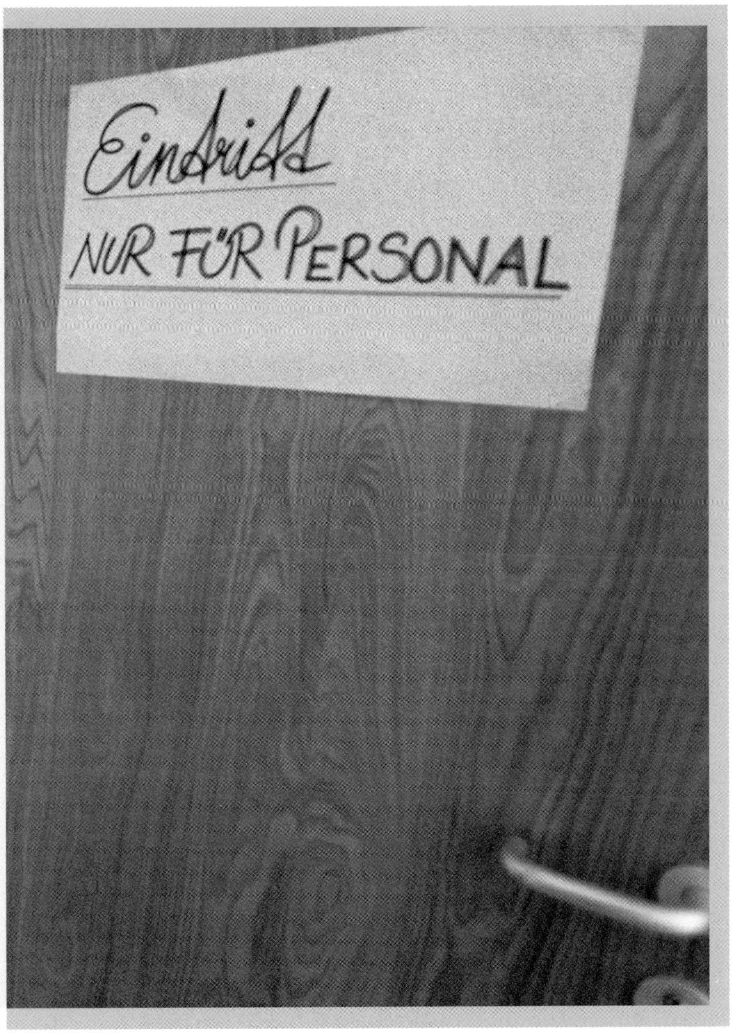

© Lubomir, Tükör

DBfK-Bundesverband
Geisbergstr. 39
10777 Berlin
www.dbfk.de

Bundesarbeitsgemeinschaft Leitender Krankenpflegepersonen e.V. BALK
Postfach 1446
65004 Wiesbaden

Deutsches Institut für angewandte Pflegeforschung e. V.
Werthmannstr. 1a
50935 Köln
www.dip-home.de

Deutscher Pflegerat
Postfach 310 380
10633 Berlin
d.p.r.@t-online.de

Bundesministerium für Gesundheit:
www.bmgesundheit.de

Berufsgenossenschaft Gesundheitswesen BGW
Pappelallee 35/37
22089 Hamburg
www.bgw-online.de

Selbsthilfegruppen
www.nakos.de
Links zu den verschiedensten Selbsthilfeorganisationen

Deutsche Hospiz Stiftung
Hohle Eiche 29
44229 Dortmund
T: 0231 / 7380730 Schmerz- und Hospiztelefon

Sachwortverzeichnis

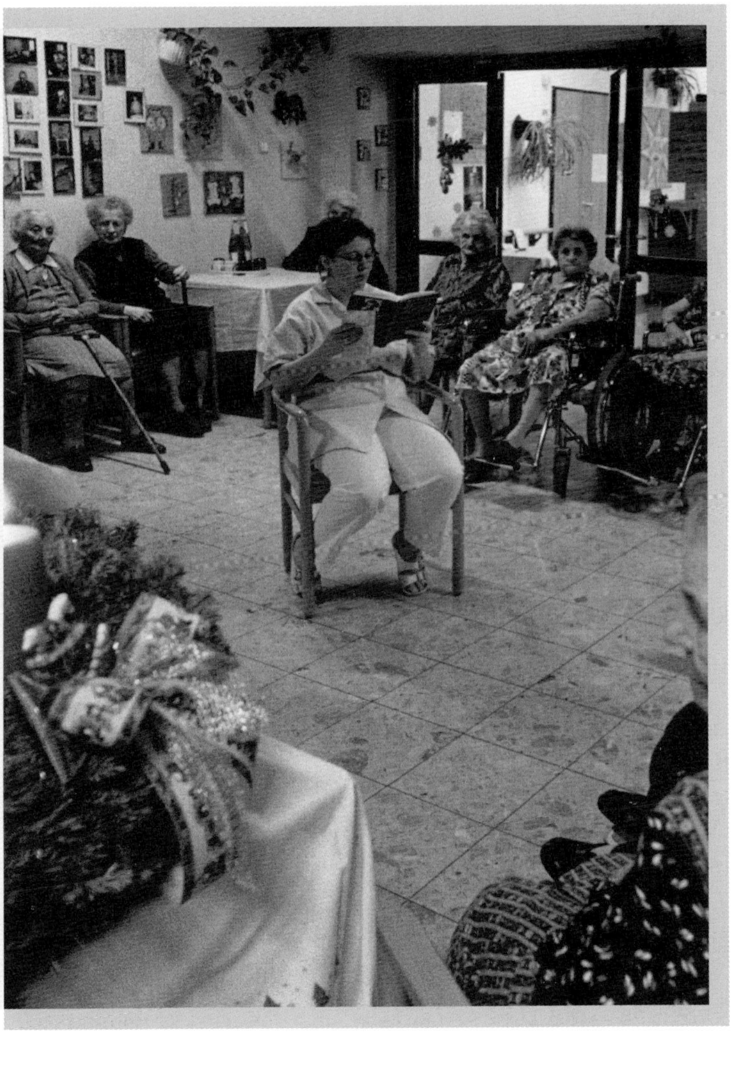

A
Abteilungsleiter 58
Ambulanzen 137
Angehörige 133, 174
Anleitung 32
Arbeitsklima 181
– Disziplinieren 188
– Diskussionsthemen 188
– Engagement 187
– Faktoren 182
– Führung 184
– Führungsstile 185
– Literatur 188
– Veränderungen 187
– Verantwortungsbewusstsein 187
Assessment 100
– Bedürfnis-/Problemidentifikation 102
– Informationssammlung 100
– Patientenbeobachtung 101
Aufgabenbereiche, kombinierte 33
Aufnahmen, geplante 138

B
Bedürfnishierarchie/Maslow 98
Beratung/Betreuung 31
Bereichspflege 113
– Stationsleitung 117
Berufskodex 227
Beschwerdeverfahren/Mitarbeiterinnen 222
Beschwerdeverfahren/Patienten 215
Beurteilung 32
Bezugspflege 115
– Stationsleitung 118
Burnout-Syndrom 178

C
Chefarzt 149
Community midwife 152
Community nursing service 150
Computereinsatz 63
– Glossar 76
– Literatur 78
– Managementsystem 70
– Pflege 67
– Pflegeausbildung 69
– Pflegeforschung 69
– Pflegepraxis 68
– Pflegeverwaltung 69
– Zusammenfassung 75
Credit Accumulation and Transfer Scheme 208
Criteria-for-Care-Methode 87

D
Datenanalyse/-präsentation 63
– Glossar 76
– Literatur 78
– Zusammenfassung 75
Delegation 25
Diätassistentinnen 57, 157
Dienstpläne 119
District nurse 150
Disziplinarmaßnahmen 222
Disziplinierung 32, 188

E
EKG-Techniker 57
Entlassungsplanung 162
– Anträge/Atteste 168
– Arztbrief 167
– Entlassung a. Eigenverantwortung 169
– Diskussionsthemen 179
– Gespräche 165
– Kommunikationskomplex 163
– Literatur 179
– Patientenedukation 164
– Rezept/Verbandmaterial 167
– Termine 167
– Transport 166
– Wertsachen/Kleider 168
– Verlegung 169
– Zusammenarbeit, interdisziplinäre 165
Ergotherapeutinnen 57, 157
Ethik 211
– Auffassungen 223
– Diskussionsthemen 224
– Kodex 235
– Literatur 224

F
Familienhelferin 151, 153
First-Level-Nurse 54
Fortbildung 191
– CATS-Punkte 208
– Diskussionsthemen 210
– Hilfspflegekräfte 205
– Krankenpflegehelferinnen 197

– Krankenschwestern 197
– Leistungsbeurteilung 208
– Lernklima 192
– Literatur 210
– National Boards 195
– Pflegehilfen 205
– Pflegeschülerinnen 197, 198
– Pflegeschülerinnen/Leistungseinschätzung 204
– Pflegeschülerinnen/Lernangebote 202
– PREPP 207
– Project 2000 196
– Schulungsbedürfnisse 209
– Schulungsprogramme 195
– Station 193
– Stationsleitungen 206
– UKCC 195
Führung 23, 184
Führungsstil 185
–, autokratischer 185
–, demokratischer 186
– Laisser-faire 185
– Regeln 186
Funktionen 17
– Diskussion 33
– Literatur 34
Funktionspflege 110
Fußpflegerinnen 57

G
Gemeindehebamme 152, 153
Gemeindepflege 56, 150
Gemeindeschwester 150, 153
Gesetze s. Rechte

H
Hausbesuche 159
Haustechniker 57
Hauswirtschaftspersonal 57
Health and Safety at Work Act 217
Health Visitor 151
Helfer, ehrenamtliche 57
Henderson/Pflegemodell 98

I
Interessenvertretungen/Patienten 224

J
Jahresurlaubsanspruch 121

K
Kinderbetreuung 135
Kommunikation 37
– Angehörige 133
– Bericht/Übergabe 44
– Besprechung 45
– Beziehungen/Auswirkung 42
– Brett, schwarzes 45
– Diskussionsthemen 48
– Formen 38
– Hindernisse 39
–, interdisziplinär/intern 39
– Kette 41
– Literatur 48
–, offene 41
– Pflegedokumentation 46
– Wagenrad 40
– Zusammenbruch 43
– Zusammenfassung 47
Koordination 27
Krankenakten 220
Krankenhausleitung 52
Krankenhaussozialarbeiterin 152
– Bedürfniseinschätzung 154
– Beratung 154
– Ressourcen 154
– Vermittlung 155
Krankenpflegehelferinnen 55
Krankenpflegeschule 56
Krankenschwester/Arztpraxen 152

L
Laborassistentinnen 57
Lernen/Lernklima 191
Literatur 237
Lob 30
Logopädinnen 57, 158

M
Medikamentenaufbewahrung 219
Monitor-Methode 87

N
National Boards 195
Notfallpatienten 139
– Angehörige 140
– Kleider/Wertsachen 140
Nursing auxiliaries 205

O
Orem/Selbstpflegemodell 99
Organisation 95
– Dienstpläne 119
– Diskussionsthemen 124
– Literatur 125
– Modelle 98
– Patientenalltag 96
– Patientenbetreuung 108
– Pflege 97
– Pflegeprozess 99
– Stationsschwester 117
– Team nursing 111
– Umfeld 124
– Zusammenfassung 124

P
PA-Skala 88
Patient allocation 113
Patient's Charter 224
Patientenbetreuung 108
– ambulant 137
– Aufnahmen, geplante 138
– Berufssoldaten 141
– Diskussionsthemen 142
– Kinder 135
– Literatur 142
– Mitarbeiter 141
– Notfälle 139
– Patienten, adoleszente 136
– Patienten, ältere 136
– Patienten, private 141
– Patienten, sterbende 170
–, stationäre 127
– Zusammenfassung 142
Patientenedukation 164
– Einstellungen 165
– Fähigkeiten 164
– Wissen 164
Patientenreaktionen 128
– Angst/Stress 128
– Anpassungshilfen 130
Patientenrechte 214
Patiententransportdienst 57, 166
Patientenverlegung/-überleitung 169
Personal, medizinisches 56
Pflege, individualisierte 108
– Nachteile 109
– Vorteile 108
Pflegeakten 220
Pflegeaudit/Phaneuf 89
Pflegedienstleitung 55
Pflegeexpertinnen 56, 155
Pflegeforschung 64
– Ansätze, logische 66
– Forschungsprozess 67
– Glossar 76
– Gründe 65
– Literatur 78
– Methode/Forschungsergebnisse 66
– Methode/Traditionen 66
– Methode/Trial-and-Error 65
– Zusammenfassung 75
Pflegekräfte, qualifizierte 54
Pflegeplanung 103
– Auswertung 105
– Durchführung 105
Pflegepolitik 59
Pflegeprozess 99
– Assessment 100
– Planung 103
– Zusammenfassung 107
Pflegequalität 81
– Bedeutung/Stellenwert 83
– Definition 82
– Instrumentenanpassung 88
– Leistungsbeurteilungssysteme 89
– Literatur 93
– Management 93
– Methoden 85
– Methoden/Selbstentwicklung 89
– Programmentwicklung 84
Pflegerolle, veränderte 212
– Erweiterungen 213
Pflegestandards 59
– Entwicklung 90
Pflegeteam 111
Pflegeverordnungen 24
Physiotherapeutinnen 57, 156
Post-Registration Education and Practice Project 207
Practice nurse 152
Primary Nursing 115
Privatpatienten 141

Q
Qualitätsmanagement 90
Qualitätszirkel 89
Qualpac-Skala 87

R
Radiologinnen 57, 158
Rechte/Gesetze 211
– Arbeitsplatz/Sicherheit 223
– Betäubungsmittel 219
– Datenschutz 221
– Diskussionsthemen 224
– Dokumentation 220
– Einsichtsrecht 221
– Entscheidungen 220
– Handeln/Folgen, rechtliche 218
– Kranken-/Pflegeakten 220
– Literatur 224
– Medikamentenaufbewahrung 219
– Mitarbeiterinnen 222
– Patienten 214
– Rechtssicherheiten 218
– Unfälle 216
Reinigungskräfte 57
Rollen/Stationsleitung 17
– Diskussion 33
– Literatur 34
Roper/Alltagsaktivitäten 98
Roy/Adaptationsmodell 99
Rückhalt/Unterstützung 29
Rush-Medicus-Methode 86

S
Schenkungen 214
Schulkrankenschwester 152, 153
Schulung 32, 191
Second-Level-Nurse 55
Seelsorgerinnen 57
Sozialarbeiterinnen 57
Stationsalltag s. Organisation
Stationsbudgetierung 63
– Analyse-/Datenpräsentation 73
– Aufwandskategorien 72
– Diagramme/Grafiken 75
– Ersterstellung 71
– Glossar 76
– Konzept 70
– Literatur 78
– PC-Programme 79
– Tabellen 73
– Verantwortung 72
– Zusammenfassung 75
Stationshilfen 57
Stationssekretärin 57
Stationsübernahme/neu 51
– Informationen/Krankenhaus 59
– Informationen/Station 58
– Kennenlernen/Mitarbeiter 52
– Literatur 60
– Pflegepersonal 53
– Stationspflegeteam 54
– Zusammenfassung 60
Stationsumfeld 124
Sterbebetreuung 161, 170
– Akzeptanz/Hoffnung 172
– Angehörige 174
– Bestattung 176
– Diskussionsthemen 179
– Gegenstände, persönliche 176
– Kommunikations-/Unterstützungsnetzwerk 171
– Literatur 179
– Todesfallmeldung 175
– Stationsteam 176
– Stress 177
– Trauung, vorwegnehmende 172
– Verleugnung 172
Strahlentherapeutinnen 57
Stress 177
– Vermeidung 178
Supervision 28
Support workers 205

T
Teamleiterinnen 113
Team nursing 111
– Dienstplan 112
– Stationsleitung 117
– Zuweisungsplan 114
Teams, interdisziplinäre 145
– Chefarzt/med. Team 149
– Diskussionsthemen 159
– Gemeinde 150
– Literatur 160
– Treffen interdisziplinäre 158
Testamente 214
Trauer 170

U
UKCC 195, 222
Unfälle 216
– Maßnahmen 217
– Verhütung 216
Urlaubstage 121

V
Verhaltensmuster 19
– Ansprache, namentliche 20
– Ansprechbarkeit 20
– Beispiel geben 19
– Fachkompetenz 22
– Handeln, konsequentes 21
– Mitgefühl 21
Versorgungskontinuität 161
Visite 149

W
Weiterbildung s. Fortbildung